现代临床常见病护理精要

■ 主编 李丽 朱盼 鲍琳琳 张宗元
张志新 陈艳丽 齐月坤

黑龙江科学技术出版社
HEILONGJIANG SCIENCE AND TECHNOLOGY PRESS

图书在版编目(CIP)数据

现代临床常见病护理精要 / 李丽等主编. -- 哈尔滨：黑龙江科学技术出版社，2023.2

ISBN 978-7-5719-1785-2

Ⅰ. ①现… Ⅱ. ①李… Ⅲ. ①常见病－护理 Ⅳ. ①R47

中国国家版本馆CIP数据核字（2023）第029023号

现代临床常见病护理精要

XIANDAI LINCHUANG CHANGJIANBING HULI JINGYAO

主　　编　李　丽　朱　盼　鲍琳琳　张宗元　张志新　陈艳丽　齐月坤
责任编辑　陈兆红
封面设计　宗　宁
出　　版　黑龙江科学技术出版社
　　　　　地址：哈尔滨市南岗区公安街70-2号　邮编：150007
　　　　　电话：（0451）53642106　传真：（0451）53642143
　　　　　网址：www.lkcbs.cn
发　　行　全国新华书店
印　　刷　黑龙江龙江传媒有限责任公司
开　　本　787 mm×1092 mm　1/16
印　　张　29.5
字　　数　746千字
版　　次　2023年2月第1版
印　　次　2023年2月第1次印刷
书　　号　ISBN 978-7-5719-1785-2
定　　价　238.00元

编委会

◎ **主　编**

李　丽　朱　盼　鲍琳琳　张宗元

张志新　陈艳丽　齐月坤

◎ **副主编**

王怡文　吕　飞　褚艳娥　张丹丹

张桂艳　宋国琴　李珍平　孟　赛

◎ **编　委**（按姓氏笔画排序）

王怡文（滨州医学院附属医院）

牛腾腾（兖矿新里程总医院）

吕　飞（商河县中医医院）

朱　盼（菏泽市第六人民医院）

齐月坤（德州市立医院）

安艳萍（宜城市人民医院）

李　丽（青岛市城阳区人民医院）

李珍平（河北省石家庄市第二医院）

宋国琴（溧阳市人民医院）

张丹丹（河北省秦皇岛市青龙满族自治县医院）

张志新（山东省临清市人民医院）

张宗元（菏泽市第六人民医院）

张桂艳（河北省秦皇岛市青龙满族自治县中医院）

陈艳丽（菏泽市牡丹人民医院）

孟　赛（莘县第三人民医院）

鲍琳琳（汶上县人民医院）

褚艳娥（德州市妇女儿童医院）

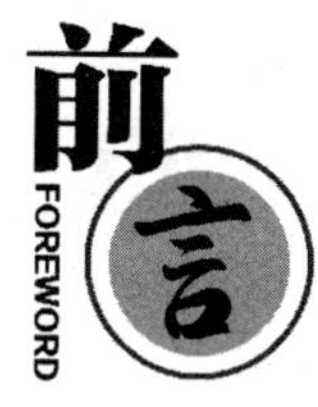

前言

护理工作是医疗工作的重要组成部分，它的任务是促进健康、预防疾病、恢复健康和减轻痛苦，具体而言即帮助健康者保持健康、帮助患者减轻痛苦、帮助伤残者达到最大程度的功能恢复。随着医学科学与相关科学的发展和在某个特定时期人们对健康定义的认识和需求的不断提高，许多护理专业的新知识、新技术和新方法相继面世，使护理学科面临着多元化的变更，从而加快了护理模式的转变，推动了护理学新理论、新技术的发展，也促使“以患者为中心”的整体护理模式广泛开展起来。为此，我们组织编写了《现代临床常见病护理精要》一书，目的在于向广大护理工作者全面而系统地介绍护理学领域中的专业内容及最新进展。

本书共14章，首先对护理学概述、生命体征的观察与护理、血液净化技术与护理、门诊护理及急危重症护理内容进行了介绍；然后阐述了神经内科、心内科、消化内科等科室常见疾病的护理，简单概述了各疾病的病因、临床表现、诊断等理论知识，重点介绍了每种疾病的护理诊断、护理评估、护理措施及健康教育等与临床护理密切相关的知识。本书内容涵盖全面，操作性和实用性强，既重视护理人员必备护理技能的介绍，也注重基本理论知识的阐述，同时参考国内外大量护理医学资料，取其精华，力求完善，希望对广大临床护理工作者、护理教育者有所帮助。

在本书编写过程中，虽几经修改和反复斟酌，但由于编写时间紧张、编者水平有限，书中难免有不足之处，希望广大读者能提出宝贵意见，以期进一步完善。

《现代临床常见病护理精要》编委会

2022年11月

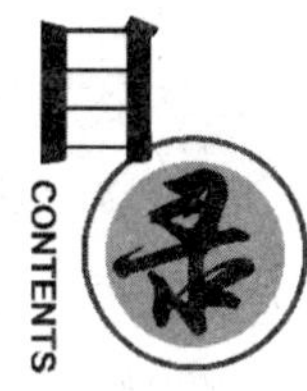
目
录
CONTENTS

第一章 护理学概述

第一节 护理的概念

一、护理的定义

护理英文名为 nursing，原意为抚育、扶助、保护、照顾幼小等。自 1860 年南丁格尔开创现代护理新时代至今，对护理的定义已经发生了深刻的变化。

南丁格尔认为“护理既是艺术，又是科学”“护理应从最小限度地消耗患者的生命力出发，使周围环境保持舒适、安静、美观、整洁、空气新鲜、阳光充足、温度适宜，此外还有合理地调配饮食”“护理的主要功能在于维护人们良好的状态，协助他们免于疾病，达到他们最高可能的健康水平”。

美国护理学家韩德森认为：“护士的独特功能是协助患病的或者健康的人，实施有利于健康、健康的恢复或安详死亡等活动。”这些活动，在个人拥有体力、意愿与知识时，是可以独立完成的，护理也就是协助个人尽早不必依靠他人来执行这些活动。

美国护士协会对护理的简明定义为：“护理是诊断和处理人类对现存的和潜在的健康问题的反应。”此定义的内涵反映了整体护理概念。从 1860 年南丁格尔创立第一所护士学校以来，护理已经发展成为一门独立的学科与专业。护理概念的演变体现了人类对护理现象的深刻理解，是现代护理观念的体现。

护理是人文科学（艺术科学）和自然科学的综合过程。护理是护士与患者之间互动的过程。照顾是护理的核心。护理通过应用护理程序进行实践，通过护理科研不断提高。总体说来，护理是满足患者的各种需要，协助患者达到独立，教育患者，增进患者应对及适应的能力，寻求更健康的行为，达到完美的健康状态，为个人、家庭、群体及社会提供整体护理。

二、护理的基本概念

护理有四个最基本的概念，对护理实践产生重要的影响并起决定性的作用。它们是：①人；②环境；③健康；④护理。这四个概念的核心是人，即护理实践是以人为中心的活动。缺少上述任何一个要素，护理就不可能成为一门独立的专业。

(一)人的概念

人是生理、心理、社会、精神、文化的统一整体,是动态的又是独特的。根据一般系统理论原则,人作为自然系统中的一个次系统,是一个开放系统,在不断与环境进行能量、物质、信息的交换。人的基本目标是保持机体的平衡,也就是机体内部各次系统间和机体与环境间的平衡。

护理的对象是人,既包括个人、家庭、社区和社会四个层面,也包括从婴幼儿到老年人的整个全人类。

(二)环境的概念

人类的一切活动都离不开环境,环境的质量与人类的健康有着密切关系。环境是人类生存或生活的空间,是与人类的一切生命活动有着密切关系的各种内、外环境。机体内环境的稳态主要依靠各种调节机制(如神经系统和内分泌系统的功能)以自我调整的方式来控制和维持。外环境可分为自然环境和社会环境。自然环境是指存在于人类周围自然界中的各种因素的总和,它是人类及其他一切生物赖以生存和发展的物质基础,如空气、水、土壤和食物等自然因素。社会环境是人为的环境,是人们为了提高物质和文化生活而创造的环境。社会环境中同样有危害健康的各种因素,如人口的超负荷、文化教育落后、缺乏科学管理、社会上医疗卫生服务不完善等。此外,与护理专业有关的环境还包括治疗性环境。治疗性环境是专业人员在以治疗为目的的前提下创造的一个适合患者恢复身心健康的环境。治疗性环境主要考虑两个主要因素:安全和舒适。考虑患者的安全,这就要求医院在建筑设计、设施配置及治疗护理过程中预防意外的发生,如设有防火装置、紧急供电装置、配有安全辅助用具(轮椅、床栏、拐杖等)、设立护理安全课程等;此外医院还要建立院内感染控制办公室,加强微生物安全性的监测和管理。舒适既来源于良好的医院物理环境(温度、湿度、光线、噪声等),也来源于医院内工作人员优质的服务和态度。

人类与环境是互相依存、互相影响、对立统一的整体。人类的疾病大部分是由环境中的致病因素所引起的。人体对环境的适应能力,因年龄、神经类型、健康状况的不同而有很大的差别,所以健康的体魄是保持机体与外界环境平衡的必要条件。人类不仅需要有适应环境的能力,更要有认识环境和改造环境的能力,使两者处于互相适应和互相协调的平衡关系之中,使环境向着对人类有利的方向发展。

(三)健康的概念

世界卫生组织对健康的定义为:"健康不仅是没有躯体上的疾病,而且要保持稳定的心理状态和具有良好的社会适应能力及良好的人际交往能力。"每个人对健康有不同的理解和感知。健康程度还取决于个人对健康、疾病的经历与个人对健康的认识存在的差别。健康和疾病很难找到明显的界限,健康与疾病可在个体身上并存。

(四)护理的概念

护理是诊断和处理人类对现存的和潜在的健康问题的反应。护理就是增进健康,预防疾病,有利于疾病的早期发现、早期诊断、早期治疗,通过护理、调养达到康复。护理的对象是人,人是一个整体,其疾病与健康受着躯体、精神和社会因素的影响。因此,在进行护理时,必须以患者为中心,为患者提供全面的、系统的、整体的身心护理。

(朱　盼)

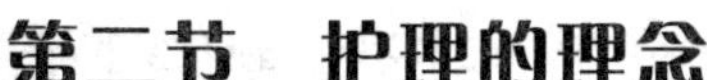

第二节 护理的理念

护理的理念是护理人员对护理的信念、理想和所认同的价值观。护理的理念可以影响护理专业的行为及护理品质。随着医学模式的转变，护理改革的不断深入及人们对健康需求的不断提高，护理的理念也在不断更新和发展。

一、整体护理的理念

整体护理的理念，是以人为中心，以现代护理观为指导，以护理程序为基础框架，并且把护理程序系统化地运用到临床护理和护理管理中去的指导思想。在整体护理的理念指导下，护理人员应以服务对象为中心，根据其需要和特点，提供包含服务对象生理、心理、社会等多方面的深入、细致、全面的帮助和照顾，从而解决服务对象的健康问题。整体护理不仅要求护理人员要对人的整个生命过程提供照顾，还要关注健康-疾病全过程并提供护理服务；并且要求护理人员要对整个人群提供服务。可以说，整体护理进一步充实和改变了护理研究的方向和内容；同时拓展了护理服务的服务范围；也有助于建立新型的护患关系。

二、以人为本的理念

以人为本在本质上是一种以人为中心，对人存在的意义、人的价值及人的自由和发展，珍视和关注的思想。在护理实践中，体现在对患者的价值，即对患者的生命与健康、权利和需求、人格和尊严的关心和关注上。护理人员应该尊重患者的生命，理解患者的信仰、习惯、爱好、人生观、价值观，努力维护患者的人格和尊严，公正地看待每一位患者，维护患者合理的医疗保健权利，承认患者的知情权和选择权等。

三、优质护理服务的理念

优质护理是以患者为中心，强化基础护理，全面落实护理责任制，深化护理专业内涵，整体提升护理服务水平。优质护理旨在倡导主动服务、感动服务、人性化服务，营造温馨、安全、舒适、舒心的就医环境，把爱心奉献给患者，为患者提供全程优质服务。称职、关怀、友好的态度，提供及时的护理是优质护理的体现。患者对护士所提供的护理服务的满意程度是优质护理的一种评价标准。优质护理既是医院的一种形象标志，也是指导护士实现护理目标、取得成功的关键所在。

在卫生事业改革发展的今天，面对患者的多种需求，护理人员只有坚持优质护理服务理念，从人的“基本需要”出发，实行人性化、个性化的优质护理服务，力争技术上追求精益求精，服务上追求尽善尽美，信誉上追求真诚可靠，才能锻造护理服务品牌，不断提高护理服务质量，提高患者的满意度。

（朱　盼）

第三节 护理学的范畴

一、护理学的理论范畴

(一)护理学研究的对象

护理学的研究对象随学科的发展而不断变化。从研究单纯的生物人向研究整体的人、社会的人转化。

(二)护理学与社会发展的关系

护理学与社会发展的关系体现在研究护理学在社会中的作用、地位和价值,研究社会对护理学发展的促进和制约因素。如老年人口增多使老年护理专业得到重视,慢性疾病患者增加使社区护理迅速发展;信息高速公路的建成使护理工作效率得以提高,也使护理专业向着网络化、信息化迈出了坚实的步伐。

(三)护理专业知识体系

护理专业知识体系是专业实践能力的基础。自 20 世纪 60 年代后,护理界开始致力于发展护理理论与概念模式,并将这些理论用于指导临床护理实践,对提高护理质量、改善护理服务起到了积极作用。

(四)护理交叉学科和分支学科

护理学与自然科学、社会科学、人文科学等多学科相互渗透,在理论上相互促进,在方法上相互启迪,在技术上相互借用,形成许多新的综合型、边缘型的交叉学科和分支学科,从而在更大范围内促进了护理学科的发展。

二、护理学的实践范畴

(一)临床护理

临床护理服务的对象是患者,包括基础护理和专科护理。

1.基础护理

以护理学的基本理论、基本知识和基本技能为基础,结合患者生理、心理特点和治疗康复的需求,满足患者的基本需要。如基本护理技能操作、口腔护理、饮食护理、病情观察等。

2.专科护理

以护理学及相关学科理论为基础,结合各专科患者的特点及诊疗要求,为患者提供护理。如各专科患者的护理、急救护理等。

(二)社区护理

社区护理是借助有组织的社会力量,将公共卫生学和护理学的知识与技能相结合,以社区人群为服务对象,为个人、家庭和社区提供促进健康、预防疾病、早期诊断、早期治疗、减少残障等服务,提高社区人群的健康水平。社区的护理实践属于全科性质,是针对整个社区人群实施连续及动态的健康服务。

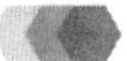

（三）护理管理

护理管理是为了提高人们的健康水平，系统地利用护士的潜在能力和有关其他人员或设备、环境和社会活动的过程。护理管理是运用管理学的理论和方法，对护理工作的诸多要素（如人、物、财、时间、信息等）进行科学的计划、组织、指挥、协调和控制，以确保护理服务正确、及时、安全、有效。

（四）护理研究

护理研究是推动护理学科发展，促进护理理论、知识、技能更新的有效措施。护理研究是用科学的方法探索未知，回答和解决护理领域的问题，直接或间接地指导护理实践的过程。护理研究多以人为研究对象。

（五）护理教育

护理教育是以护理学和教育学理论为基础，有目的地培养护理人才，以适应医疗卫生服务和护理学科发展的需要。护理教育分为基本护理教育、毕业后护理教育和继续护理教育三大类。基本护理教育包括中专教育、专科教育和本科教育；毕业后护理教育包括研究生教育、规范化培训；继续护理教育是对从事护理工作的在职人员，提供以学习新理论、新知识、新技术、新方法为目的的终身教育。

（朱　盼）

第二章 生命体征的观察与护理

第一节 体 温

体温由三大营养物质(糖、脂肪、蛋白质)氧化分解而产生。50%以上迅速转化为热能,50%贮存于腺苷三磷酸(ATP)内,供机体利用,最终仍转化为热能散发到体外。正常人体的温度是由大脑皮质和丘脑下部体温调节中枢所调节(下丘脑前区为散热中枢,下丘脑后区为产热中枢),并通过神经、体液因素调节产热和散热过程,保持产热与散热的动态平衡,所以正常人有相对恒定的体温。

一、正常体温及生理性变化

(一)正常体温

通常说的体温是指机体内部的温度,即胸腔、腹腔、中枢神经的温度,又称体核温度,较高且稳定。皮肤温度又称体表温度。临床上通常用测量口温、肛温、腋温来衡量体温。在这三个部位测得的温度接近身体内部的温度,且测量较为方便。三个部位测得的温度略有不同,口腔温度居中,直肠温度较高,腋下温度较低。同时在三个部位进行测量,其温度差一般不超过 1 ℃。这是由于血液在不断地流动,将热量很快地由温度较高处带往温度较低处,因而机体各部的温度一般差异不大。

体温的正常值不是一个具体的点,而是一个范围。机体各部位由于代谢率的不同,温度略有差异,常以口腔、直肠、腋窝的温度为标准,个体体温可以较正常的平均温度增减 0.3～0.6 ℃,健康成人的平均温度波动范围见表 2-1。

表 2-1 健康成人不同部位温度的波动范围

部位	波动范围
口腔	36.2～37.2 ℃
直肠	36.5～37.5 ℃
腋窝	36.0～37.0 ℃

(二)生理性变化

人的体温在一些因素的影响下，会出现生理性的变化，但这种体温的变化，往往是在正常范围内或是一闪而过的。

1.时间

人的体温24小时内的变动在0.5～1.5 ℃，呈周期性变化。一般清晨2～6时体温最低，下午2～6时体温最高。这种昼夜的节律波动，与机体活动代谢的相应周期性变化有关。如长期从事夜间工作的人员，可出现夜间体温上升，日间体温下降的现象。

2.年龄

新生儿因体温调节中枢尚未发育完全，调节体温的能力差，体温易受环境温度影响而变化；婴幼儿由于代谢率高，体温可略高于成人；老年人代谢率较低，血液循环变慢，加上活动量减少，因此体温略低于成人。

3.性别

一般来说，女性比男性有较厚的皮下脂肪层，维持体热能力强，故女性体温较男性高约0.3 ℃。并且女性的基础体温随月经周期出现规律变化，即月经来潮后逐渐下降，至排卵后，体温又逐渐上升。这种体温的规律性变化与血中孕激素及其代谢产物的变化有关。

4.环境温度

在寒冷或炎热的环境下，机体的散热受到明显的抑制或加强，体温可暂时性地降低或升高。另外，气流、个体暴露的范围大小亦影响个体的体温。

5.活动

任何需要耗力的劳动或运动活动，都使肌肉代谢增强，产热增加，体温升高。

6.饮食

进食的冷热可以暂时性地影响口腔温度，进食后，由于食物的特殊动力作用，可以使体温暂时性地升高0.3 ℃左右。

另外，强烈的情绪反应、冷热的应用及个体的体温调节机制都对体温有影响，在测量体温的过程中要加以注意并能够作出解释。

(三)产热与散热

1.产热过程

机体产热过程是细胞新陈代谢的过程。人体通过化学方式产热，即食物氧化、骨骼肌运动、交感神经兴奋、甲状腺素分泌增多，以及体温升高均可提高新陈代谢率，而增加产热量。

2.散热过程

机体通过物理方式进行散热。机体大部分的热量通过皮肤的辐射、传导、对流、蒸发来散热；一小部分的热量通过呼吸、尿、粪便而散发于体外。当外界温度等于或高于皮肤温度时，蒸发就是人体唯一的散热形式。

(1)辐射：热由一个物体表面通过电磁波的形式传至另一个与它不接触物体表面的一种形式。在低温环境中，它是主要的散热方式，安静时的辐射散热所占的百分比较大，可达总热量的60%。其散热量的多少与所接触物质的导热性能、接触面积和温差大小有关。

(2)传导：机体的热量直接传给同它接触的温度较低的物体的一种散热方法，如冰袋的使用。

(3)对流：传导散热的特殊形式。是指通过气体或液体的流动来交换热量的一种散热方法。

(4)蒸发：由液态转变为气态，同时带走大量热量的一种散热方法，分为不显性出汗和发汗两种形式。

二、异常体温的观察

人体最高的耐受热为40.6～41.4 ℃，低于34 ℃或高于43 ℃，则极少存活。升高超过41 ℃，可引起永久性的脑损伤；高热持续在42 ℃以上24小时常导致休克及严重并发症。所以对于体温过高或过低者应密切观察病情变化，不能有丝毫的松懈。

(一)体温过高

体温过高又称发热，是由于各种原因使下丘脑体温调节中枢的功能障碍，产热增加而散热减少，导致体温升高超过正常范围。

1.原因

(1)感染性：如病毒、细菌、真菌、螺旋体、立克次体、支原体、寄生虫等感染引起的发热最多见。

(2)非感染性：无菌性坏死物质的吸收引起的吸收热、变态反应性发热等。

2.发热分类

以口腔温度为例，按照发热的高低将发热分为：①低热，37.5～38.0 ℃。②中等热，38.1～39.0 ℃。③高热，39.1～41.0 ℃。④超高热，41 ℃及以上。

3.发热过程

发热的过程常根据疾病在体内的发展情况而定，一般分为3个阶段。

(1)体温上升期：特点是产热大于散热。主要表现：皮肤苍白、干燥无汗，患者畏寒、疲乏，体温升高，有时伴寒战。方式：骤升和渐升。骤升指体温在数小时内升至高峰，如肺炎球菌导致的肺炎；渐升指体温在数小时内逐渐上升，数天内达高峰，如伤寒。

(2)高热持续期：特点是产热和散热在较高水平上趋于平衡。主要表现：体温居高不下，皮肤潮红，呼吸加深加快，脉搏增快并有头痛、食欲缺乏、恶心、呕吐、口干、尿量减少等症状，甚至惊厥、谵妄、昏迷。

(3)体温下降期：特点是散热增加，产热趋于正常，体温逐渐恢复至正常水平。方式：骤降和渐降。主要表现：大量出汗、皮肤潮湿、温度降低为体温骤降。老年人易出现血压下降、脉搏细速、四肢厥冷等循环衰竭的休克症状。骤降指体温一般在数小时内降至正常，如大叶性肺炎、疟疾；渐降指体温在数天内降至正常，如伤寒、风湿热等。

4.热型

将不同的时间测得的体温绘制在体温单上，互相连接就构成体温曲线。各种体温曲线形状称为热型。有些发热性疾病有特殊的热型，通过观察体温曲线可协助诊断。但需注意，药物的应用可使热型变得不典型。常见的热型有以下几种。

(1)稽留热：体温持续在39～40 ℃，达数天或数周，24小时波动范围不超过1 ℃。常见于大叶性肺炎、伤寒等急性感染性疾病的极期。

(2)弛张热：体温多在39 ℃以上，24小时体温波动幅度可超过2 ℃，但最低温度仍高于正常水平。常见于化脓性感染、败血症、浸润性肺结核、风湿热等疾病。

(3)间歇热：体温骤然升高达高峰后，持续数小时又迅速降至正常，经过一天或数天间歇后，体温又突然升高，如此有规律地反复发作，常见于疟疾。

(4)不规则热：发热不规律，持续时间不定。常见于流行性感冒、肿瘤等疾病引起的发热。

(二)体温过低

体温过低是指由于各种原因引起的产热减少或散热增加，导致体温低于正常范围，称为体温过低。当体温低于 35 ℃时，称为体温不升。体温过低的原因有以下几个。

(1)体温调节中枢发育未成熟：如早产儿、新生儿。

(2)疾病或创伤：见于失血性休克、极度衰竭等患者。

(3)药物中毒。

三、体温异常的护理

(一)体温过高

降温措施有物理降温、药物降温及针刺降温。

1.观察病情

加强对生命体征的观察，定时测量体温，一般每天测温 4 次，高热患者应每 4 小时测温 1 次，待体温恢复正常 3 天后，改为每天 1～2 次，同时观察脉搏、呼吸、血压、意识状态的变化；及时了解有关各种检查结果及治疗护理后病情好转还是恶化。

2.饮食护理

(1)补充高蛋白、高热量、高维生素、易消化的流质或半流质饮食，如粥、鸡蛋羹、面片汤、青菜汤、新鲜果汁等。

(2)多饮水，每天补充液量 2 500～3 000 mL，必要时给予静脉滴注，以保证入量。

由于高热时，热量消耗增加，全身代谢率加快，蛋白质、维生素的消耗量增加，水分丢失增多，同时消化液分泌减少，胃肠蠕动减弱，所以宜及时补充水分和营养。

3.使患者舒适

(1)安置舒适的体位让患者卧床休息，同时调整室温和避免噪声。

(2)口腔护理：每天早、晚刷牙，饭前、饭后漱口，不能自理者，可行特殊口腔护理。由于发热患者唾液分泌减少，口腔黏膜干燥，机体抵抗力下降，极易引起口腔炎、口腔溃疡，因此口腔护理可预防口腔及咽部细菌繁殖。

(3)皮肤护理：发热患者退热期出汗较多，此时应及时擦干汗液并更换衣裤和大单等，以保持皮肤的清洁和干燥，防止皮肤继发性感染。

4.心理调护

注意患者的心理状态，对体温的变化给予合理的解释，以缓解患者紧张和焦虑的情绪。

(二)体温过低

(1)保暖：①给患者加盖衣被、毛毯、电热毯等或放置热水袋，注意小儿、老人、昏迷者，热水袋温度不宜过高，以防烫伤。②暖箱：适用于体重＜2 500 g，胎龄不足 35 周的早产儿、低体重儿。

(2)给予热饮。

(3)监测生命体征：监测生命体征的变化，至少每小时测体温 1 次，直至恢复正常且保持稳定，同时观察脉搏、呼吸、血压、意识的变化。

(4)设法提高室温：维持室温在 22～24 ℃为宜。

(5)积极宣教：教会患者避免导致体温过低的因素。

四、测量体温的技术

(一)体温计的种类及构造

1.水银体温计

水银体温计又称玻璃体温计，是最常用的最普通的体温计。它是一种外标刻度的真空玻璃毛细管。其刻度范围为35～42 ℃，每小格0.1 ℃，在37 ℃刻度处以红线标记，以示醒目。体温计一端贮存水银，当水银遇热膨胀后沿毛细管上升；因毛细管下端和水银槽之间有一凹陷，所以水银柱遇冷不致下降，以便检视温度。

根据测量部位的不同可将体温计分为口表、肛表、腋表。口表的水银端呈圆柱形，较细长；肛表的水银端呈梨形，较粗短，适合插入肛门；腋表的水银端呈扁平鸭嘴形。临床上口表可代替腋表使用。

2.其他

如电子体温计、感温胶片、可弃式化学体温计等。

(二)测体温的方法

1.目的

通过测量体温，判断体温有无异常，了解患者的一般情况及疾病的发生、发展规律，为诊断、预防、治疗提供依据。

2.用物准备

(1)测温盘内备体温计(水银柱甩至35 ℃以下)、秒表、纱布、笔、记录本。

(2)若测肛温，另备润滑油、棉签、手套、卫生纸。

3.操作步骤

(1)洗手、戴口罩，备齐用物，携至床旁。

(2)核对患者并解释目的。

(3)协助患者取舒适卧位。

(4)测体温：根据病情选择合适的测温方法。①测腋温：擦干汗液，将体温计放在患者腋窝，紧贴皮肤屈肘，臂过胸，夹紧体温计。测量5～10分钟，取出体温计用纱布擦拭，读数。②测口温法：嘱患者张口，将口表汞柱端放于舌下热窝处。嘱患者闭嘴用鼻呼吸，勿用牙咬体温计。测量时间3～5分钟。嘱患者张口，取出口表，用纱布擦拭并读数。③测肛温法：协助患者取合适卧位，露出臀部。润滑肛表前端，戴手套用手垫卫生纸分开臀部，轻轻插入肛表水银端3～4 cm。测量时间3～5分钟并读数。用卫生纸擦拭肛表。

(5)记录，先记录在记录本上，再绘制在体温单上。

(6)整理床单位。

(7)消毒用过的体温计。

4.注意事项

(1)测温前应注意有无影响体温波动的因素存在，如30分钟内有无进食、剧烈活动、冷热敷、坐浴等。

(2)体温值如与病情不符，应重复测量，必要时做肛温和口温对照复查。

(3)腋下有创伤、手术或消瘦夹不紧体温计者不宜测腋温；腹泻、肛门手术、心肌梗死的患者禁测肛温；精神异常、昏迷、婴幼儿等不能合作者及口鼻疾病或张口呼吸者禁测口温；进热食或面颊部热敷者，应间隔 30 分钟后再测口温。

(4)对小儿、重症患者测温时，护士应守护在旁。

(5)测口温时，如不慎咬破体温计，应：①立即清除玻璃碎屑，以免损伤口腔黏膜。②口服蛋清或牛奶，以保护消化道黏膜并延缓汞的吸收。③病情允许者，进粗纤维食物，以加快汞的排出。

(三)体温计的消毒与检查

1.体温计的消毒

为防止测体温引起的交叉感染，保证体温计清洁，用过的体温计应消毒。

先将体温计分类浸泡于含氯消毒液内 30 分钟后取出，再用冷开水冲洗擦干，放入清洁容器中备用。(集体测温后的体温计，用后全部浸泡于消毒液中)。

(1)5 分钟后取出清水冲净，擦干后放入另一消毒液容器中进行第二次浸泡，半小时后取出清水冲净，擦干后放入清洁容器中备用。

(2)消毒液的容器及清洁体温计的容器每周进行 2 次高压蒸汽灭菌消毒，消毒液每天更换 1 次，若有污染随时消毒。

(3)传染病患者应设专人体温计，单独消毒。

2.体温计的检查

在使用新的体温计前，或定期消毒体温计后，应对体温计进行校对，以检查其准确性。将全部体温计的水银柱甩至 35 ℃以下，同一时间放入已测好的 40 ℃水内，3 分钟后取出检视。若体温计之间相差0.2 ℃以上或体温计上有裂痕者，取出不用。

(李　丽)

第二节　脉　　搏

一、正常脉搏及生理性变化

(一)正常脉搏

随着心脏节律性收缩和舒张，动脉内的压力也发生周期性的波动，这种周期性的压力变化可引起动脉血管发生扩张与回缩的搏动，该搏动在浅表的动脉可触摸到，临床简称为脉搏。正常人的脉搏节律均匀、规则，间隔时间相等，脉搏强弱相同且有一定的弹性，每分钟搏动的次数为60～100 次(即脉率)。脉搏通常与心率一致，是心率的指标。

(二)生理性变化

脉率受许多生理性因素影响而发生一定范围的波动，随年龄的增长而逐渐减慢，到高龄时逐渐增加。

1.年龄

一般新生儿、幼儿的脉率较成人快，通常平均脉率相差 5 次/分。

2.性别

同龄女性比男性快。

3.情绪

兴奋、恐惧、发怒时脉率增快，忧郁、睡眠时则慢。

4.活动

一般人运动、进食后脉率会加快，休息、禁食则相反。

5.药物

兴奋剂可使脉搏增快，镇静药、洋地黄类药物可使脉搏减慢。

二、异常脉搏的观察

(一)脉率异常

1.速脉

速脉指成人脉率在安静状态下>100 次/分，又称为心动过速。见于高热、甲状腺功能亢进(由于代谢率增加而使脉率增快)、贫血或失血等患者。正常人可有窦性心动过速，为一过性的生理现象。

2.缓脉

缓脉指成人脉率在安静状态下低于 60 次/分，又称心动过缓。见于颅内压增高、病窦综合征、二度以上房室传导阻滞，或服用某些药物如地高辛、普尼拉明、利血平、普萘洛尔等可出现缓脉。正常人可有生理性窦性心动过缓，多见于运动员。

(二)脉律异常

脉搏的搏动不规则，间隔时间不等，时长时短，称为脉律异常。

1.间歇脉

间歇脉指在一系列正常均匀的脉搏中出现一次提前而较弱的脉搏，其后有一较正常延长的间歇(即代偿性间歇)，亦称期前收缩。见于各种器质性心脏病或洋地黄中毒的患者；正常人在过度疲劳、精神兴奋、体位改变时也偶尔出现间歇脉。

2.脉搏短绌

脉搏短绌指同一单位时间内脉率少于心率。绌脉是由于心肌收缩力强弱不等，有些心排血量少的搏动可发出心音，但不能引起周围血管搏动，导致脉率少于心率。特点为脉律完全不规则、心率快慢不一、心音强弱不等。多见于心房颤动者。

(三)强弱异常

1.洪脉

当心排血量增加，血管充盈度和脉压较大时，脉搏强大有力，称洪脉。多见于高热、甲状腺功能亢进、主动脉瓣关闭不全等患者；运动后、情绪激动时也常触到洪脉。

2.细脉

当心排血量减少，外周动脉阻力较大，动脉充盈度降低时，脉搏细弱无力，扪之如细丝，称细脉或丝脉。多见于心功能不全、大出血、主动脉瓣狭窄和休克、全身衰竭的患者，是一种危险的脉象。

3.交替脉

节律正常而强弱交替时出现的脉搏，称为交替脉。交替脉是提示左心衰竭的重要体征。常见于高血压性心脏病、急性心肌梗死、主动脉瓣关闭不全等患者。

4.水冲脉

脉搏骤起骤落，急促而有力有如洪水冲涌，故名水冲脉。主要见于主动脉瓣关闭不全、动脉导管未闭、甲状腺功能亢进、严重贫血患者，检查方法是将患者前臂抬高过头，检查者用手紧握患者手腕掌面，可明显感知。

5.奇脉

在吸气时脉搏明显减弱或消失为奇脉。其产生主要与吸气时，左心室的搏出量减少有关。常见于心包腔积液、缩窄性心包炎等患者，是心脏压塞的重要的体征之一。

(四)动脉壁异常

动脉壁弹性减弱，动脉变得迂曲不光滑，有条索感，如按在琴弦上为动脉壁异常，多见于动脉硬化的患者。

三、测量脉搏的技术

(一)部位

临床上常在靠近骨骼的大动脉测量脉搏，最常用最方便的是桡动脉，患者也乐于接受。

其次为颞动脉、颈动脉、肱动脉、腘动脉、足背动脉和股动脉等。如怀疑患者心搏骤停或休克时，应选择大动脉为诊脉点，如颈动脉、股动脉。

(二)测脉搏的方法

1.目的

通过测量脉搏，判断脉搏有无异常，也可间接了解心脏的情况，观察相关疾病发生、发展规律，为诊断、治疗提供依据。

2.准备

治疗盘内备带秒针的表、笔、记录本，必要时备听诊器。

3.操作步骤

(1)洗手、戴口罩，备齐用物，携至床旁。

(2)核对患者，解释目的。

(3)协助患者取坐位或半坐卧位，手臂放在舒适位置，腕部伸展。

(4)以示指、中指、无名指的指端按在桡动脉表面，压力大小以能清楚地触及脉搏为宜，注意脉律强弱及动脉壁的弹性。

(5)一般情况下 30 秒所测得的数值乘以 2，心脏病患者脉率异常者、危重患者则应以 1 分钟记录。

(6)协助患者取舒适体位。

(7)记录并将脉搏绘制在体温单上。

4.注意事项

(1)诊脉前患者应保持安静，剧烈运动后应休息 20～30 分钟后再测。

(2)偏瘫患者应选择健侧肢体测量。

(3)脉搏细、弱难以测量时，用听诊器测心率。

(4)脉搏短细的患者，应由两名护士同时测量，一人听心率，另一人测脉率，一人发出“开始”“停止”的口令，计数 1 分钟，以分数式记录即心率/脉率，若心率每分钟 120 次，脉率 90 次，即应写成 120/90 次/分。

(李　丽)

第三节 呼 吸

一、正常呼吸及生理性变化

(一)正常呼吸

机体不断地从外界环境摄取氧气并将二氧化碳排出体外的气体交换过程称为呼吸。它是维持机体新陈代谢和功能活动所必需的生理过程之一。一旦呼吸停止,生命也将终止。

正常成人在安静状态下呼吸是自发的,节律规则,均匀无声且不费力,每分钟 16～20 次。

(二)生理性变化

呼吸受许多因素的影响,在不同生理状态下,正常人的呼吸也会在一定范围内波动,见表 2-2。

表 2-2 各年龄段呼吸频率表

年龄	呼吸频率/(次/分)
新生儿	30～40
婴儿	20～45
幼儿	20～35
学龄前儿童	20～30
学龄儿童	15～25
青少年	15～20
成人	12～20
老年人	12～18

1.年龄

年龄越小,呼吸频率越快。

2.性别

同年龄的女性呼吸频率比男性稍快。

3.运动

肌肉的活动可使呼吸频率加快,呼吸也因说话、唱歌、哭、笑及吞咽、排泄等动作有所改变。

4.情绪

强烈的情绪变化,如害怕、恐惧、愤怒、紧张等会刺激呼吸中枢,导致屏气或呼吸加快。

5.其他

如环境温度升高或海拔增加,均会使呼吸加快加深。

二、异常呼吸的观察

(一)频率异常

1.呼吸过速

呼吸过速指呼吸频率超过 24 次/分,但仍有规则,又称气促。多见于高热、疼痛、甲状腺功能

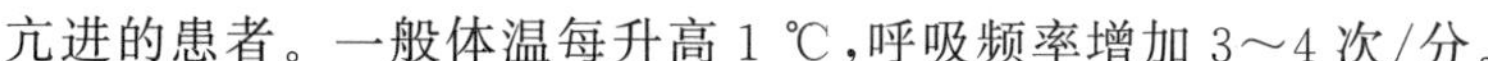

亢进的患者。一般体温每升高 1 ℃,呼吸频率增加 3～4 次/分。

2.呼吸过慢

呼吸过慢指呼吸频率缓慢,低于 12 次/分。多见于麻醉药或镇静药过量、颅脑疾病等呼吸中枢受抑制者。

(二)节律异常

1.潮式呼吸(陈-施呼吸)

潮式呼吸表现为呼吸由浅慢到深快,达高潮后又逐渐变浅变慢,经过 5～30 秒的暂停,又重复出现上述状态的呼吸,呈潮水般涨落。发生机制:由于呼吸中枢兴奋性减弱,血中正常浓度的二氧化碳不能引起呼吸中枢兴奋,只有当缺氧严重、动脉血二氧化碳分压增高到一定程度,才能刺激呼吸中枢,使呼吸加强;当积聚的二氧化碳呼出后,呼吸中枢失去有效刺激,呼吸逐渐减弱甚至停止。多见于脑炎、尿毒症等患者,常表现呼吸衰竭。一些老年人在深睡时也可出现潮式呼吸,是脑动脉硬化的表现。

2.间断呼吸(比奥呼吸)

有规律地呼吸几次后,突然停止呼吸,间隔一个短时期后又开始呼吸,如此反复交替。其产生机制与潮式呼吸一样,但预后更严重,常在临终前发生。见于颅内病变或呼吸系统中枢衰竭的患者。

3.点头呼吸

在呼吸时,头随呼吸上下移动,患者已处于昏迷状态,是呼吸中枢衰竭的表现。

4.叹气式呼吸

间断一段时间后做一次大呼吸,伴叹气声。偶然的一次叹气是正常的,可以扩张小肺泡,多见于精神紧张、神经官能征患者。如反复发作叹气式呼吸,是临终前的表现。

(三)深浅度异常

1.深度呼吸

深度呼吸又称库斯莫呼吸,是一种深长而规则的大呼吸。常见于尿毒症、糖尿病等引起的代谢性酸中毒的患者。由于增加的氢离子浓度刺激呼吸感受器引起,有利于排出较多的二氧化碳,调节血液中酸碱平衡。

2.浅快呼吸

呼吸浅表而不规则,有时呈叹息样。见于呼吸肌麻痹、胸肺疾病、休克患者,也可见于濒死的患者。

(四)声音异常

1.鼾声呼吸

由于气管或大支气管内有分泌物积聚,呼吸深大带鼾声。多见于昏迷或神经系统疾病的患者。

2.蝉鸣样呼吸

由于细支气管、小支气管堵塞,吸气时出现高调的蝉鸣音,多因声带附近有异物阻塞,使空气进入发生困难所致。多见于支气管哮喘、喉头水肿等患者。

(五)呼吸困难

呼吸困难是指因呼吸频率、节律或深浅度的异常,导致气体交换不足,机体缺氧。患者自感空气不足、胸闷、呼吸费力,表现为焦虑、烦躁、鼻翼翕动、口唇发绀等,严重者不能平卧。

三、呼吸的测量

(一)目的

通过测量呼吸,观察、评估患者的呼吸状况,以协助诊断,为预防、诊断、康复、护理提供依据。

(二)准备

治疗盘内备秒表、笔、记录本、棉签(必要时)。

(三)操作步骤

(1)测量脉搏后,护士仍保持诊脉手势,观察患者的胸、腹起伏情况及呼吸的节律、性质、声音、深浅,呼出气体有无特殊气味,呼吸运动是否对称等。

(2)以胸/腹部一起一伏为 1 次呼吸,计数 1 分钟。正常情况下测 30 秒。

(3)将呼吸次数绘制于体温单上。

(四)注意事项

(1)尽量去除影响呼吸的各种生理性因素,在患者精神松弛的状态下测量。

(2)由于呼吸受意识控制,所以测呼吸时,不应使患者察觉。

(3)呼吸微弱或危重患者,可用少许棉花置于其鼻孔前,观察棉花纤维被吹动的次数,计数 1 分钟。

(4)小儿、呼吸异常者应测 1 分钟。

(李　丽)

第四节　血　　压

血压是指血液在血管内流动时对血管壁的侧压力。一般是指动脉血压,如无特别注明均指肱动脉的血压。当心脏收缩时,主动脉压急剧升高,至收缩中期达最高值,此时的动脉血压称收缩压。当心室舒张时,主动脉压下降,至心舒末期达动脉血压的最低值,此时的动脉血压称舒张压。

一、正常血压及生理性变化

(一)正常血压

在安静状态下,正常成人的血压范围为(12.0～18.5)/(8.0～11.9)kPa,脉压为 4.0～5.3 kPa。

血压的计量单位,过去多用 mmHg(毫米汞柱),后改用国际统一单位 kPa(千帕斯卡)。

目前仍用 mmHg(毫米汞柱)。两者换算公式:1 kPa=7.5 mmHg、1 mmHg=0.133 kPa。

(二)生理性变化

在各种生理情况下,动脉血压可发生各种变化,影响血压的生理因素有以下几种。

1.年龄

随着年龄的增长血压逐渐增高,以收缩压增高较显著。儿童血压的计算公式如下所示。

收缩压=80+年龄×2

舒张压=收缩压×2/3

2.性别

青春期前的男女血压差别不显著。成年男子的血压比女性高 0.7 kPa(5 mmHg);绝经期后的女性血压又逐渐升高,与男性差不多。

3.昼夜和睡眠

血压在上午 8—10 时达全天最高峰,之后逐渐降低;午饭后又逐渐升高,下午 4—6 时出现全天次高值,然后又逐渐降低;至入睡后 2 小时,血压降至全天最低值;早晨醒来又迅速升高。睡眠欠佳时,血压稍增高。

4.环境

寒冷时血管收缩,血压升高;气温高时血管扩张,血压下降。

5.部位

一般右上肢血压常高于左上肢,下肢血压高于上肢。

6.情绪

紧张、恐惧、兴奋及疼痛均可引起血压增高。

7.体重

血压正常的人发生高血压的危险性与体重增加呈正比。

8.其他

吸烟、劳累、饮酒、药物等都对血压有一定的影响。

二、异常血压的观察

(一)高血压

目前基本上采用 1999 年世界卫生组织和国际抗高血压联盟(ISH)高血压治疗指南的高血压定义,即在未服抗高血压药的情况下,成人收缩压≥18.7 kPa(140 mmHg)和/或舒张压≥12.0 kPa(90 mmHg)者。95%的患者为病因不明的原发性高血压,多见于动脉硬化、肾小球肾炎、颅内压增高等,最易受损的部位是心、脑、肾、视网膜。

(二)低血压

一般认为血压低于 12.0/(8.0～6.7)kPa[90/(60～50)mmHg]正常范围且有明显的血容量不足表现,如脉搏细速、心悸、头晕等,即可诊断为低血压。常见于休克、大出血等。

(三)脉压异常

脉压增大多见于主动脉瓣关闭不全、主动脉硬化等;脉压减小多见于心包积液、缩窄性心包炎等。

三、血压的测量

(一)血压计的种类和构造

1.水银血压计

水银血压计分立式和台式两种,其基本结构都包括输气球、调节空气的阀门、袖带、能充水银的玻璃管、水银槽几部分。袖带的长度和宽度应符合标准:宽度比被测肢体的直径宽 20%,长度应能包绕整个肢体。充水银的玻璃管上标有刻度,范围为 0～40.0 kPa(0～300 mmHg),每小格表示 0.3 kPa(2 mmHg);玻璃管上端和大气相通,下端和水银槽相通。当输气球送入空气后,水银由玻璃管底部上升,水银柱顶端的中央凸起可指出压力的刻度。水银血压计测得的数值相当准确。

2.弹簧表式血压计

弹簧表式血压计由一袖带与有刻度[2.7～4.0 kPa(20～30 mmHg)]的圆盘表相连而成，表上的指针指示压力。此种血压计携带方便，但欠准确。

3.电子血压计

电子血压计袖带内有一换能器，可将信号经数字处理，在显示屏上直接显示收缩压、舒张压和脉搏的数值。此种血压计操作方便，清晰直观，不需听诊器，使用方便、简单，但欠准确。

(二)测血压的方法

1.目的

通过测量血压有无异常，了解循环系统的功能状况，为诊断、治疗提供依据。

2.准备

听诊器、血压计、记录纸、笔。

3.操作步骤

(1)测量前，让患者休息片刻，以消除活动或紧张因素对血压的影响；检查血压计，如袖带的宽窄是否适合患者、玻璃管有无裂缝、橡胶管和输气球是否漏气等。

(2)向患者解释，以取得合作。患者取坐位或仰卧，被测肢体的肘臂伸直、掌心向上，肱动脉与心脏在同一水平。坐位时，肱动脉平第4肋软骨；卧位时，肱动脉平腋中线。如手臂低于心脏水平，血压会偏高；手臂高于心脏水平，血压会偏低。

(3)放平血压计于上臂旁，打开水银槽开关，将袖带平整地缠于上臂中部，袖带的松紧以能放入一指为宜，袖带下缘距肘窝2～3 cm。如测下肢血压，袖带下缘距腘窝3～5 cm。将听诊器胸件置于腘动脉搏动处，记录时注明下肢血压。

(4)戴上听诊器，关闭输气球气门，触及肱动脉搏动。将听诊器胸件放在肱动脉搏动最明显的地方，但勿塞入袖带内，以一手稍加固定。

(5)挤压输气球囊打气至肱动脉搏动音消失，水银柱又升高2.7～4.0 kPa(20～30 mmHg)后，以每秒0.5 kPa(4 mmHg)左右的速度放气，使水银柱缓慢下降，视线与水银柱所指刻度平行。

(6)在听诊器中听到第一声动脉音时，水银柱所指刻度即为收缩压；当搏动音突然变弱或消失时，水银柱所指的刻度即为舒张压。当变音与消失音之间有差异时，或危重者应记录两个读数。

(7)测量后，驱尽袖带内的空气，解开袖带。安置患者于舒适卧位。

(8)将血压计右倾45°，关闭气门，气球放在固定的位置，以免压碎玻璃管；关闭血压计盒盖。

(9)用分数式，即收缩压/舒张压记录测得的血压值，如14.7/9.3 kPa(110/70 mmHg)。

4.注意事项

(1)测血压前，要求安静休息20～30分钟，如运动、情绪激动、吸烟、进食等可导致血压偏高。

(2)血压计要定期检查和校正，以保证其准确性，切勿倒置或震动。

(3)打气不可过猛、过高，如水银柱里出现气泡，应调节或检修，不可带着气泡测量。

(4)如所测血压异常或血压搏动听不清时，需重复测量。先将袖带内气体排尽，使水银柱降至“0”，稍等片刻再行第二次测量。

(5)对偏瘫、一侧肢体外伤或手术后患者，应在健侧手臂上测量。

(6)排除影响血压值的外界因素，如袖带太窄、袖带过松、放气速度太慢测得的血压值偏高，反之则血压值偏低。

(7)长期测血压应做到四定：定部位、定体位、定血压计、定时间。

（李　丽）

第五节　瞳　　孔

正常瞳孔双侧等大等圆，直径为 2～5 mm。瞳孔的改变在临床上有重要意义，尤其是对神经内、外科患者。瞳孔的变化是人体生理病理状态的重要体征，有时根据瞳孔变化，可对临床某些危重疑难病症作出判断和神经系统的定位分析。

一、异常性瞳孔扩大

（一）双侧瞳孔扩大

两侧瞳孔直径持续在 6 mm 以上，为病理状态。如昏迷患者双侧瞳孔散大，对光反应消失并伴有生命体征明显变化，常为临终前瞳孔表现；枕骨大孔疝患者双侧瞳孔先缩小后散大，直径超过 6 mm，对光反应迟钝或消失；应用阿托品类药物时双侧瞳孔可扩大超过 6 mm，伴有阿托品化的一些表现；另外还见于双侧动眼神经、视神经损害，脑炎、脑膜炎、青光眼等疾病。

（二）一侧瞳孔扩大

一侧瞳孔直径＞6 mm。常见于小脑幕切迹疝，病侧瞳孔直径先缩小后散大；单侧动眼神经、视神经受损害；艾迪综合征中表现为一侧瞳孔散大，只有在暗处强光持续照射瞳孔才出现缓慢收缩，光照停止后瞳孔缓慢散大（艾迪瞳孔或强直瞳孔）；还见于海绵窦综合征、结核性脑膜炎、眶尖综合征等多种疾病。

二、异常性瞳孔缩小

（一）双侧瞳孔缩小

双侧瞳孔直径＜2 mm。见于有机磷、镇静安眠药物的中毒，脑桥、小脑、脑室出血的患者。

（二）一侧瞳孔缩小

单侧瞳孔直径＜2 mm。见于小脑幕切迹疝的早期；由脑血管病，延髓、脑桥、颈髓病变引起的霍纳综合征，表现为一侧瞳孔缩小、眼裂变小、眼球内陷、伴有同侧面部少汗；另外由神经梅毒、多发性硬化眼部带状疱疹等引起的阿罗瞳孔，表现为一侧瞳孔缩小，对光反应消失，调节反射存在。

（三）两侧瞳孔大小不等

两侧瞳孔大小不等是颅内病变指征，如脑肿瘤、脑出血、脑疝等。

（四）瞳孔对光反应改变

瞳孔对光反应的迟钝或消失，常见于镇静安眠药物中毒、颅脑外伤、脑出血、脑疝等疾病，是病情加重的表现。

（李　丽）

第三章 血液净化技术与护理

第一节 血液透析技术与护理

一、对患者评估

(一)透析前评估

血液透析前对患者进行必要的评估,是防止透析中并发症的最重要的要素。透析前评估包括体重、血压和脉搏,对于静脉置管的患者还包括体温。

1.水负荷状况

查看患者前次透析记录,讨论以前透析中出现的问题,评估目前的水负荷状况并作出恰当的判断。需要记录患者的水肿、气短、高血压、体重、中心静脉压、病史、尿量、液体入量等情况。

2.血管通路

应认真评估、检查通路是否有感染和肿胀。

3.感染征象

检查穿刺部位有无感染,局部敷料清洁度等。如有感染征象,应做拭子培养;如有发生,应进行静脉血培养。更换敷料时必须执行无菌操作。

(二)透析后评估

(1)根据透析后体重、透析前体重和干体重来确定预定的超滤量是否实现,并调整干体重。

(2)通过观察患者全身情况和血压记录评估患者对超滤量的耐受情况。

(3)如实际超滤量与预定量不符,最可能原因有体重下降值计算错误、超滤控制错误、患者在透析过程中额外丢失液体、透析过程中静脉补液或进食水、透析前后称体重时的着装不一致及体重秤故障等。

二、血液透析技术规范

(一)超滤

1.确定超滤

患者确定超滤必须考虑超滤率和患者的生理状况及心血管并发症。如果透析过程中始终保持过高超滤率、耐受性差、透析期间容量增加较多的患者和血管再充盈差的患者，需个体化的超滤曲线。透析时体液的清除率可以是阶梯式或恒定式。

2.钠曲线

钠曲线即为调钠血液透析，指透析液钠浓度从血液透析开始至结束呈从高到低或从低到高或高低反复调整变化，而透析后血钠浓度恢复正常的透析方法。可以帮助达到超滤目标，但应注意钠超负荷的风险。

3.容量监测

通过超声或光电方式通过计算机反映患者血细胞比容和血红蛋白浓度，计算出相对血容量，防止超滤过多、过快引起的有效血容量减少，引起不良反应。协助医务人员为患者设定理想的干体重。

（二）透析液离子浓度的选择

应根据不同患者的个体差异或同一患者的病情变化选择合适的透析液成分。

（三）透析器的选择

（1）对慢性肾衰竭患者，透析器的选择应参考溶质分子清除、超滤率、透析时间、生物相容性、是否血液滤过和患者体重决定。

（2）对急性肾衰竭患者，透析器应根据患者的生化指标和体液平衡情况进行选择。

（四）血液透析机及管路的准备

（1）在治疗前彻底预冲透析器(按照不同透析器厂家说明进行预冲处理)，并必须将所有的空气排出透析器，以避免治疗开始后回路中形成泡沫。

（2）预冲完毕，透析机即进入重复循环模式。

（3）在透析机上设定好目标脱水量、治疗时间、肝素剂量及任何需修改的治疗内容。

（五）开始透析

有两种方式可供选择。

（1）连接动脉管路和静脉管路，开启血泵至 100 mL/min。

（2）只连接动脉管，开启血泵至 100 mL/min，当血流到静脉端时接通管路。

（3）逐渐增加泵速到预定速度。

（4）患者进入透析治疗阶段后应确保患者：①动脉和静脉管路安全。②患者舒适。③机器处于透析状态。④抗凝已经启动。⑤悬挂 500 mL 生理盐水与血管通路连接以备急需。⑥已经按照程序设定脱水量；⑦完成护理记录。⑧用过的敷料已经丢掉。⑨如果看不到护士，确定患者伸手即可触及呼叫器。

（5）在整个透析过程中，应巡视、观察、记录患者的一般情况、血压、脉搏、静脉压、动脉压、超滤量、超滤率、肝素剂量等，对首次透析和急诊透析的患者应予以监护。

（6）透析时工作人员应时刻注意个人卫生和无菌操作，每次进行操作都应确保洗手、手套和工作服清洁、戴防血液或化学物质的面罩或对高危患者采取针对性预防措施等。

（六）结束透析

（1）透析结束时，透析机将发出听觉或视觉信号，提醒程序设定的治疗时间已经达到。为避免延迟下机，之前就应准备好下机所需物品，确定至少有 500 mL 的生理盐水可用于回输血液。

（2）血泵速度为 150 mL/min 时，要用 100～300 mL 的生理盐水才能使体外循环的血液回到患者循环中。

(3)测量患者血压,如血压无异常,当静脉管中的颜色呈现亮粉色时,即可以停止回输血液。因为有空气栓塞的风险,不推荐用空气回血。

(4)动静脉内瘘和人工血管瘘患者下机处理:①在患者带瘘上肢下垫一块治疗巾作为无菌区,暂停血泵。②拔除动脉针,封闭动脉管。③无菌操作将动脉管与回水管连接,开启血泵,回输血液。④当血液完全回输到患者体内后,关闭血泵。⑤拔除针头,纱布加压穿刺点止血。⑥当出血停止,用纱布和敷料覆盖过夜。

(5)静脉置管患者下机处理:①在患者的置管上肢下垫一块治疗巾作为无菌区,戴无菌手套,采用非接触技术断开血管通路。②提前消毒导管接头,断开后用至少 10 mL 生理盐水冲洗导管,肝素封管(1 000～5 000 IU/mL,用量恰好充满而不溢出管腔),立即接上无菌帽。

(七)抗凝方法

(1)应个体化并且经常回顾性分析。其方法和剂量应参考活化凝血时间值、通路情况及透析后透析器和管路的清洁程度等。

(2)肝素是最常使用的抗凝剂,可以采取初始注射剂量、初始注射剂量加维持量、仅给维持量、间断给药等方式给药。还可以选择低分子肝素、局部用枸橼酸盐、前列环素或无肝素透析。

(3)急性肾衰竭患者肝素的用法应该参照患者整体状况和每次透析情况而定。

(4)尿毒症的患者可能有血小板功能异常和活动性出血,合并有创操作的患者应使用小剂量肝素或无肝素透析。

(5)在无肝素透析时,应保持较高血流速,每隔 15～30 分钟用盐水冲洗管路和透析器以防止血栓形成。冲洗盐水的量应在超滤量中去除。但目前很少使用无肝素透析,因为血栓形成将会引起整个管路血液损失。

(八)血标本采集方法

1.透析前

进针后立即从瘘管针采血样本,针不要预冲,如瘘管针预冲或通过留置导管透析先抽出 10 mL血,再收集样本,以免污染。

2.透析后

考虑到电解质的反跳,样本再循环或回血生理盐水污染等,应在透析结束时,超滤量设置为零,减慢血流速至 50～100 mL/min。约 10 秒后,从动脉瘘管处采血留取标本。通常电解质反跳发生在透析结束后2～30 分钟。

三、透析机报警原因及处理

(一)血路部分

1.动脉压(血泵前)

通常动脉压(血泵前)为 －26.6～－10.6 kPa(－200～－80 mmHg),超过 －33.3 kPa(－250 mmHg)将发生溶血。如果血管通路无法提供足够的血流,动脉负压增大,产生报警,关闭血泵。血泵关闭后,动脉负压缓解,报警消除,血泵恢复运转直到再次产生负压报警,如此反复循环。

(1)负压过大的原因:①动脉针位置不当(针不在血管内或紧贴血管壁)。②患者血压降低(累及通路血流)。③通路血管痉挛(仅见于动静脉内瘘)。④吻合口狭窄(动静脉内瘘吻合口或移植血管动脉吻合口)。⑤动脉针或通路凝血。⑥动脉管道打结。⑦抬高手臂后通路塌陷(如怀疑，可让患者坐起，使通路低于心脏水平）。⑧穿刺针口径太小，血流量太大。⑨深静脉导管尖端位置不当、活瓣栓子形成或纤维阻塞。

(2)处理：①减少血流量，动脉负压减低，使报警消除。②确认动脉针或通路无凝血，动脉管道无打结。③测定患者血压，如降低，给予补液、减少超滤率。④如压力不降低则松开动脉针胶布，稍做前后移动或转动。⑤提高血流量到原先水平，如动脉压仍低，重复前一步骤。⑥若仍未改善，在低血流量下继续透析，延长透析时间，或另外打开动脉针透析(原针保留，肝素盐水冲洗，透析结束时才拔除)。如血流量需要大于 350 mL/min，一般需用 15G 针。⑦如换针后动脉低负压仍持续存在，则血管通路可能有狭窄。用两手指短暂加压阻断动脉针和静脉针之间的血流，如泵前负压明显加大，说明动脉血流部分来自下游，而上游通道的血流量不足。⑧检查深静脉导管是否扭结；改变颈或臂位置，或稍微移动导管；转换导管口。如无效，注射尿激酶或组织血浆酶原激活剂；放射学检查导管位置。

2.静脉压监测

通常压力为 6.7～33.3 kPa(50～250 mmHg)，随针的大小、血流量和血细胞比容变化。

(1)静脉压增高的原因：①移植血管的静脉压可高达 26.7 kPa(200 mmHg)，因移植血管的高动脉压会传到静脉血管。②小静脉针(16G)，高血流量。③静脉血路上的滤器凝血，这是肝素化不充分的最早表现，也是透析器早期凝血的表现。④血管通路静脉端狭窄(或痉挛)。⑤静脉针位置不当或静脉血路扭结。⑥静脉针或血管通路静脉端凝血。

(2)静脉压增高的处理：①用生理盐水冲洗透析器和静脉滤器。如果静脉滤器凝血，而透析器无凝血(冲洗时透析器纤维干净)，立即更换凝血的静脉管道，调整肝素剂量后重新开始透析。②对于静脉针或血管通路静脉端是否阻塞可以采用关闭血泵，迅速夹闭静脉血路，与静脉针断开，用生理盐水注入静脉针，观察阻力大小的方法判定。③用两手指轻轻加压阻断动脉针和静脉针之间的血流，如为下流狭窄引起静脉流出道梗阻，静脉压会因上流受阻而进一步增高。

3.空气探测

最容易发生空气进入血液循环的部位在动脉针和血泵之间，因为这部分为负压。常见于动脉针周围(特别是负压很大时)、管道连接处、泵段血管破裂及输液管。透析结束时用空气回血操作不当也会引起空气进入体内。许多空气栓塞是在因假报警而关闭空气探测器后发生的，应注意避免。因空气栓塞可能致命。处理方法见本节血液透析治疗常见急性并发症及处理之(五)空气栓塞。

4.血管路扭结和溶血

血泵和透析器之间的血管路扭结会造成严重溶血，这一段的高压通常测不出，因为动脉压监测器通常设在泵前，即使泵后有动脉压力监测器，如果扭结发生在探测器之前，此处的高压也无法被测出。

(二)透析液路

1.电导度

电导度增高最常见的原因是净化水进入透析机的管道扭结或低水压造成供水不足；电导度降低最常见的原因是浓缩液桶空；比例泵故障也可导致电导度增高或降低。当电导度异常时，将透析液旁路阀打开，使异常透析液不经过透析器而直接排出。

2.温度

温度异常通常是由加热器故障引起，但旁路阀可以对患者进行保护。

3.漏血

气泡、黄疸患者的胆红素或污物进入透析液均会引起假漏血报警。当透析液可能不出现肉眼可见的颜色改变时，需用测定血红蛋白尿的试纸检测流出透析器的透析液来判断漏血报警的真伪。如果确定漏血，透析液室压力应设置在6.7 kPa(－50 mmHg)以下，以免细菌或细菌产物从透析液侧进入血液。空心纤维型透析器轻微漏血有时会自行封闭，可继续透析，但一般情况下应回血，更换透析器或停止透析。预防：①预冲时进行透析器漏血检测。②透析中避免跨膜压过高，如有凝血、静脉回路管弯曲打折等发生立即处理。③透析中跨膜压不能超过透析器的承受力。

四、血液透析治疗常见急性并发症及处理

(一)低血压

低血压为最常见，发生率可达50%～70%。

1.原因

有效血容量减少、血管收缩力降低、心源性及透析膜生物相容性差、严重贫血及感染等。

2.临床表现

典型症状为出冷汗、恶心、呕吐，重者表现为面色苍白、呼吸困难、心率加快、一过性意识丧失，甚至昏迷。

3.处理

取头低足高位，停止超滤，给予吸氧，必要时快速补充生理盐水100～200 mL或葡萄糖溶液20 mL，输血浆和清蛋白，并结合病因，以及时处理。

4.预防

预防措施：①用容量控制的透析机，使用血容量监测器。②教育指导患者限制盐的摄入，控制饮水量。③避免过度超滤。④透析前停用降压药，对症治疗纠正贫血。⑤改变透析方法如采用碳酸氢盐透析、血液透析滤过、钠曲线和超滤曲线、低温透析等。⑥有低血压倾向的患者避免透析期间进食。

(二)失衡综合征

失衡综合征发生率为3.4%～20.0%。

1.原因

血液透析时血液中的毒素迅速下降，血浆渗透压下降，而由于血-脑屏障使脑脊液中的尿素等溶质下降较慢，以致脑脊液的渗透压大于血液渗透压，水分由血液进入脑脊液形成脑水肿。这也与透析后脑脊液与血液之间的pH梯度增大，即脑脊液中的pH相对较低有关。

2.临床表现

轻者头痛、恶心、呕吐、困倦、烦躁不安、肌肉痉挛、视力模糊、血压升高；重者表现为癫痫发作、惊厥、木僵甚至昏迷。

3.处理

轻者不必处理；重者可减慢透析血流量，以降低溶质清除率和pH改变，但透析有时需终止。可给予50%葡萄糖溶液或3%氯化钠10 mL静脉推注，或静脉滴注清蛋白，必要时给予镇静药及其他对症治疗。

4.预防

预防措施:①开始血液透析时采用诱导透析方法,透析强度不能过大,避免使用大面积高效透析器,逐步增加透析时间,避免过快清除溶质。②长期透析患者则适当提高透析液钠浓度。

(三)肌肉痉挛

发生率为 10%~15%,主要部位为腓肠肌和足部。

1.原因

常与低血压同时发生,可能与透析时超滤过多、过快,低钠透析等有关。

2.临床表现

多发生在透析的中后期,老年人多见。以肌肉痉挛性疼痛为主,一般持续约 10 分钟。

3.处理

减慢超滤速度,静脉输注生理盐水 100~200 mL、高渗糖水或高渗盐水。

4.预防

预防措施:①避免过度超滤。②改变透析方法,如采用钠曲线和超滤曲线等。③维生素 E 或奎宁睡前口服。④左旋卡尼汀透析后静脉注射。

(四)发热

常发生在透析中或透析后。

1.原因

感染、致热原反应及输血反应等。

2.临床表现

若为致热原反应通常发生在透析后 1 小时,主要症状有寒战、高热、肌痛、恶心、呕吐、痉挛和低血压。

3.处理

静脉注射地塞米松 5 mg,通常症状在几小时内自然消失,24 小时内完全恢复;若有感染存在应及时与医师沟通,应用抗生素。

4.预防

预防措施:①严格执行无菌操作。②严格消毒水处理设备和管道。

(五)空气栓塞

1.原因

血液透析过程中,各管路连接不紧密、血液管路破裂、透析器膜破损及透析液内空气弥散入血,回血时不慎等。

2.临床表现

少量无反应,如血液内进入空气 5 mL 以上可出现呼吸困难、咳嗽、发绀、胸部紧迫感、烦躁、痉挛、意识丧失甚至死亡。

3.处理

一旦发生空气栓塞应立即夹闭静脉通路,并关闭血泵。患者取头低左侧位,通过面罩或气管吸入 100%氧气,必要时做右心房穿刺抽气,同时注射地塞米松,严重者要立即送高压氧舱治疗。

4.预防

(1)透析前严格检查管道有无破损,连接是否紧密。

(2)回血时注意力集中,气体近静脉端时要及时停止血泵转动。

(3)避免在血液回路上输液,尤其泵前负压部分。

(4)定期检修透析机,确保空气探测器工作正常。

(六)溶血

1.原因

透析液低渗、温度过高;透析用水中的氧化剂和还原剂(氯胺、酮、硝酸盐)含量过高;消毒剂残留;血泵和管道内红细胞的机械损伤及血液透析中异型输血等。

2.临床表现

急性溶血时,患者有胸部紧迫感、心悸、心绞痛、腹背痛、气急、烦躁,可伴畏寒、血压下降、血红蛋白尿甚至昏迷;大量溶血时患者可出现高钾血症,静脉回路血液呈淡红色。

3.处理

立即关闭血泵,停止透析,丢弃体外循环血液;给予高流量吸氧,明确溶血原因后应尽快开始透析;贫血严重者应输入新鲜全血。

4.预防

预防措施:①透析中防止凝血。②保证透析液质量。③定期检修透析机和水处理设备。④患者输血时,认真执行查对制度,严格遵守操作规程。

五、透析器首次使用综合征

在透析时因使用新的透析器发生的临床症状,称为首次使用综合征,分为A型首次使用综合征和B型首次使用综合征。

(一)A型首次使用综合征

此型又称超敏反应型。多发生于血液透析开始后5～30分钟内。主要表现为呼吸困难、全身发热感、皮肤瘙痒、麻疹、咳嗽、流泪、流涕、打喷嚏、腹部绞痛、腹部痉挛,严重者可心跳骤停甚至死亡。

1.原因

主要是患者对环氧乙烷、甲醛等消毒液过敏或透析器膜的生物相容性差或对透析器的黏合剂过敏等,使补体系统激活和白细胞介素释放。

2.处理原则

(1)立即停止透析,勿将透析器内血液回输体内。

(2)按抗变态反应常规处理,如应用肾上腺素、抗组胺药和激素等。

3.预防措施

(1)透析前将透析器充分冲洗(不同的透析器有不同的冲洗要求),使用新透析器前要仔细阅读操作说明书。

(2)认真查看透析器环氧乙烷消毒日期。

(3)部分透析器反应与合并应用血管紧张素转化酶抑制剂有关,应停用。

(4)对使用环氧乙烷消毒透析器过敏者,可改用γ射线或蒸气消毒的透析器。

(二)B型首次使用综合征

此型又称非特异型。多发生于透析开始后数分钟至1小时,主要表现为胸痛,伴有或不伴有背部疼痛。

1.原因

目前尚不清楚。

2.处理原则

(1)加强观察,症状不明显者可继续透析。

(2)症状明显者可予以吸氧和对症治疗。

3.预防措施

(1)试用不同的透析器。

(2)充分冲洗透析器。

六、血液透析突发事件应急预案

(一)透析中失血

1.原因

管路开裂、破损,接管松脱和静脉针脱落等。

2.症状

出血、血压下降,甚至发生休克。

3.应急预案

(1)停血泵,查找原因,尽快恢复透析通路。

(2)必要时回血,给予输液或输血。

(3)心电监护,对症处理。

4.预防

(1)透析前将透析器管路、管路针等各个接头连接好,预冲时要检查是否有渗漏。

(2)固定管路时,应给患者留有活动的余地。

(二)电源中断

1.应急预案

应急预案:①通知工程师检查稳压器和线路,电话通知医院供电部门。②配备后备电源的透析机,停电后还可运行 20～30 分钟。③若没有后备电源的透析机,停电后应立即将动静脉夹打开,手摇血泵,速度每分钟100 mL左右。④若 15～30 分钟内恢复供电可不回血。若暂时仍不能恢复供电可回血结束透析,并尽可能记录机器上的各项参数。

2.预防

预防措施:①保证透析中心为双向供电。②停电后 15 分钟内可用发电机供电。③给透析机配备后备电源,停电后可运行 20～30 分钟。

(三)水源中断

1.应急预案

应急预案:①机器报警并自动改为旁路。②通知工程师检查水处理设备和管路。电话通知医院供水部门。③1～2 小时不能解除,终止透析,记录机器上的各项参数。

2.预防

预防措施:①保证透析中心为专路供水。②在水处理设备前设有水箱,并定期检修水处理设备。

(张丹丹)

第二节　血浆置换技术与护理

一、概述

(一)血浆置换(plasma exchange,PE)

血浆置换是一种用来清除血液中大分子物质的体外血液净化疗法,指将患者的血液引出体外,经离心法或膜分离法分离血浆和细胞成分,迅速地选择性地从循环血液中去除病理血浆或血浆中的病理成分(如自身抗体、免疫复合物、副蛋白、高黏度物质和蛋白质结合的毒物等),而将细胞成分及补充的等量的平衡液、血浆、清蛋白溶液回输入体内,达到清除致病物质的目的,从而治疗一般疗法无效的多种疾病。

(二)每次血浆交换量

尚未标准化,每次交换 2～4 L。一般来说,若该物质仅分布于血管内,则置换第 1 个血浆容量可清除总量的 55%,如继续置换第 2 个血浆容量,却只能使其浓度再下降 15%。因此每次血浆置换通常仅需要置换 1 个血浆容量,最多不超过 2 个。

(三)置换频度

要根据基础疾病和临床反应来决定。每次血浆交换后,未置换的蛋白浓度重新升高,通过从血管外返回血管内和再合成这 2 个途径。血浆置换后血管内外蛋白浓度达到平衡需 1～2 天。因此,绝大多数血浆置换疗法的频度是间隔 1～2 天,连续 3～5 次。

(四)置换液

为了保持机体内环境的稳定,应维持有效血容量和胶体渗透压。

1.置换液种类

(1)晶体液,如生理盐水、葡萄糖生理盐水、林格液,用于补充血浆中各种电解质的丢失。

(2)胶体液,如血浆代用品,主要有中分子右旋糖酐、右旋糖酐-40、羟乙基淀粉,三者均为多糖,能短时有效地扩充和维持血容量;血浆制品,最常用的有 5%清蛋白、新鲜冰冻血浆,后者是唯一含枸橼酸盐的置换液。

2.置换液的补充原则

(1)等量置换。

(2)保持血浆胶体渗透压正常。

(3)维持水、电解质平衡。

(4)适当补充凝血因子和免疫球蛋白。

(5)减少病毒污染机会。

(6)无毒性,没有组织蓄积。

二、血浆置换的并发症及应对

(一)变态反应

1.原因

在血浆置换治疗过程中,由于弃去了含有致病因子的血浆,为了保持血浆渗透压稳定和防止发生威胁生命的体液平衡紊乱，在分离血浆后要补充等容量液体。新鲜冰冻血浆含有凝血因子、补体和清蛋白，其成分复杂，常可诱发变态反应。据文献报道，变态反应的发生率小于12%。

2.预防

在应用血浆前静脉给予地塞米松5～10 mg或10%葡萄糖酸钙20 mL；应用血浆时减慢置换速度，逐渐增加置换量。同时应选择合适的置换液。

3.护理措施

治疗过程中要严密观察，如出现皮肤瘙痒、皮疹、寒战、高热时，不可让患者随意搔抓皮肤，应及时给予激素、抗组胺药或钙剂，可为患者摩擦皮肤缓解瘙痒。另外，治疗前认真执行三查七对，核对血型，血浆输注速度不宜过快。

(二)低血压

1.原因

置换与滤出速度不一，滤出过快、置换液补充过缓；体外循环血量多，有效血容量减少；疾病原因引起，如应用血制品引起变态反应；补充晶体液时，血渗透压下降。

2.预防

血浆置换术中血浆交换应等量，即血浆出量应与置换液入量保持平衡，当患者血压下降时可先置入胶体，血压稳定时再置入晶体，避免血容量的波动。其次，要维持水、电解质的平衡，保持血浆胶体渗透压稳定。

3.护理措施

密切观察患者生命体征，每30分钟监测生命体征1次。出现头晕、出汗、恶心、脉速、血压下降时，立即补充清蛋白，加快输液速度，减慢血浆出量，延长血浆置换时间。一般血流量应控制在50～80 mL/min，血浆流速为25～40 mL/min，平均置换血浆1 000～1 500 mL/h，血浆出量与输入血浆和液体量平衡。

(三)低钙血症

1.原因

新鲜血浆含有枸橼酸钠，输入新鲜血过多、过快容易导致低钙血症，患者出现口麻、腿麻及小腿肌肉抽搐等低钙血症表现，严重时发生心律失常。

2.预防

治疗中常规静脉注射10%葡萄糖酸钙10 mL。

3.护理措施

严密观察患者有无低钙血症表现及血液生化改变，如出现低钙血症表现可给予热敷、按摩或补充钙剂等对症处理。

(四)出血

1.原因

血浆置换过程中血小板破坏、抗凝剂输入过多及疾病本身导致。

2.预防

治疗前常规检测患者的凝血功能，根据情况确定抗凝剂剂量及用法。

3.护理措施

治疗中严密观察皮肤及黏膜有无出血点；进行医疗护理操作时，动作轻柔、娴熟，熟练掌握静脉穿刺技巧，尽量避免反复穿刺；一旦发生出血，立即通知医师采取措施，治疗结束时用鱼精蛋白中和肝素,用无菌纱布加压包扎穿刺点,术后 6 小时注意观察穿刺部位有无渗血。

(五)感染

1.原因

置换液含有致热原;血管通路感染;疾病原因引起的感染。

2.预防

严格无菌操作。

3.护理措施

血浆置换是一种特殊的血液净化疗法,必须严格无菌操作;患者必须置于单间进行治疗,治疗室要求清洁,操作前紫外线照射30 分钟,家属及无关人员不得进入治疗场所;操作人员必须认真洗手、戴口罩和帽子,配置置换液时需认真核对、检查、消毒,同时做到现配现用。

(六)破膜

血浆分离的滤器因为制作工艺而受到血流量及跨膜压的限制,如置换时血流量过大或置换量增大,往往会导致破膜,故血流量应为 100～150 mL/min,每小时分离血浆 1 000 mL 左右,跨膜压控制为 50.0 kPa(375 mmHg)。预冲分离器时注意不要用血管钳敲打排气,防止破膜的发生。

(张丹丹)

第三节　免疫吸附技术与护理

免疫吸附(IA)是吸附疗法中的一种血液净化方式。自 1979 年美国学者 Terman 等第一次将免疫吸附技术应用于临床治疗以来,免疫吸附治疗已逐渐成为血液净化领域的一个重要分支,且日益受到医学界的广泛关注。

免疫吸附是利用抗原-抗体的生物化学反应理论,将抗原或抗体固定在特定的载体上制成吸附柱,当血浆流经吸附柱时,血浆中的抗体或抗原可被吸附柱吸附及清除。

一、免疫吸附装置

免疫吸附系统常由三大部分组成:①动力系统。②血浆分离器。③免疫吸附装置。另外尚需各类压力、空气、温度、血液监测报警设备。

(一)动力系统

1.血泵

用于引出血液。为避免破膜,泵速不宜过大,一般为 20～150 mL/min。

2.血浆泵

将血浆从血浆分离器中引出,泵速一般为 15～35 mL/min。一般根据吸附柱的饱和情况及预计要清除物质的量来设定血浆循环量(通常为 9 000 mL)。

(二)血浆分离器

用于分离血浆,使之与吸附柱作用,这样可以避免血细胞与吸附柱直接接触,降低不良反应发生率,提高吸附效能。

(三)吸附柱

吸附柱由柱体、载体和配体三部分组成。目前临床上常用的吸附柱有 Immunosorba、prosorba、IgA-Therasorb、Coraffin、Clq、TR-350及 PH-350 等。临床上用的免疫吸附柱应满足以下几个条件:①吸附应具备选择性或特异性。②在体液特别是血浆中应无毒和不溶解。③不激活补体及凝血系统,不致敏。④极少配基离解脱落。⑤能再生。⑥稳定性好,便于储存和消毒。⑦成本不应太高。吸附柱中的配体可按其生物反应特性分为以下三大类。

1.抗原性物质

如 DNA、血型抗原、胰岛素等,可分别清除血中的抗 DNA 抗体、抗血型物质抗体及抗胰岛素抗体。

2.抗体

如抗甲胎蛋白抗体、抗低密度脂蛋白抗体、抗乙肝病毒表面抗原抗体等,分别可清除血中的甲胎蛋白、低密度脂蛋白、乙肝病毒表面抗原。

3.能与抗体 Fc 段结合的物质

如补体 C1q、葡萄球菌蛋白 A(SPA),两者均能与血中免疫复合物的 Fc 段结合,清除免疫复合物和免疫球蛋白 IgG。其中常用的是蛋白 A 免疫吸附。SPA 能与血中 IgG 的 Fc 段结合,这种结合方式不属于免疫反应。SPA 性质很稳定,酸性物质、低浓度的非离子型去垢剂均不影响其活性,且耐热。SPA 与 IgG 的结合可被多种洗脱液解离,从而可实现吸附再生。另外,SPA 同载体的结合很稳定,SPA 同载体的偶联技术也不复杂。以上特点,使得 SPA 成为免疫吸附疗法的临床开发热点。吸附柱的工艺要求还包括吸附剂解离率要低,载体解离率也要低。

二、免疫吸附的方法

免疫吸附治疗的方式通常有血浆灌流和全血灌流两种。全血灌流很少使用,因为吸附柱或多或少对多血细胞有损伤或激活作用,故有专家认为血浆分离装置是进行免疫吸附治疗的必备条件。

血浆灌流时,需先用膜分离器或通过离心使血液的有形成分和血浆分开,然后血浆通过吸附柱后与细胞成分汇合,并输回体内。为了增加吸附效果,可以同时串联几个吸附柱,也可将两个吸附柱交替使用,即当一个吸附柱用于吸附的同时,另一个进行再生处理。

A 蛋白免疫吸附柱为 A 蛋白和含琼脂球混合而成,含琼脂量为 62.5 mL,吸附柱预冲量为 72.5 mL,A 蛋白结合能力为每毫升琼脂结合 20 mg IgG,外壳由丙烯酸酯包成。免疫吸附治疗的第一步是需先将血浆分离出来(用膜式或离心式),血浆以 15～35 mL/min 的速度进入第一个吸附柱(机器上一般有两个吸附柱),在柱内血浆中抗体(IgG)被吸附并结合在 A 蛋白上。与此同时,第二个柱自动冲洗出保存液(具有防腐作用),冲洗液自动进入废液袋中。当第一个吸附柱抗体饱和后,第二个柱也冲洗完毕,两个柱工作状态开始自动转换,即此时第二个柱开始吸附血浆,而第一个柱进行再生,方法是由酸液泵自动混合两种液体(酸和缓冲剂预先配制好),形成一个 pH 梯度(2.2～7.0)的液体进入该柱,A 蛋白上的抗体遇酸后脱落,随即被缓冲液冲走,进入吸附血浆袋内并被弃去。抗体不断冲掉,直至完全冲洗净,柱内 pH 恢复到7.0时,第二个柱又饱和,两个柱工作状态又转换(每 10 分钟转换 2 次)。被吸附过的血浆(不含抗体血浆或再生血浆)进入血浆袋内,并通过泵输回患者体内,这样循环下去,一直达到事先设定的血浆循环量(通常是 9 000 mL)和排除的 IgG 总量,治疗才算结束。整个治疗过程均由电脑控制,并随时检测柱的吸附和冲洗,以确保安全。

三、免疫吸附的护理

免疫吸附利用抗体在酸性环境下吸附，在碱性环境下脱落的原理，主要通过五个阶段完成吸附过程。

(一)采血阶段

用16号采血针头穿刺静脉，在动力泵的作用下，抗凝药与全血1∶18的比例混入，抽出的血液沿着管道流入离心机上的分离杯内，直到采到所设置的血量为止。

(二)分离阶段

边采血边分离。分离杯以机器特定的速度旋转，由于血液成分的相对密度不同，将血液分离成血浆和血细胞。

(三)血浆收集阶段

随着分离杯内血液成分的不断增加，血浆因为相对密度最低，故由分离杯上的管道内自动顶出，直接流入血浆收集袋内，直至达到预先设置好的300 mL。

(四)抗体吸附阶段

300 mL血浆经Ⅰ号吸附泵Ⅱ号吸附泵交替将抗体全部吸附。

(五)回输阶段

抗体吸附完毕，血泵将抗体吸附后的血浆与分离杯内剩余的血细胞部分混合后全部输到患者体内。一个吸附周期完成需15～25分钟，一般收集血浆2 000～3 000 mL。

(六)术前护理

(1)了解患者病史，熟悉目前病情，做好相关检查，包括出血时间、凝血时间、部分凝血活酶时间、免疫全套、抗体、血电解质，老年患者要查血流变。

(2)做好心理护理：多数患者担心治疗不成功导致经济上受损失，身体上受痛苦，因此护士应帮助患者熟悉环境，细致地解答疑问，说明治疗目的，详细介绍治疗原理和操作过程；应关心、体贴患者，了解他们的心理变化；操作时动作熟练、稳健，消除患者紧张、焦虑的情绪，使患者对治疗充满信心，积极配合治疗。

(3)熟悉患者静脉血管：主要选择四肢的静脉，以便血液的抽吸和回输的畅通。静脉穿刺时需采用血液透析患者专用的16号静脉穿刺针。如估计患者血管条件不佳时，治疗前应及早做股静脉、锁骨下静脉或中心静脉穿刺并予以保留，以供2～3周的免疫吸附治疗。

(4)吸附治疗当日测量体温、脉搏、呼吸、血压及体重，有腹水时测量腹围，保持呼吸道通畅和口腔卫生。可给予清淡、含水量少的饮食，保持大、小便通畅。

(七)术中护理

(1)由1～2名有临床经验的护士担任吸附治疗的操作与护理工作。护士应熟悉吸附治疗的操作规程、步骤、并发症处理，并掌握抢救措施。

(2)患者取平卧位，床头抬高30°以利于回心血量的增加。嘱患者如有不适，应及时告知医护人员。

(3)建立静脉通道，采用16号静脉穿刺针穿刺大静脉，固定好针头，静脉推注2 500 IU肝素抗凝。加强局部观察，保持静脉通道畅通。每隔1小时注入2 500 IU肝素1次，以便抽出的血液处于低凝状态。

(4)在吸附治疗过程中根据患者血管条件及操作规程，适当调节泵出血液的速度和压力，以

确保吸附过程的正常进行。

(5)每个吸附周期后及时用pH试纸检查冲洗吸附泵后排出液体的pH,使其处于中性。

(八)吸附治疗中的监护和护理

(1)密切观察脉搏、血压,一般30～60分钟测量1次。注意神志、呼吸、面色的改变,并做好治疗、护理记录。经常询问患者有无口麻、头晕、心悸等症状。由于每次吸附治疗需要较长的时间,因此要做好生活护理,使患者顺利完成吸附治疗。

(2)吸附完毕后,留取血液标本复查抗体,以便对照。操作完毕拔出针头后,一定要注意保护针眼,先消毒,再加压按10～15分钟,避免出现皮下出血。观察30分钟后再送至病房,与病房护士交接班。

(九)不良反应及处理

(1)一般反应常见畏寒、口干、疲倦等,是由于血液成分反复循环、分离、吸附、回输,机体不适应所致。对此可在吸附治疗开始阶段稍延长吸附周期,采血和回输速度减慢,使患者逐步适应。注意嘱咐患者保暖,喝热的饮料,症状会很快减轻或得到控制。

(2)枸橼酸反应:吸附治疗中输入过多的枸橼酸抗凝溶液易引起低血钙反应。因此,术前应常规给予葡萄糖酸钙,以免发生严重的枸橼酸反应。

(张丹丹)

第四节　小儿患者血液透析的护理

一、适应证

(一)急性肾衰竭

利尿剂难治的液体超负荷导致高血压或充血性心力衰竭,高分解状态或因为支持循环需要大量肠外补充液体,以上情况合并持续少尿状态时需要透析。

(二)慢性肾衰竭

小儿慢性肾衰竭的年发病率为2～3.5/100万人口,病因与第一次检出肾衰竭时小儿的年龄密切相关,5岁以下的慢性肾衰竭常是先天性泌尿系统解剖异常的结果;5岁以上的慢性肾衰竭以后天性肾小球疾病为主。对慢性肾衰竭来说生化指标的改变比临床症状更重要,当小儿肾小球滤过率将为5 mL/(min・1.73 m^2)时,就相当于年长儿童血浆肌酐884 mmol/L。慢性肾衰竭小儿透析指征见表3-1。

表3-1　慢性肾衰竭小儿开始透析的指征

1.血肌酐:年长儿童大于884 mmol/L,婴儿大于442 mmol/L
2.血清钾大于6.0 mmol/L
3.CO_2CP小于10 mmol/L或血磷大于3.23 mmol/L
4.药物治疗难以纠正的严重水肿、高血压、左心衰竭
5.保守治疗伴发严重肾性骨病、严重营养不良及生长发育迟缓者

凡具备以上任何一项都应开始透析，有条件时尽量提前建立动静脉内瘘，早期、充分透析可以预防出现严重并发症，如左心衰竭、致死性高血钾、心包炎等，有助于纠正营养不良及生长发育迟缓。

二、小儿血液透析特点

近年来由于血液透析新技术的应用使小儿血透更加安全，如血管通路的建立、专用的小儿透析材料和设备等，但是在不同国家和地区之间，小儿透析的开展还是有很大的差距。

（一）血管通路

良好的血液通路是小儿血液透析的关键。由于小儿透析患者血管细，合作不好，建立有效的血管通路是血透成功的关键。

1.经皮穿刺中心静脉置管

目前小儿临时血透血管通路以采用经皮中心静脉穿刺插管为主，穿刺部位常用股静脉、颈内静脉及锁骨下静脉，婴幼儿多选用穿刺技术简便又安全的股静脉，缺点是限制患儿活动，并易发生感染，导管留置时间不宜超过 1 个月，较大儿童能够合作可选择颈内静脉或锁骨下静脉，不影响患儿活动，导管留置时间较长，可达 3 个月，但穿刺技术要求高，要求患儿能够很好地配合，可考虑应用短效的静脉麻醉药，并发症为误穿动脉、误穿腹膜等。

2.动静脉内瘘

用于需慢性血透的患儿，最常用的部位是上肢的桡动脉与头静脉。体重 5～10 kg 的小儿可利用大隐静脉远端和股动脉侧壁建立隐静脉襻内瘘，血管条件差者可行移植血管建立动静脉搭桥。由于小儿血管细，常需要应用显微外科技术建立动静脉内瘘，术后内瘘成熟期应足够长（1～6 个月），在成熟期内患儿应在医护人员指导下做一些有助于扩张血管的锻炼。过早使用动静脉内瘘易发生血肿或假性动脉瘤。

（二）透析器及血液管道

选择透析器型号和血液管道容量应依据患儿年龄和体重的不同而有所差异。透析器和血液管道总容量不应超过患者总血容量的 10%，小儿血容量为 80 mL/kg，即透析器和血液管道总容量不应超过体重的 8%，最好选用小血室容量和低顺应性透析器，如中空纤维型、小平板型，而具有大血室容量和高顺应性的蟠管型就不适合。为防止透析后失衡综合征，首次透析选择透析器为尿素清除率不超过3 mL/(min・kg)，以后的规律透析也选择尿素清除率在6～8 mL/(min・kg)。一般情况下体重小于 20 kg 者选 0.2～0.4 m^2 膜面积的透析器，20～30 kg者选 0.4～0.8 m^2 膜面积的透析器，30～40 kg者选 0.8～1.0 m^2 膜面积的透析器，体重超过 40 kg 者可选用成人透析器和血液管道。

小儿的血液管道容量为 13～77 mL，用直径 1.5～3 mm 的管道可限制血流量在 30～75 mL/min，如用大流量透析可选用短和直径大的管道，以减少体外循环血容量。

（三）血透方案设计

血透初期遵循频繁短时透析的原则，避免血浆渗透压剧烈改变。低蛋白血症患儿可在透析中输清蛋白 1～2 g/kg。

1.血流量

3～5 mL/(min・kg)。体重超过 40 kg 者可使血流量达250 mL/min。

2.抗凝剂

常规应用肝素，首次用量 25～50 U/kg，维持量 10～25 U/(kg·h)，透析结束前 30 分钟停用。低分子肝素平均剂量为：体重低于 15 kg 者用 1 500 U，体重 15～30 kg 者用 2 500 U，体重 30～50 kg 者用5 000 U。有出血倾向者应减少肝素用量或无肝素透析。

3.透析液

为避免醋酸盐不宜耐受，主张全部应用碳酸氢盐透析液，钠浓度 140～145 mmol/L，透析液流量500 mL/L，婴幼儿血流量小，则透析液流量减少到 250 mL/L。

4.透析频率

一般每周 2～3 次，每次 3～4 小时，婴幼儿因高代谢率和对饮食适应性较差，有时需每周透析 4 次或隔天透析，透析充分性指标应高于成人透析患者，建议维持 Kt/V 在 1.2～1.6。

三、小儿透析组织机构和人员设置

建议专为肾衰竭儿童设置肾病中心，包括小儿透析中心、儿科病房，透析中心除了成人透析中心应该配备的工作人员外，还应配备专门培训过的相应专业人员，如营养师、教师及心理医师等，这才能很好地控制小儿饮食等各方面，有助于教育和纠正患儿的心理障碍。

四、血液透析的护理

(一)一般护理

(1)做好透析患儿的心理护理。医务人员穿着白色服装，每次透析都由护士做血管穿刺等，血液透析的不舒适及透析中没有家长的陪伴，这些往往使患儿感到恐惧、紧张，作为医务人员可以通过与透析患儿交谈，努力成为他们的朋友，用温柔的言语和娴熟的技能缓解患儿的恐惧、紧张的心理。通过做好生活护理，以及时发现和满足患儿的需求，拉近与患儿的距离，提高患儿在透析过程中的依从性。另外，要做好患儿家属及年龄较大患儿的宣教工作，告诉他们疾病的相关知识，透析间期血管通路的护理及饮食控制的知识，以及自我护理对疾病预后的重要性。

(2)小儿一般选择容量控制型的透析机，调节血流量和透析液流量，控制超滤量，降低透析失衡综合征和低血压的发生。应根据患儿的情况采用不同的透析处方，包括透析方式、透析液的温度和浓度。了解患儿的一般情况，如体重、年龄、血压、体温、有无出血倾向、有无并发症等，确定使用抗凝剂的种类及剂量，决定选用的透析器型号、超滤量及透析时间。回血时控制生理盐水的入量，以不超过 100 mL 为宜。

(3)患儿的血管条件较成人差，穿刺技术不佳可以引起血肿，诱发动静脉内瘘闭塞，加重患儿对血液透析的恐惧，不利于治疗。因此要求护士操作技术规范、娴熟，可以由资深的护士进行血管穿刺，做到“一针见血”，提高穿刺的成功率，有利于动静脉内瘘的成熟，并减轻患儿的恐惧心理。

(4)在透析过程中加强观察，包括：①穿刺处有无渗血；管道安置是否妥当，有无扭曲或折叠。②透析机运转是否正常。③管路内血液的颜色是否正常。④血流量是否正常。⑤血液、脉搏和体温情况。应经常询问患者有无抽筋、头痛、头晕和胸闷等不适。患儿年龄小，往往对不良反应敏感度较低，不能做到出现不适时及时告知医护人员，因此应通过对生命体征的密切观察，以及早发现一些不良反应的早期征象，以及时处理。

(5)对于有低蛋白血症的患儿，可以：①在透析过程中通过使用人血清蛋白或输注血浆提高血浆胶体渗透压。②对于严重低血压或严重贫血的患儿，可以增加预冲液量或使用新鲜血预冲体外循环系统，或在透析中使用升压药。③对于因体重增长过多使心脏前负荷过重或伴有急性肺水肿的患儿，应减少预冲液量。④对急性左心衰竭但不伴有高钾血症的患儿可以先行单纯超滤。⑤对合并高钾血症的患儿可以先用降钾药物，使高钾血症有所缓解，再行透析。

(6)保持呼吸道通畅，防止窒息；指导和督促患儿按时服药，定期注射重组人红细胞生成素，定期检查血液分析等各项检查。

(二)营养管理

小儿处于生长发育期，其代谢速度较成人快，活动量大，营养要求也高，但因疾病等原因，患儿食欲较差，且由于饮食控制使食物过于单调，加之透析丢失营养物质，因此患儿容易发生营养不良。因此可选择患儿喜爱的食物，经常变换烹饪方法，以保证患儿的营养需求。血液透析的患儿营养需求如下：优质高蛋白饮食，蛋白质摄入量为 1.0～1.2 g/(kg·d)，男性患儿热量摄入为 251 kJ/(kg·d)[60 kcal/(kg·d)]，女性患儿为 201 kJ/(kg·d)[48 kcal/(kg·d)]，要求其中 35%来自碳水化合物。

(三)并发症及其护理

许多成人透析的远期并发症，如肾性骨营养不良、贫血、高血压、心包炎、周围神经病变等，也同样发生于慢性透析的小儿患者。因为小儿处于生长发育期，透析中低血压、失衡综合征、"干体重"的监测方面有其特殊性，且并发症中肾性骨营养不良和贫血的治疗尤其重要。此外慢性透析小儿还受生长发育迟缓、性成熟延迟、心理障碍的困扰等。

1."干体重"的监测

小儿自我管理能力较差，对水、盐不能很好限制，透析间期食欲不佳，常并发营养不良，加之处于生长发育时期，随年龄增加或肌肉增长等"干体重"都会随之变化，每次透析都应精确计算脱水量，防止容量负荷过高，在血透过程中实时监测血细胞比容可防止透析中血液下降，定期根据心胸比等有关指标确定"干体重"，注意防止因脱水过多导致血压降低或脱水不足导致心力衰竭。

2.透析中低血压

小儿对血流动力学改变非常敏感，每次透析应遵循出水少于体重的 5%，婴幼儿小于 3%或除水速度小于 10 mL/(kg·h)的原则。体重不足 30 kg 的患者，每周血透 3 次，每次 4 小时，65%的病例出现循环衰竭、腹痛、恶心、呕吐等因急速除水引起的症状。体重30 kg以上的患者，只有 20%的病例出现这些症状。发生这些症状主要与除水有关，其他原因还有选用大血室容量透析器或血液管道，非常仔细地观察透析当中生命体征，透析中最好配备血容量监控装置，回血时生理盐水不能过多(尽量不超过 100 mL)。当患儿血容量相对或绝对不足时，如重度贫血、低蛋白血症或较低体重(小于 25 kg)，血透时没有相适应的小透析器而只能用较大透析器时，在透析前预冲血液或血制品(如血浆或清蛋白)于透析器和透析管道中可预防低血压的发生。透析中低血压的处理主要是输注生理盐水或清蛋白。

3.失衡综合征

若透析前尿素氮明显升高，超过 35.7 mmol/L(100 mg/dL)或使用大面积高效能透析器都易发生失衡综合征，常表现为头痛、恶心、呕吐或癫痫样发作，处理可静脉滴注甘露醇 1 g/kg，30%在透析开始1 小时内滴入，其余在透析过程中均匀滴入，若频繁或大量使用，应注意对残余肾功能的影响，也可提高透析液葡萄糖浓度。若透析前尿素氮超过 71.4 mmol/L 就应频繁短时间的透析。

4.心理和精神障碍

透析小儿不仅要接受长期依赖透析生存的现实，还得应付一些透析治疗带来的问题，如穿刺的疼痛、透析过程中的不适、饮食的限制、与同龄儿童的隔阂及死亡的恐惧等，这些常常导致小儿情绪低落，精神抑郁，加重畏食。鼓励这些儿童建立生活信心，需要心理医师、护士、家长及学校教师共同配合。对这类儿童更要强调生活质量，主张回归社会，尽可能参加体育运动，应帮助患儿合理安排透析时间，与同龄儿童一样入学校完成学业。

总之，在小儿透析过程中，早发现、早处理是防治血液透析急性并发症的关键，加强对患儿及家属的宣教工作，做好饮食管理及采用个体化透析，是防治远期并发症、提高透析患儿的存活率和生活质量的前提。医务人员高超的透析技术、穿刺技术在缓解小儿不良心理情绪方面起着至关重要的作用。

从长远观点看，终末期肾衰竭患儿长期血透并非上策，因为它对患儿生活质量影响较大，故在接受一段时间透析后最终行肾移植。北美儿童肾移植协作组资料显示，12 岁以前肾移植有利于生长发育，13 岁以后肾移植未见预期的青春期加快生长，强调在青春期前进行肾移植有利于生长和性发育，与透析治疗比较，肾移植具有可以获得正常生活、较好职业的优点。

（张丹丹）

第五节　老年患者血液透析的护理

血液透析疗法已成为治疗终末期肾脏病的有效措施。近年来透析人群中老年人比例显著增加，据欧洲肾脏病学会的登记报道，1995 年终末期肾脏病进入透析治疗的患者平均年龄 56.8 岁，其中大于 60 岁者占 52%。美国大于 65 岁的透析患者已从 1973 年的 5%，1990 年的 38%上升至目前的 42%。由于这一人群存在着与年龄相关的脏器组织学、功能及代谢的特殊性，老年终末期肾衰竭的治疗问题越来越引起人们的关注。

一、疾病特点

老年尿毒症患者并发症多，透析中的急性并发症以低血压、抽搐和心律失常为主，慢性并发症以心血管系统疾病、感染、营养不良、脑血管意外、恶性肿瘤和肾性骨病较常见，死亡原因主要为心血管疾病。

老年尿毒症患者在透析前大多伴有高血压、糖尿病、骨质疏松、心血管系统疾病、呼吸系统及消化系统疾病，因此在透析过程中容易发生低血压、抽搐和心律失常，有部分患者在透析过程中会出现腹痛，要警惕有无小肠坏死或腹腔感染灶。

维持性血液透析患者在透析前往往已存在营养不良，进行血液透析后，营养不良则更为明显，其中老年患者更为突出。患者由于对透析不耐受导致透析不充分，伴有糖尿病、胃肠道等慢性病，或使用某些药物引起不良反应导致患者厌食，蛋白质摄入不足；特别是透析不充分、微炎症状态、透析过程中各种营养物质的丢失及透析的不良反应等，这些都是引起营养不良的主要原因。长期的营养不良会使机体的免疫力降低，引起呼吸系统、泌尿系统的感染率上升。维持性血液透析的老年患者若由于上呼吸道感染诱发肺炎、高热，会使病情加重，使营养不良的状况变得更加严重，导致患者对血液透析不耐受，如此恶性循环，使患者死亡的危险性大为增加。

二、透析时机及血管通路的建立

对老年患者透析时机目前尚无一致看法，一般认为肌酐清除率＜0.17 mL/(s·1.73 m^2)［10 mL/(min·1.73 m^2)］，或血肌酐浓度大于 707.2 μmol/L 并有明显尿毒症症状(尤其有较明显的水钠潴留，如明显水肿、高血压和充血性心力衰竭迹象)，有较严重的电解质紊乱(如血钾大于6.5 mmol/L)，有较严重的代谢性酸中毒(CO_2CP≤6.84 mmol/L)者，均应开始透析。

慢性肾衰竭老年透析患者，在透析前 4～6 周应安排行动静脉内瘘吻合术，使动静脉内瘘有充分的成熟时间，如需紧急透析而动静脉内瘘未建立，可以通过建立临时血管通路进行透析，如经皮静脉插管或直接进行血管穿刺。

三、血液透析的特点

(一)透析器

老年患者因疾病的特殊性，在透析中极易引起低血压、抽搐等不适，应尽量安排超滤稳定、有可调钠功能的机型。伴有心功能不全、持续性低血压者，应避免选择大面积、高通量的透析器，一般使用面积为1.2 m^2的透析器。

(二)血管通路

建立合适的血管通路是血液透析得以进行的前提，亦是提供充分透析的必要条件。老年血透患者由于动脉粥样硬化、血管中层钙化、营养不良等因素，给自体动静脉内瘘的建立带来困难。常用的动静脉内瘘是在前臂进行桡动脉与头静脉的吻合。老年人由于桡动脉粥样硬化，造成桡动脉-头静脉瘘的失败率高达 56%，老年患者特别是年龄大于 74 岁者内瘘存活时间明显低于年轻者。

近期研究表明，老年人行直接的肘部内瘘(肱动脉合并行静脉吻合)优于任何其他形式的血管通路，早期失败率仅 1.8%，而前臂瘘大于 20%，血管移植建立动静脉瘘为 16.5%。当肘部瘘因流量不足而无法有效进行透析时，在相同血管通路改用移植血管建立动静脉内瘘均获得了成功。

如果不能建立肘部自体动静脉内瘘，用同种移植静脉建立血管通路优于聚四氟乙烯人造血管，主要是并发症少，宿主血管的依从性好，技术容易等。最常见的并发症是血栓形成，常需要血管成形术或搭桥术。

部分老年透析患者无论自体或移植建立动静脉内瘘都有困难，可选用持久性双腔导管作为长期血管通路的有效补充形式。与普通双腔导管不同的是，持久性双腔导管长一些，柔韧性更好，对组织损害小，不易移动。此外，其在出皮肤处与穿刺点的平行距离至少有 2 cm，且皮下有一涤纶扣，被组织生长包绕，有利于导管在皮下的固定，并设置了自然抗感染屏障，延长了导管的使用时间。由于持久性双腔导管作为血管通路可立即使用，无动静脉分流，对心脏的血流动力学影响小，加之不需要忍受每次透析时穿刺的痛苦，使一些慢性肾衰竭患者容易接受，特别是无法建立有效血管通路时。

(三)血流量

不伴有慢性病的老年患者，血流量根据其年龄、性别、体重控制在 200～250 mL/min；伴有心血管系统疾病、肺心病、持续性低血压者，血流量应控制在 150～180 mL/min。流量过快可加重患者的心脏负担，引起心律失常及心动过速等。

（四）透析液浓度

根据患者在透析中存在的不同问题调节钠浓度。对于高血压的患者，可适当调低钠浓度，一般控制在138～142 mmol/L；对于低血压、在透析中易出现抽筋的患者，可适当调高钠浓度，一般控制在142～148 mmol/L。

（五）透析液温度

透析液温度一般控制在36～37 ℃，对于持续性低血压的患者将透析液温度调到35.5～36.5 ℃，因低温透析可使患者外周血管收缩，对血压有一定的调控作用。对发热患者也可适当降低透析液温度。对于血压正常或较高，但在透析中易引起抽搐的患者，可将透析液温度适当调高，控制在37～37.5 ℃，以减少透析中肌肉抽搐的发生。

（六）超滤量

根据患者体重的增长情况设定超滤量。若患者透析间期体重的增长超过了干体重的4%，则应根据患者以往的透析资料确定超滤量。一般超滤率控制在500 mL以内，并根据患者透析中的情况和透析结束前1小时的血压适当增减超滤量。

对个别水肿严重或伴有腹水、胸腔积液的患者，可以通过序贯透析来减缓透析对患者心血管系统造成的影响，促使水分排出。

（七）每周透析的次数和时间

年纪较大的患者，一般不能耐受长达6小时的透析，所以大都安排每周透析3次，每次4小时。

四、护理

（一）一般护理

（1）病室环境应保持清洁，地面保持干燥，阳光充足，每天定时开窗通风，保持室内空气清新，保持室内温度在18～20 ℃，湿度在50%～60%为宜。

（2）根据患者的病情及需求让其采取舒适的卧位，保持床单位清洁、干燥，床单位做到一人一用一更换。

（3）做好基础护理，满足患者的合理需求，对生活不能自理的患者，应帮助其进食和饮水。

（4）做好心理护理，仔细耐心地向患者及家属讲解关于血液透析的基础知识，让患者了解血液透析的意义及注意事项，消除患者紧张、恐惧的心理，使患者能配合治疗。生活上给予患者无微不至的关心，用温柔的言语、和蔼的微笑感染患者，对患者每一点微笑的进步都予以鼓励，使老年患者感受到医院的温暖，保持健康、乐观的心情，增强战胜疾病的信心和勇气。

（5）体重监测。老年患者的记忆力减退，往往在季节变换时由于衣物增减弄错了自己的体重，护士应陪同患者测量体重，并做好详细记录，对透析间期体重增长过快的患者应提醒其注意控制饮食。

（6）透析前仔细询问患者有无出血倾向，合理选择抗凝剂；了解患者有无感染、发热，如有异常，先通知医师处理后再上机。根据患者体重增长情况及疾病的特点设定超滤模式、超滤量、血流量及透析液浓度等，给予患者个体化透析。

（7）加强永久性血管通路和临时性血管通路的护理。老年患者因某些慢性病，如糖尿病、肿瘤、慢性支气管炎等食欲下降，而分解代谢增加，消耗了体内蛋白质及脂肪的储备，引起营养不良,同时因尿毒症导致体内代谢和激素水平紊乱,故伤口不易愈合。老年患者大都伴有高血脂和肥胖,且疾病因素使患者血管条件较差,血管细、脆、易滑动,穿刺失败时易引起血肿,管壁修复较慢,这些给内瘘穿刺带来一定的难度。因此穿刺时应选择年资较长、技术较熟练的护士进行操作,有计划地选择动静脉内瘘穿刺点。

老年人因精力不足、经济条件的限制、自身照顾不周而不能做好个人清洁卫生,容易引起动静脉内瘘感染。因此护士对其进行动静脉内瘘穿刺前应先做好皮肤清洁,观察有无血肿、内瘘是否通畅、周围皮肤是否完好;穿刺时应严格执行无菌操作技术,认真执行操作规程,防止并发症的发生。

使用临时血管通路前,护士同样要做好皮肤的清洁消毒,观察伤口有无渗血、管道固定处有无缝线脱落、固定是否妥当。此外,还要做好患者动静脉内瘘及临时性血管通路的宣教工作,让其进行自我保护。

(8)给予吸氧:对伴有心肺疾病者,在透析开始时就可给予吸氧。

(9)保持呼吸道通畅:对于透析中出现恶心、呕吐者,应及时清理呼吸道,保持呼吸道通畅。

(10)透析过程中严格执行操作规程,避免发生不必要的医疗差错,造成患者身体上和心理上的痛苦。

(二)密切观察病情变化,做好记录

(1)在透析过程中加强观察:①穿刺处有无渗血。②管道安置是否妥当、有无扭曲或折叠。③透析机运转是否正常。④管路内血液的颜色是否正常。⑤血流量是否正常。⑥患者的血压、脉搏和体温情况。经常询问患者有无抽搐、头痛、头晕、胸闷等不适。有些老人对不良反应的敏感度较低,出现不适时不能及时告知医护人员,因此医护人员应通过对生命体征的密切观察,以及早发现不良反应的早期征象,以及时处理。

(2)在透析中,患者如需输血、输液,应严格掌握输液速度。为了使血液中的钾离子清除充分,输血应控制在透析结束前 2 小时结束;输液时根据不同的药物调节滴速,避免过快,一般控制在每分钟 30 滴为宜。用药时,密切观察患者有无输血反应、输液反应、药物变态反应等,以及用药后有何不适,如有异常应及时通知医师。

(3)透析结束后,对止血有困难的患者,应该帮助止血;告诉患者起床速度不要太快,避免发生直立性低血压;严密观察生命体征,待患者一切正常后才能护送出血透室。

(三)饮食护理

护士应关心患者透析期间的饮食、起居情况,加强与患者的沟通,讲解有关的营养知识,告诉患者饮食多元化的方法,把握机会和患者家属沟通,告知家庭支持的重要性。

对合并其他慢性病的老年患者,在饮食上要结合患者的不同情况,做出相应的调整。如患者伴有糖尿病,则应避免摄入含糖量过高的食物,主食以米、麦类碳水化合物为宜。

(四)并发症的护理

老年血液透析患者的急性并发症及远期并发症与常规透析患者的并发症基本相同,但由于疾病及年龄的特殊性,他们更易发生透析失衡综合征、心血管系统并发症、感染、营养不良、脑血管意外、肾性骨病及肿瘤等并发症。

1.透析失衡综合征

透析失衡综合征多见于首次进行血液透析的患者,在透析过程中后透析后24 小时内发生以神经系统症状为主的一系列综合征,如头痛、失眠、恶心、呕吐和血压升高等,初次血液透析的患者应缩短血液透析时间，以 3～4 小时为宜；血流量不易过快，一般控制在 150～180 mL/min。若患者在透析中出现上诉症状，在无糖尿病的情况下，可以静脉推注高渗糖水。

2.心血管系统并发症

心血管系统并发症是 60 岁以上的老年血液透析患者的常见并发症，也是最常见的致死原因之一。老年患者多患有缺血性心脏病、高血压和心脏传导系统疾病，导致心脏功能储备减弱；体外循环破坏了血流动力学的稳定性，增加了心脏的负担。透析中的低血压、体液及电解质的急剧变化、动静脉内瘘的形成均是构成老年血液透析患者心血管系统并发症的诱因。

(1)低血压：老年患者由于机体耐受力下降，多伴有心血管系统慢性病，在透析过程中极易发生低血压，应根据产生的原理认真分析，采取相应的防治措施。

患者如在透析一开始就出现血压下降，可能与伴有心血管系统疾病或体外循环的建立、血流量过大致患者不能耐受有关。可通过减慢血流量、减慢超滤、增加预冲液量或使用新鲜血液预冲管道等方面减轻患者的不适，使患者顺利完成血液透析。

如在透析过程中或透析结束前突然出现血压下降、打哈欠、恶心、呕吐、出冷汗、胸闷或伴有下肢肌肉痉挛，可能与患者透析间期体重增长过多，以致在透析时超滤量过多、速度过快有关，也可能是透析中进食过多所引起，应立即减慢血流量、减慢或停止超滤水分，补充生理盐水，待症状改善后继续透析。但要注重控制补液量，避免因补液过多造成透析结束后体内仍有过多水分潴留，诱发急性左心衰竭。对于在透析中经常出现低血压、抽搐的患者，通过适当调高透析液钠浓度能使患者顺利地完成透析治疗。做好饮食宣教工作，让患者知道因饮食控制不佳而导致透析过程中出现各种并发症的危险性，使患者自觉遵守饮食常规，同时宣教患者在透析过程中避免过多进食。

(2)心绞痛：由于体外循环的建立，患者可出现暂时的冠状动脉供血不足，在透析过程中突然出现胸骨后疼痛、胸闷，心电图可见 ST 段压低、T 波平坦或倒置，应立即减慢血流量及超滤量，或停止超滤，吸氧，并通知医师，根据医嘱给予硝酸甘油舌下含服，待情况好转后继续透析。如症状不缓解，应立即停止透析治疗。

(3)心律失常：在透析过程中患者感觉心悸、胸闷，出现心动过速、心律不齐，严重者可以出现室性或房性心律失常，应立即减慢血流量及超滤量，或停止超滤，吸氧，针对病因给予抗心律失常的药物，严重者应停止透析治疗。

(4)高血压：多见于患者饮食控制不佳，摄入过多水钠、患者过于紧张、肾素依赖性高血压、透析液浓度过高、超滤不足、失衡综合征、降压药物被透出，药物因素如重组人红细胞生成素的使用等。

加强宣教工作，使患者了解饮食控制的重要性，严格控制水、钠的摄入；每次透析都应完成透析处方；鼓励患者在透析间期按时服药，使高血压能得到有效控制；或改变透析方式，如进行血液滤过治疗；检查透析液的浓度是否过高；对在透析中有严重高血压的患者可以使用药物加以控制。

(5)心力衰竭：患者突发呼吸困难、不能平卧、心率加快、血压升高，在排除高钾血症的情况下，可以先给患者行单纯超滤，然后改为血液透析，这样可以减轻心脏负担，给予患者半卧位，吸氧或必要时用 50%乙醇湿化给氧。积极控制贫血，平时注意充分超滤，以及时拍胸片以了解心胸比例，特别在发热或换其他疾病后，应警惕因体重减轻引起的水分超滤不足，预防透析后未达到干体重而诱发心力衰竭。

3.感染

老年患者由于疾病及年龄因素,免疫力低下,加上营养不良,易发生感染性疾病,特别是呼吸系统、泌尿系统感染及结核。上呼吸道感染易并发肺炎,老年血液透析患者感染的发生率仅次于心血管并发症。因此,应鼓励患者平时注意饮食的合理均衡,进行适度的锻炼,注意在季节变换时及时增减衣物,防止上呼吸道感染。一旦发生感染应立即去医院就医,按时服药,使感染得到有效控制。同时,在透析过程中,应注意严格执行无菌操作技术,防止医源性感染。

4.营养不良

长期血液透析的老年患者大多合并其他慢性疾病,由于消化吸收能力减弱,对蛋白质的吸收和利用能力降低,更易发生营养不良。很多患者独居,不愿给儿女带来负担,因此缺乏照顾,因疾病因素使其精力有限,不能做到饮食的多元化;因饮食需要控制,故饮食单一乏味;或由于缺乏营养知识,蛋白质及能量摄入减少,这些都会导致营养不良。

5.脑血管意外

老年患者由于高血压、高血脂、脑动脉硬化的发生率较高,反复使用肝素后,在动脉硬化的基础上,更易发生脑出血。患者往往表现为持续头痛、无法解释的痴呆、神志的改变,严重的出现偏瘫、死亡。有些患者因脑动脉硬化、降压幅度过大,诱发脑循环障碍,脑血栓形成,引起脑梗死。

因此,对高血压患者应鼓励其在透析间期严格做好自身防护,定期测量血压,按时按量服药,严格控制水分摄入,注意劳逸结合,避免过度疲劳。同时,对严重高血压的患者,应避免短时间内降压幅度过大。对已出现脑血管意外的患者,应避免搬动,在透析中严格控制血流量及超滤量,严密观察生命体征。因病情需要进行无肝素透析的患者应注意血流量、静脉压、跨膜压的变化,防止体外凝血。

6.肿瘤

老年血液透析患者因其免疫功能低下,恶性肿瘤的发生率是正常人的3~5倍,且预后差。对于患有恶性肿瘤的患者,做好心理护理极为重要。在透析过程中更要给予无微不至的关怀,密切观察病情,尽量减少急性并发症的发生。

7.老年血液透析胃肠道出血

老年人消化道憩室、毛细血管扩张、癌症的发生率高于年轻人,因而胃肠道出血的发生率也增高。出血原因以出血性胃炎占首位,其次为毛细血管扩张,可发生在任何部位,常为多发性,确诊靠内镜检查。结肠憩室穿孔的症状不典型,以低热和模糊的腹痛为初发症状,须提高警惕。

8.精神心理问题

首先,慢性疾病的存在导致了患者对治疗的依赖性,维持性血液透析患者则更多依赖医师、护士,依赖透析机。其次是由于疾病自身及由此产生的依赖性,他们不得不进行调整,改变生活方式,并寻求在新的水平上的平衡,这常常是不舒服的,并由此产生一系列心理问题。国内统计资料表明,老年透析患者常存在着焦虑和抑郁,常有一些模棱两可的感情和行为,特别是那些集体活动受阻而致功能损害,不得不依赖他人者。国内资料显示,老年血透患者抑郁、焦虑自评量表总分,明显高于中青年组,血液透析患者情感障碍严重者,可影响康复及预后,更加严重的可造成血液透析治疗中并发症的发生率增多,使血液透析中不稳定因素增加,治疗的风险性加大。尤其应注意的是老年患者血液透析时高血压的发生率较高,Kennedy发现抑郁症增加冠心病患者心源性猝死的危险性。有研究发现,抑郁症状患者在血液透析中心律失常的发生率明显增加,中青年患者出现抑郁症状时,虽然心律失常增加,但更多则表现为胃肠反应。

临床上绝大多数疾病背景下的抑郁未获得及时诊断和治疗，因此对患者抑郁症状发作的再认识已是临床上不可忽视的问题。老年血透患者抑郁症状的产生使临床医师面临更为复杂的医疗问题。两种疾病的并存和相互影响使得对躯体疾病治疗的难度增加。

患者在透析过程中出现不适时会紧张、焦虑，医护人员若能准确、快速、沉稳地做出处理，缓解患者的不适，既能减轻患者的痛苦，又能增加患者的信任感，提高患者在治疗过程中的依从性，改善患者的透析质量和生活质量。

随着血液透析技术的不断成熟、更新和发展，年龄不再是血液透析考虑的首要因素，但如何提高老年患者的透析质量和生活质量，仍然是我们继续探讨的话题。

（张丹丹）

第四章 门诊护理

第一节 门诊采血护理

一、采血器材的选择

(一)静脉采血器材

1.一次性多管采集双向针及蝶翼针

多管采集双向针由双向不锈钢针和螺纹接口组成。一般根据针头直径大小的不同,将双向针分为不同的针号。针号越大,针尖直径越小。采血时可根据患者的具体情况选择合适的针号。采集正常成年人血液标本通常选择21G采血针,困难采血人群建议选择22G采血针。

与双向针相比,蝶翼针拥有更加灵活的穿刺角度,更适合困难采血人群和细小静脉采血。但蝶翼针存在软管,会造成第一支采血管的采血量不足。因此,当使用蝶翼针采血,且第一支试管为枸橼酸钠抗凝管或小容量真空管时,建议先用废弃管(如凝血管、没有添加剂的采血管等)采血,以填充蝶翼针软管中的"无效腔",确保试管中血液/抗凝剂的适当比例和试管中血液标本量的准确。

2.持针器

持针器可与采血针连接,不仅能更好地控制采血针,降低静脉采血难度,而且还可有效地防止采血过程中的血液暴露,提高静脉采血的安全性。无论使用直针或蝶翼针均应使用配套的持针器,以保证血液标本采集顺利和采血人员的安全。

3.真空采血管

真空采血管是最常用的一次性采血容器,其内部必须是无菌,负压应准确(图4-1)。采血管标签上应明确标注/打印批号和失效日期、制造商名称或商标和地址、添加剂的种类和是否灭菌等信息。管体材料应符合下列要求:①能看清内容物(暴露在紫外线或可见光下会造成管内的内容物或采集后的血液样本受到损害的情况除外);②能够耐受常规采血、保存、运输和处理时产生的机械压力;③能够耐受说明书中列出的离心条件;④采血管的任何部分不得有可割伤、刺伤或划伤使用者皮肤或手套的锋利边缘、凸起或粗糙的表面。采血管中所有溶剂均应达到美国药典(USP)规定的或相当的"纯水"标准。此外,采血管应保证有足够的上部空腔以便充分混匀。

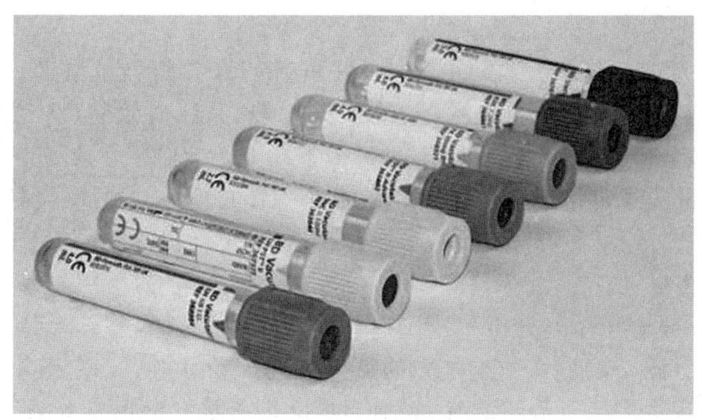

图 4-1 一次性使用真空采血管

真空采血管使用过程中应注意以下几点:①使用在有效期内的采血管,以保证其具有准确的真空度;②采血量应准确,以保证添加剂与血样的比例正确;③采血管应与离心机转头相匹配,以防止离心时发生破碎/泄漏;④真空采血管应保证与采血系统的其他各组件(如持针器、针头保护装置、采血组件、血液转注组件等)之间相互匹配。

根据是否含有添加剂和添加剂种类的不同,真空采血管可分为血清管、血清分离胶管、肝素管、EDTA 管、血凝管、血沉管、血糖管和血浆准备管八大类。

(1)血清管:血清管内含促凝剂或不含有任何添加剂,适用于常规血清生化、血型血清学等相关检验的标本收集。为减少血细胞挂壁和溶血现象的发生,血清管管壁需经硅化处理。含有促凝剂的血清管可以加快血液凝固速度,缩短样本周转时间(TAT)。

(2)血清分离胶管:血清分离胶管内含促凝剂与分离胶,适用于血清生化、免疫、TDM 检验。分离胶是一种聚合高分子物质,其密度介于血清与血细胞之间,离心后可在血清与血细胞间形成隔层,从而将血清与细胞隔开。与传统血清管相比,血清分离胶管分离血清速度快(通常竖直静置 30 分钟),分离出的血清产量高、质量好。对于大部分生化、免疫及 TDM 项目,使用血清分离胶管标本可在 4 ℃条件下保存7 天,且方便留样复检。

(3)肝素管:肝素管含肝素锂(或肝素钠)添加剂,适用于生化、血液流变学、血氨等项目检测。肝素抗凝管无须等待血液凝固,可以直接上机,适合急诊检验。

(4)EDTA 管:乙二胺四乙酸(EDTA)盐与血液中钙离子或其他二价离子发生螯合作用,阻断这些离子发挥凝血酶的辅因子作用,从而防止血液凝固。EDTA 盐对血液细胞成分具有保护作用,不影响白细胞计数,对红细胞形态影响最小,还能抑制血小板聚集,适用于一般血液学检验。国际血液学标准化委员会(ICSH)推荐血细胞计数和分类首选 EDTA 二钾盐作为抗凝剂。喷雾态 EDTA 二钾盐抗凝能力更强。

(5)血凝管:血凝管内含枸橼酸钠抗凝剂。枸橼酸钠主要通过与血液中钙离子螯合而起抗凝作用。CLSI 推荐抗凝剂浓度是 3.2%,相当于 0.109 mol/L,抗凝剂与血液比例为 1∶9。为了防止血小板激活,保证凝血检测结果准确,建议使用无效腔真空采血管。

(6)血沉管:血沉试验要求枸橼酸钠浓度是 3.2%(相当于 0.109 mol/L),抗凝剂与血液比例为 1∶4。

(7)血糖管:血糖管内的添加剂为草酸钾/氟化钠或 EDTA-Na_2/氟化钠。氟化钠是一种弱抗凝剂,同时也是血糖测定的优良保存剂,可保证室温条件下血糖值 24 小时内稳定。血糖管适用于血糖、糖化血红蛋白等项目的检测。

(8)血浆准备管:血浆准备管内添加了分离胶和EDTA二钾盐抗凝剂,离心时,凝胶发生迁移并在血浆和细胞组分之间形成隔离层,隔绝细胞污染,保证血浆纯度,且能保证室温条件下24小时血浆性质稳定、6小时全血性质稳定和4 ℃条件下5天血浆性质稳定,主要适用于HBV、HCV和H IV等病毒核酸定量或定性检测。血浆准备管实现了方便、安全的全血采集和血浆分离一体化。

(二)动脉采血器材

动脉血液标本主要用于血气分析。建议选择专业动脉采血器进行动脉血液标本采集,以保证血气结果的准确性(图4-2)。由于空气中的氧分压高于动脉血,二氧化碳分压低于动脉血,因此,动脉血液采集过程中应注意隔绝空气,采血后应立即排尽针筒里所有的气泡,并封闭针头,以避免因血液中PaO_2和$PaCO_2$的改变所致的测定结果无价值。标本采集后应立即送检,不得放置过久,否则血细胞继续新陈代谢,影响检验结果。

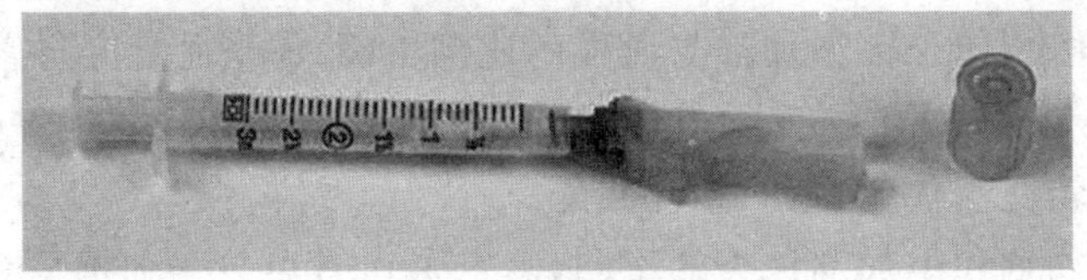

图4-2 动脉采血器

(三)末梢采血器材

1.采血器

推荐使用触压式一次性末梢采血器。触压式一次性末梢采血器具有一步式触压、快速、精确、穿刺稳定、针/刀片永久回缩,患者痛感低等特点。

2.末梢采血管

末梢采血管是一种主要用于婴幼儿和其他采血困难患者使用的采血管。其采集血样较少,主要用于血常规等血样需求较少的检验项目。末梢采血管应符合下列要求:①采血管内添加剂要分布均匀,以便混匀,防止微血块的形成;②采血管的管壁要光滑,防止挂壁和损坏细胞;③末梢采血管必须能够容易地取下管盖并能够牢固地重新盖上,不会发生泄漏(图4-3)。

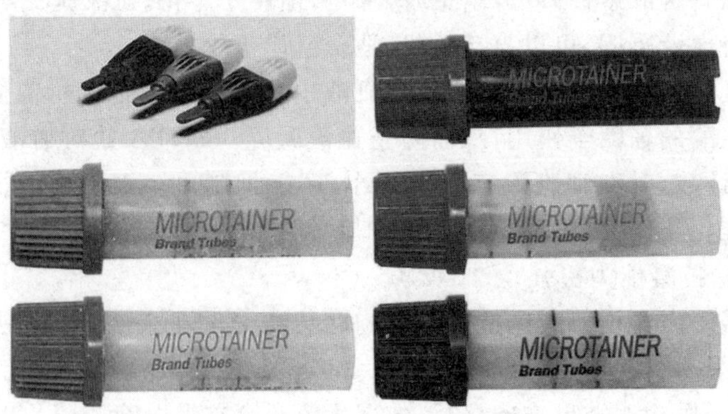

图4-3 末梢采血器及采血管

二、采集容器及其标识

目前,用于采集血液标本的真空采血管已有权威的国际和国内标准,很大程度上规范了真空

采血管的制备和使用，保证了血液标本的质量。使用时，应该注意依据检验目的选择相应的真空采血管并做好正确的标识。

（一）采集容器标识基本要求

条形码应打印清晰规范、无折痕，粘贴应正确、牢固、平整无皱褶。建议使用专用条码打印机和热敏标签打印纸。粘贴条形码后，采血管上应留有能够直接观察血液标本状态的透明血窗位置。未贴条形码、使用纸质申请单的样本，容器/试管上需清晰写明姓名、性别、病区/床号、住院号/门诊号，并与申请单上信息完全一致。如果有编号，编号也应保持一致。保证容器上有患者的唯一性标识。

（二）采集容器添加剂和容量的识别

标本采集人员可根据检验项目所预期的标本类型和要求的采集量选择不同的采血容器（采血管/瓶）。可通过粘贴在采血容器外壁标签的颜色、管盖的颜色或直接印在容器上的颜色来识别不同类型的采血容器；也可通过容器标签上给出内装添加剂的字母代码或文字描述区别不同类型的采血容器，如"K_2E"代表"EDTA 二钾盐"。此外，采血量应与采血容器标签上的所标注的公称液体容量（体积）相一致。

（三）采集容器患者标本信息的标识要求

标本采集人员应在其所选择的采血容器上标识出与待采集标本相关的信息，通常采用在采血容器上粘贴患者检验项目医嘱条形码的方式做标识。如果不具备生成条形码的条件，也应采用手工填写必要信息的方式对采血容器进行标识。

1.检验申请医嘱条形码的基本要求

医嘱条形码应有唯一性标识，主要包含以下内容：检验条形码号、患者姓名、性别、门诊号/住院号、病区/床号、检验项目、标本类型、医嘱申请人、医嘱申请时间。要求待采集的标本类型应与条形码上标注的类型相一致。医嘱条形码应打印清晰，建议使用专用条码打印机和热敏标签打印纸。条形码应正确、完整、牢固地黏贴在采血容器上（这里以采血管为例，如下图 4-4～图 4-6）。若有多张条形码粘贴，需将条码上信息完整暴露，不能遮盖或缺失。

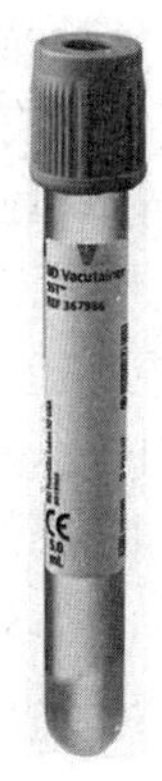

图 4-4　真空采血管（未贴条形码）

2.使用纸质申请单的采血管标识要求

对于未粘贴条形码、使用纸质申请单的样本，采血管上需清晰写明姓名、性别、住院号或门诊号等唯一性标识。

图 4-5　贴条形码的正确方法

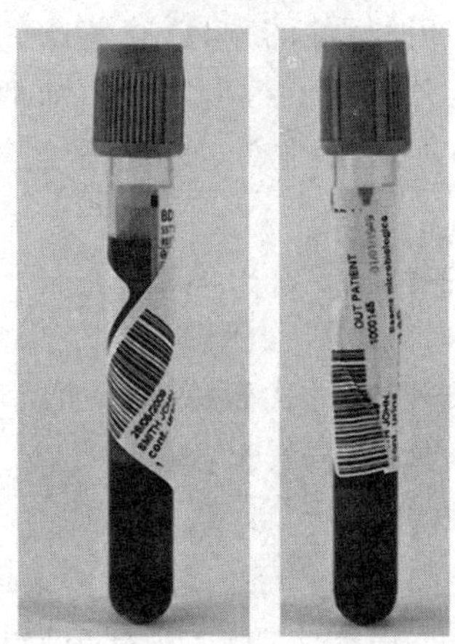

图 4-6　贴条形码的错误方法

三、门诊患者采样信息确认

门诊患者采集血样前，应认真核对患者姓名、性别、检验项目等基本信息，了解患者是否空腹等情况，对于餐后两小时血糖等特殊的检验项目还应了解其采样时间是否符合规定。对于成年人和神志清醒者，应通过与患者交流，核对申请单（或者条形码）上的信息；对于年幼患者或交流有困难者，应与监护人、陪伴者交流核对信息。

门诊就诊患者多，流动性很大，就诊主要持病历本和就诊卡，辨别患者身份存在困难。冒用他人就诊卡不仅涉及套用医保费用，还带来医疗安全隐患。应用合适的方式教育和提醒患者使用本人的就诊卡进行检验，在检验报告单上注明"检验结果仅对送检标本负责"等字样。

采血人员依靠申请条形码、申请单上显示的患者信息来识别门诊患者身份是不够的。遇到患者身份可疑时，采集员须进一步检查患者有效证件（如身份证）、病历本等。有条件的单位应采集患者的人头像予以保存。

四、静脉采血的一般流程

抽血室护士应严格执行无菌操作技术规程，业务熟练。抽血前，护士要洗手，戴口罩、帽子、乳胶手套。

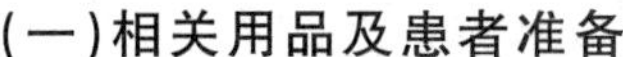

(一)相关用品及患者准备

1.物品准备

采血器具必须符合国家的安全规范,检查各种可能出现的失效情况和有效期。

(1)穿刺托盘准备:内容包括所有采血用具(真空采血管、无菌采血针、持针器、压脉带、手套、消毒液、棉签、纱布等)。检查穿刺针头是否锐利平滑,有否空气和水分,采血管头盖是否有松动、裂缝。准备好锐器盒、污盆、医用垃圾桶等。

(2)采血系统:采血人员必须选择正确的种类和规格的采血管,采用颜色编码和标识有助于简化步骤和操作。如果采血系统各组件来自不同的生产厂家,应进行检查以保证其相容性。

(3)采血管准备:仔细阅读受试者申请单并在采血管上贴上标签或条码,包括患者姓名、项目名称、采集日期、门诊号或住院号,决定采血量。准备每个试验所需的采血管,并按一定顺序排列。

2.患者准备

原则上,患者应在平静、休息状态下采集样本,患者在接受采血前24小时内应避免运动和饮酒,不宜改变饮食习惯和睡眠习惯。一般主张在进食12小时后空腹取血,门诊患者提倡静坐15分钟后再采血。同时要注意采血时间、体位、生活方式、情绪、输液、生理周期等因素的影响。

(二)患者体位

协助患者取舒适自主体位,应舒适地坐在椅子上或平躺后采血。

(三)绑扎压脉带及采血部位的选择

采血前要求受试者坐在采血台前,将前臂放在实验台上,掌心向上,并在肘下放一枕垫,卧床受检者要求前臂伸展,暴露穿刺部位。将压脉带绕手臂一圈打一活结,压脉带末端向上。要求患者紧握和放松拳头几次,使静脉隆起。压脉带应能减缓远端静脉血液回流,但又不能紧到压迫动脉血流。

仔细选择受检者血管,多采用位于体表的浅静脉,通常采用肘部静脉(图4-7),因其粗大容易辨认。常用肘窝部贵要静脉、肘正中静脉、头静脉及前臂内侧静脉,或内踝静脉或股静脉,小儿可采颈外静脉血液。

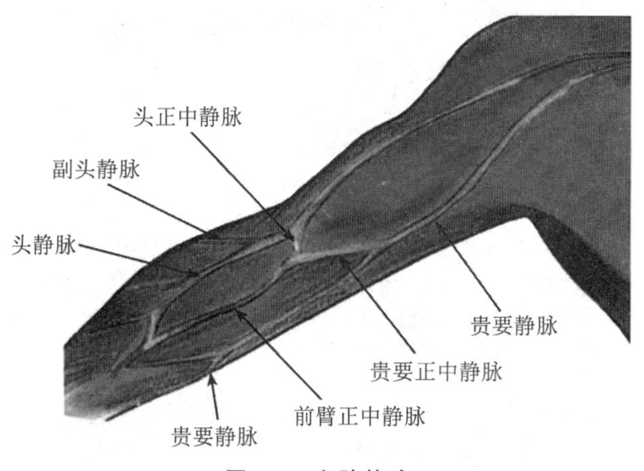

图4-7　上肢静脉

(四)确定静脉位置,确定穿刺部位

1.选择静脉

适于采血的部位为手臂肘前区,位于手臂前侧略低于肘弯的区域,这个区域内皮下浅表处有多条较大的静脉，这些血管通常接近皮肤表面，位置更加稳定，进针时痛感较小。

2.确定穿刺部位

典型的方式是利用压脉带帮助选择静脉穿刺部位，静脉粗大且容易触及时并非必须使用压脉带，触及静脉一般用示指。采血人员拇指上有脉搏，因此不应用于触及静脉。当无法在肘前区的静脉进行采血时，从手背的静脉采血也可以(图 4-8)。要尽量避免在静脉给药的同一手背上采血。

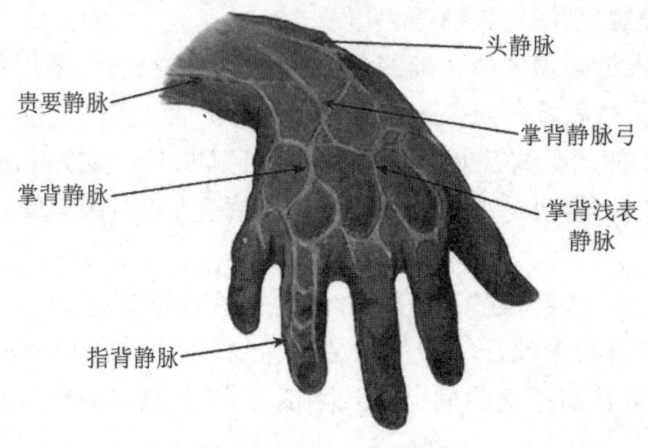

图 4-8　手背静脉

一般在受试者穿刺位以上 7.5～10 cm 处绑扎压脉带，但不能太紧以致受试者不舒服，压脉带的捆绑时间不应超过 1 分钟，当轻压或轻拍时能感觉其回弹的静脉即为合适血管。如果压脉带在一个位置使用超过 1 分钟，应松开压脉带，等待 2 分钟后重新绑扎(图 4-9，图 4-10)。

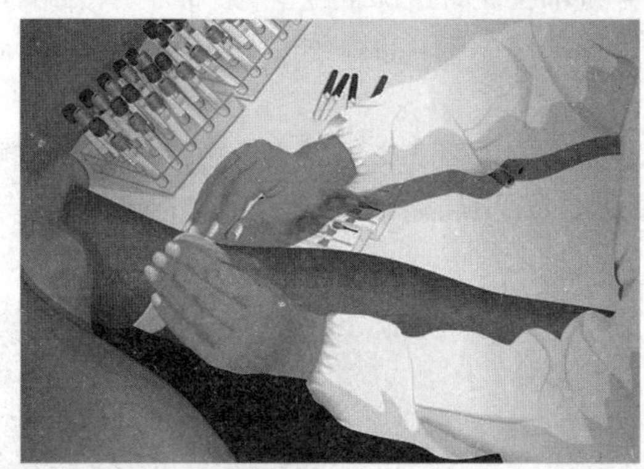

图 4-9　正确使用压脉带

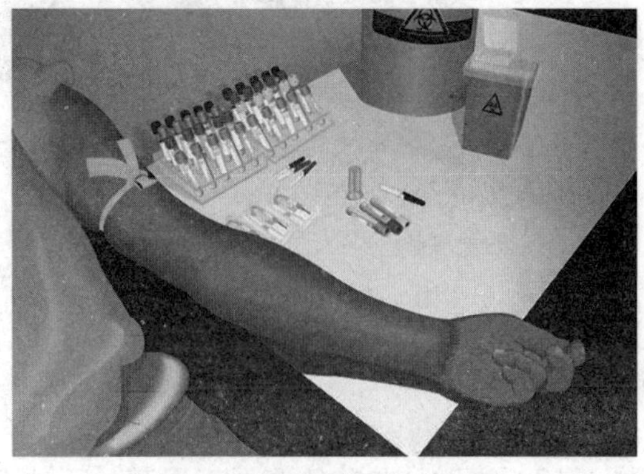

图 4-10　正确使用压脉带

(五)佩戴手套、消毒穿刺部位

佩戴手套(图 4-11),以进针点为中心,先用 30 g/L 碘酊棉签自所选静脉穿刺处从内向外顺时针消毒皮肤,范围大于 5 cm。待碘酊挥发后,再用 75%乙醇棉签以同样方法拭去碘迹(图 4-12)。

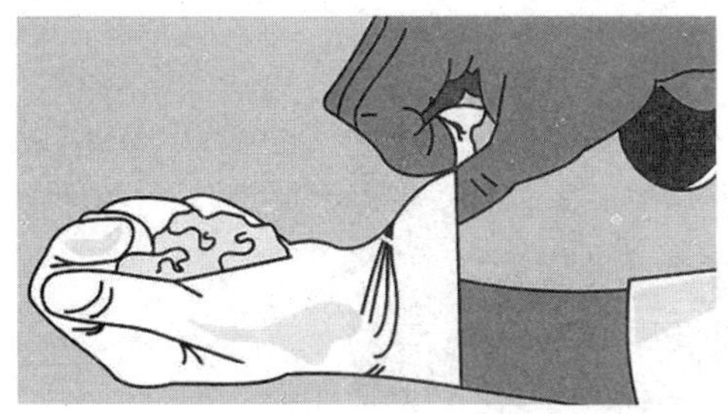

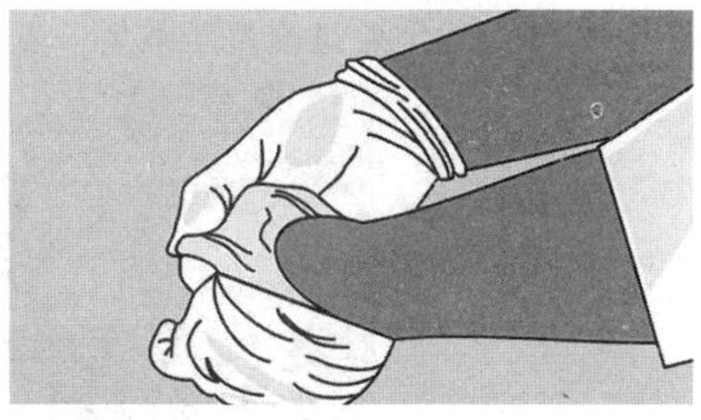

图 4-11　佩戴手套

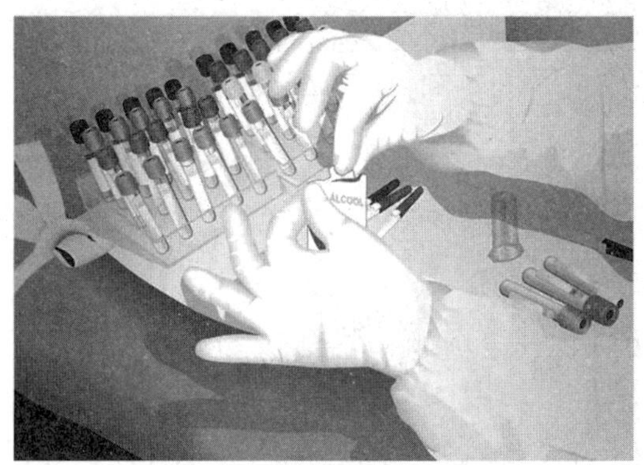

图 4-12　使用消毒剂进行消毒

(六)静脉穿刺

1.组合采血针和持针器

静脉穿刺前,按规章将采血针与持针器进行组合(图 4-13)。

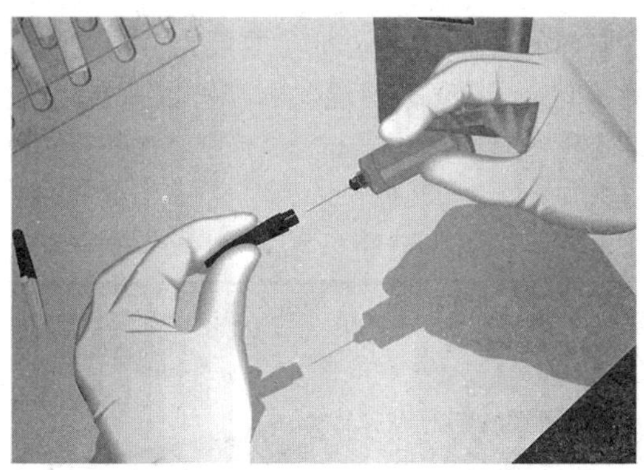

图 4-13　将采血针安装在持针器上

嘱受检者握紧拳头,使静脉充盈显露。在即将进行静脉采血的部位下方握住患者手臂,以左手拇指固定静脉穿刺部位下方 2.5～5.0 cm,右手拇指持穿刺针,穿刺针头斜面向上,呈 15°～30°穿刺入皮肤,然后呈 5°向前穿刺静脉壁进入静脉腔(图 4-14)。见回血后,将针头顺势探入少许,以免采血时针头滑出，但不可用力深刺，以免造成血肿，见少量回血后，松开压脉带(图 4-15)。真空采血管插入持针器采血管端，因采血管内负压作用，血液自动流入采血管，在血液停止流动即真空负压耗尽时，从采血针/持针器上拔出/分离采血管，将下一支采血管推入/连接到采血针/持针器上，重复上述采血过程直至最后一支采血管。

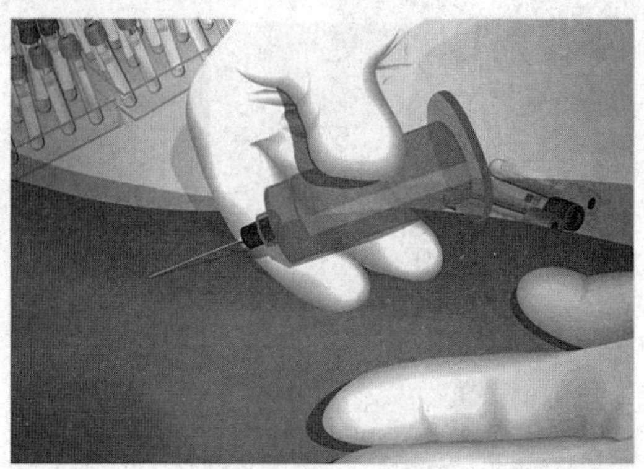

图 4-14 进针角度

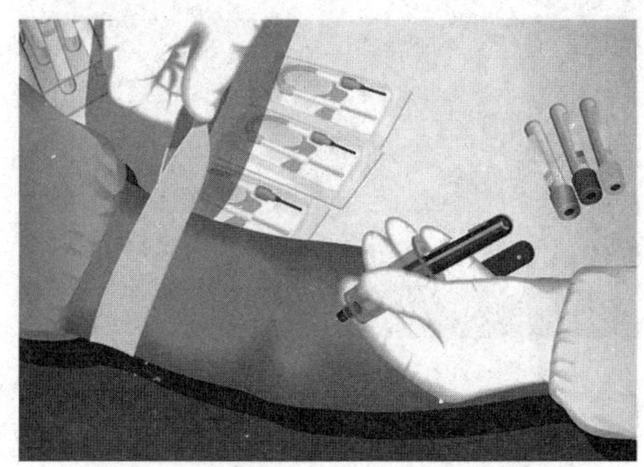

图 4-15 血流进入采血管，松开压脉带

2.混匀血标本

混匀采血后每支含有添加剂的采血管应立即轻柔且充分混匀，颠倒混匀次数应按照生产厂商说明书的要求(图 4-16、图 4-17)。不要剧烈混匀和搅拌以避免出现溶血。

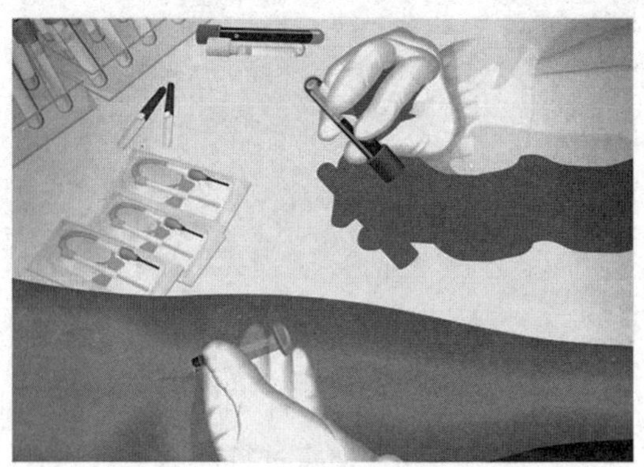

图 4-16 颠倒采血管混匀血样

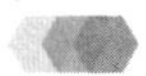

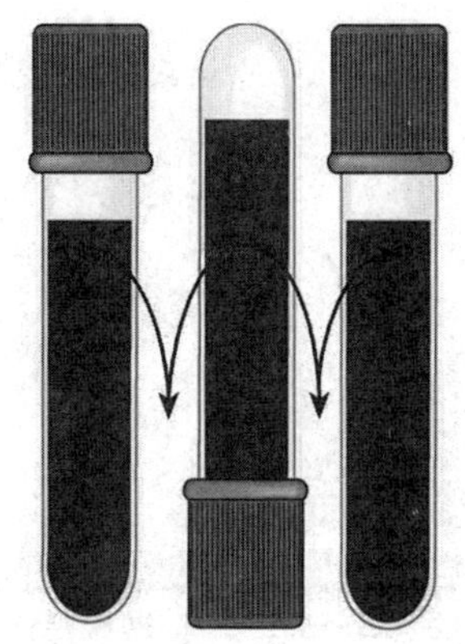

图 4-17 采血管上下颠倒再回到原始位置为颠倒 1 次

(七)采血顺序

按照正确的采血顺序进行采血，以免试管间的添加剂交叉污染。根据 WHO 采血指南推荐，任何时候都应遵循表 4-1 中列出的顺序进行采血。采血后即刻按需颠倒混匀采血管，垂直放入试管架。

表 4-1 静脉采血顺序表

试管类型	添加剂	作用方式	适用范围
血培养瓶	肉汤混合剂	保持微生物活性	微生物学，需氧菌、厌氧菌、真菌
无添加剂的试管			
凝血管	枸橼酸钠	形成钙盐以去除钙离子	血凝检测(促凝时间和凝血酶原时间)，需要滴管采集
血沉管	枸橼酸钠		血沉
促凝管	血凝活化剂	血液凝集，离心分离血清	生化、免疫学和血清学、血库(交叉配血)
血清分离管	分离胶合促凝剂	底部凝胶离心分离出血清	生化、免疫学和血清学
肝素管	肝素钠或肝素锂	使凝血酶和促凝血酶原激酶失活	测锂水平用肝素钠，测氨水平都可以
血浆分离肝素管	分离胶合肝素锂	肝素锂抗凝，分离胶分离血浆	化学检测
乙二胺四乙酸(EDTA)管	乙二胺四乙酸(EDTA)	形成钙素以去除钙离子	血液学、血库(交叉配型)需要满管采血
氟化钠/草酸钾或氟化钠/EDTA 抗凝管	氟化钠/草酸钾或氟化钠/EDTA	氟化钠抑制糖酵解，草酸钾/EDTA 抗凝	血糖

(八)按压止血，拔出和废弃针头

嘱受检者松拳，以医用棉签轻压在静脉穿刺部位上(图 4-18)。

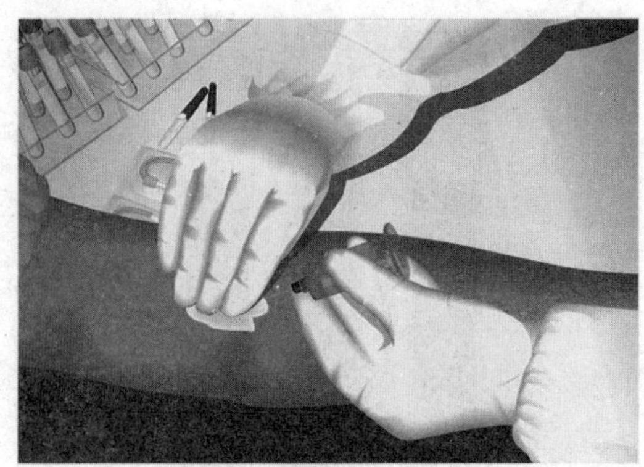

图 4-18　拔出针头，按压止血

按照器械生产厂家的使用说明拔出针头并开启安全装置(图 4-19)。将采血器具安全投入锐器盒中，锐器盒应符合现行规章要求(图 4-20)。针头不应重新戴上保护鞘、弯曲、折断或剪断，也不应在废弃前从所在注射器上卸下。

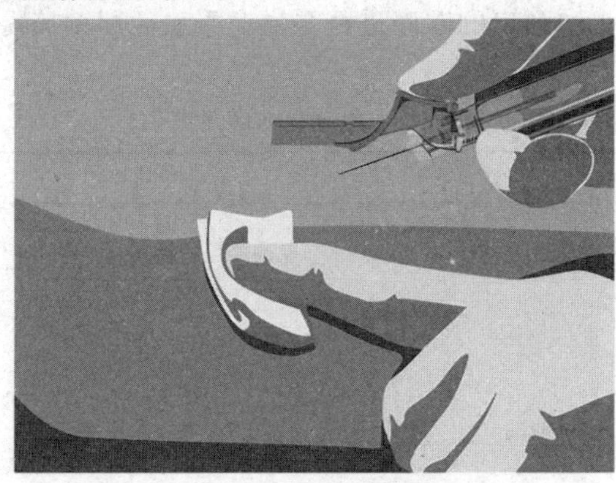

图 4-19　采血结束立刻激活安全装置

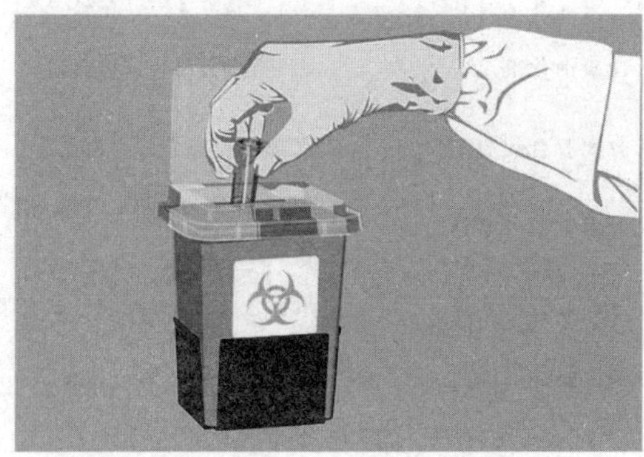

图 4-20　采血结束立刻激活安全装置

(九)给患者止血固定(必要时绑扎绷带)

1.正常情况

嘱受检者中等力度按压针孔 3～5 分钟，不应让患者弯曲手臂以增加额外的压力，勿揉搓针孔处，以免穿刺部位淤血(图 4-21)。检查止血情况、观察血肿并在静脉穿刺部位上粘贴创可贴或包扎绷带。

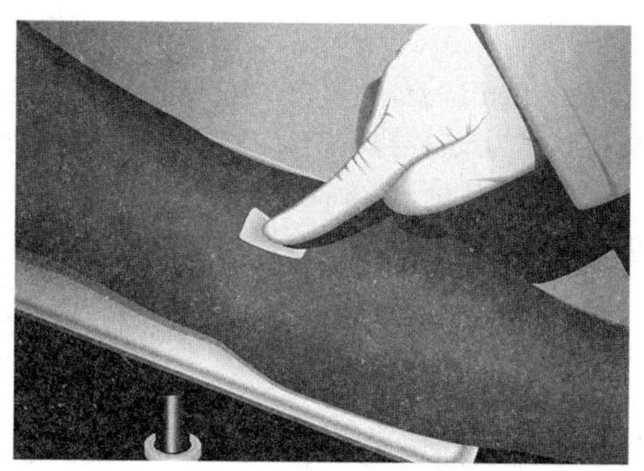

图 4-21　压住穿刺部位

2.止血困难

采血人员应观察是否有出血较多的情况，如果出现血肿或出血持续时间超过 5 分钟，应告知护士以便接诊医师了解情况。在采血部位覆盖纱布块并保持按压直到血流停止，在手臂上绑紧纱布绷带保持纱布块的位置，并告知患者原位保留 15 分钟以上。

（十）核对并登记信息，以及时送检

再次核对，并登记信息，不同标本应在规定的时间内及时送检。脱手套，整理用物。

若一次穿刺失败，重新穿刺需更换部位。

五、动脉采血的一般流程

（一）采血准备

（1）常规准备所有必需的器材和物品，见采血器材的选择。

（2）采集动脉血气标本之前，使用动脉血气针，先把动脉血气针的针栓推到底然后再拉回到预设位置。其目的在于：确认针栓的工作状态；帮助抗凝剂在管壁上均匀分布。使用空针时，注射器必须先抽少量肝素，以湿润、肝素化注射器，然后排尽。其目的在于：①防止送检过程中血液凝集；②在注射器管壁形成液体膜，防止大气和血样的气体交换；③填充无效腔。动脉穿刺拔针后，针尖斜面刺入专用针塞隔绝空气。并应注意观察穿刺点有无渗血，局部有无肿胀、血肿，并注意观察有无供血不足的情况。动脉采血成功后，在按压止血的同时，立即检查动脉血气针或注射器中有无气泡，如发现气泡，应小心按照生产厂家的建议排出所有滞留的气泡。转动或颠倒采血器数次，并用手向两个维度搓动采血器使血液与抗凝剂充分混匀防止红细胞凝集（图 4-22），保证充分抗凝，防止样本中出现血凝块。标本即刻送检（15 分钟内）。

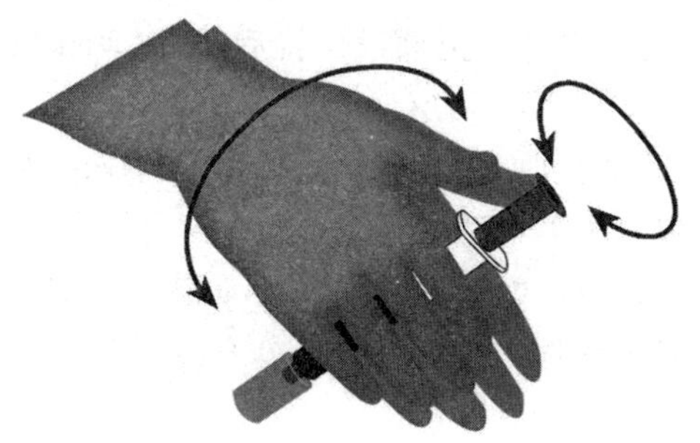

图 4-22　混匀

(二)桡动脉穿刺

(1)桡动脉穿刺前需做改良 Allen 试验,如改良 Allen 试验阳性,可在桡动脉进行穿刺;改良 Allen 试验阴性,不得选择桡动脉作为动脉穿刺部位,应该选择其他动脉。

(2)根据患者病情取平卧位或半卧位,手掌向上伸展手臂,腕部外展 30°绷紧,手指自然放松。必要时可以使用毛巾卷或小枕头以帮助腕部保持过伸和定位。

(3)操作者左手示指、中指,定位桡动脉搏动最明显部位。使用光纤光源进行手腕透照有助于小年龄婴儿桡动脉定位并确定掌弓轮廓。手指轻柔放在动脉上,感觉动脉的粗细、走向和深度。使用光线光源时应防止烫伤婴儿的皮肤。

(4)常规消毒穿刺区皮肤和操作者的示指、中指,消毒面积要大,患者皮肤消毒区域以预穿刺点为中心直径应在 5 cm 以上。

(5)桡动脉穿刺分斜刺和直刺两种方法。①斜刺:逆动脉血流方向穿刺,单手以类似持标枪的姿势持采血器或注射器,用以消毒的另一只手的手指触桡动脉搏动最明显的准确位置即针头刺入动脉(不是刺入皮肤的)的位置,使动脉恰在手指的下方。在距桡动脉上方的手指远端 5～19 mm 的位置上,针头斜面向上与血流呈 30°～45°刺入动脉,缓慢进针,见血后固定针头,待动脉血自动充盈针管至预设位置后拔针(动脉血气针)或待动脉血自动充盈针管 1～2 mL 后拔针(空针)。②直刺:示指、中指在桡动脉搏动最明显处纵向两侧相距约 1 cm 固定桡动脉,持采血器在两指之间垂直刺入,刺入皮肤后,缓慢进针一般 0.5～1 cm,见血后固定针头,待动脉血自动充盈针管至预设位置后拔针(动脉血气针)或待动脉血自动充盈针管 1～2 mL 后拔针(空针)。③注意事项:如果使用比 6 号更细的针头,可能需要轻柔地抽动针栓使血液进入针筒,但用力不应过大,以免形成过大负压造成针筒内气泡产生。

(6)拔针后,局部立即用无菌棉签或干燥的无菌纱布按压 3～5 分钟止血。如果患者正在接受抗凝药物治疗或凝血时间较长,应在穿刺部位保持更长时间的按压。松开后立即检查穿刺部位。如果未能止血或开始形成血肿,重新按压 2 分钟。重复此步骤直到完全止血。如果在合理的时间内无法止血,应要求医疗救助。不能用加压包扎替代按压止血。

(三)肱动脉穿刺

(1)患者平卧或半卧位,手臂完全伸展并转动手腕,手心向上。必要时肘关节下可以使用手巾卷或小枕头,以使患者手臂进一步舒适伸直和帮助肢体定位。

(2)以示指或中指在肘窝上方内侧 2～3 cm,感觉附近的动脉搏动,搏动最明显处为穿刺点。

(3)以预穿刺点为中心,常规消毒采血区域皮肤,直径应在 5 cm 以上。

(4)斜刺用中指、示指触及动脉搏动明显确定的位置,沿动脉走向将两指分开。针尖斜面向上呈 45°从远侧的手指(示指)下方位置刺入皮肤,针头方向为连接两指直线位置。缓缓进针,待有回血,固定针头,让动脉血自然充盈针管至预设位置后拔针(动脉血气针)或待动脉血自动充盈针管 1～2 mL 后拔针(空针)。

(5)直刺以肘横纹为横轴,肱动脉搏动为纵轴交叉点上 0.5 cm 为穿刺点,在动脉搏动最明显处垂直进针刺入肱动脉,同斜刺方法采集动脉血。

(6)穿刺后用棉签或无菌纱布尽可能在肱骨上按压动脉 5 分钟或更长时间止血。有时肱动脉的有效按压止血比较困难,但在肱骨上按压往往十分有效。

(四)股动脉穿刺

(1)采取适当措施(如屏风)遮挡,嘱患者脱去内裤。患者应当平卧伸直双腿;或将穿刺一侧大腿稍向外展外旋，小腿屈曲呈 90°，呈蛙式。

(2)术者用示指和中指在腹股沟三角区内触及股动脉搏动最明显处为穿刺点。

(3)此区域通常污染比较严重，故采血部位应充分消毒。以穿刺点为中心，消毒面积应在 8 cm×10 cm以上，必要时应剃除穿刺部位的阴毛。

(4)以搏动点最明显处为穿刺点，示指、中指放在股动脉两侧，然后触按动脉的示指、中指沿动脉走向分开约 2 cm 固定血管。在示指与中指之间中点，穿刺针头与皮肤垂直或 45°逆血流方向进针。见回血后固定穿刺针的方向和深度，动脉血充盈针管至预设位置后拔针(动脉血气针)或待动脉血自动充盈针管 1～2 mL 后拔针(空针)。

(5)穿刺后用棉签或无菌纱布按压股动脉止血 3～5 分钟。

(五)足背动脉穿刺

(1)患者足背过伸绷紧。

(2)示指在内、外踝连线中点触及动脉搏动最明显处为穿刺点。

(3)以穿刺点为中点常规消毒皮肤面积直径为 10 cm 以上。

(4)以已消毒的示指触足背动脉的准确位置，使动脉恰在示指的下方，逆动脉血流方向，针头与皮肤表面呈 45°～60°进针，见回血固定针头，血液充盈针管至预设位置后拔针(动脉血气针)或待动脉血自动充盈针管 1～2 mL 后拔针(空针)。

(5)棉签或无菌纱布压迫穿刺部位止血 3～5 分钟。

(六)胫后动脉穿刺

(1)婴儿平卧位，穿刺前按摩足部，改善血液循环。

(2)术者左手固定足部，绷紧足跟内侧面皮肤，右手示指尖与跟腱及内踝间触摸胫后动脉搏动点，确定穿刺点。

(3)以穿刺点为中心常规消毒皮肤面积直径为 10 cm 以上。

(4)右手持 5.5 号头皮针，针头斜面向上，进针点在距动脉搏动最强处后 0.5 cm 刺入皮肤，进针角度，足月儿针头与皮肤呈 45°，早产儿针头与皮肤呈 30°，逆动脉血流方向刺入动脉。见回血后，可能需要轻柔地抽动针栓使血液进入针筒，但用力不应过大，采血至预设位置后拔针(动脉血气针)或待动脉血自动充盈针管 1～2 mL 后拔针(空针)。

(5)穿刺部位棉签或纱布压迫止血 3～5 分钟。

(七)头皮动脉穿刺

(1)剃净患儿头部预穿刺部位毛发，以穿刺点为中心，面积约 10 cm×12 cm。

(2)用左手示指触摸颞浅动脉搏动最明显处为穿刺点。

(3)以穿刺点为中心常规消毒皮肤面积约 8 cm×10 cm。

(4)用 5.5 号头皮针连接 1 mL 动脉血气针或注射器，示指触摸搏动最明显动脉，于示指下方针头斜面向上，针头与皮肤呈 30°～45°穿刺动脉，待动脉血流至采血器预设位置时，立刻用小止血钳分别夹住头皮针塑料管两端，然后拔出针头，样本立刻送检。

(5)穿刺局部棉签压迫止血 5～10 分钟。

(宋国琴)

第二节　呼吸内科门诊护理

一、呼吸内科的常用检查方法

(一)肺功能检查

可以协助判断引起呼吸困难的原因,评估病变损害程度和了解肺的功能储备。患者需于术前 4 小时内戒烟,不要过饱及过量饮水,检查中遵医嘱进行呼吸动作,必要时测动脉血气;有眩晕、胸痛、心悸、恶心、气喘等不适及时通知医师。

(二)胸腔穿刺

可协助诊断,缓解由胸腔积液引起的压迫症状,由医师在病房局麻下进行。患者取坐位或半卧位均可,穿刺时不要动,不要深呼吸或咳嗽,防止损伤肺脏,并尽量放松,保持正常呼吸。出现憋气、气喘、头晕及时通知医师。

(三)支气管造影

支气管造影是用碘油注入支气管拍胸片的方法,目的是观察各支气管分支的部位,确定咯血原因。检查前 12 小时患者禁食禁饮;遵医嘱服药;要咳尽呼吸道内的痰液;取下义齿,做好口腔卫生;排空大小便。喷雾式麻醉可能会使患者感到憋气,如有心慌、憋气、烦躁、瘙痒、欣快等症状及时通知医师。术后患者取侧卧位或半卧位,直至咽反射恢复正常,在此之前禁食禁饮。术后有咽喉痛,属于正常反应。

(四)纤维支气管镜

纤维支气管镜是装有照明设备的一种内镜,常用于协助诊断肺癌、肺结核和肺不张,还可观察脓痰来源及有无支气管扩张,明确咯血部位,也可用于吸出掉入呼吸道的异物。患者术前 6 小时内禁食禁饮,检查时取平卧位,支气管镜经鼻或口插入。术后患者取侧卧位或半卧位,勿过早进食和饮水。

(五)CT

对肺、纵隔等组织病变的定位检查。

(六)胸部 X 线检查

可诊断肺及纵隔病变。患者术前需除去项链等金属饰物及衣扣,要求憋气时,身体勿动。

(七)磁共振及 MRI

可提供高清晰度的肺组织横断面影像,为无痛无创伤的检查。检查时患者应除去所有金属异物,如手表、义齿、饰物、钥匙等,如体内有起搏器、金属瓣膜等应通知医师。术中患者可自由呼吸但不要说话。

二、呼吸内科常用药物

(一)茶碱类

如氨茶碱、复方茶碱等。

1.作用

控制喘息和防止呼吸道痉挛,松弛支气管平滑肌。

2.不良反应

食欲下降、腹泻、头晕、面色潮红、失眠、易怒、恶心、呕吐、心悸、心律失常、烦躁、呼吸急促等。

3.注意事项

患者要按时服药,不可私自停药。勿私自使用有中枢兴奋性的药物,如麻黄碱、肾上腺素等。服药期间应戒烟,以免引起药物毒性反应。应空腹服用,以便更好发挥药效。如果患有感冒,一定要去看医师,因为感冒可能会影响药效。

(二)祛痰镇咳药

1.可待因

(1)作用:控制干咳。

(2)不良反应:头晕、呼吸困难、意识模糊、困倦、便秘、恶心,长期应用可致耐药或成瘾。

(3)注意事项:勿饮酒。应用此药期间,从事驾车、操作机器的职业要格外注意。

2.美沙醇

(1)作用:控制咳嗽。

(2)不良反应:异常兴奋、失眠、易怒、神经质。

(3)注意事项:此药通常与抗组胺药、拟交感神经药联用。在使用其他抗感冒药之前,要经医师允许。服药期间勿饮酒。

(三)泼尼松龙

1.作用

减轻哮喘症状及其他呼吸道感染症状。

2.不良反应

腹痛、肋间痛、发热、疲乏、高血压、下肢水肿、呕吐、伤口不愈、头痛、失眠等。

3.注意事项

服此药时必须遵医嘱,不可私自减量或停药。应食用低盐、高蛋白、高钾食品。此药与饭同服可减少胃肠道刺激症状。勿与阿司匹林同服,以免加重胃溃疡。长期应用可能产生库欣综合征。

三、慢性支气管炎、肺气肿的预防及自我护理

(一)病因

慢性支气管炎是指气管、支气管黏膜及其周围组织的慢性非特异性炎症。临床上以咳嗽或伴有喘息及反复发作的慢性过程为特征。

1.外因

(1)吸烟:吸烟时间越长、烟量越大,患病率也越高。戒烟后可使症状减轻或消失,病情缓解甚至痊愈。

(2)感染:主要为病毒和细菌感染。首次发病前有受凉、感冒病史者达56%~80%。

(3)理化因素:如刺激性烟雾、粉尘、大气污染等的慢性刺激。

(4)气候:寒冷常为慢性支气管炎发作的重要原因和诱因。

(5)过敏因素:患者有过敏史者较多。许多抗原性物质,如尘埃、细菌、寄生虫、花粉及化学气

体都可成为过敏因素而致病。

2.内因

(1)呼吸道局部防御及免疫功能降低:正常人的呼吸系统具有完善的防御功能,正常情况下,下呼吸道始终保持无菌状态。全身或呼吸道局部的防御及免疫功能减弱,可为慢性支气管炎提供发病的内在条件。

(2)自主神经功能失调:当呼吸道的副交感神经反应增高时,对正常人不起作用的微弱刺激便可引起支气管痉挛,分泌物增多,产生咳、痰、喘等症状。

总之,慢性支气管炎的病因是多方面的,一般认为在抵抗力减弱的基础上,有一种或多种外因存在时,经过长期、反复的相互作用,容易发展成慢性支气管炎。阻塞性肺气肿是由慢性支气管炎或其他原因逐渐引起的细支气管狭窄、终末细支气管远端气腔过度充气,并伴有气腔壁膨胀、破裂的一种病理状态,多为慢性支气管炎最常见的并发症。

(二)临床表现

主要症状为慢性咳嗽、咳痰和呼吸困难。开始时症状轻微,如果吸烟或接触有害气体或受寒感冒后,则可引起急性发作或病情加重,在夏季气候转暖时则可自行缓解。

1.咳嗽、咳痰

痰量以清晨较多,痰液一般为白色黏稠或泡沫痰,急性发作伴有细菌感染时则变为黏液脓痰。

2.呼吸困难

通常在慢性支气管炎阶段就可发生,随着病情发展,在平地活动时也可感觉胸闷、气短,严重时可出现呼吸衰竭的症状,如发绀、头痛、嗜睡、神志恍惚等。

(三)治疗

(1)抗生素药物的使用:单用药物或联合用药,静脉注射后口服。严重感染者用青霉素或头孢菌素类,病情改善后可用口服抗生素药物巩固治疗,感染控制后,要及时停用广谱抗生素,以免长期使用引起菌群失调、二重感染或细菌产生耐药性。

(2)应用祛痰、镇咳药物:对年老体弱、无力咳嗽或痰量较多者,以祛痰为主,协助排痰,不选用强烈镇咳药,以免抑制中枢加重呼吸道阻塞症状。

(3)喘息性患者先用氨茶碱、沙丁胺醇等解痉平喘药物。

(4)定时做雾化吸入,可稀释气管内分泌物,有利于排痰。一般每天 2～4 次,可选用抗菌、祛痰平喘药进行吸入治疗。

(四)自我护理

(1)患者若能做到有效咳嗽,则对清理呼吸道分泌物、控制感染非常重要。有效咳嗽法:尽可能取坐位,上身向前倾,行深且慢的呼吸,屏住呼吸 3～5 秒,用胸部短且用力地咳 2 次。

(2)教会患者减轻呼吸道分泌物黏稠度的方法:①增加饮水量,每天液体摄入 2 500～3 000 mL;②保持室内空气湿润;③咳嗽、咳痰后做口腔护理。

(3)教会患者进行有效呼吸的方法,以改善呼吸功能、减轻呼吸困难的症状。①缩唇呼吸法:首先鼓励患者放松,闭口,用鼻子吸气。在一舒适的时间长度里经由缩起的口唇完全的呼出气来,会产生一种吹的效果,如同吹动蜡烛的火焰状。此法可预防呼吸道的塌陷,协助肺脏排气。②腹式呼吸法:当深吸气时腹部鼓起,在呼气时腹部收缩。当坐起或躺卧时,一只手在腹部而另一只手放在胸部可感觉自己的呼吸是否正常。它的作用是有效使用横膈膜,呼吸也比较容易。

(4)活动要适宜:应向患者解释增加耗氧的活动和因素,如吸烟、体温升高、肥胖、压力等,以免增加耗氧量,氧气要放在随时可以取到的地方,给予低流量吸氧 1～3 L/min。

(5)注意营养均衡:多吃含高蛋白、低糖类的食物,少吃高脂肪、高热量的食物。避免喝牛奶、食用巧克力等易导致唾液黏稠的食物。

(6)提供良好的休息环境:过冷或干燥的空气均会引起呼吸道痉挛。室内温度需在 18～20 ℃,湿度在 50%～70%,室内需通风良好,保证充足的睡眠。

(7)教会患者自我照顾:如按时服药、勿急躁、保持心情舒畅;避开烟雾环境,尽量避免去交通拥挤的地方,以减少有害气体的吸入;预防感冒,加强体育锻炼,提高机体免疫力;戒烟等。

(8)防止并发症:有肺气肿的患者,应特别注意观察特发性气胸的症状(即一种急性的并发症),其常发生于肺大疱破裂之后。如果感到突然的尖锐性的疼痛,并随胸部的移动、呼吸或咳嗽而加重,一定要向医师说明。还要注意有无肺心病的发生,如注意观察有无皮肤发紫或出现斑点,有无水肿,有无呼吸困难加重。

(五)预防

首先让患者掌握此病的本质,树立战胜疾病的信心,同时根据病情指导患者进行适当的体育锻炼,如腹式呼吸、缩唇呼吸等,增强呼吸肌肌力。注意生活规律和丰富的饮食营养,以全面增强体质、减少复发及提高生活质量。加强自身耐寒锻炼,感冒流行期不去公共场所,天气变化时及时增减衣服,避免感冒,减轻发病症状,减少入院次数。有条件的家庭可长期应用氧疗,每天吸氧时间应超过 15 小时,低流量吸氧 1～3 L/min,可延长患者生存期。

四、支气管哮喘的预防及自我护理

支气管哮喘简称哮喘病,是因为变应原或其他过敏因素引起的一种支气管反应性过度增高的疾病,通过神经体液而导致气道可逆性痉挛、狭窄。遗传、过敏体质与本病关系很大,本病的特点是反复发作的暂时性、带哮鸣音的呼气性呼吸困难,能自动或经治疗后缓解。

(一)病因

哮喘的发病及反复发作有诸多复杂的综合因素,大多是在遗传的基础上受到体内外某些因素的激发,主要的激发因素如下。

1.变应原

(1)特异性抗原:包括以下几方面。①花粉:因吸入花粉而引起的哮喘,称为花粉性哮喘。在一定地区及季节内因吸入某些致敏花粉,而引起季节性发作或季节性加重的支气管哮喘,药物治疗效果很差,无并发症者多可随空中花粉的消失而自行缓解。此类患者可选择不同的变应原进行皮肤试验和脱敏治疗。②灰尘:包括有机尘(街道上的灰尘)、家尘(腐烂物质、被褥等产生的细菌、真菌、脱屑等),建议湿式打扫。③尘螨:尘螨孳生于人类居住的环境中,如卧室、床褥、衣服等。尘螨性过敏发病率儿童高于成人,男性高于女性。④表皮变应原:狗、猫、马的皮屑。⑤真菌:潮湿的空气或住室中易产生真菌。⑥昆虫排泄物:甲虫、蛀虫、蟑螂等的排泄物可引起Ⅰ型变态反应而致哮喘发作。

(2)非特异性因素:有工业气体、氨、煤气、氧气、冷空气等。

2.呼吸道感染

在哮喘患者中,可存在有细菌、病毒、支原体等特异性 IgE,如果吸入相应的抗原则可激发哮喘。

3.气候因素

当气温、湿度、气压、空气离子等改变时可诱发哮喘，故在寒冷季节或秋冬气候转变时发病较多。

4.药物因素

有药物过敏史，如青霉素、阿司匹林、磺胺类等药物可以引发哮喘的剧烈发作。

5.精神因素

临床上常见到因精神紧张、恐惧、焦虑等诱发哮喘发作的例子。

6.运动因素

运动诱发的哮喘又称运动性哮喘，指经过一定量的运动后，出现的急性、暂时性大小气道阻塞。

(二)临床表现

哮喘症状可分为以下三个类型。

1.阵发性哮喘

多数患者有明显的变应原接触史或发作与季节有关。发作前多有鼻痒、眼睑痒、打喷嚏、流涕或干咳等黏膜过敏现象，继而出现带哮鸣音的呼气性呼吸困难、胸闷、强迫体位，严重时出现发绀，轻度可自行缓解。

2.慢性哮喘

慢性哮喘是阵发性哮喘控制不良的后果，一年四季经常发作，即使不在急性期内，亦常感到胸闷、气急。

3.哮喘持续状态

指严重的哮喘发作持续在 4 小时以上者，患者出现极度呼吸困难、焦虑不安或意识障碍，大量出汗伴有脱水，明显发绀，心动过速，心率在 140 次/分以上，严重者可出现呼吸循环衰竭。

哮喘持续状态的原因通常为以下几种：①持续接触大量变应原。②失水严重，痰液黏稠形成痰栓阻塞小支气管。③继发急性感染。④治疗不当，耐药或突然停用激素。⑤心肺功能不全，严重肺气肿等。⑥精神紧张或并发自发性气胸等。

(三)哮喘持续状态的治疗

1.目的

缓解支气管痉挛、水肿所致的气道阻塞，保持黏液的正常分泌。

2.常规治疗

通常先吸入或口服支气管舒张药和激素，减轻支气管痉挛和气道水肿，如使用雾化治疗。在哮喘刚开始发作即予以雾化治疗，可有效缓解病情。雾化治疗步骤如下：①张口，将喷头置于口外 2～4 cm 处，对准口腔。②微抬头把气呼光，然后深吸气，同时按压让喷出的药液随气流一同进入气道深处。由于药液进入气道越深，缓解支气管痉挛的作用越强，所以应尽量使喷出的药液吸入气道深部，而不是喷入口腔。③吸气结束后屏气 5～10 秒。④然后慢慢呼气。⑤雾化治疗完成后应及时进行口腔护理，预防口腔真菌感染。用面罩行雾化治疗后应及时清洁面部，以清除残留在面部的药物。

若对以上常规治疗反应不佳者，则需住院治疗。住院后经用激素、静脉注射氨茶碱和吸入 β_2 受体激动剂等，大多数可缓解症状。

(四)预防措施

1.避免诱因

找出变应原,避免患者接触。如某些食物(花生油、巧克力、咖啡等),动物(猫、狗、蟑螂等),家居品(羽毛枕、油漆等),不良情绪(恐惧、愤怒、悲伤等),疾病(流感等),药物(普萘洛尔、碘油等),其他还有季节变化,冷热不适等。房间内避免摆设花草、铺设地毯,做卫生清洁时应注意湿法打扫,避免尘土飞扬,使用某些消毒剂时要转移患者。

2.预防感冒

注意随气候变化增减衣物,防止着凉、感冒。

3.控制哮喘发作

当哮喘发作的前兆如胸闷、咳嗽、气促、憋闷等出现时,立即采取措施常常会减轻症状。通常采取的措施有以下几种:①使用常用的气雾喷剂;②放松心情;③使用缩唇呼吸法调整呼吸;④如果先兆为咳嗽,则首先必须清理痰液。如果上述措施均无效,马上通知医师。

4.适度活动

加强锻炼:在缓解期,患者应避开变应原,加强自身体质锻炼,提高御寒能力。适当的活动量有助于促进健康,患者可通过实践去发现哪些活动适合自己,如散步、慢跑等。目前认为哮喘患者最适宜的运动是游泳。

5.合理饮食

平衡饮食能够预防感染。多吃高蛋白、低脂肪、清淡饮食,多吃新鲜蔬菜水果,多饮水以稀释痰液,减少支气管痉挛,补充由于憋喘出汗过多而失去的水分,严禁食用与发病有关的食物,如牛奶、虾、海产品等。

6.药物维持

遵医嘱按时服药,即使自我感觉良好,也不能私自停药,因为停药或改变药量都可能成为哮喘发作的诱因。

7.严格戒烟

组织患者讨论吸烟与哮喘的关系,解释吸烟的不良影响,帮助其制订戒烟计划。

(五)自我护理

(1)有效排痰:当有上呼吸道感染存在时,应每天在家里做胸部物理疗法,采用体位引流、胸壁叩击的方法,有利于痰液的排出。①体位引流:患者准备软枕及手纸或痰杯放在自己可以取到的地方。选择高矮合适的床,俯卧于床边,使上身呈倒立状。将软枕放在胸部垫好,保持这一体位 10~20 分钟。②胸壁叩击:保持第一步体位,家属手心屈曲成凹状轻拍患者背部,自背下部向上,自背两侧向中间进行,这样轻拍 3~5 分钟。③咳嗽:患者保持第一步体位,用鼻部用力吸气后屏住气,心中默数 1、2、3……8 然后张开嘴,做短暂有力的咳嗽 2~3 次,将胸腔深部的痰咳出,咳嗽后做平静缓慢的呼吸并放松。

(2)有效使用氧气:一般氧浓度为 30%~40%。

(3)居住环境宜空气清新、流通。

(4)采取舒适的体位,如半卧位。

(5)保持情绪稳定,可减少哮喘发作次数。

五、上呼吸道感染的预防及自我护理

(一)病因

本病大部分是由病毒引起(主要是鼻病毒、副流感病毒),其次是腺病毒,小部分由细菌引起(主要是溶血性链球菌、肺炎双球菌、葡萄球菌、流感杆菌感染所致)。上述病毒和细菌常寄生在人体鼻咽部,病毒的传染性较强,常通过飞沫传播。当受凉、过劳、或年老体弱、身体或呼吸道局部防御功能减弱时,外来的或原已在呼吸道生存的病毒或细菌迅速繁殖引发本病。

(二)临床表现

1.症状

起病较急,往往以流清鼻涕、鼻塞、打喷嚏、咽干痒开始,可伴全身不适、头痛、疲乏、肌肉酸痛,一般无发热或有微热,经 2～3 天后鼻涕变稠,呈黏液性,可有咽痛、声嘶、轻度干咳,一般经 5～7 天即可痊愈。由细菌感染引起者,全身症状较重,咽痛较明显,常无打喷嚏和流涕。

2.体征

鼻咽黏膜充血肿胀,鼻腔有分泌物,咽红、咽后壁淋巴结肿大,有压痛。

3.血常规

病毒感染者,白细胞计数偏低或正常,继发细菌感染者则白细胞数常增高。

(三)治疗

中医根据分型不同,分为风寒型、风热型感冒,采取不同的方法辨证施治。西医治疗可用氯化铵合剂或复方甘草合剂镇咳,西地碘片或润喉片润喉,有细菌感染者加用抗生素,病毒感染者使用抗病毒制剂。

(四)护理

1.休息

应相对地减少活动,使生理和心理得到松弛并恢复精力,发热时应卧床休息,避免体力消耗过多,减轻头晕、心慌、全身无力等症状,促进康复。

2.补充营养及水分

呼吸道感染时,一般伴有迷走神经兴奋性降低,胃肠活动减弱,消化吸收能力差。同时,分解代谢增加,水分和营养物质大量消耗,致使入量不足,营养缺乏。因此应供给高热能、易消化的流质饮食或半流质饮食。患病时一般食欲较差,因此饮食还应注意清淡、少油腻,多饮水,每天需补充 2 000～4 000 mL 的水分。

3.保持空气清新,定时开窗通风

空气流通可降低空气中微生物的数量,即减少再次感染新型病毒的机会,同时还应注意保暖,避免受凉。

4.保持口腔清洁,用淡盐水漱口

口腔是病原微生物侵入人体的途径之一。口腔内存有大量细菌,其中不少为致病菌,口腔的温度、湿度和食物残渣很适合微生物生长繁殖。在患病时,机体由于抵抗力低,饮水进食减少,细菌在口腔内迅速繁殖,不仅可致口臭、影响食欲及消化功能,而且可引起口腔局部炎症加重或反复促发呼吸道感染。因此,每天多次用淡盐水漱口不仅可降低口腔内细菌的数量,还可保持口腔清洁,促进食欲,增强舒适感。

5.保证按时服药

中、西药均可直接杀灭细菌、病毒,增强机体吞噬细胞的防病抗病能力,抑制细菌、病毒的繁殖，起到最主要、最直接的作用，因此按时服药对于疾病的康复有着重要的意义。

（五）预防

1.积极锻炼

健康人的鼻咽部经常有一些病毒和细菌存在，在机体受凉、疲劳等因素作用下，因机体抗病能力减弱而致病。所以，平时应加强身体锻炼，注意避免发病诱因，增强自身抗病能力。

2.呼吸道隔离

病毒具有高度的传染性，可以通过飞沫在空气中传播，也可借污染的食具和物品传播。在呼吸道感染流行时，应戴口罩，尽量不去公共场所，并将自用的水杯、毛巾、脸盆、碗筷等与他人分开，切断传染途径，尽量勿与患者及其他人接触。

3.家庭消毒

家居室内可用食醋熏或用艾卷燃熏，每次 1 小时，隔天 1 次；有条件的可用消毒液擦拭桌面、窗台、地面，以达到空气消毒的目的。

4.中药预防

在呼吸道感染流行时，可服用清热、解毒、抗病毒的中药制剂以达到平衡体内阴阳，增强机体抵抗力的作用，如野菊花、薄荷、荆芥、板蓝根（大青叶）等。

（宋国琴）

第三节　消化内科门诊护理

一、消化性溃疡的检查

（一）胃液分析

胃溃疡患者胃酸分泌正常或稍低，十二指肠溃疡患者则多增高。高峰排量明显减低者，尤其是胃液 pH>7.0 应考虑癌变，十二指肠溃疡高峰排量多大于 40 mmol/L。

（二）粪便隐血试验

素食 3 天后，粪便隐血试验阳性者可提示有活动性消化溃疡。治疗后一般 1～2 周转阴。

（三）X 线钡剂检查

患者吞服钡剂后，钡剂充盈在溃疡的隐窝处，X 线检查可显示阴影。这是诊断消化性溃疡的直接手段。

（四）纤维内镜检查

具有最直接的优点，通过内镜，不仅能明确溃疡是否存在，而且还可以估计溃疡面的大小，周围炎症轻重，溃疡面有无血管显露及准确评价药物治疗效果。

二、常用药物

（一）西咪替丁

1.作用

抑制胃酸分泌，但不影响胃排空作用。本药对化学刺激引起的腐蚀性胃炎有预防及保护作用，同时对应激性溃疡和上消化道出血都有较好疗效。

2.不良反应

消化系统反应,如腹胀、腹泻、口干等;心血管系统反应可表现为面色潮红、心率减慢等。对骨髓有一定抑制作用,还有一定的神经毒性,可有头痛、头晕、疲乏及嗜睡等。

3.注意事项

不可突然停药,疗程结束后仍需要服用维持量3个月或严格遵医嘱服药,因为突然停药会引起酸度回跳性升高;用药期间注意查肝肾功能和血常规;不可与抗酸剂(氢氧化铝、乐得胃等)同时服用,应在餐中或餐后立即服用;不宜与地高辛、奎尼丁及含咖啡因的饮料合用。

(二)雷尼替丁

1.作用

组织胺 H_2 受体拮抗剂,比西咪替丁作用强5～8倍,作用迅速、长效、不良反应小。

2.不良反应

静脉输入后可有头晕、恶心、面部烧灼感及胃肠刺激;可有焦虑、健忘等。对肝有一定毒性,孕妇、婴儿及严重肾功能不全者慎用。

3.注意事项

静脉用药后可出现头晕等不适,约持续10分钟消失。不能与利多卡因合用。

(三)奥美拉唑

1.作用

可特异性的作用于胃黏膜细胞,抑制胃酸分泌,对 H_2 受体拮抗剂效果不好的患者可产生强而持久的抑酸作用,对十二指肠溃疡有很好的治愈作用,并且复发率低,可减弱胃酸对食管黏膜的损伤,可治疗顽固性溃疡。

2.不良反应

不良反应同雷尼替丁,偶见转氨酶升高、皮疹、嗜睡、失眠等,停药后消失。

3.注意事项

胶囊应于每天晨起吞服,尽量不要嚼,不可擅自停药。一般十二指肠溃疡服用2～4周为1个疗程,胃溃疡服用4～8周为1个疗程。

三、消化性溃疡的预防及自我护理

消化性溃疡是发生在胃和十二指肠的慢性溃疡,亦可发生于食管下段,胃空肠吻合术后。溃疡的形成与胃酸和胃蛋白酶的消化作用有关,故称消化性溃疡。

(一)病因和发病机制

尚不十分明确,学说甚多,一般认为与多种因素有关。

(1)胃酸和胃蛋白酶:具有强大的消化作用,在本病的发病机制中占有重要位置,尤以胃酸的作用更大

(2)胃黏膜屏障学说:在正常情况下,胃黏膜不受胃内容物的损伤,或在损伤后可迅速地修复。当胃黏膜屏障遭受破坏时,胃液中的氢离子可回流入黏膜层,引起组胺释放,使胃蛋白酶增加而造成胃黏膜腐烂,长期可形成溃疡。

(3)胃泌素在胃窦部潴留。

(4)神经系统和内分泌功能紊乱。

(5)其他因素:物理性及化学性刺激;各种药物可通过各种机制引起消化性溃疡;O型血人

群的十二指肠溃疡发病率高于其他血型者；消化性溃疡常与肝硬化、肺气肿、类风湿关节炎、慢性胰腺炎、高钙血症等并存。

（二）临床表现

1.疼痛

溃疡病患者的临床表现主要是上腹部疼痛，这种疼痛与饮食有较明显的关系。胃溃疡的疼痛多于饭后 0.5～2 小时，至下餐前消失。十二指肠溃疡的疼痛多出现于午夜或饥饿之时，进食后疼痛可减轻或缓解。疼痛可因饮食不当、情绪波动、气候突变等因素而加重。常服抑酸剂、休息、热敷疼痛部位可使疼痛减轻，穿透性溃疡可放射至胸部和背后。少数溃疡病患者可无疼痛或仅有轻微不适。

2.其他胃肠症状

反酸、嗳气、恶心、呕吐等，可单独出现或伴有疼痛同时出现。

3.全身性症状

患者可有失眠等神经官能症的表现，并伴有自主神经功能不平衡的症状，如脉缓、多汗等。

（三）并发症

1.上消化道出血

上消化道出血是本病常见并发症之一。一部分患者以大量出血为本病的初发症状，临床表现为呕血和黑便，原来的溃疡病症状在出血前可加重，出血后可减轻。

2.穿孔

急性穿孔是消化性溃疡最严重的并发症。当溃疡深达浆膜层时，可发生急性穿孔。胃及十二指肠内容物溢入腹腔，导致急性弥漫性腹膜炎。临床表现为突然发生上腹剧疼，继而出现腹膜炎的症状和体征，部分患者呈现休克状态。

3.幽门梗阻

幽门梗阻是十二指肠球部溃疡常见的并发症，其原因是溃疡活动期周围组织炎性水肿引起痉挛，妨碍幽门通畅，造成暂时性的幽门梗阻。随着炎症的好转，症状即消失。在溃疡愈合时，有少数患者可因瘢痕形成与周围组织粘连而引起持久性的器质性幽门狭窄，临床体征常见上腹部胃蠕动波、振水音，往往有大量呕吐、含酸性发酵宿食，呕吐后上述症状可缓解。

4.癌变

少数溃疡可发生癌变。

（四）治疗与护理

1.生活起居的规律性和饮食的合理性

（1）精神因素对本病的发生发展有重要影响，过分的紧张、情绪的改变或疲劳过度，均会扰乱生活规律，诱发溃疡的发生或加重。

（2）养成定时进食的良好习惯，忌暴饮暴食，限制酸、辣、生、冷、油炸、浓茶、咖啡等刺激性食物。急性期可服流食，逐步过渡到少渣半流饮食及少渣软饭。适当限制粗纤维，需注意少食多餐。急性期不宜用的食物有粗粮、杂豆、坚果、粗纤维、蔬菜水果及刺激性食物。稳定期选用营养充足的平衡饮食，注意饮食的多样化，按时进餐，细嚼慢咽，不要过饥过饱。

2.应用制酸、解痉和保护黏膜、促进溃疡愈合的药物

（1）降低胃内酸度即抑酸治疗。目前常用的抑酸剂有 H_2受体拮抗剂和质子泵抑制剂。前者常用的是西咪替丁，后者为奥美拉唑，其他常用的药物还有雷尼替丁、法莫替丁等。

(2)增加胃黏膜抵抗力。常用的药物有硫糖铝、铋剂。

(3)抗生素类药物。应用抗生素的目的是为了杀灭幽门螺杆菌。单独应用一种药物疗效较差,常用的有阿莫西林、甲硝唑、铋剂等三联治疗。与抗酸药同时应用疗效较好,复发率低,有效率可达80%~90%。

3.注意观察患者的病情变化

如腹痛、出血征兆及程度。

(五)预防

(1)保持心情愉快:持续或过度精神紧张、情绪波动,可使大脑皮质功能紊乱,自主神经兴奋性增加,最后导致胃酸分泌增多。减少和防止精神紧张、忧虑、情绪波动、过度劳累等,保持乐观情绪,心情愉快地工作与生活,以使大脑皮质功能稳定。

(2)注意休息:不要过度疲劳,生活规律化。有规律地生活,注意劳逸结合,病情轻者可边工作边治疗,较重的活动性溃疡患者应卧床休息,一般应休息4~6周(溃疡愈合一般需4~6周)。

(3)每天保证充足的睡眠及休息,防止复发。可适当给予镇静药或采用气功疗法。

(4)饮食合理,注意饮食方式,要定时定量,细嚼慢咽,避免急食,忌生、冷、热、粗糙、油炸及其他刺激性食物和饮料,以清淡饮食为主。溃疡病活动期宜少量多餐(每天5~6次),症状控制后改为每天3次。

(5)戒除烟酒。吸烟可引起血管收缩,抑制胰液、胆汁分泌,使十二指肠中和胃酸的能力减弱;乙醇能使胃黏膜屏障受损加重,延迟愈合。

(6)遵医嘱服药。

(7)注意观察溃疡病复发症状:疼痛、吐酸水、恶心、呕吐、便血或体重减轻等。

(宋国琴)

第五章 急危重症护理

第一节 常用的急救技术

危重患者的急救技术是急救成功的关键,它直接影响到患者的生命安全和生命质量。护理人员必须熟练掌握常用的急救技术,保证急救工作及时、准确、有效地进行。

一、吸氧法

氧气疗法是指通过给氧,增加吸入空气中氧的浓度,提高肺泡内的氧浓度,进而提高动脉血氧分压(PaO_2)和动脉血氧饱和度(SaO_2),增加动脉血氧含量(CaO_2),纠正各种原因造成的缺氧状态,促进组织的新陈代谢,维持机体生命活动的一种治疗方法。其是临床常用的急救技术之一。

(一)缺氧的分类

根据发病原因不同,缺氧可分为四种类型。不同类型的缺氧具有不同的血氧变化特征,氧疗的效果也不尽相同。

1.低张性缺氧

低张性缺氧是指由于吸入气体中氧分压过低、肺泡通气不足、气体弥散障碍、静脉血分流入动脉而引起的缺氧。主要特点是 CaO_2 降低,SaO_2 降低,组织供氧不足。常见于慢性阻塞性肺部疾病、呼吸中枢抑制、先天性心脏病等。

2.血液性缺氧

血液性缺氧是指由于血红蛋白数量减少或性质改变使血红蛋白携氧能力降低而引起的缺氧。主要特点是 CaO_2 降低,PaO_2 一般正常。常见于严重贫血、一氧化碳中毒、高铁血红蛋白症、输入大量库存血等。

3.循环性缺氧

循环性缺氧是指由于动脉血灌注不足、静脉血回流障碍引起的缺氧。主要特点是 PaO_2、SaO_2、CaO_2 均正常,而动-静脉氧压差增加。常见于休克、心力衰竭、大动脉栓塞等。

4.组织性缺氧

组织性缺氧是指由于组织细胞生物氧化过程障碍,利用氧能力降低而引起的缺氧。主要特

点是 PaO_2、SaO_2、CaO_2 均正常，而静脉血氧含量和氧分压较高，动-静脉氧压差小于正常。常见于氰化物中毒、组织损伤、大量放射线照射等。

以上四种类型的缺氧中，氧疗对低张性缺氧的疗效最好，吸氧能提高 PaO_2、SaO_2、CaO_2，使组织供氧增加。氧疗对心功能不全、严重贫血、一氧化碳中毒、休克等患者也有一定的疗效。

(二)缺氧的症状和程度判断及给氧的标准

1.判断缺氧程度

对缺氧程度的判断，除患者的临床表现外，主要根据血气分析检查结果来判断(表 5-1)。

表 5-1　缺氧的症状和程度判断

程度	发绀	呼吸困难	神志	血气分析			
				氧分压(PaO_2)		二氧化碳分压($PaCO_2$)	
				kPa	mmHg	kPa	mmHg
轻度	轻	不明显	清楚	6.6～9.3	50～70	>6.6	>50
中度	明显	明显	正常或烦躁不安	4.6～6.6	35～50	>9.3	>70
重度	显著	严重，三凹征明显	昏迷或半昏迷	4.6 以下	35 以下	>12.0	>90

注：动脉血气分析正常值：PaO_2 10.7～13.3 kPa(80～100 mmHg)，$PaCO_2$ 4.7～6.0 kPa(35～45 mmHg)，SaO_2 95%。

2.给氧指征

(1)轻度缺氧：一般不需要给氧，如果患者有呼吸困难可给予低流量的氧气(1～2 L/min)。

(2)中度缺氧：须给氧。当患者 PaO_2<6.7 kPa(50 mmHg)，均应给氧。对于慢性阻塞性肺疾病并发冠心病患者，其 PaO_2<8.0 kPa(60 mmHg)时即需要给氧。

(3)重度缺氧：是给氧的绝对适应证。

(三)氧气疗法的种类及适用范围

动脉血二氧化碳分压($PaCO_2$)是评价通气状态的指标，是决定以何种方式给氧的重要依据。

1.低浓度氧疗

低浓度氧疗又称控制性氧疗，吸氧浓度低于 40%，用于低氧血症伴二氧化碳潴留的患者。例如，慢性阻塞性肺部疾病和慢性呼吸衰竭的患者，呼吸中枢对二氧化碳增高的反应很弱，呼吸的维持主要依靠缺氧刺激外周化学感受器；如果给予高浓度的氧气吸入，低氧血症迅速解除，同时也解除了缺氧兴奋呼吸中枢的作用，因此可导致呼吸进一步抑制，加重二氧化碳的潴留，甚至发生二氧化碳麻醉。

2.中等浓度氧疗

中等浓度氧疗吸氧浓度为 40%～60%，主要用于有明显通气/灌注比例失调或显著弥散障碍的患者，特别是血红蛋白浓度很低或心排血量不足者，如肺水肿、心肌梗死、休克等。

3.高浓度氧疗

高浓度氧疗吸氧浓度在 60%以上，应用于单纯缺氧而无二氧化碳潴留的患者，如心肺复苏后的生命支持阶段、成人型呼吸窘迫综合征等。

(四)供氧装置

供氧装置有氧气筒、氧气压力表和管道氧气装置(中心供氧装置)。

1.氧气筒装置

(1)氧气筒为柱形无缝钢筒，筒内可耐高压达 14.7 MPa，容纳氧气约6 000 L。

(2)总开关:在筒的顶部,可控制氧气的放出。使用时,将总开关向逆时针方向旋转1/4周,即可放出足够的氧气,不用时可按顺时针方向将总开关旋紧。

(3)氧气筒装置气门:在氧气筒颈部的侧面,有一气门与氧气表相连,是氧气自筒中输出的途径。

2.氧气表装置

(1)组成:由以下几部分组成。①压力表:从表上的指针能测知筒内氧气的压力,以MPa或 kgf/cm^2(非法定计量单位,1 ksf/cm^2≈0.1 MPa)表示。压力越大,则说明氧气储存量越多。②减压器:是一种弹簧自动减压装置,可将来自氧气气筒内的压力降至0.2~0.3 MPa,使流量平衡,保证安全,便于使用。③流量表:可以测知每分钟氧气的流出量,用L/min表示,以浮标上端平面所指刻度读数为标准。④湿化瓶:用于湿润氧气,以免呼吸道黏膜被干燥的气体所刺激。瓶内装入1/3~1/2的冷开水,通气管浸入水中,出气管和鼻导管相连。湿化瓶应每天换水1次。⑤安全阀:由于氧气表的种类不同,安全阀有的在湿化瓶上端,有的在流量表下端。当氧气流量过大、压力过高时,安全阀的内部活塞即自行上推,使过多的氧气由四周小孔流出,以保证安全。

(2)装表法:①吹尘:将氧气筒置于架上,取下氧气筒帽,用手将总开关按逆时针方向打开,使少量氧气从气门处流出,随即迅速关好总开关,以达清洁该处的目的,避免灰尘吹入氧气表内。②接氧气表:是将氧气表的旋紧螺帽口与氧气筒气门处的螺丝接头衔接,将表稍向后倾,用手按顺时针方向初步旋紧,然后再用扳手旋紧,使氧气表直立于氧气筒旁。③接湿化瓶:连接通气管和湿化瓶。④接管与检查:连接出气橡胶管于氧气表上,检查流量调节阀关好后,打开氧气筒总开关,再打开流量调节阀,检查氧气流出是否通畅、有无漏气及全套装置是否适用。最后关上流量调节阀,推至病房待用。

(3)卸表法。①放余气:旋紧氧气筒总开关,打开氧气流量调节阀,放出余气,再关好流量调节阀,卸下湿化瓶和通气管。②卸氧气表:一手持表,一手用扳手将氧气表上的螺帽旋松,然后再用手旋开,将表卸下。

3.管道氧气装置

管道氧气装置即中心供氧装置。氧气通过中心供氧站提供,中心供氧站通过管道将氧气输送至各病区床单位、门诊、急诊科。中心供氧站通过总开关进行管理,各用氧单位有分开关,并配有氧气表,患者需要时,打开床头流量表开关,调整好氧流量即可使用。

(五)氧气成分、浓度及关于用氧的计算

1.氧气成分

根据条件和患者的需要,一般常用99%氧气,也可用5%二氧化碳和纯氧混合的气体。

2.氧气吸入浓度

氧气在空气中占20.93%,二氧化碳为0.03%,其余79.04%为氮气、氢气和微量的惰性气体。掌握吸氧浓度对纠正缺氧起着重要的作用,低于25%的氧浓度则和空气中氧含量相似,无治疗价值;高于70%的浓度,持续时间超过1天,则可能发生氧中毒,表现为恶心、烦躁不安、面色苍白、进行性呼吸困难。故掌握吸氧浓度至关重要。

3.氧浓度和氧流量的换算方法

吸氧浓度(%)=21+4×氧流量(L/min)。

4.氧气筒内的氧气量的计算

氧气筒内的氧气量(L)=氧气筒容积(L)×压力表指示的压力(kgf/cm^2)÷1 kgf/cm^2。

5.氧气筒内氧气的可供应时间的计算

氧气筒内的氧气可供应的时间(h)=(压力表压力－5)(kgf/cm^2)×氧气筒容积(L)÷1 kgf/cm^2÷氧流量(L/min)÷60 分钟。

公式中 5 是指氧气筒内应保留压力值。

(六)鼻导管给氧法

鼻导管给氧法有单侧鼻导管给氧法和双侧鼻导管给氧法两种。①单侧鼻导管给氧法:是将一细鼻导管插入一侧鼻孔,经鼻腔到达鼻咽部,末端连接氧气的供氧方法。此法节省氧气,但可刺激鼻腔黏膜,长时间应用,患者感觉不适。因此目前不常用。②双侧鼻导管给氧法:是将特制双侧鼻导管插入双鼻孔内,末端连接氧气的供氧方法。插入深约 1 cm,导管环稳妥固定即可。此法操作简单,对患者刺激性小,适用于长期用氧的患者。其是目前临床上常用的给氧方法之一。

1.目的

(1)改善各种原因导致的缺氧状况。

(2)提高 PaO_2 和 SaO_2。

(3)促进组织代谢,维持机体生命活动。

2.评估

(1)患者:了解患者病情,缺氧原因、缺氧程度及缺氧类型,患者呼吸道是否通畅、鼻腔黏膜情况、有无鼻中隔偏曲等。

(2)操作者双手不可接触油剂。

(3)用物氧气筒是否悬挂有“有氧”及“四防”标志。

(4)环境病房有无烟火及易燃品。

3.计划

(1)用物准备。①治疗盘内备:治疗碗(内放鼻导管、纱布数块)、小药杯(内盛冷开水)、通气管、棉签、乙醇、弯盘、胶布、玻璃接管、湿化瓶(内装 1/3～1/2 湿化液)、安全别针、扳手。②治疗盘外备:氧气筒及氧气压力表装置、吸氧记录单、笔。

(2)患者准备:体位舒适,情绪稳定,理解目的,愿意配合。

(3)环境准备:清洁,安静,光线充足,室温适宜,1 m 之内无热源,5 m 之内无明火,远离易燃易爆品。

4.评价

(1)患者缺氧症状得到改善,无鼻黏膜损伤,无氧疗不良反应发生。

(2)氧气装置无漏气,护士操作规范,用氧安全。

(3)患者知晓用氧安全注意事项,能主动配合操作。

5.健康教育

(1)指导患者及其家属认识氧疗的重要性和配合氧疗的方法。

(2)指导患者及探视者用氧时禁止吸烟,保证用氧安全。

(3)告知患者及其家属不要自行摘除鼻导管或者调节氧流量。

(4)告知患者如感到鼻咽部干燥不适或者胸闷憋气,应及时通知医务人员。

6.其他注意事项

(1)注意用氧安全,切实做好“四防”,即防震、防火、防热、防油。氧气筒内压力很高,在搬运时避免倾倒撞击，防止爆炸；氧气助燃，氧气筒应放阴凉处，在筒的周围严禁烟火和易燃品，至少距明火 5 m，暖气1 m；氧气表及螺旋口上勿涂油，也不可用带油的手拧螺旋，避免引起燃烧。

(2)氧气筒的氧气不可全部用尽，当压力表上指针降至 0.5 MPa(5 kgf/cm^2)时，即不可再用，以防灰尘进入筒内，再次充气时发生爆炸的危险。

(3)对未用和已用完的氧气筒应分别注明“满”或“空”的字样，便于及时储备，以应急需。

(4)保护鼻黏膜防止交叉感染：①用鼻导管持续吸氧者，每天更换鼻导管两次以上，双侧鼻孔交替使用，以减少对鼻黏膜的刺激。②及时清洁鼻腔，防止导管阻塞。③湿化瓶一人一用一消毒，连续吸氧患者应每天更换湿化瓶、湿化液及一次性吸氧管。

(七)鼻塞给氧法

鼻塞给氧法是将鼻塞塞于一侧鼻孔内的给氧方法。鼻塞是用塑料或有机玻璃制成带有管腔的球状物，大小以恰能塞鼻孔为宜。此法可避免鼻导管对鼻黏膜的刺激，两侧鼻孔可交替使用，患者较为舒适，适用于慢性缺氧者长期氧疗时。

(八)面罩给氧法

将面罩置于患者口鼻部供氧，用松紧带固定，氧气自下端输入，呼出的气体从面罩侧孔排出的方法是面罩给氧法。由于口、鼻部都能吸入氧气，效果较好，同时此法对呼吸道黏膜刺激性小，简单易行，患者较为舒适。可用于病情较重，氧分压明显下降者。面罩给氧时必须要足够的氧流量，一般为 6～8 L/min。

(九)氧气袋给氧法

氧气袋为一长方形橡胶袋，袋的一角有橡胶管，上有调节器以调节流量。使用时将氧气袋充满氧气，连接湿化瓶、鼻导管，调节好流量，让患者头部枕于氧气袋上，借助重力使氧气流出。主要用于家庭氧疗、危重患者的急救或转运途中。

(十)头罩给氧法

头罩给氧法适用于新生儿、婴幼儿的给氧，将患儿头部置于头罩里，将氧气接于进气孔上，可以保证罩内一定的氧浓度。此法简便，无刺激，同时透明的头罩也易于观察病情变化。

(十一)氧疗监护

1.缺氧症状改善

患者由烦躁不安变为安静、心率变慢、血压上升、呼吸平稳、皮肤红润温暖、发绀消失，说明缺氧症状改善。

2.实验室检查

实验室检查可作为氧疗监护的客观指标。主要观察氧疗后 PaO_2、$PaCO_2$、SaO_2 等指标的变化。

3.氧气装置

有无漏气，管道是否通畅。

4.氧疗的不良反应及预防

当氧浓度高于 60%、持续时间超过 24 小时，可能出现氧疗的不良反应。

常见的不良反应有以下几种。

(1)氧中毒：长时间高浓度氧气吸入的患者可导致肺实质的改变，如肺泡壁增厚、出血。氧中毒患者常表现为胸骨后不适、疼痛、灼热感，继而出现干咳、恶心呕吐、烦躁不安、进行性呼吸困难，继续增加吸氧浓度患者的 PaO_2 不能保持在理想水平。

预防措施:预防氧中毒的关键是避免长时间、高浓度吸氧;密切观察给氧的效果和不良反应;定时进行血气分析,根据分析结果调节氧流量。

(2)肺不张:呼吸空气时,肺内含有大量不被血液吸收的氮气,构成肺内气体的主要成分。当高浓度氧疗时,肺泡气中氮逐渐被氧所取代,一旦发生支气管阻塞时肺泡内的气体更易被血液吸收而发生肺泡萎缩,从而引起吸收性肺不张。患者表现为烦躁不安,呼吸、心率增快,血压上升,继而出现呼吸困难、发绀,甚至昏迷。

预防措施:控制吸氧浓度;鼓励患者深呼吸、有效咳嗽、经常翻身叩背以促进痰液排出,防止分泌物阻塞。

(3)呼吸道分泌物干燥:如持续吸入未经湿化且浓度较高的氧气,超过 48 小时,支气管黏膜因干燥气体的直接刺激而产生损害,使分泌物黏稠、结痂、不易咳出。特别是气管插管或气管切开的患者,因失去了上呼吸道对气体的湿化作用则更易发生。

预防措施:氧气吸入前一定要先湿化,必要时配合做超声波雾化吸入。

(4)眼晶状体后纤维组织增生:仅见于新生儿,尤其是早产儿。当患儿长时间吸入高浓度氧时,可导致患儿视网膜血管收缩,从而发生视网膜纤维化,最后导致不可逆的失明。

预防措施:新生儿吸氧浓度应严格控制在40%以下,并控制吸氧的时间。

(5)呼吸抑制:常发生于低氧血症伴二氧化碳潴留的患者吸入高浓度的氧气之后。由于 $PaCO_2$ 长期升高,呼吸中枢失去了对二氧化碳的敏感性,呼吸的调节主要依靠缺氧对外周感受器的刺激来维持,如果吸入高浓度氧,虽然缺氧得到某种程度的改善,但却解除了缺氧对呼吸的刺激作用,使呼吸中枢抑制加重,甚至呼吸停止。

预防措施:低浓度低流量持续给氧,并检测 PaO_2 的变化,维持患者的 PaO_2 在 8.0 kPa (60 mmHg)左右。

二、吸痰法

吸痰法是指利用机械吸引的方法,经口、鼻腔、人工气道将呼吸道的分泌物吸出,以保持呼吸道通畅的一种治疗方法。临床上主要用于年老体弱、危重、昏迷、麻醉未清醒前、气管切开等不能有效咳嗽、排痰者。

(一)吸痰装置

临床上常用的吸痰装置有电动吸引器和中心负压吸引装置两种,它们利用负压吸引原理,连接导管吸出痰液。

1.电动吸引器

(1)构造:主要由电动机、偏心轮、气体过滤器、压力表及安全瓶和储液瓶组成。安全瓶和储液瓶是两个容量为 1 000 mL 的容器,瓶塞上各有两个玻璃管,并通过橡胶管相互连接。

(2)原理:接通电源后,电动机带动偏心轮,从吸气孔吸出瓶内的空气,并由排气孔排出,这样不断地循环转动,使瓶内产生负压,将痰吸出。

2.中心负压吸引装置

目前各大医院均设中心负压吸引装置,吸引管道连接到各病房床单位,使用十分方便。

(二)电动吸引器吸痰法

1.目的

清除呼吸道分泌物,保持呼吸道通畅;预防肺不张、坠积性肺炎、窒息等并发症的发生。

2.评估

(1)患者:评估患者鼻腔有无分泌物堵塞,有无鼻息肉、鼻中隔偏曲等情况;评估患者的意识及有无将呼吸道分泌物排出的能力,以判断是否具有吸痰的指征,是否需要同时备压舌板或开口器及舌钳。

(2)环境:病房是否安静,温、湿度是否适宜。

(3)用物:吸痰管型号是否合适,吸痰用物是否保持无菌状态;备好不同型号的无菌吸痰管或消毒吸痰管(成人 12～14 号,小儿 8～12 号);将内盛消毒液的瓶子系于吸引器一侧(内放吸痰后的玻璃接管);电动吸引器性能是否良好,各管道连接是否正确。

3.计划

(1)患者准备:体位舒适,情绪稳定,理解目的,愿意配合。

(2)操作者准备:根据患者情况及痰液的黏稠度调节负压(成人 39.9～53.3 kPa,儿童＜39.9 kPa)。

(3)用物准备:①无菌治疗盘内备:无菌持物镊或血管钳、无菌纱布、无菌治疗碗,必要时备压舌板、开口器、舌钳。②治疗盘外备:盖罐 2 个(分别盛 0.9%氯化钠注射液和消毒吸痰管数根,也可用一次性无菌吸痰管)、弯盘、无菌手套。③吸痰装置:电动吸引器 1 台、多头电插板。

4.评价

(1)患者呼吸道内分泌物及时清除,气道通畅,缺氧症状得到缓解。

(2)护士操作规范,操作中未发现呼吸道黏膜损伤。

5.健康教育

(1)告诉清醒患者不要紧张并教会患者正确配合吸痰。

(2)告知患者适当饮水,以利痰液排出。

6.其他注意事项

(1)电动吸引器连续使用不得超过 2 小时。

(2)储液瓶内应放少量消毒液,使吸出液不致黏附于瓶底,便于清洗消毒;储液瓶内吸出液应及时倾倒,液面不应超过储液瓶的 2/3 满,以免痰液被吸入电动机而损坏机器。

(3)按照无菌技术操作原则,治疗盘内吸痰用物应每天更换 1～2 次,吸痰管每次更换,储液瓶及连接导管每天清洁消毒,避免交叉感染。

(4)小儿吸痰时,吸痰管要细,吸力要小。

(5)痰液黏稠者,可以配合翻身叩背、雾化吸入等方法,增强吸痰效果。

(6)经鼻气管内吸引时插入导管长度:成人 20 cm、儿童 14～20 cm、婴幼儿 8～14 cm。

(7)颅底骨折患者严禁从鼻腔吸痰,以免引起颅内感染及脑脊液被吸出。

(三)中心负压吸引装置吸痰法

使用中心负压吸引装置吸痰时,只需将吸痰导管和负压吸引管道相连接,开动吸引开关即可抽吸痰液。因中心负压吸引装置无脚踏开关,手控开关打开后即为持续吸引,因此每次插管前均需反折吸痰管,以免负压吸附黏膜,引起损伤。

(四)注射器吸痰法

一般用 50 mL 或 100 mL 注射器连接吸痰管进行抽吸。适用于紧急状态下吸痰。

三、洗胃法

洗胃是将胃管插入患者胃内，反复注入和吸出一定量的溶液，以冲洗并排出胃内容物，减轻或避免吸收毒物的胃灌洗方法。

（一）目的

1.解毒

清除胃内毒物或刺激物，减少毒物吸收，还可利用不同灌洗液进行中和解毒，用于急性食物或药物中毒。服毒后6小时内洗胃效果最有效。

2.减轻胃黏膜水肿

幽门梗阻患者，饭后常有滞留现象，引起上腹胀闷、恶心呕吐等不适，通过洗胃可将胃内潴留食物洗出，减轻潴留物对胃黏膜的刺激，从而减轻胃黏膜水肿。

3.为手术或检查做准备

如行胃部、食管下段、十二指肠等手术前，洗胃可减少术中并发症，便于手术操作。

（二）口服催吐法

口服催吐法适用于清醒又能合作的患者。

1.用物

治疗盘内备量杯（按需要备10 000～20 000 mL洗胃溶液，温度为25～38 ℃）、压舌板、橡胶围裙、盛水桶、水温计。

2.操作方法

（1）患者取坐位或半坐卧位，戴好橡胶围裙，盛水桶置患者座位前。

（2）嘱患者在短时间内自饮大量灌洗液，即可引起呕吐，不易吐出时，可用压舌板压其舌根部引起呕吐。如此反复进行，直至吐出的灌洗液澄清无味为止。

（3）协助患者漱口、擦脸，必要时更换衣服，卧床休息。

（4）记录灌洗液名称及量，呕吐物的量、颜色、气味，患者主诉，必要时送检标本。

（三）自动洗胃机洗胃法

自动洗胃机洗胃法是利用电磁泵作为动力源，通过自控电路的控制，使电磁阀自动转换动作，先向胃内注入冲洗药液，随后从胃内吸出内容物的洗胃过程。自动洗胃机台面上装有电子钟、调节药量的开关（顺时针为开，冲洗时压力在39.2～58.8 kPa，流量约2.3 L/min）、停机、手吸、手冲、自动清洗键等，洗胃机侧面装有药管、胃管、污水管口等，机内备滤清器（防止食物残渣堵塞管道），背面装有电源插头。用自动洗胃机洗胃能迅速、彻底地清除胃内毒物。

1.评估

（1）患者：①评估患者意识及有无配合的能力以方便操作及减轻患者的痛苦。②了解患者中毒情况、既往健康状况以便掌握洗胃禁忌证，增加洗胃的安全性。③患者口腔黏膜情况，有无活动义齿等。

（2）用物：自动洗胃机性能是否良好。

（3）环境：病房是否安静、整洁、宽敞。

2.计划

（1）环境准备：环境安静、整洁、宽敞，避免人群围观，必要时备屏风以保护患者隐私。

（2）操作者准备：洗手，戴口罩，必要时戴手套。

(3)用物准备。①备洗胃溶液:根据毒物性质准备洗胃溶液,毒物性质不明时可选用温开水或等渗盐水洗胃;一般用量为 10 000～20 000 mL,温度为 25～38 ℃。②备洗胃用物:备无菌洗胃包(内有胃管、纱布、镊子或使用一次性胃管)、止血钳,液状石蜡、棉签、弯盘、治疗巾、橡胶围裙或橡胶单、胶布、检验标本容器或试管、量杯、水温计、压舌板、50 mL 注射器、听诊器、手电筒,必要时备开口器、牙垫、舌钳于治疗碗中;水桶两只(分别盛放洗胃液、污水)。③备洗胃机:接通电源,连接各种管道,将三根橡胶管分别与机器的药水管(进液管)、胃管、污水管(出液管)连接,将已配好的洗胃液倒入洗胃液桶内,药管的一端放入洗胃液桶内;污水管的一端放入空水桶内。调节药量流速,备用。

(4)患者准备:有义齿者取下,体位舒适,清醒者愿意配合。

3.实施

自动洗胃机洗胃步骤见表 5-2。

表 5-2　自动洗胃机洗胃法

流程	步骤详解	要点与注意事项
1.备物核对	携用物至床旁,核对并再次解释	◇尊重患者,取得合作,昏迷者取得家属配合
2.插胃管		
(1)卧位:	协助患者取合适的卧位:清醒或中毒较轻者可取坐位或半坐卧位;中毒较重者取侧卧位,昏迷患者取去枕仰卧位,头偏向一侧	◇左侧卧位可减慢胃排空,延缓毒物进入十二指肠
(2)保护衣被:	围橡胶单于胸前	
(3)插胃管:	弯盘放于口角处,润滑胃管,由口腔插入,方法同鼻饲法	◇昏迷者使用张口器和牙垫协助打开口腔 ◇插管时动作要轻柔,切忌损伤食管黏膜或误入气管
(4)验证固定:	确定胃管在胃内,用胶布固定	◇同鼻饲法
3.连接胃管	洗胃机胃管的一端与已插好的患者的胃管相连	
4.自动洗胃	(1)按“手吸”按钮,吸出胃内容物。	◇以彻底有效清除胃内毒物
	(2)按“自动”按钮,机器即开始对胃进行自动冲洗,直至洗出液澄清无味为止	◇冲洗时“冲”灯亮,吸引时“吸”灯亮 ◇提示胃内残留毒物已基本洗净
5.观察	洗胃过程中,随时注意洗出液的性质、颜色、气味、量及患者的面色、脉搏、呼吸和血压的变化	◇如患者有腹痛、休克、洗出液呈血性,应立即停止洗胃,通知医师采取相应的急救措施
6.拔管	洗毕,反折胃管、拔出	◇防止管内液体误入气管
7.整理记录	(1)协助患者漱口、必要时更换衣服,取舒适卧位,整理床单位。	◇使患者清洁、舒适
	(2)清理用物,洗手。	
	(3)记录灌洗液名称、量,洗出液的颜色、气味、性质、量,患者的反应。	◇自动洗胃机三管(进液管、胃管、污水管)同时放入清水中,按“清洗”键清洗各管腔,洗毕将各管同时取出,待机器内水完全排尽后,按“停机”键关机

4.评价

(1)患者痛苦减轻,毒物或胃内潴留物被有效清除,症状缓解。

(2)护士操作规范,操作中患者未发生并发症。

5.健康教育

(1)告知患者及其家属洗胃后的注意事项。

(2)对自服毒物者应给予针对性的心理护理。

6.其他注意事项

(1)急性中毒者,应先迅速采用口服催吐法,必要时进行洗胃,以减少毒物被吸收。

(2)当所服毒物性质不明时,应先抽吸胃内容物送检,以明确毒物性质,同时可选用温开水或0.9%氯化钠注射液洗胃,待毒物性质明确后,再采用拮抗剂洗胃。

(3)若服强酸或强碱等腐蚀性毒物,则禁忌洗胃,以免导致胃穿孔。可按医嘱给予药物或物理性对抗剂,如喝牛奶、豆浆、蛋清(用生鸡蛋清调水至200 mL)、米汤等,以保护胃黏膜。

(4)食管、贲门狭窄或梗阻,主动脉弓瘤,最近曾有上消化道出血,食管静脉曲张,胃癌等患者均禁忌洗胃,昏迷患者洗胃宜谨慎。

(5)每次灌洗液量以300~500 mL为宜,如灌洗液量过多可引起急性胃扩张,胃内压增加,加速毒物吸收;也可引起液体反流致呛咳、误吸。并且要注意每次入量和出量应基本平衡,防止胃潴留。

(6)洗胃结束后应立即清洗洗胃机各管腔,以免被污物堵塞或腐蚀。

(四)电动吸引器洗胃法

电动吸引器洗胃法是利用负压吸引原理,吸出胃内容物和毒物的方法。用于急救急性中毒患者。

1.操作方法

(1)接通电源,检查吸引器功能。

(2)将灌洗液倒入输液瓶,悬挂于输液架上,夹紧输液管。

(3)同自动洗胃机洗胃法插入、固定胃管。

(4)取"Y"形管(三通管),将其主干与输液管相连,两个分支分别连接胃管末端、吸引器的储液瓶引流管。

(5)开动吸引器,吸出胃内容物,留取第一次标本送检。

(6)将吸引器关闭,夹住引流管,开放输液管,使溶液流入胃内300~500 mL。夹住输液管,开放引流管,开动吸引器,吸出灌入的液体。

(7)如此反复灌洗,直到吸出的液体澄清无味为止。

2.注意事项

负压应保持在13.3 kPa(100 mmHg)左右,以防损伤胃黏膜。其余同自动洗胃机洗胃。

(五)漏斗胃管洗胃法

漏斗胃管洗胃法是利用虹吸原理,将洗胃溶液灌入胃内后,再吸引出来的方法。适用于家庭和社区现场急救缺乏仪器的情况下。

1.操作方法

(1)同自动洗胃机洗胃法插入、固定胃管。

(2)将胃管漏斗部分放置低于胃部,挤压橡胶球,吸出胃内容物。

(3)举漏斗高过头部 30～50 cm，将洗胃液缓慢倒出 300～500 mL 于漏斗内，当漏斗内尚余少量溶液时，迅速将漏斗降至低于胃的位置，倒置于盛水桶内，利用虹吸作用引出胃内灌洗液；流完后，再举漏斗注入溶液。

(4)反复灌洗，直至洗出液澄清为止。

2.注意事项

若引流不畅，可将胃管中段的皮球挤压吸引，即先将皮球末端胃管反折，然后捏皮球，再放开胃管。其余同自动洗胃机洗胃。

(六)注洗器洗胃法

注洗器洗胃法适用于幽门梗阻、胃手术前准备及术后吻合口水肿、吻合口狭窄者。

1.用物

治疗盘内放治疗碗、胃管、镊子、50 mL 注洗器、纱布、液状石蜡及棉签，另备橡皮单、治疗巾、弯盘、污水桶，灌洗液及量按需要准备。

2.操作方法

插入洗胃管方法同前，证实胃管在胃内并固定后，用注洗器吸尽胃内容物，注入洗胃液约 200 mL 后抽出弃去，反复冲洗，直到洗净为止。

3.注意事项

(1)为幽门梗阻患者洗胃，可在饭后 4～6 小时或空腹进行。应记录胃内潴留量，以了解梗阻情况，胃内潴留量＝洗出量－灌入量。

(2)胃手术后吻合口水肿宜用 3%氯化钠洗胃，每天两次，有消除水肿的作用。

(张志新)

第二节　气道异物阻塞

一、概述

气道异物阻塞(FBAO)是导致窒息的紧急情况，如不及时解除，数分钟内即可死亡。FBAO 造成心脏停搏并不常见，但有意识障碍或吞咽困难的老人和儿童发生人数相对较多。FBAO 是可以预防而避免发生的。

二、原因及预防

任何人突然呼吸骤停都应考虑到 FBAO。成人通常在进食时易发生，肉类食物是造成 FBAO 最常见的原因。易导致 FBAO 的诱因有吞食大块难咽食物、饮酒后、老年人戴义齿或吞咽困难、儿童口含小颗粒状食物及物品。注意以下事项有助于预防 FBAO，如：①进食切碎的食物，细嚼慢咽，尤其是戴义齿者。②咀嚼和吞咽食物时，避免大笑或交谈。③避免酗酒。④阻止儿童口含食物行走、跑或玩耍。⑤将易误吸入的异物放在婴幼儿拿不到处。⑥不宜给小儿需要仔细咀嚼或质韧而滑的食物(如花生、坚果、玉米花、果冻等)。

三、临床表现

异物可造成呼吸道部分或完全阻塞，识别气道异物阻塞是及时抢救的关键。

（一）气道部分阻塞

患者有通气，能用力咳嗽，但咳嗽停止时，出现喘息声。这时救助者不宜妨碍患者自行排出异物，应鼓励患者用力咳嗽，并自主呼吸。但救助者应守护在患者身旁，并监视患者的情况，如不能解除，即求救 EMS 系统。

FBAO 患者可能一开始表现为通气不良，或开始通气好，但逐渐恶化，表现乏力、无效咳嗽、吸气时高调噪声、呼吸困难加重、发绀。对待这类患者要同气道完全阻塞患者一样，须争分夺秒的救助。

（二）气道完全阻塞

患者已不能讲话，呼吸或咳嗽时，双手抓住颈部，无法通气。对此征象必须能够立即明确识别。救助者应马上询问患者是否被异物噎住，如果患者点头确认，必须立即救助，帮助解除异物。由于气体无法进入肺脏，如不能迅速解除气道阻塞，患者很快出现意识丧失，甚至死亡。如果患者已意识丧失、猝然倒地，则应立即实施心肺复苏。

四、治疗

（一）解除气道异物阻塞

对气道完全阻塞的患者必须争分夺秒地解除气道异物。通过压迫使气道内压力骤然升高的方法，产生人为咳嗽，把异物从体内排除。具体可采用以下方法。

1.腹部冲击法（HeimLish 法）

此法可用于有意识的站立或坐位患者。急救者站在患者身后，双臂环抱患者腰部，一手握拳，握拳手的拇指侧抵住患者腹部，位于剑突下与脐上的腹中线部位，再用另一手握紧拳头，快速向内向上使拳头冲击腹部，反复冲击腹部直到把异物排出。如患者意识丧失，即开始 CPR。

采用此法后，应注意检查有无危及生命的并发症，如胃内容物反流造成误吸、腹部或胸腔脏器破裂。除必要时，不宜随便使用。

2.自行腹部冲击法

气道阻塞患者本人可一手握拳，用拇指抵住腹部，部位同上，再用另一只手握紧拳头，用力快速向内、向上使拳头冲击腹部。如果不成功，患者应快速将上腹部抵压在一硬质物体上，如椅背、桌缘、护栏，用力冲击腹部，直到把异物排出。

3.胸部冲击法

患者是妊娠末期或过度肥胖者时，救助者双臂无法环抱患者腰部，可用胸部冲击法代替 HeimLish法。救助者站在患者身后，把上肢放在患者腋下，将胸部环抱住。一只手拳的拇指侧放在胸骨中线，避开剑突和肋骨下缘，另一只手握住拳头，向后冲压，直至把异物排出。

（二）对意识丧失者的解除方法

1.解除 FBAO 中意识丧失

救助者立即开始 CPR。在 CPR 期间，经反复通气后，患者仍无反应，急救人员应继续 CPR，严格按30：2按压/通气比例。

2.发现患者时已无反应

急救人员初始可能不知道患者发生了 FBAP,在反复通气数次后,患者仍无反应,应考虑到 FBAO。可采用以下方法。

(1)在 CPR 过程中,如果有第二名急救人员在场,一名实施救助,另一名启动 EMSS,患者保持平卧。

(2)用舌-上颌上提法开放气道,并试用手指清除口咽部异物。

(3)如果通气时患者胸廓无起伏,重新摆正头部位置,注意开放气道状态,再尝试通气。

(4)异物清除前,如果通气仍未见胸廓起伏,应考虑进一步抢救措施(如 Kelly 钳,Magilla 镊,环甲膜穿刺/切开术)开通气道。

(5)如异物取出,气道开通后仍无呼吸,需继续缓慢人工通气。再检查脉搏、呼吸、反应。如无脉搏,即行胸外按压。

五、急救护理

急性呼吸道异物短时间内可危及生命,护士必须有强烈的风险意识,争分夺秒地协助抢救治疗工作。

(一)做好抢救准备

备氧气、吸引器、电动负压吸引器、纤维支气管镜、直接喉镜、气管插管及气管切开包等急救物品。使用静脉留置针建立静脉通道。完善术前准备,与手术室联系,做好气管、支气管镜检查的准备。询问过敏史。一旦出现极度呼吸困难,立即协助医师抢救,给予氧气吸入。

(二)病情观察

密切观察患者的呼吸情况,判断异物所在部位及运动情况。异物进入喉部及声门下时,患者有剧烈呛咳、喉喘鸣、声嘶、面色发绀、吸气性呼吸困难,可在数分钟内引起窒息。发现上述情况立即报告医师抢救。观察双肺呼吸动度是否相同、两侧呼吸音是否一致,吸气时胸骨上窝、锁骨上窝、肋间隙有无凹陷,有无喘鸣、口唇发绀,咳嗽及咳嗽的性质,有无颈静脉曲张及颈胸部皮下气肿。持续监护生命体征和血氧饱和度,记录各项目的基础数据。观察有无颅内压增高或颅内出血的征象,注意瞳孔大小、神经反射,有无惊厥、四肢震颤及肌张力增高或松弛等。

(三)尽量保持患者安静

安排在单人间,保持环境安静。使患者卧床,安定情绪,避免紧张,集中进行检查和治疗,尽量避免刺激。减少患儿哭闹,避免因大哭导致异物突然移位阻塞对侧支气管或卡在声门后引起窒息或增加耗氧量。禁饮食。

(四)向患者及家属介绍手术过程及注意事项

确定实施经气管镜取异物者,遵医嘱给予阿托品等术前用药。向患者及家属介绍手术的过程,术中、术后可能发生的并发症,配合治疗及护理的注意事项等。检查手术知情同意书是否签字。

(五)术后护理

(1)全麻术后麻醉尚未清醒前,设专人护理,取平卧位,头偏向一侧,防止误吸分泌物,以及时吸净患者口腔及呼吸道分泌物,保持呼吸道通畅,持续吸氧。

(2)严密观察呼吸的节率、频率及形态,保持呼吸道通畅,血氧饱和度应保持在 95%～100%。观察有无口唇发绀、烦躁不安、鼻翼翕动,注意呼吸有无喉鸣或喘鸣音,监测心电和血氧饱和度。检查口腔中有无分泌物和血液，观察双侧胸部呼吸动度是否对称一致。触诊患者颈部、胸部有无皮下气肿，如有应及时通知医师处理，并标记气肿的范围，以便动态观察。检查患者牙齿有无松动或脱落，并详细记录。

(3)了解术中情况和处理结果，包括异物是否取出、异物的种类、有无异物残留，术中是否发生呼吸暂停、出血、心力衰竭、气胸等并发症，便于有预见性和针对性的护理。

(4)并发症的观察与护理。①喉头水肿：婴幼儿患者，施行支气管镜取出异物术后，可发生喉头水肿。如患儿出现声音嘶哑、烦躁不安、吸气性呼吸困难等症状，应考虑有喉头水肿。此时密切观察呼吸，有无口唇、面色发绀等窒息的前驱症状。遵医嘱给予吸氧，应用足量抗生素及激素，定时雾化吸入。经上述处理仍无缓解，并呈进行性加重，以及时告知医师，必要时行气管切开术解除梗阻。②气胸和纵隔气肿：术后患者出现咳嗽、胸闷、不同程度的呼吸困难应考虑可能并发气胸。立即听诊双肺呼吸音，密切观察呼吸情况、血氧饱和度等，以及时通知医师。做好紧急胸腔穿刺放气和胸腔闭式引流的准备，并做好相应护理。③支气管炎、肺炎：注意呼吸道感染的早期征象。反复出现体温升高、咳嗽、气促、多痰等，在确定无异物残留的情况下应考虑并发支气管炎、肺炎等感染。应鼓励患者咳嗽，帮助其每小时翻身1次，定时拍背，促进呼吸道分泌物排出，必要时超声雾化吸入，湿化气道、稀释痰液，便于咳出。根据医嘱给予抗生素治疗。

(六)健康指导

呼吸道异物是最常见的儿童意外危害之一，但可以预防。应加强宣传教育，使人们认识呼吸道异物的危险性，掌握预防知识。

(1)避免给幼儿吃花生、瓜子、豆类等带硬壳的食物，避免给孩子玩能够进入口、鼻孔的细小玩具。

(2)教育儿童进食应保持安静，避免其间逗笑、哭闹、嬉戏或受惊吓，以免深吸气时将食物误吸入气道。

(3)教育儿童不要口中含物玩耍。成人要纠正口中含物作业的不良习惯。

(4)加强对昏迷及全麻患者的护理，防止呕吐物吸入下呼吸道，活动义齿应取下。

(张志新)

第三节 头皮损伤

头皮损伤是因外力作用使头皮完整性或内皮发生改变，是颅脑损伤中最常见的一种。头皮分为5层：由外及里依次为皮肤、皮下组织、帽状腱膜、帽状腱膜下层、骨膜层。其中浅部3层紧密连接，不易分离；深部两层之间连接疏松，较易分离。头皮血液供应丰富，且动、静脉伴行，由颈内、外动脉的分支供血，左右各五支在颅顶汇集，各分支间有广泛的吻合支，其抗感染及愈合能力较强。

各层解剖特点：①皮肤。厚而致密，内含大量汗腺、皮脂腺、毛囊，具有丰富的血管，外伤时易致出血。②皮下组织。由致密的结缔组织和脂肪组织构成，前者交织成网状，内有血管、神经穿行。③帽状腱膜。前连额肌，后连枕肌，两侧达颞肌筋膜，坚韧、富有张力。④帽状腱膜下层。是位于帽状腱膜与骨膜之间的疏松结缔组织，范围较广，前至眶上缘，后达上项线，其间隙内的静脉经静脉导管与颅内静脉窦相通，是颅内感染和静脉窦栓塞的途径之一。⑤骨膜层。由致密结缔组织构成，骨膜在颅缝处贴附紧密，其余部位贴附疏松，故骨膜下血肿易被局限。

一、临床表现

（一）头皮血肿的临床表现

按照血肿出现在头皮的层次分为以下几种。

1.皮下血肿

血肿位于皮肤表层与帽状腱膜层之间，因受皮下纤维隔限制，血肿不易扩散，体积小、张力高、压痛明显，有时因周围组织肿胀隆起，中央反而凹陷，易被误认为凹陷性颅骨骨折，需通过颅骨 X 线片作鉴别。

2.帽状腱膜下血肿

血肿位于帽状腱膜与骨膜之间。头部受到斜向暴力，头皮发生了剧烈滑动，撕裂该层间的血管所致。由于该层组织疏松，出血易于扩散，严重时血肿边界可与帽状腱膜附着缘一致，覆盖整个穹隆部，蔓延至全头部，似戴一顶有波动的帽子。小儿及体弱者，可导致休克或贫血。

3.骨膜下血肿

除婴儿因产伤或胎头吸引助产所致外，一般都伴有颅骨线性骨折。出血来源多为板障出血或因骨膜剥离而致，血液集聚在骨膜与颅骨表面之间。除非骨折线跨越两块颅骨时，血肿周界多于骨缝，很少有骨膜下血肿超过骨缝者。血肿的张力大，波动不明显。

（二）头皮裂伤的临床表现

头皮裂伤多为锐器或钝器伤造成，是常见的开放性头皮损伤，由于头皮血管丰富，出血较多，可引起失血性休克。裂口的大小、深度不一，创缘不规则，重者可有组织缺损。头皮裂伤较浅时，因断裂血管受头皮纤维隔的牵拉，断端不能收缩，出血量反较帽状腱膜全层裂伤者多。

（三）头皮撕脱伤的临床表现

头皮撕脱伤多因发辫受机械力牵拉，使大块头皮自帽状腱膜下层或连同颅骨骨膜一起被撕脱所致。表现为头皮缺失、头皮动脉断裂、创面广泛性出血、大范围颅骨外露，可导致失血性或疼痛性休克。

二、治疗要点

（一）头皮血肿的治疗

1.手术治疗

较小的头皮血肿，一般在 1～2 周可自行吸收，无须特殊处理，早期可给予加压冷敷以减少出血和疼痛，24～48 小时后改用热敷以促进血肿吸收，切忌用力揉搓。

2.手术治疗

适应证包括巨大的帽状腱膜下血肿者，帽状腱膜下血肿的婴幼儿患者，较小的帽状腱膜下血肿、反复加压包扎血肿难以自行吸收者。对有血液病、有明显出血倾向者，手术治疗应慎重。

（二）头皮裂伤的治疗

处理时须着重检查有无颅骨和脑损伤。现场急救可局部压迫止血，争取在 24 小时之内实施清创缝合。缝合前应剃净伤处头发，冲洗消毒伤口，实施清创缝合后，注射破伤风抗毒素。如发现脑脊液或脑组织外溢，需按开放性脑损伤处理。

(三)头皮撕脱伤的治疗

头皮撕脱伤急救时，除加压包扎止血、防止休克外，应保留撕脱的头皮，避免污染，用无菌敷料包裹、隔水放置于有冰块的容器内，随损伤者一同送往医院。应争取在伤后6～8小时内进行中厚皮片植皮术，清创植皮后，应保护植皮片不受压、不滑动，利于皮瓣成活。对于骨膜已撕脱者，在颅骨外板上多处钻孔达板障，待骨孔内肉芽组织生成后再行植皮。

三、护理诊断与合作性问题

(一)组织完整性受损

与头皮损伤有关。

(二)疼痛

与损伤有关。

(三)恐惧

与外伤刺激、害怕头皮出血有关。

(四)潜在并发症

休克。

四、护理措施

(一)观察病情

监测血压、脉搏、呼吸、尿量及神志的改变，注意有无休克及颅脑损伤的发生。

(二)观察头皮创口的渗血渗液情况

及时更换敷料，保持局部干燥。

(三)预防感染

头皮裂伤、头皮撕脱伤常规使用抗生素，预防创面感染。严格无菌操作原则。观察有无局部和全身感染症状。

(四)镇静、止痛

给予镇痛、镇静药物，减轻疼痛，但合并脑损伤者禁用吗啡类药物。

(五)心理护理

稳定患者情绪，给予精神和心理上的支持，寻求最有效的应付紧张、恐惧的方法。

(张志新)

第四节　颅脑创伤

颅脑创伤是一种常见的外伤，在全身的创伤中仅次于四肢创伤，但由于常与其他部位的创伤并存，所以其伤残率及死亡率均居创伤首位。多见于交通事故、自然灾害、坠落和暴力伤害等，一旦发生则病情较重，如不及时抢救，将给损伤者带来严重的后果，其预后取决于颅脑创伤的程度及处理的效果。

一、分类

(一)按创伤部位分类

1.头皮创伤

头皮血肿、头皮挫裂伤、头皮撕脱伤。

2.颅骨骨折

根据解剖部位可分为颅顶骨折和颅底骨折。颅骨骨折严重者可损伤硬脑膜,导致脑脊液外漏或内漏,也可能合并脑损伤而加重病情。

3.脑损伤

脑损伤是由于脑膜、脑组织、脑血管及脑神经损伤而引起的脑震荡、脑挫裂伤、脑干损伤、颅内血肿等。其中颅内血肿是脑损伤最严重的并发症,按血肿的部位又可分为硬脑膜下血肿、硬脑膜外血肿、脑内血肿等,以硬脑膜下血肿相对多见。各种类型的脑损伤都可能会出现脑水肿,主要表现为颅内压增高,严重的可发生脑疝,从而危及损伤者生命。

(二)按伤情分类

1.轻型

单纯性脑震荡伴或不伴颅骨骨折。①原发性昏迷 0～30 分钟。②仅有轻度头昏、头痛等症状。③神经系统和脑脊液检查无明显改变。④GCS 计分 13～15 分(表 5-3)。

表 5-3　GCS 计分标准

睁眼反应	计分	言语反应	计分	运动反应	计分
自动睁眼	4	回答正确	5	按吩咐动作	6
呼唤睁眼	3	回答错误	4	刺痛能定位	5
刺激睁眼	2	胡言乱语	3	刺痛肢体回缩	4
不能睁眼	1	只能发音	2	刺痛肢体屈曲	3
		不能发音	1	刺痛肢体伸直	2
				刺痛无反应	1

2.中型

轻度脑挫裂伤伴有颅骨骨折。①原发性昏迷时间在 12 小时之内。②有轻度神经系统阳性体征,如脑膜刺激征等。③生命体征有轻度改变。④GCS 计分 9～12 分。

3.重型

广泛粉碎性颅骨骨折,重度脑挫裂伤。①出现急性颅内血肿、脑干伤及脑疝,昏迷在 12 小时以上,持续性昏迷或进行性昏迷加重。②有明显神经系统阳性体征。③生命体征有明显改变。④GCS 计分 5～8 分。

4.特重型

严重脑干伤或脑干衰竭者,损伤者预后极差。①伤后持续性深昏迷,有去大脑强直或伴有其他部位的脏器伤、休克等。②已有晚期脑疝,包括双侧瞳孔散大,生命体征严重紊乱或呼吸停止。③GCS 计分 3～4 分。

二、病情评估

(一)临床表现

颅脑创伤损伤者的临床表现与创伤的性质、部位、程度等有关。

1.意识障碍

伤后绝大多数立即出现不同程度的意识障碍,这是判断损伤者有无脑损伤的重要依据。脑震荡可表现为一过性脑功能障碍,伤后立即表现为短暂意识障碍,一般不超过 30 分钟,清醒后不能回忆伤前及当时情况,神经系统检查无阳性体征。脑挫裂伤的损伤者,伤后立即出现意识障碍,其程度和持续时间与损伤程度和范围有关;颅内血肿可导致颅内压增高或脑疝形成,表现为意识障碍持续加重,如硬膜外血肿的患者表现为原发性意识障碍,经过中间清醒期,再度意识障碍,并逐渐加重。

2.头痛、呕吐

头痛、呕吐是头部外伤的常见症状之一。头痛由头皮创伤、颅骨骨折、颅内出血、颅内压过高或过低,或脑血管的异常舒缩等直接引起。早期呕吐多为迷走神经或前庭神经等结构受影响所致,后期频繁呕吐有可能因颅内压进行性增高而引起,表现为特征性的喷射状呕吐。

3.瞳孔变化

伤后一段时间才出现的进行性一侧瞳孔散大,伴意识障碍加重、生命体征紊乱和对侧肢体瘫痪,是脑疝的典型改变;双侧瞳孔散大、对光反应消失、眼球固定伴深昏迷或去大脑强直,多为脑干损伤或临终表现;双侧瞳孔大小多变、对光反应消失伴眼球分离或异位,多表示中脑损伤;眼球震颤多见于小脑或脑干损伤。

4.肢体偏瘫

伤后一侧肢体少动或不动、肌力减退,对疼痛刺激反应迟钝或无反应,有锥体束征,并进行性加重,应考虑血肿引起脑疝或血肿压迫运动中枢,一般是肢体偏瘫的对侧大脑受到损伤。

5.生命体征变化

颅脑损伤时可伴有生命体征的改变,如颅内出血时血压升高、心率缓慢、呼吸深慢、体温升高,合并脑疝时则血压下降、心率快弱、呼吸快而不规则。

6.脑疝

颅内压增高可引起颅内各腔室间压力不均衡,导致某些部位的脑组织受压向邻近的解剖间隙移位,并危及损伤者生命,其中小脑幕切迹疝最为常见。

(二)辅助检查

1.脑脊液检查

脑挫裂伤时,脑脊液常有红细胞。颅内压增高时,可进行测压。

2.X 线检查

X 线头颅摄片能较好地显示受力部位、颅骨骨折、有无异物等,有一定诊断价值。

3.CT 检查

CT 是颅脑外伤损伤者的首选检查。可显示脑挫裂伤的部位、范围,脑水肿程度和有无脑室受压及路线结构移位等;可明确定位颅内血肿,并计算出血量,了解损伤的病理及范围;可动态地观察病变的发展与转归。对开放性脑损伤,可了解伤道及碎骨片、进行异物定位等。

4.颅脑超声检查

对颅内血肿有诊断价值。

5.脑血管造影

对颅内出血有定位诊断意义，典型征象为无血管区。

三、救治与护理

（一）救治原则

1.伤情判断

通过对受伤时间、受伤原因及过程的重点了解，立即对头部及全身情况进行认真检查，结合损伤者意识、瞳孔、生命体征情况，作出及时、正确的判断。

2.头位与体位

颅内高压者采用头高位（15°～30°），有利于静脉血回流和减轻脑水肿。意识不清并伴有呕吐或舌后坠者，应采用平卧位，头偏向一侧，或采用侧卧位，以利呕吐物和口腔分泌物的排出；休克者宜采用平卧位，有脑脊液耳、鼻漏者应避免头低位，采用半卧位常能明显减轻脑脊液漏。

3.保持呼吸道通畅

颅脑损伤患者尤其是伴有意识功能障碍者，丧失了正常的咳嗽反射及吞咽功能，呼吸道分泌物不能有效排出，血液、脑脊液、呕吐物等可引起误吸，舌根后坠可引起窒息，从而加重脑缺氧，导致颅内压增高，使病情加重，因此保持呼吸道通畅至关重要，必要时气管切开和机械给氧。

4.控制出血

对开放性及闭合性颅脑损伤采取相应措施：①开放性颅脑损伤。迅速包扎头部和其他部位伤口，减少出血，应争取在伤后 6 小时内进行清创缝合，最迟不超过 72 小时。按要求冲洗伤口，清除异物，切除不整齐创缘，并逐层缝合，然后妥善包扎，如有插入颅腔的异物要加以固定保护，有条件时手术取出；有脑膨出时，用敷料绕其周围，保护脑组织，以免污染和增加损伤。②闭合性颅脑损伤。头皮血肿多数可自行吸收消退，如血肿较大，长期不消散或继续扩散，可穿刺抽吸，并加压包扎；颅内血肿或重度脑挫裂伤合并脑水肿引起的颅内高压和脑疝，常规采取降温、脱水等措施降低颅内压；如出血量大，常用手术开颅血肿清除术、去骨瓣减压术、钻孔引流术。

5.控制脑水肿

主要应用物理降温，如冰帽、冰袋，有助于降低脑代谢率和脑耗氧量，增加脑组织对缺氧的耐受性，改善细胞的通透性，防止脑水肿的发展。同时快速给予脱水利尿药及激素类药物，常用甘露醇、呋塞米等，配合使用激素类药物，常用地塞米松等，具有稳定膜结构的作用，减少因自由基引发的脂质过氧化反应，从而降低脑血管通透性、恢复血-脑屏障功能，增加损伤区的血流量，使脑水肿得到改善。

6.纠正休克

对有休克先兆或有休克症状的损伤者，要根据医嘱及时采取补液、输血等措施，适当选用血管升压药。

（二）护理要点

1.气道护理

保持呼吸道通畅，以及时清除呼吸道分泌物，维持气道正常功能；气管切开者，保持吸入气的温度和湿度，注意无菌操作，定期做呼吸道分泌物细菌培养，防止呼吸道感染。

2.加强病情观察

严密观察损伤者的意识、瞳孔、肢体活动及生命体征，加强颅内压监测，注意脑疝等并发症的发生。

3.加强病情监护

注意观察引流液的颜色、流出量和速度，警惕脑室内活动性出血和感染等；加强颅内压监测，便于诊断颅内血肿、判断手术时机、术中监护、指导治疗和估计预后；加强心电图、呼吸、中心静脉压、血气分析、血氧饱和度、血糖、脑电图等指标的监测。

4.饮食护理

一般伤后 2～3 天禁饮食，注意补钾，24 小时尿量保持在 600 mL 以上。不能进食者，可给予鼻饲饮食，满足机体的营养需要，维持水、电解质及酸碱平衡。

5.用药护理

按医嘱应用脱水利尿药、激素、神经营养等药物。休克患者快速准备配血、输血或输液，但对烦躁不安的患者应做好安全护理，禁用吗啡、哌替啶镇静，可按医嘱给予地西泮。

颅脑创伤救护流程见图 5-1。

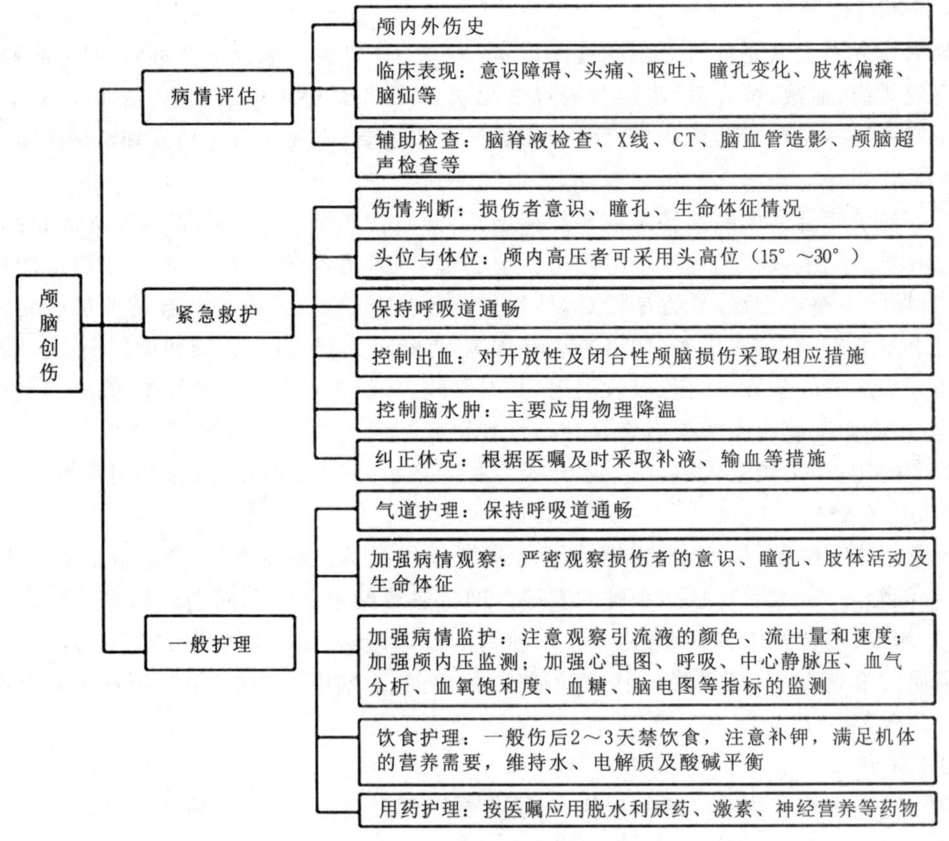

图 5-1　颅脑创伤救护流程

（张志新）

第五节　胸部创伤

胸部创伤无论在平时还是战时都比较常见，包括胸壁、胸腔内脏器和膈肌的直接性损伤及由此产生的继发性病变，如连枷胸、血气胸、纵隔气肿、心包压塞等。重伤和多发伤是胸部创伤的重要特点，由于心肺及大血管位于胸腔内，故胸部创伤后容易发生呼吸和循环功能障碍，对生命构成较大威胁，使胸部创伤成为仅次于脑创伤的重要死因。

一、分类

(一)按致伤原因和伤情分类

1.闭合性损伤

受暴力撞击或挤压所致的胸部组织和脏器损伤，但胸膜腔与外界大气不直接相通。常见的致伤原因有挤压伤、钝器打击伤、高空坠落伤、爆震伤等。胸部闭合性损伤的严重程度取决于受伤组织、器官的数量和伤情，以及有无胸外合并损伤。

2.开放性损伤

损伤穿破胸膜，使胸膜腔与外界相通，造成气胸、血胸或血气胸，有时还可穿破膈肌或伤及腹内脏器。主要见于战时的火器伤，在平时多为锐器刺伤。

(二)按损伤程度分类

1.非穿透伤

只伤及胸壁，而胸膜或纵隔完整无损。

2.穿透伤

损伤穿通胸膜腔或纵隔。

(三)按伤道情况分类

1.贯通伤

损伤既有入口又有出口，常伴有内脏损伤。

2.非贯通伤

伤道只有入口而无出口，往往有异物存留，易致继发感染。

3.切线伤

伤道仅切过胸壁或胸膜腔周缘。

二、病情评估

(一)临床表现

1.疼痛

受伤部位剧烈疼痛，深呼吸、咳嗽或转动体位时疼痛加剧，损伤者往往呈痛苦面容，严重者可导致休克。

2.出血

胸壁有伤口时可导致外出血，与损伤的程度及是否损伤大血管有关。如损伤动脉，则出血量大；当损伤面积较大或损伤程度较重时，即使没有损伤大动脉也会出现大量出血。内出血可引起血胸，血胸患者一般出血量较多，压迫肺脏造成肺萎陷，从而引起呼吸困难、伤侧呼吸音减弱、呼吸运动减弱、胸部叩诊浊音，同时伴有面色苍白、出冷汗、血压降低、脉搏细速、呼吸加快等症状，严重者可致失血性休克。由于内出血的伤情及出血量难以估计，只能根据症状加以判断，病情相对危险。

3.咯血

较大的支气管损伤和深部肺组织损伤后带有咯血；肺表面挫伤可无咯血或伤后数天才于痰内出现陈旧性血块；肺爆震伤者，在口、鼻腔内可见血性泡沫样分泌物。

4.呼吸困难

气胸、血胸、连枷胸、反常呼吸、肺损伤、纵隔气肿、呼吸道梗阻均可引起不同程度的呼吸困难，严重者会导致呼吸频率的增快和节律的改变，呈端坐呼吸，出现烦躁不安，严重者出现呼吸衰竭。连枷胸的损伤者，出现胸壁反常呼吸运动，常伴有明显的呼吸困难。

5.休克

严重胸廓创伤及心脏和大血管创伤引起的大量失血、心脏压塞、心力衰竭均可导致休克。损伤者表现为面色苍白或发绀、出冷汗、血压下降、脉搏细速、呼吸困难、少尿或无尿等症状，严重者可出现昏迷。

6.皮下气肿及纵隔气肿

空气来源于肺、气管、支气管或食管的裂伤，经裂伤的壁层胸膜、纵隔胸膜或肺泡细支气管周围疏松间隙沿支气管树蔓延至皮下组织，胸壁皮下气肿最先出现，纵隔气肿先出现在颈根部。严重时（如存在张力性气胸）气肿可迅速沿皮下广泛蔓延，上达颈面部，下达腹壁、阴囊及腹股沟区。张力性纵隔气肿还可压迫气管及大血管而引起呼吸、循环功能障碍。

7.胸壁伤口、伤道

开放性胸部创伤的患者在胸壁可见伤口，根据伤口、伤道在胸壁的位置可判断可能被伤及的胸内脏器，以及是否同时有腹腔内脏器的损伤。

8.体征

（1）连枷胸（外伤性浮动胸壁）：胸部创伤时可出现伤侧呼吸运动减弱或消失，多根多处肋骨骨折时可出现胸壁软化。

（2）反常呼吸：浮动胸壁在呼吸时与其他部位的正常胸壁运动正好相反。

（3）纵隔摆动：开放性气胸由于两侧胸膜压力不等使纵隔移位，并可随呼吸运动而左右摆动。

（二）辅助检查

1.X 线

是胸部创伤诊断中最常用的方法，也是最可靠的诊断方法。胸部骨折可显示骨折断裂线和断端错位，肋软骨骨折不显示骨折线征象；气胸者可显示不同程度的胸膜腔积气征象，纵隔移向健侧；血胸者可显示大片密度增高阴影，可见气液平面。

2.穿刺

胸腔穿刺和心包穿刺是一种简便又可靠的诊断方法。对怀疑气胸、血胸、血心包的损伤者，通过穿刺抽出积血或积气，既可迅速明确诊断，又可缓解心、肺受压迫的症状。

3.血气分析

通过血气分析可了解损伤者的缺氧情况，有利于指导治疗，尤其是危重损伤者。

4.心电监护

对疑有心肌损伤的损伤者或危重症损伤者可进行监测。

三、救治与护理

(一)救治原则

1.体位

胸部创伤损伤者一般取半卧位或伤侧在下的低斜坡卧位,可减轻疼痛,保持有效呼吸,同时也可将积血或积液限制在局部范围。

2.保持呼吸道通畅

及时清除口咽部的痰液、血块、呕吐物等异物,吸净气管、支气管中的血液和分泌物,防止窒息,给予高流量吸氧。清醒损伤者可鼓励或协助其有效咳嗽排痰,痰多不易咳出者,可给予祛痰剂、雾化吸入;对无力排痰或昏迷损伤者,可行鼻导管吸痰、纤维支气管镜吸痰,必要时做气管插管或气管切开术。

3.给氧

低氧是初始阶段就有的重要症状,因此对有皮肤发绀、气急、呼吸频率和节律异常的损伤者,应尽早给予氧气吸入,可采用鼻导管或面罩给氧;对由严重连枷胸、重度肺挫伤等引起呼吸衰竭的损伤者,应给予气管插管或气管切开行呼吸机辅助呼吸,以纠正低氧血症。

4.疼痛的处理

胸部创伤损伤者常有明显的胸痛,在咳嗽咳痰时,协助用双手按压患侧胸壁,以减轻胸廓活动引起的疼痛,必要时可服用地西泮;对疼痛剧烈者可通过肋间神经阻滞或镇痛泵持续注入镇痛药,如吗啡5～10 mg,但对有呼吸困难、低血压者禁用或慎用。

5.休克的救治

对有失血性休克表现的损伤者,迅速建立 2 条静脉通道,可在中心静脉压的监测下快速、大量输液,纠正休克;对于严重肺挫伤、创伤性湿肺的损伤者,应限制输液量,每天输液量控制在1 000 mL以下,多补给胶体液,以提高胶体渗透压,防止肺水肿。同时要纠正水、电解质紊乱及酸碱平衡失调,并做好血型鉴定、交叉配血试验,为输血做准备。

6.气胸、血胸的处理

开放性气胸先将伤口闭合,再按闭合性气胸处理。张力性气胸易危及生命,先用粗针头穿刺胸腔减压,变张力性为开放性,再做胸腔闭式引流。

7.连枷胸的处理

多根肋骨多处骨折致胸壁软化者需立即用包扎、牵引或内固定法固定胸壁,纠正反常呼吸,以减轻低氧血症。

8.创伤性窒息的处理

创伤性窒息可无明显的胸部损伤,但多伴有多发性肋骨骨折和血气胸、脊柱骨折或心肌挫伤等合并伤。受伤时损伤者可能发生呼吸暂停或窒息,全身发绀或神志不清,但一般均能恢复,仅有少数损伤者因呼吸停止过久而发生心搏骤停。急救时症状多能自行恢复,预后良好,主要治疗其合并伤,损伤者应休息、吸氧.疑有脑水肿时应限制进液量。

(二)护理要点

1.加强病情观察

密切观察生命体征变化,注意意识、瞳孔、胸部、腹部情况和肢体活动;观察患者呼吸功能,注意有无气促、发绀，呼吸频率、节律、幅度等的改变，听诊呼吸音，监测脉搏血氧饱和度，注意有无低氧血症；观察有无纵隔受压、气管移位等，注意触诊皮下气肿的范围和程度；观察尿量、末梢循环、皮肤色泽及温度的情况，了解循环系统及肾功能变化。

2.饮食护理

一般损伤者可进流质、半流质饮食，伤情不明、疑有食管损伤或胸腹联合伤者应禁饮食。

3.用药护理

按医嘱合理用药，合理调整输液、输血速度。

4.胸腔闭式引流的护理

应保持管道通畅，注意观察引流液的颜色、性质及量。气胸损伤者，若引流管内不断有大量气体溢出，呼吸困难无好转或加重，则提示可能有肺及支气管的严重损伤，应剖胸探查并修补裂口；血胸损伤者，若引流管引流血量持续较多，提示胸内有活动性出血，应及时采取相应措施止血。要注意无菌操作并做好引流管的护理，加强感染的预防和控制。

5.并发症的预防及护理

(1)感染：要注意卧床休息，以及时、有效地排痰，合理应用抗生素。

(2)肾衰竭：严重失血者，除应积极止血外，应尽早输血、补液、应用利尿剂，同时加强尿量的观察。

(3)肺水肿：避免输液过快、过量，记录出入液量，尽早脱水利尿。

6.加强心理护理

胸部创伤的损伤者易产生紧张、焦虑情绪，应做好心理护理，使其消除紧张情绪，配合治疗。

胸部创伤救护流程见图5-2。

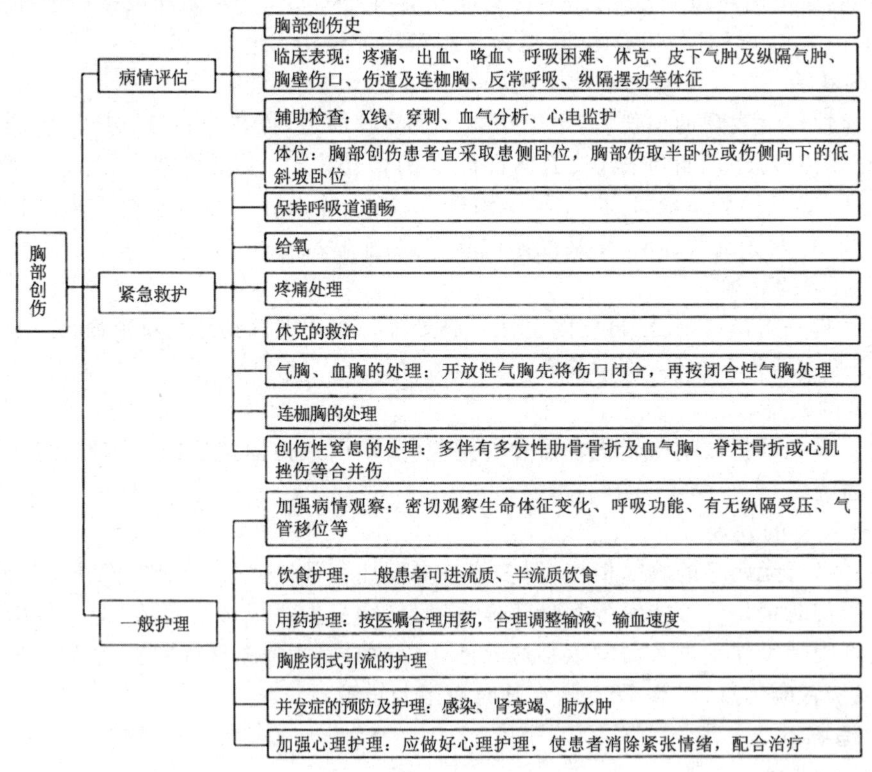

图5-2　胸部创伤救护流程图

(张志新)

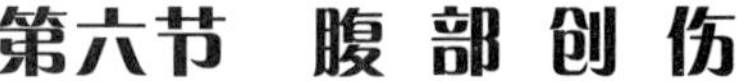

第六节　腹部创伤

腹部包括腹壁和腹腔脏器，由于腹腔脏器多，腹部损伤常伴有内脏损伤，易引起大出血和严重感染，发生休克和呼吸衰竭，死亡率可高达10%左右。早期、正确的诊断和及时、有效的救护是减少腹部损伤患者死亡的关键。

一、发病机制

腹部创伤多见于交通事故、生活意外、斗殴、凶杀等，通常分为两类。

(一)闭合性损伤

闭合性损伤为受钝性暴力所致，若损伤仅造成单纯腹壁损伤，一般病情较轻；若合并内脏损伤，大多为严重创伤。空腔脏器破损引起弥漫性腹膜炎；实质性脏器破裂出血引起失血性休克，

(二)开放性损伤

开放性损伤分为贯穿伤和非贯穿伤，大多伴有腹内脏器损伤。

二、病情评估

(一)受伤史

了解腹部受伤史，根据受伤的部位、方式及其临床表现评估判断有无腹内脏器损伤。

(二)全身情况

(1)神志：单纯腹部伤者大多神志清楚；车祸或腹内大血管伤伴休克者，表情淡漠、紧张、烦躁不安。

(2)休克者面色苍白、四肢冰凉、口渴、尿少。

(3)呼吸：腹内脏器伤常呈胸式呼吸。

(4)脉搏与血压：有内出血和腹膜炎时脉搏增快，严重休克者血压甚至测不出。

(5)休克：实质性器官伤出出血量>1 500 mL、出血速度快者，伤后早期即有低血容量性休克；空腔脏器损伤如超过12小时，易并发中毒性休克。

(6)腹痛：一般单纯内出血腹痛较轻，而空腔脏器穿孔致腹膜炎者，腹痛严重。

(7)恶心、呕吐：腹壁伤无此症状，腹内脏器损伤大多伴有恶心及呕吐。

(三)体征

(1)局部体征：闭合伤腹部大多无明显创伤伤痕，少数仅见下胸腹壁淤血。开放伤应检查致伤入口。

(2)腹膜刺激征：是腹内脏器损伤的重要体征，压痛最明显的部位常是受伤脏器所在。但多器官损伤或受伤较久时，全腹均有压痛、肌紧张和反跳痛。引起腹膜炎时，腹壁呈饭状强直。

(3)肠鸣音减弱或消失。

(4)移动性浊音：腹内液体多行，腹部有移动性浊音，但休克患者不宜检查移动性浊音。

(四)腹腔穿刺术

若穿刺抽出不凝固血液，提示腹腔内出血；如抽出胃内容物或胆汁，提示胃肠或胆囊损伤；如

抽出尿液，则为膀胱损伤；如无液体抽出，并不能完全排除无内脏损伤的可能，仍应严密观察病情。

三、急救护理

腹部损伤救治成功与否，与现场急救，伤情的准确判断、及时处理有密切的关系，处理危及生命的情况，迅速建立静脉通路，积极采取抗休克措施等。

(1)绝对卧床休息，无休克者取半卧位，使胸腔容积扩大，有利于改善呼吸和循环功能。减轻腹胀、腹痛，可使腹腔渗液局限，有利于引流和吸收。严密观察病情变化。

(2)保持呼吸道通畅，吸氧，防止窒息，以及时清除呼吸道分泌物，有气道阻塞、喉部或气管外伤者应立即处理，必要时行气管内插管或气管切开。

(3)即建立2～3条静脉通道，必要时深静脉置管，输液、输血，防止休克，快速术前准备，交叉配血等，肌内注射破伤风抗毒素血清。

(4)心理护理：腹部损伤的损伤者均有不同程度的恐惧心理，因此，对神志清醒损伤者，安慰和鼓励患者，树立战胜疾病的信心。

(5)禁食、胃肠减压、留置导尿管，密切观察引流液的颜色、量并详细记录。

(6)如有活动性出血，应采取有效的止血措施。

(7)开放性腹部损伤且有内脏脱出，不可将脱出物纳入腹腔内，以免加重腹腔污染，要用干净的纱布、器皿覆盖包扎，初步包扎伤口后，待进一步处理。

(8)对闭合性损伤患者，未明确诊断者禁用止痛剂，以免掩盖病情。

(9)手术治疗：开放性腹部损伤需紧急手术，应存严密观察患者病情变化的同时做好术前准备，单纯非穿透伤，可行腹壁清创缝合，有内脏损伤时，应手术止血、修补、清除异物，对闭合性腹部损伤患者，早期剖腹探查是治疗腹内脏器损伤的关键措施。

(张志新)

第七节　休　　克

休克是人体在各种病因打击下引起的以有效循环血量急剧减少，组织器官的氧和血液灌流不足，末梢循环障碍为特点的一种病理综合征。

目前休克分为低血容量性休克、感染性休克、创伤性休克、心源性休克、神经源性休克和过敏性休克六类。在外科中常见的是低血容量性休克、感染性休克和创伤性休克。

一、特级护理

对休克患者24小时专人护理，制订护理计划，在实施过程中根据患者休克的不同阶段和病情变化，以及时修改护理计划。随时做好重症护理记录。

二、严密观察病情变化

除每15～30分钟为患者测量脉搏、呼吸、血压外，还应观察以下变化。

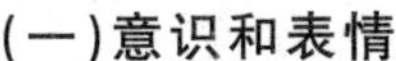

(一)意识和表情

休克患者的神态改变如烦躁、淡漠、恐惧，昏迷是全身组织器官血液灌注不足的一种表现，应将患者仰卧位，头及躯干部抬高 20°～30°，下肢抬高 15°～20°，防止膈肌及腹腔脏器上移，影响心肺功能，并可增加回心血量，改善脑血流灌注量。

(二)皮肤色泽及温度

休克时患者面色及口唇苍白，皮肤湿冷，四肢发凉，皮肤出现出血点或瘀斑，可能为休克已进入弥散性血管内凝血阶段。

(三)血压、脉压及中心静脉压

休克时一般血压常低于 10.7/6.7 kPa(80/50 mmHg)，脉压＜4.0 kPa(＜30 mmHg)。因其是反应血容量最可靠的方法，对心功能差的患者，可放置 Swan-Ganz 导管，监测右心房压、肺动脉压、肺毛细血管嵌压及心排血量，以了解患者的血容量及心功能情况。

(四)脉搏及心率

休克患者脉搏增快，随着病情发展，脉搏减速或出现心律不齐，甚至脉搏摸不到。

(五)呼吸频率和深度

注意呼吸的次数和节律，如呼吸增快、变浅，不规则为病情恶化，当呼吸每分钟增至 30 次以上或下降至 8 次以下，为病情危重。

(六)体温

休克患者体温一般偏低，感染性休克的患者，体温可突然升高至 40 ℃以上，或骤降至常温以下，均反映病情危重。

(七)瞳孔

观察双侧瞳孔的大小，对光反射情况，如双侧瞳孔散大，对光反射消失，说明脑缺氧和患者病情严重。

(八)尿量及尿比重

休克患者应留置导尿管，每小时测尿量一次，如尿量每小时少于 30 mL，尿比重增高，说明血容量不足；每小时尿量在 30 mL 以上，说明休克有好转。若输入相当量的液体后尿量仍不足平均每小时 30 mL，则应监测尿比重和血肌酐，同时注意尿沉渣的血细胞、球型等。疑有急性肾小球坏死者，更应监测血钠、尿钠和尿肌酐，以便了解肾脏的损害情况。

三、补充血容量注意输液速度

休克主要是全身组织、器官血液灌注不足引起。护士应在血压及血流动力学监测下调节输液速度。当中心静脉压低于正常值时，应加快输液速度；高于正常值时，说明液体输入过多、过快，应减慢输液速度，防止肺水肿及心、肺功能衰竭。

四、保持呼吸道通畅

休克(尤其是创伤性休克)有呼吸反常现象，应随时注意清除患者口腔及鼻腔的分泌物，以保持呼吸道通畅，同时给予氧气吸入。昏迷患者口腔内应放置通气管，并注意听诊肺部，监测动脉血气分析，以便及时发现缺氧或通气不足。吸氧浓度一般为 40%～50%，每分钟 6～8 L 的流量。

五、应用血管活性药物的护理

(一)从低浓度慢速开始

休克患者应用血管活性药,应从低浓度慢速开始,每5分钟监测血压1次,待血压平稳后改为每15～30分钟监测1次。并按等量浓度严格掌握输液滴数,使血压维持在稳定状态。

(二)严防液体外渗

静脉滴入升压药时,严防液体外渗,造成局部组织坏死。出现液体外渗时,应立即更换输液部位,外渗部位应用0.25%普鲁卡因做血管周围组织封闭。

六、预防并发症的护理

(一)防止坠床

对神志不清、烦躁不安的患者,应固定输液肢体,并加床挡防止坠床,必要时将四肢以约束带固定于床旁。

(二)口腔感染

休克、神志不清的患者,由于唾液分泌少容易发生口腔感染,床旁应备口腔护理包。根据口腔pH选择口腔护理液,每天做4次口腔护理,保持口腔清洁,神志不清的患者做口腔护理时,要认真检查黏膜有无异常。

(三)肺部感染

休克、神志不清的患者由于平卧位,活动受限,易发生坠积性肺炎。因此,应每天4次雾化吸入,定时听诊双肺部以了解肺部情况,必要时给予吸痰。

(四)压疮

休克患者由于血液在组织灌注不足,加之受压部位循环不良,极易发生压疮。因此,应保持皮肤护理,保持皮肤清洁、干燥、卧位舒适,定时翻身,按摩受压部位及骨突处,检查皮肤有无损伤,并严格接班。

(张志新)

第八节 昏　迷

昏迷是一种严重的意识障碍,随意运动丧失,对体内外(如语言、声音、光、疼痛等)一切刺激均无反应并出现病理反射活动的一种临床表现。在临床上,可由多种原因引起,并且是病情危重的表现之一。因此,如遇到昏迷的患者,应及时判断其原因,选择正确的措施,争分夺秒地抢救,以挽救患者生命。

昏迷的原因分为颅内、颅外因素。①颅内因素:中枢神经系统炎症(脑膜炎、脑脓肿、脑炎等),脑血管意外(脑出血、脑梗死、蛛网膜下腔出血),占位性病变(脑肿瘤、颅内血肿),脑外伤,癫痫。②颅外病因:严重感染(败血症、伤寒、中毒性肺炎等),心血管疾病(休克、高血压脑病、阿-斯综合征等),内分泌与代谢性疾病(糖尿病酮症酸中毒、低血糖、高渗性昏迷、肝昏迷、尿毒症等),药物及化学物品中毒(有机磷农药、一氧化碳、安眠药、麻醉药、乙醚等),物理因素(中暑、触电)。

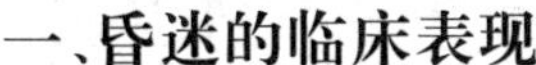

一、昏迷的临床表现

昏迷是病情危重的标志，病因不同其临床表现也各异。

(1)伴有抽搐者，见于癫痫、高血压脑病、脑水肿、尿毒症、脑缺氧、脑缺血等。

(2)伴有颅内压增高者，见于脑水肿、脑炎、脑肿瘤、蛛网膜下腔出血等。

(3)伴有高血压者见于高血压脑病、脑卒中、嗜铬细胞瘤危象。

(4)伴有浅弱呼吸者见于肺功能不全、药物中毒、中枢神经损害。

(5)患者呼出气体的气味对诊断很有帮助，如尿毒症患者呼出气体有氨气味，酮症酸中毒有烂苹果味，肝昏迷有肝臭味，酒精中毒者有酒精味，DDV 中毒有 DDV 味。

二、护理评估

(一)健康史

应向患者的家属或有关人员详细询问患者以往有无癫痫发作、高血压病、糖尿病，以及严重的心、肝、肾和肺部等疾病。了解患者发作现场情况，发病之前有无外伤或其他意外事故(如服用毒物、高热环境下长期工作、接触剧毒化学药物和煤气中毒等)，最近患者的精神状态和与周围人的关系。

(二)身体状况

1.主要表现

应向患者家属或有关人员详细询问患者的发病过程、起病时有无诱因、发病的急缓、持续的时间、演变经过；昏迷是首发症状还是由其他疾病缓慢发展而来的，昏迷前有无其他表现(指原发病的表现，如有无剧烈头痛、喷射样呕吐；有无心前区疼痛；有无剧烈的咳嗽、咳粉红色痰液、严重的呼吸困难、发绀；有无烦躁不安、胡言乱语；有无全身抽搐；有无烦渴、多尿、烦躁、呼吸深大、呼气呈烂苹果味等)，以往有无类似发作史，昏迷后有无其他的表现。

2.体格检查

(1)观察检查生命体征。①体温：高热提示有感染性或炎症性疾病。过高可能为中暑或中枢性高热(脑干或下丘脑损害)。过低提示为休克、甲状腺功能低下、低血糖、冻伤或镇静安眠药过量。②脉搏：不齐可能为心脏病。微弱无力提示休克或内出血等。过速可能为休克、心力衰竭、高热或甲亢危象。过缓可能为房室传导阻滞或阿-斯综合征。缓慢而有力提示颅内压增高。③呼吸：深而快的规律性呼吸常见于糖尿病酸中毒，称为 Kussmual 呼吸；浅而快速的规律性呼吸见于休克、心肺疾病或安眠药中毒引起的呼吸衰竭；脑的不同部位损害可出现特殊的呼吸类型，如潮式呼吸提示大脑半球广泛损害，中枢性过度呼吸提示病变位于中脑被盖部，长吸式呼吸为脑桥上部损害所致，丛集式呼吸为脑桥下部病变所致，失调式呼吸是延髓特别是其下部损害的特征性表现。④血压：过高提示颅内压增高、高血压脑病或脑出血。过低可能为脱水、休克、心肌梗死、镇静安眠药中毒、深昏迷状态等。昏迷时不同水平脑组织受损的表现见表 5-4。

(2)神经系统检查。①瞳孔：正常瞳孔直径为 2.5～4 mm，＜2 mm 为瞳孔缩小，＞5 mm为瞳孔散大。双侧瞳孔缩小见于吗啡中毒、有机磷杀虫药中毒、巴比妥类药物中毒、中枢神经系统病变等，如瞳孔针尖样缩小(＜1 mm)，常为脑桥病变的特征，1.5～2.0 mm 常为丘脑或其下部病变。双侧瞳孔散大见于阿托品、山莨菪碱、多巴胺等药物中毒，中枢神经病变见于中脑功能受损；双侧瞳孔散大且对光反射消失表示病情危重。两侧瞳孔大小若相差 0.5 mm 以上，常见于小脑天幕病及 Horner 征。②肢体瘫痪：可通过自发活动的减少及病理征的出现来判断昏迷患者的瘫痪肢体。昏迷程度深的患者可重压其眶上缘，疼痛可刺激健侧上肢出现防御反应，患侧则无；可观察患者面部疼痛的表情判断有无面瘫；也可将患者双上肢同时托举后突然放开任其坠落，瘫痪侧上肢坠落较快，即坠落试验阳性；偏瘫侧下肢常呈外旋位，且足底的疼痛刺激下肢回缩反应差或消失，病理征可为阳性。③脑膜刺激征：伴有发热者常提示中枢神经系统感染；不伴发热者多为蛛网膜下腔出血。如有颈项强直应考虑有无中枢神经系统感染、颅内血肿或其他造成颅内压升高的原因。④神经反射：昏迷患者若没有局限性的脑部病变，各种生理反射均呈对称性减弱或消失，但深反射也可亢进。昏迷伴有偏瘫时，急性期患侧肢体的深、浅反射减退。单侧病理反射阳性，常提示对侧脑组织存在局灶性病变，如果同时出现双侧的病理反射阳性，表明存在弥漫性颅内损害或脑干病变。⑤姿势反射：观察昏迷患者全身的姿势也很重要，临床上常见两种类型：一种为去大脑强直，表现为肘、腕关节伸直，上臂内旋和下肢处于伸展内旋位。提示两大脑半球受损且中脑及间脑末端受损。另一种为去皮质强直，表现为肘、腕处于屈曲位，前臂外翻和下肢呈伸展内旋位。提示中脑以上大脑半球受到严重损害。这两种姿势反射，可为全身性，亦可为一侧性。

表 5-4　昏迷对不同水平脑组织受损的表现

脑受损部位	意识	呼吸	瞳孔	眼球运动	运动功能
大脑	嗜睡、昏睡、昏迷、去皮质状态	潮式呼吸	正常	游动、向病灶侧凝视	偏瘫、去皮质强直
间脑	昏睡、昏迷、无动性缄默	潮式呼吸	小	游动、向病灶侧凝视	偏瘫、去皮质强直
中脑	昏睡、昏迷、无动性缄默	过度换气	大、光反应消失	向上或向下偏斜	交叉偏、去大脑强直
脑桥	昏睡、昏迷、无动性缄默	长吸气性、喘息性	小如针尖样	浮动向病灶对侧凝视	交叉偏、去大脑强直较轻
延髓	昏睡、昏迷、无动性缄默	失调性、丛集性呼吸	小或大	眼-脑反射消失	交叉性瘫呈迟缓状态

(3)检查患者有无原发病的体征：有无大小便失禁，呼气有无特殊气味，皮肤颜色有无异常，肢端是否厥冷，肺部听诊有无湿啰音，听诊心脏的心音有无低钝，有无心脏杂音，腹肌有无紧张，四肢肌肉有无松弛，四肢肌力有无减退，眼球偏向哪侧，眼底检查有无视盘水肿。

(三)心理状况

由于患者病情发展快，病情危重，抢救中紧张的气氛，繁多的抢救设施，常引起患者家属的焦虑，而病情的缓解需要时间，家属常因关心患者而产生对治疗效果不满意。

(四)实验室检查

1.CT 或 MRI 检查

怀疑脑血管意外的患者可采取本项目，可显示病变的性质、部位和范围。

2.脑脊液检查

怀疑脑膜炎、脑炎、蛛网膜下腔出血的患者可选择，可提示病变的原因。

3.血糖、尿酮测定

怀疑糖尿病酮症酸中毒、高渗性昏迷、低血糖的患者可选择本项目，能及时诊断，并在治疗中监测病情变化。此外，根据昏迷患者的其他病因选择相应的检查项目，以尽快作出诊断，为挽救患者生命争取时间。

(五)判断昏迷程度

由于昏迷患者无法沟通，导致询问病史困难，因此，护士能够正确地进行病情观察和判断就显得非常重要，首先应先确认呼吸和循环系统是否稳定，而详细完整的护理体检应等到对患者昏迷的性质和程度判断后再进行。

1.临床分级法

主要是给予言语和各种刺激，观察患者反应情况，加以判断，如呼叫姓名、推摇肩臂、压迫眶上切迹、针刺皮肤、与之对话和嘱其执行有目的的动作等。注意区别意识障碍的不同程度：①嗜睡：是程度最浅的一种意识障碍，患者经常处于睡眠状态，唤醒后定向力基本完整，但注意力不集中，记忆稍差，如不继续对答，很快又入睡。②昏睡：处于较深睡眠状态，不易唤醒，醒时睁眼，但缺乏表情，对反复问话仅能做简单回答，回答时含混不清，常答非所问，各种反射活动存在。③昏迷：意识活动丧失，对外界各种刺激或自身内部的需要不能感知。按刺激反应及反射活动等可分三度(表 5-5)。

表 5-5　昏迷的临床分级

昏迷分级	疼痛刺激反应	无意识自发动作	腱反射	瞳孔对光反射	生命体征
浅昏迷	有反应	可有	存在	存在	无反应
中昏迷	重刺激可有	很少	减弱或消失	迟钝	轻度变化
深昏迷	无反应	无	消失	消失	明显变化

2.昏迷量表评估法

(1)格拉斯哥昏迷计分法：(GCS)是在 1974 年英国 Teasdale 和 Jennett 制定的。以睁眼(觉醒水平)、言语(意识内容)和运动反应(病损平面)三项指标的 15 项检查结果来判断患者昏迷和意识障碍的程度。以上三项检查共计 15 分，凡积分低于 8 分，预后不良；5～7 分预后恶劣；积分＜4 分者罕有存活。即以 GCS 分值越低，脑损害的程度越重，预后亦越差。而意识状态正常者应为满分(15 分)。

此评分简单易行，比较实用。但临床发现：3 岁以下小孩不能合作；老年人反应迟钝，评分偏低；语言不通、聋哑人、精神障碍患者等使用受到限制；眼外伤影响判断；有偏瘫的患者应根据健侧作为判断依据。此外，有人提出，Glasgow 昏迷计分法用于评估患者意识障碍的程度，不能反映出极为重要的脑干功能状态(表 5-6)。

表 5-6　GCS 计分法

记分项目	反应	计分
Ⅰ.睁眼反应	自动睁眼	4
	呼唤睁眼	3
	刺激睁眼	2
	任何刺激不睁眼	1
Ⅱ.语言反应	对人物、时间、地点定向准确	5
	不能准确回答以上问题	4

续表

记分项目	反应	计分
	胡言乱语、用词不当	3
	散发出无法理解的声音	2
	无语言能力	1
Ⅲ.运动反应	能按指令动作	6
	对刺痛能定位	5
	对刺痛能躲避	4
	刺痛时肢体屈曲(去皮质强直)	3
	刺痛时肢体过伸(去大脑强直)	2
	对刺痛无任何反应	1
总分		

(2)Glasgow-Pittsburgh 昏迷观察表:在 GCS 的临床应用过程中,有人提出尚需综合临床检查结果进行全面分析,同时又强调脑干反射检查的重要性。为此,Pittsburgh 又加以改进补充了另外四个昏迷观察项目,即对光反射、脑干反射、抽搐情况和呼吸状态,称之 Glasgow-Pittsburgh 昏迷观察表,见表 5-7。合计为七项 35 级,最高为 35 分,最低为 7 分。在颅脑损伤中,35～28 分为轻型,27～21 分为中型,20～15 分为重型,14～7 分为特重型颅脑损伤。该观察表即可判定昏迷程度,也反映了脑功能受损水平。

表 5-7　Glasgow-Pittsburgh 昏迷观察表

项目		评分	项目		评分
Ⅰ.睁眼反应	自动睁眼	4		大小不等	2
	呼之睁眼	3		无反应	1
	疼痛引起睁眼	2	Ⅴ.脑干反射	全部存	5
	不睁眼	1		睫毛反射消失	4
Ⅱ.语言反应	言语正常(回答正确)	5		角膜反射消失	3
	言语不当(回答错误)	4		眼脑及眼前庭反射消失	2
	言语错乱	3		上述反射皆消失	1
	言语难辨	2	Ⅵ.抽搐情况	无抽搐	5
	不语	1		局限性抽搐	4
Ⅲ.运动反应	能按吩咐动作	6		阵发性大发作	3
	对刺激能定位	5		连续大发作	2
	对刺痛能躲避	4		松弛状态	1
	刺痛肢体屈曲反应	3	Ⅶ.呼吸状态	正常	5

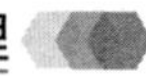

续表

	项目	评分	项目	评分
	刺痛肢体过伸反应	2	周期性	4
	无反应(不能运动)	1	中枢过度换气	3
Ⅳ.对光反应	正常	5	不规则或低换气	2
	迟钝	4	呼吸停止	1
	两侧反应不同	3		

三、护理诊断

(一)意识障碍

与各种原因引起的大脑皮质和中脑的网状结构发生有度抑制有关。

(二)清理呼吸道无效

与患者意识丧失不能正常咳嗽有关。

(三)有感染的危险

与昏迷患者的机体抵抗力下降、呼吸道分泌物排出不畅有关。

(四)有皮肤完整性受损的危险

与患者意识丧失而不能自主调节体位、长期卧床有关。

四、护理目标

(1)患者的昏迷减轻或消失。

(2)患者的皮肤保持完整,无压疮发生。

(3)患者无感染的发生。

五、昏迷的救治原则

昏迷患者的处理原则。主要是维持基本生命体征,避免脏器功能的进一步损害,积极寻找和治疗病因。具体包括以下内容。

(1)积极寻找和治疗病因。

(2)维持呼吸道通畅,保证充足氧供,应用呼吸兴奋剂,必要时进行插管行辅助呼吸。

(3)维持循环功能,强心,升压,抗休克。

(4)维持水、电解质和酸碱平衡。对颅内压升高者,应迅速给予脱水治疗。每天补液量1 500～2 000 mL,总热量为1 500～2 000 kcal。

(5)补充葡萄糖,减轻脑水肿,纠正低血糖。用法是每次50%葡萄糖溶液60～100 mL静脉滴注,每4～6小时1次。但疑为高渗性非酮症糖尿病昏迷者,最好等血糖结果回报后再给葡萄糖。

(6)对症处理。防治感染,控制高血压、高热和抽搐,注意补充营养。注意口腔呼吸道、泌尿道和皮肤护理。

(7)给予脑细胞代谢促进剂。

六、护理措施

(一)急救护理

(1)立即使患者安静平卧,下颌抬高以使呼吸通畅。

(2)松解腰带、领扣,随时清除口咽中的分泌物。

(3)呼吸暂停者立即给氧或口对口人工呼吸。

(4)注意保暖,尽量少搬动患者。

(5)血压低者注意抗休克。

(6)有条件尽快输液。

(7)尽快呼叫急救站或送医院救治。

(二)密切观察病情

(1)密切观察患者的生命指征,神志、瞳孔的变化,神经生理反射有无异常,注意患者的抽搐、肺部的啰音、心音、四肢肢端温度、尿量、眼底视神经、脑膜刺激征、病理反射等,并及时、详细记录,随时对病情作出正确的判断,以便及时通知医师并及时进行相应的护理,并预测病情变化的趋势,采取措施预防病情的恶化。

(2)如患者出现呼吸不规则(潮式呼吸或间停呼吸)、脉搏减慢变弱、血压明显波动(迅速升高或下降)、体温骤然升高、瞳孔散大、对光反射消失,提示患者病情恶化,须及时通知医师,并配合医师进行抢救。

(三)呼吸道护理

协助昏迷患者取平卧位,头偏向一侧,防止呕吐物误吸造成窒息(图 5-3)。帮助患者肩下垫高,使颈部舒展,防止舌后坠阻塞呼吸道,保持呼吸道通畅。立即检查口腔、喉部和气管有无梗阻,以及时吸引口、鼻内分泌物,痰黏稠时给予雾化吸入。用鼻管或面罩吸氧,必要时需插入气管套管,机械通气。一般应使 PaO_2 至少高于 10.7 kPa(80 mmHg),$PaCO_2$ 为 4.0～4.7 kPa(30～35 mmHg)。

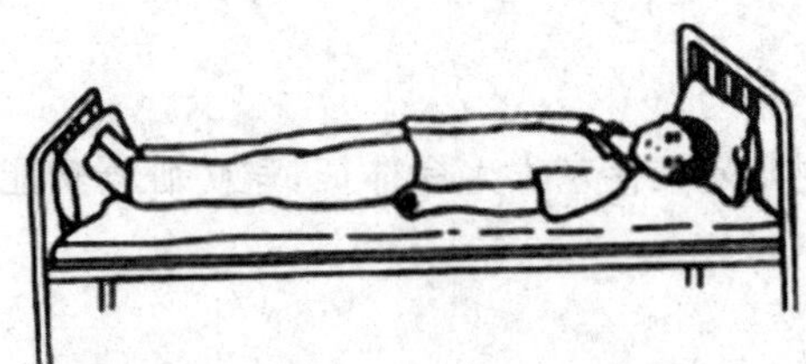

图 5-3 昏迷患者的卧位

(四)基础护理

1.预防感染

每 2～3 小时翻身拍背一次,并刺激患者咳嗽,以及时吸痰。口腔护理 3～4 次/天,为防止口鼻干燥,可用0.9%氯化钠水溶液纱布覆盖口鼻。患者眼睑不能闭合时,涂抗生素眼膏加盖纱布。做好会阴护理,防止泌尿系统感染。

2.预防压疮

昏迷患者由于不能自主调整体位，肢体长期受压容易发生压疮，护理人员应每天观察患者的骶尾部、股骨大转子、肩背部、足跟、外踝等部位，保持床单柔软、清洁、平整，勤翻身，勤擦洗，骨突处做定时按摩，协助患者被动活动肢体，并保持功能位，有条件者可使用气垫床。

3.控制抽搐

可镇静止痉，目前首选药物是地西泮，10～20 mg 静脉滴注，抽搐停止后再静脉滴注苯妥英钠 0.5～1.0 g，可在 4～6 小时内重复给药。

4.营养支持

给昏迷患者插胃管，采取管喂补充营养，应保证患者每天摄入高热量、高蛋白、高维生素、易消化的流质饮食，如牛奶、豆浆或混合奶、菜汤、肉汤等。B 族维生素有营养神经的作用，应予以补充。鼻饲管应每周清洗、消毒一次。

5.清洁卫生

(1)每天帮患者清洁皮肤，以及时更换衣服，保持床铺的清洁干燥；如患者出现大小便失禁，应及时清除脏衣服，用清水清洁会阴部皮肤，迅速更换干净的衣服，长期尿失禁或尿潴留的患者，可留置尿管，定期开放(每 4 小时一次)，每天更换一次尿袋，每周更换一次尿管，每天记录尿量和观察尿液颜色，如患者意识转清醒后，应及时拔出尿管，鼓励和锻炼患者自主排尿；如患者出汗，应及时抹干净，防止患者受凉。

(2)每天对患者进行口腔清洁，观察口腔和咽部有无痰液或其他分泌物、呕吐物积聚，如发现有，应及时清理口咽部和气管，防止患者误吸造成窒息。

(五)协助医师查明和去除病因

(1)遵医嘱采取血液、尿液、脑脊液、呕吐物等标本进行相应的检查，以查明患者昏迷的病因。

(2)及时建立静脉通道，为临床静脉用药提供方便。

(3)针对不同病因，遵照医嘱采取相应的医疗措施进行抢救。如有开放性伤口应及时止血、缝合、包扎；如消化道中毒者，以及时进行催吐、洗胃、注射解毒剂；如糖尿病酮症酸中毒患者，以及时应用胰岛素治疗并迅速补充液体；如癫痫持续状态患者，应及时应用苯妥英钠等药物。

(4)遵照医嘱维持患者的循环和脑灌注压，对直接病因已经去除的患者，可行脑复苏治疗(应用营养脑细胞的药物)以促进神经功能的恢复。

(六)健康教育

应向患者家属介绍如何照顾昏迷的患者，应注意哪些事项，如病情恶化，应保持镇静，以及时与医师和护士联系。患者意识清醒后，应向患者和家属宣传疾病的知识，指导他们如何避免诱发原发病病情恶化的因素，并指导患者学会观察病情，以及时发现恶化征象，以及时就诊，以防止昏迷的再次发生。

七、护理评价

(1)患者的意识是否转清醒。

(2)患者的痰液是否有效排出。

(3)呼吸道是否保持通畅。

(4)皮肤是否保持完整，有无压疮，肺部有无感染发生。

(张志新)

第九节 急性中毒

一、急性中毒的诊断

急性中毒的诊断主要根据中毒病史、临床表现及实验室检查。

(一)中毒病史

采集中毒病史是诊断的首要环节。生产性中毒者重点询问工种、操作过程,接触的毒物种类和数量、接触途径、同伴发病情况。非生产性中毒者,了解患者的精神状态、本人或家人经常服用的药物,收集患者可能盛放毒物的容器、纸袋和剩余毒物。仔细询问发病过程、症状、治疗药物与剂量及治疗反应等。

(二)临床表现

急性中毒常有其特征性临床表现,现将具有这些特征的常见毒物举例如下。

1.呼气、呕吐物和体表的气味

(1)蒜臭味:有机磷农药,磷。

(2)酒味:乙醇及其他醇类化合物。

(3)苦杏仁味:氰化物及含氰苷果仁。

(4)尿味:氨水,硝酸铵。

(5)其他有特殊气味的毒物:汽油,煤油,苯,硝基苯。

2.皮肤黏膜

(1)樱桃红:氰化物,一氧化碳。

(2)潮红:乙醇,抗胆碱药(含曼陀罗类)。

(3)发绀:亚硝酸盐,苯的氨基与硝基化合物。

(4)多汗:有机磷毒物,毒蘑菇,解热镇痛药。

(5)无汗:抗胆碱药。

(6)牙痕:毒蛇和毒虫咬蜇中毒。

3.眼

(1)瞳孔缩小:有机磷毒物,阿片类。

(2)瞳孔扩大:抗胆碱药,苯丙胺类,可卡因。

(3)视力障碍:有机磷毒物,甲醇,肉毒毒素。

4.口腔

(1)流涎:有机磷毒物,毒蘑菇。

(2)口干:抗胆碱药,苯丙胺类。

5.神经系统

(1)嗜睡、昏迷:镇静催眠药,抗组胺类,抗抑郁药,醇类,阿片类,有机磷毒物,有机溶剂等。

(2)抽搐惊厥:毒鼠强,氟乙酰胺,有机磷毒物,氯化烃类,氰化物,肼类(如异烟肼),士的宁。

(3)肌肉颤动:有机磷毒物,毒扁豆碱。

(4)谵妄:抗胆碱药。

(5)瘫痪:肉毒毒素,可溶性钡盐。

6.消化系统

(1)呕吐:有机磷毒物,毒蘑菇。

(2)腹绞痛:有机磷毒物,毒蘑菇,巴豆,砷、汞化合物,腐蚀性毒物。

(3)腹泻:毒蘑菇,砷、汞化合物,巴豆,蓖麻子。

7.循环系统

(1)心动过速:抗胆碱药,拟肾上腺素药,醇类。

(2)心动过缓:有机磷毒物,毒蘑菇,乌头,可溶性钡盐,洋地黄类,β受体阻滞剂,钙通道阻滞剂。

(3)血压升高:苯丙胺类,拟肾上腺素药。

(4)血压下降:亚硝酸盐类,各种降压药。

8.呼吸系统

(1)呼吸减慢:阿片类,镇静安眠药。

(2)哮喘:刺激性气体,有机磷毒物。

(3)肺水肿:刺激性气体,有机磷农药。

急性中毒常侵犯多种器官,不同的毒物中毒侵犯的器官亦异,各种急性中毒引起的不同系统中毒的表现和相关的中毒毒物及可能的中毒机制见表5-8。

表5-8　急性中毒的临床表现、相关毒物和中毒机制

中毒表现	相关毒物和中毒机制
皮肤黏膜	
1.灼伤	直接腐蚀作用:强酸、强碱、甲醛、苯酚、甲酚皂溶液(来苏儿)
2.发绀	(1)肺水肿:有机磷杀虫剂、刺激性气体、安妥 (2)高铁血红蛋白血症:亚硝酸盐、苯胺、硝基苯等
3.黄疸	(1)肝损害:四氯化碳,抗结核药、雄激素、毒蕈等 (2)溶血性贫血:苯胺、硝基苯、有毒动植物(毒蛇、毒蕈)
眼睛	
1.瞳孔扩大	抗胆碱能作用:阿托品和莨菪碱类
2.瞳孔缩小	胆碱能作用:有机磷杀虫剂、氨基甲酸酯类杀虫剂
3.视神经损害	致代谢障碍:甲醇
呼吸系统	
1.呼吸气味	乙醇(酒味);氰化物(苦杏仁味);有机磷杀虫剂、黄磷、铊(蒜味);硫化氢(臭蛋味);氯化氢胆碱(鱼腥样臭味)
2.呼吸加快	酸中毒:水杨酸类、甲醇
3.呼吸减慢或无力	(1)窒息性毒物:一氧化碳、硫化氢、氰化物 (2)中枢神经抑制:麻醉药、镇静安眠药、抗精神失常药 (3)神经肌肉接头麻醉:箭毒、肉毒、蛇毒、河豚
4.呼吸困难	肺水肿:同发绀
循环系统	

续表

中毒表现	相关毒物和中毒机制
1.心律失常	(1)强心苷:洋地黄、夹竹桃、蟾蜍 (2)兴奋迷走神经:乌头、附子 (3)兴奋交感神经拟肾上腺素药、三环类抑郁药 (4)心肌损害:依米丁、砷剂、锑剂、磷化氢
2.心脏骤停	(1)毒物直接作用于心肌:洋地黄、奎尼丁、氨茶碱、依米丁 (2)缺氧:窒息性毒物 (3)低钾血症:可溶性钡盐、棉酚、排钾性利尿剂
3.低血压、休克	(1)窒息性毒物 (2)中枢神经抑制:麻醉药、镇静安眠药、抗精神失常药 (3)降血压药 (4)剧烈吐泻:三氧化二砷、二氧化汞、硫酸铜 (5)有毒动物:毒蛇、毒蜘蛛、河豚
消化系统	
急性胃肠炎症状	(1)直接刺激:三氧化二砷等金属 (2)胆碱能作用:有机磷杀虫剂、毒蕈等
泌尿系统	
急性肾衰竭	(1)肾小管中毒:升汞、四氯化碳、氨基糖苷类抗生素、噻嗪类利尿药、有毒动植物(毒蕈、鱼胆、斑蝥) (2)肾缺血:上述引起低血压、休克的毒物 (3)肾小管堵塞:磺胺类药的磺胺结晶、砷化氢引起的血红蛋白尿
血液系统	
1.溶血性贫血	红细胞破坏增多:苯胺、硝基苯、有毒的动植物(毒蛇、毒蕈)
2.再生障碍性贫血或白细胞减少	骨髓造血抑制:抗肿瘤药、放射病
3.出血	(1)血小板减少:见上述骨髓造血抑制 (2)血小板功能异常:阿司匹林 (3)凝血功能异常:肝素、香豆素类、敌鼠钠盐等
神经系统	
1.昏迷	(1)中枢神经抑制:麻醉药、镇静安眠药、抗精神失常药 (2)抑制呼吸中枢:有机溶剂 (3)缺氧:窒息样毒物、亚硝酸盐、有机磷杀虫剂等
2.惊厥	(1)窒息性毒物 (2)中枢神经兴奋药、抗抑郁药 (3)其他:异烟肼、有机氯杀虫剂

(三)实验室检查

毒物的实验室过筛对确定诊断和判定毒物类型有帮助,急性口服中毒者,检验呕吐物和胃抽吸物或尿液,其阳性率大于血液,对中毒的靶器官可进行相应的功能和器械检查。对于慢性中

毒,检查环境中及病尿和血液中的毒物,可帮助确诊或排除诊断。

1.毒物分析

从可疑物质、食物和水检查毒物,也可从中毒患者呕吐物、洗胃液、血、尿检查毒物或其分解产物。

2.特异性化验检查

如有机磷中毒血液胆碱酯酶活性减低,一氧化碳中毒血中可测出碳氧血红蛋白,亚硝酸盐中毒血中可检出高铁血红蛋白。

3.非特异性化验检查

根据病情进行检查:血常规、血气分析、血清电解质、血糖、肌酐、血尿素氮、肝功能、心电图、X线检查、CT检查等,从而了解各脏器的功能及并发症。

(四)急性中毒的诊断

若突然出现昏迷、惊厥、呼吸困难、发绀、呕吐等危重症状和体征,又有明确的毒物接触史,平素健康者,诊断急性中毒不难,解毒药试验治疗有效和相应毒物的实验室鉴定可帮助确诊,尤其是对毒物接触史不明确者更有意义,还要进行相应的鉴别诊断(图5-4)。

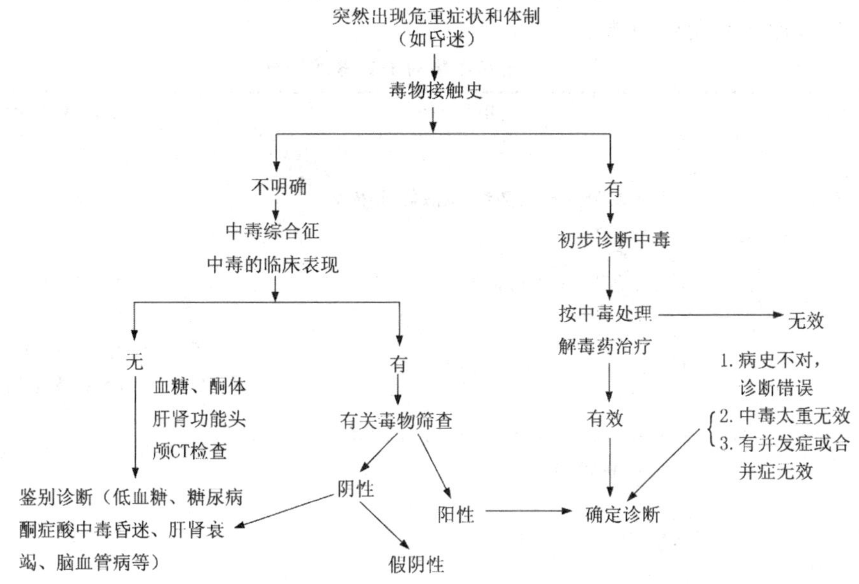

图5-4 急性中毒的诊断思路

二、急性中毒的救治

急性中毒的救治原则是阻止毒物继续作用于人体和维持生命,包括清除未被吸收的毒物、促进已吸收进入血液毒物的排除、特异性抗毒治疗及对症支持疗法。

急救:危重患者先检查生命体征如呼吸、血压、心率和意识状态,立即采取有效急救措施,保证有效循环和呼吸功能。

(一)清除未被吸收的毒物

1.呼吸道染毒

脱离染毒环境,撤至上风或侧风方向,以3%硼酸、2%碳酸氢钠拭洗鼻咽腔及含漱。

2.皮肤染毒

脱去染毒衣服,用棉花、卫生纸吸去肉眼可见的液态毒物,用镊子夹去毒物颗粒,对染毒的皮肤用5%碳酸氢钠液或肥皂水清洗。

3.眼睛染毒

毒物液滴或微粒溅入眼内或接触有毒气体时,用3%硼酸、2%碳酸氢钠或大量清水冲洗。

4.经口中毒

(1)催吐:对神志清醒胃内尚存留有毒物者,立即催吐。常用催吐方法:用压舌板探触咽腭弓或咽后壁催吐,吐前可令其先喝适量温水或温盐水200～300 mL,或口服1/2 000高锰酸钾200～300 mL;口服吐根糖浆15～20 mL,以少量水送服;皮下注射阿扑吗啡3～5 mg(只用于成人)。腐蚀性毒物中毒、惊厥、昏迷、肺水肿,严重心血管疾病及肝病禁催吐,孕妇慎用。

(2)洗胃:经口中毒者,胃内毒物尚未完全排空,可用洗胃法清除毒物。一般在摄入4～6小时内效果最好,饱腹、中毒量大或减慢胃排空的毒物,超过6小时仍要洗胃。腐蚀性毒物中毒禁洗胃,昏迷者要防止误吸。常用洗胃液为1∶5 000高锰酸钾,2%～4%碳酸氢钠,紧急情况下用一般清水。腐蚀性毒物中毒早期用蛋清或牛奶灌入后吸出1～2次。若已知毒物种类,可选用含相应成分的洗胃液(表5-9),以利于解毒,特别是活性炭作为强有力的吸附剂,能有效地吸收毒物促进排泄,近年来受到重视。

表5-9 已知毒物对洗胃液的选择

洗胃液的种类	适用的毒物	禁用(无效)的毒物
保护剂		
5%牛奶或蛋清	一般腐蚀性毒物、硫酸铜、氯酸盐、铬酸盐	
溶解剂		
液状石蜡	脂溶性毒物:汽油、煤油等	
吸附剂		
10%活性炭悬液	大多数毒物,除外右侧无效的毒物	无效的毒物:汞、铁、锂、溴化物、碳酸氢物、无机酸和碱、乙醇
氧化解毒剂		
1∶5 000高锰酸钾	催眠药、镇静药、阿片类、烟碱、生物碱、氰化物、砷化物、无机磷、士的宁	禁用:硫代磷酸酯如对硫磷等
中和剂		
0.3%氧化镁	硫酸、阿司匹林、草酸	
10%面糊和淀粉	碘、碘化物	
沉淀剂		
2%碳酸氢钠	有机磷杀虫剂、氨基甲酸酯类、拟菊酯类、苯、铊、汞、硫、铬、硫酸亚铁、磷	禁用:敌百虫和强酸(硫酸、硝酸、盐酸、碳酸)
保护剂		
1%～3%鞣酸	吗啡类、辛可芬、洋地黄、阿托品、草酸、乌头、黎芦、发芽马铃薯、毒蕈	
5%硫酸钠	氯化钡、碳酸钡	
5%氯化钙	氟化物	

洗胃宜用较粗的胃管,以防食物堵塞。洗胃时应先吸出胃内容物留做毒物鉴定,然后再灌入

洗胃液，每次灌入300～500 mL，反复灌洗，洗胃液总量根据情况而定，一般洗至无毒物气味或高锰酸钾溶液不变色为止，一般成人常需2～5 L，个别可达10 L；在拔出胃管时，应将胃管前部夹住，以免残留在管内的液体流入气管而引起吸入性肺炎和窒息。洗胃的禁忌证与催吐的相同，但昏迷患者可气管插管后洗胃，以防误吸。

(3)吸附：洗胃后从胃管灌入药用活性炭50～100 g的悬浮液1～2次。

(4)导泻：用以清除肠道内尚未吸收的毒物。灌入吸附剂后，再注入泻药如50%硫酸镁50 mL、20%甘露醇50～100 mL。肾功能不全者和昏迷患者不宜使用硫酸镁，以免抑制中枢神经系统。一般不用油类泻药，以免促进脂溶性毒物吸收。近年来提出有效的导泻剂是山梨醇1～2 g/kg。

(5)洗肠：经导泻处理如无下泻，可用盐水、温水高位灌肠数次。灌肠适用于毒物已摄入6小时以上，而导泻尚未发生作用者，对抑制肠蠕动的毒物(如巴比妥类、阿托品类和阿片类等)和重金属所致中毒等尤其适用，而腐蚀剂中毒时禁用。一般用1%温肥皂水500～1 000 mL做高位连续灌洗，若加入活性炭会促使毒物吸附后排出。

(二)排除已吸收进入血液的毒物

1.加强利尿

大量输液加利尿剂，清除大部分分布于细胞外液、与蛋白质结合少，主要经肾由尿排除的毒物或代谢产物。利尿剂与控制尿pH相结合可增加毒物的离子化，减少肾小管的再吸收，加速毒物排出。碱性利尿(5%碳酸氢钠静脉滴注使尿pH达到7.5～9.0)对下列毒物排泄效果好：苯巴比妥、阿司匹林、磺胺。酸性利尿(维生素C静脉滴注使尿pH达到4.5～6.0)对苯丙胺类、奎宁、奎尼丁有效。

加强利尿时应注意水、电解质、酸碱平衡，禁忌证为心、肾功能不全、低钾等。

2.血液置换

放出中毒者含有毒物的血液，输入健康供血者的血液进行置换以排除已吸收的毒物。特别适用于溶血性毒物(如砷化氢)、形成高铁血红蛋白的毒物(如苯胺)及水杨酸类中毒。因大量输血易产生输血反应及其他并发症，目前此法已少用，但在无特效抗毒药及其他有效排除血中毒物方法的情况下，仍可采用。

3.血液透析

血液透析适用于相对分子质量在350以下、水溶性、不与蛋白质结合、在体内分布比较均匀的毒物中毒，毒物可经透析液排出体外。急性中毒血液透析的适应证：摄入大量可透析的毒物；血药浓度高已达致死量；临床症状重，一般治疗无效；有肝、肾功能损害；已发生严重并发症。

血液透析可清除的毒物有巴比妥类、副醛、水合氯醛、苯海拉明、苯妥英钠、苯丙胺类、乙醇、甲醇、异丙醇、乙二醇、柳酸盐、非那西丁、各种抗生素、卤素化合物、硫氰酸盐、氯酸钠(钾)、重铬酸钾、地高辛、甲氨蝶呤、奎宁等。

4.血液灌流

血液灌流适用于分子量大、非水溶性、与蛋白质结合的毒物，比血液透析效果好。适应证与血液透析同。

适用于血液灌流清除的药物有短效巴比妥类、甲硅酮、格鲁米特、地西泮类、甲丙氨酯、吩噻嗪类、阿米替林、去郁敏、丙咪嗪、地高辛、普鲁卡因胺、毒蕈毒素、有机氯农药、百草枯、有机磷农药等。

5.血浆置换

理论上对存在血浆中的任何毒物均可清除，但实际应用于与血浆蛋白结合牢固，不能以血液透析或血液灌流清除的毒物中毒。用血液分离机可以在短时间内连续从患者体内除去含有毒物的血浆，输入等量的置换液，方法简便安全。

(三)特效解毒治疗

急性中毒诊断明确后，应及时针对不同中毒毒物使用特效解毒剂治疗，常用特效解毒剂见表5-10。

特异的解毒药应用后会获得显著疗效，宜尽早使用。常用解毒药的种类、作用机制和用法详见表5-11。

表5-10 常用特效解毒剂

特效解毒剂	适应证
纳洛酮	阿片类麻醉性镇痛药中毒
氯解磷定、碘解磷定、双复磷	有机磷化合物中毒
盐酸戊乙奎醚、阿托品、东莨菪碱	有机磷化合物中毒
二巯丁二钠、二巯丙磺钠	砷、汞、锑等中毒
依地酸钙钠、喷替酸钙钠	铅、铜、镉、钴等中毒
普鲁士蓝(亚铁氰化铁)	铊中毒
去铁胺	急性铁剂过量中毒
亚甲蓝	亚硝酸钠、苯胺等中毒
维生素 K_1	抗凝血类杀鼠剂中毒
氟马西尼	苯二氮䓬类药物中毒
维生素 B_6	肼类(含异烟肼)中毒
亚硝酸钠、亚硝酸异戊酯	氰化物中毒
硫代硫酸钠	氰化物中毒
乙醇	甲醇中毒
毒扁豆碱、催醒宁	莨菪类药物中毒
乙酰半胱氨酸	对乙酰氨基酚中毒
乙酰胺	有机氟农药中毒
氧、高压氧	一氧化碳中毒
特异性地高辛抗体片段	地高辛类药物中毒
各种抗毒血清	肉毒、蛇毒、蜘蛛毒等中毒

表5-11 常用解毒药的种类、作用机制和用法

解毒药	拮抗毒物	作用机制	用法
依地酸钙钠	铅	形成螯合物	1 g/d 静脉滴注，3天为1个疗程，休息3～4天可重复
二巯丙醇	砷、汞	同上	2～3 mg/kg 肌内注射，第1～2天每4～6小时1次，第3～10天每天2次

续表

解毒药	拮抗毒物	作用机制	用法
二巯丙磺钠	砷、汞、铜、锑	同上	5%溶液 5 mL/d 肌内注射，3 天为 1 个疗程，休息 4 天后可重复
二巯丁二钠	锑、铅、汞、砷、铜	同上	1～2 g/d 静脉注射或肌内注射，连用 3 天为 1 个疗程，休息 4 天可重复
去铁胺	铁	同上	肌内注射：开始 1 g，以后每 4 小时 1 次，每次 0.5 g，注射 2 天后，每 4～12 小时一次，一天总量＜6 g；静脉注射：剂量同肌内注射，速度保持15 mg/(kg·h)
亚甲蓝	亚硝酸盐、苯胺、硝基苯	还原高铁血红蛋白	1～2 mg/kg 稀释后缓慢静脉注射，必要时 30～60 分钟后重复一次
亚硝酸钠	氰化物	形成氰化高铁血红蛋白	3%溶液 10 mL 缓慢静脉注射(速度 2 mL/min)
硫代硫酸钠	氰化物	形成毒性低的硫氰酸盐	25%溶液 50 mL 缓慢静脉注射，紧接在亚硝酸钠后用
盐酸戊乙奎醚	有机磷杀虫剂	抗胆碱能作用	见有机磷中毒部分
阿托品	有机磷杀虫剂、氨基甲酸酯类	抗胆碱能作用	见有机磷中毒部分
氯解磷定	有机磷杀虫剂	复活胆碱酯酶	见有机磷中毒部分
纳洛酮	阿片类	拮抗阿片受体	肌内注射或静脉注射：每次 0.4～0.8 mg，根据病情重复
氟马西尼	苯二氮䓬类	拮抗苯二氮䓬受体	开始静脉注射 0.3 mg，60 秒内未达到要求可重复，连续总量达 20 mg

(四)对症支持疗法

急性中毒不论有无特效解毒药物，应及时给予一般内科对症支持治疗，如给氧、输液、维持电解质酸碱平衡、抗感染、抗休克等。

三、急性中毒的预防

除自杀或他杀性蓄意中毒较难预防外，一般中毒都可通过各种预防措施而收到良好的效果。

(一)加强防毒宣传

为防止中毒发生，应针对各种中毒的不同特点做好宣传教育，如冬天农村或部分城镇居民多用煤火炉取暖，应宣传如何预防一氧化碳中毒等。

(二)加强环境保护及药品和毒物管理

(1)加强环境保护措施，预防大气和水资源污染，改善生产环境条件，做到有毒车间的化学毒物不发生跑、冒、滴、漏，并进行卫生监督，以预防职业中毒和地方病的发生。

(2)加强药物的管理：医院和家庭用药一定要严格管理，特别是麻醉药品、精神病药品及其他毒物药品，以免误服(特别是小儿)或过量使用中毒。

(3)加强毒物管理：对所有毒物，不管是贮存、运输或使用等过程均应严格按规定管理，以确保安全。

(三)预防日常生活中毒

除常见的药物中毒外,主要是预防食用有毒或变质的动植物如各种毒蕈或河豚中毒等。

四、急性中毒的护理

(一)护理目标

(1)挽救患者生命。

(2)终止毒物的继续接触和吸收。

(3)减轻身体、心理痛苦。

(4)健康教育,避免再发生。

(二)护理措施

(1)接诊及护理:①护士要按事先分工有序地开始接诊和施救。首先判断意识、触摸大动脉搏动,对生命功能作出初步评估。如果判断为心脏、呼吸停止,呼叫医师并立即开始心肺复苏。除上述情况之外,测量血压、呼吸、体温,进一步评价。如发现有生命征不稳定,则首先开放和保护气道,建立静脉通道,维持血压,纠正心律失常,在生命征稳定后方能执行其他治疗措施。②接诊昏迷或意识状态改变的患者,一定要将中毒作为可能原因之一,向护送其入院的亲属、同事、医师等询问情况。常见的情况,如找不到原因的昏迷人、从火场救出的伤者、不明原因的代谢性酸中毒者,年轻人发生不明原因可能危及生命的心律失常、小儿发生无法解释的疲倦及意识不清,不明原因的急性多发性器官受损症状、群体出现类似的症状、体征等都应考虑到中毒的可能性。怀疑中毒存在时,注意询问毒物接触史、既往史、用药史、生活习惯、生活和工作环境、性格变化等。多数情况能确定中毒原因、背景、时间和初始症状。③护士应时刻保持敏锐的观察力和应变能力,如果预感到有突发特大公共卫生事件发生时,应迅速报告行政部和护理部,迅速启动紧急预案,启动以急诊科为中心的护理救治网络。对大规模患者快速分类,将患者分为重、中、轻、死亡 4 类并标识。在分类的同时,迅速简洁地分流患者。重症患者原则上在急诊科就地抢救;中度患者在进行一些必要的处理后转运至病房继续治疗;轻度患者在救治人员不足的情况下可暂缓处理或直接在门诊及病房观察。批量患者救治的应急状态工作要流程化,如准备床单位、准备抢救设施、输液等批量工作分别由 3 名(组)护士执行,可节约时间。建简易病历,固定在床尾,随做随记,便于医师、护士查阅,同时保证患者个人资料的完整性。

(2)清除毒物:①皮肤、黏膜和眼内污染毒物时或者呕吐物沾染患者皮肤时,护士要迅速除去患者衣物,用大量流水或生理盐水冲洗。②指导和帮助患者催吐。机械催吐法,先让患者一次饮入大杯清水(约 500 mL),再用手指或汤匙等餐具刺激咽后壁,引起呕吐,排出毒物,反复进行直到吐出物为清水为止,此过程护士予以协助,防止患者呛咳、虚脱或病情变化。催吐禁用于昏迷、惊厥、主动脉瘤、食管静脉曲张、近期发生过心肌梗死的患者及孕妇、服汽油煤油及腐蚀性毒物者。③胃肠排空后的患者才可给服活性炭吸附毒性物质,若 4～6 小时后大便中没有出现活性炭,可再给予半量。但观察到患者有肠胀气、肠阻塞为禁忌。服用泻剂时注意观察患者大便次数、量、性状。

(3)密切观察病情:持续监测心电、血压、呼吸等生命体征,注意瞳孔、意识的变化,通过疼痛刺激、呼唤姓名、对话等方法判断意识状态。发现任何异常变化及时报告医师处理。

护士应该熟悉常见毒物中毒的特殊综合征。例如,有机磷中毒的特征性表现是呼吸大蒜味、

流涎、多汗、肌颤、瞳孔缩小、肺水肿；急性酒精中毒表现为颜面潮红或苍白，呼气带酒味，情绪激动、兴奋多语，自控力丧失，有时粗鲁无礼。重度中毒表现为躁动不安、昏睡或昏迷、呼吸浅慢；甲醇中毒出现视力模糊，呼吸深大；洋地黄、奎宁类、毒蕈等中毒时心动过缓；巴比妥、地西泮类药物、严重CO中毒时肌力减弱；巴比妥、阿片类、氰化物中毒时呼吸骤停或屏气。各种刺激性毒物，如有机磷、强酸强碱经口服者或毒蕈、食物中毒时剧烈腹痛、腹泻伴恶心呕吐；有机磷、吗啡类、毒蕈、巴比妥类中毒瞳孔缩小；阿托品、乙醇、莨菪碱类、麻黄碱类瞳孔散大；亚硝酸盐类、氰化物、苯胺、麻醉药等皮肤黏膜发绀，而一氧化碳中毒呈樱桃红色；亚硝酸盐中毒时氧疗下仍显著发绀；蛇毒、阿司匹林、肝素等中毒时出血等。

(4)保持呼吸道通畅，有效给氧：对昏迷或意识障碍者立即使其平卧，头后仰、偏向一侧，以及时清除口、鼻腔分泌物和呕吐物，防止误吸导致窒息，保持呼吸道畅通。观察患者面色、口唇、指(趾)甲有无发绀，监测血氧饱和度来判断缺氧情况和了解是否改善。在气道通畅的基础上，根据病情采取鼻导管、面罩等不同方法吸氧，重症患者行气管插管、气管切开术后机械通气给氧，做好相应的护理。

(5)在治疗和处置开始前留取血、尿、呕吐物、衣物等标本，注明标本收集时间，由医师、护士双签名封存，以备毒物鉴定时用和作为法律依据。

(6)迅速建立2～3条静脉通道，选肘正中等粗大静脉，大号留置针输液，固定良好，防止因患者烦躁脱落。根据患者血压、心率、中心静脉压、尿量等综合情况调整输液速度，根据治疗需要的急缓，合理安排用药顺序。

(7)留置导尿管，观察尿量、颜色、性质，准确记录出入量。尿量是反应组织灌注和有效循环血流量的指标，是临床治疗的重要依据。

(8)意识不清、兴奋、躁动者做好安全防护，经常巡视、防止意外发生。使用床栏，必要时约束肢体，以防坠床。按时翻身，防止压疮。

(9)心理护理和健康指导：急性中毒中，自杀性中毒占首位，这类患者多有巨大的心理问题，诱因可能是负性生活事件、精神抑郁、对未来失去信心等，了解自杀原因和患者心理，是心理护理的关键。自杀性中毒者常有情绪性自我贬低，存在悔恨、羞耻情绪，心理脆弱，缺乏自我调节和控制能力，不愿交流也不愿亲友探视，有时不配合抢救，甚至再次自杀。护士要加强与患者及其家庭的沟通，鼓励患者找到倾诉对象，通过沟通减轻自杀者心理冲突所致的负性情绪，引导其正确地对待失败和各种心理压力，树立宽容、积极的人生观。要尊重自杀者的人格、感情、志向，不伤害其自尊，消除其自杀未遂的羞耻感，能理智地面对现实，接受治疗。对有强烈自杀倾向的患者，必须设专人陪护，密切观察，与其家人沟通配合，防范再发生类似事件，渡过危机期。

食入不洁食物、含过量亚硝酸盐食物、未煮熟的四季豆、误食毒蕈等食物中毒常群体发病，应就有关常识指导患者。农药中毒死亡率高，要宣传农药安全使用和保管方法，降低危害。对酗酒和滥用药物者劝诫，说明危害。

（李　丽）

第十节 急性心肌梗死

急性心肌梗死是急性心肌缺血性坏死。是在冠状动脉病变的基础上，发生冠状动脉血供急剧减少或中断，使相应的心肌严重而持久的急性缺血所致。原因通常是在冠状动脉粥样硬化的基础上继发血栓形成所致。非动脉粥样硬化所导致的心肌梗死可由感染性心内膜炎、血栓脱落、主动脉夹层形成、动脉炎等引起。

本病在欧美常见，20 世纪 50 年代美国本病死亡率＞300/10 万，20 世纪 70 年代以后降到＜200/10 万。美国 35～84 岁人群中年发病率男性为 71‰，女性为 22‰；每年约有 80 万人发生心肌梗死，45 万人再梗死。在我国本病远不如欧美多见，20 世纪 70 年代和 80 年代，北京、河北、哈尔滨、黑龙江、上海、广州等省市年发病率仅 0.2‰～0.6‰，其中以华北地区最高。

一、病因和发病机制

急性心肌梗死绝大多数(90％以上)是由于冠状动脉粥样硬化所致。由于冠状动脉有弥漫而广泛的粥样硬化病变，使管腔有＞75％的狭窄。侧支循环尚未充分建立。一旦由于管腔内血栓形成、劳力、情绪激动、休克、外科手术或血压剧升等诱因而导致血供进一步急剧减少或中断，使心肌严重而持久急性缺血达 1 小时以上，即可发生心肌梗死。

冠状动脉闭塞后约半小时，心肌开始坏死，1 小时后心肌凝固性坏死，心肌间质充血、水肿、炎性细胞浸润。以后坏死心肌逐渐溶解，形成肌溶灶，随后逐渐有肉芽组织形成，坏死组织在1～2周开始吸收，逐渐纤维化，在 6～8 周形成瘢痕而愈合，即为陈旧性心肌梗死。坏死心肌波及心包可引起心包炎。心肌全层坏死可产生心室壁破裂、游离壁破裂或室间隔穿孔，也可引起乳头肌断裂。若仅有心内膜下心肌坏死，在心室腔压力的冲击下，外膜下层向外膨出，形成室壁膨胀瘤，造成室壁运动障碍甚至矛盾运动，严重影响左心室射血功能。冠状动脉可有 1 支或几支闭塞而引起所供血区部位的梗死。

急性心肌梗死时，心脏收缩力减弱、顺应性减低、心肌收缩不协调、心排血量下降，严重时发生泵衰竭、心源性休克及各种心律失常，死亡率高。

二、病理生理

主要出现左心室舒张和收缩功能障碍的一些血流动力学变化，其严重度和持续时间取决于梗死的部位、程度和范围。心脏收缩力减弱、顺应性减低、心肌收缩不协调，左心室压力曲线最大上升速度减低，左心室舒张末期压增高、舒张和收缩末期容量增多。射血分数减低，每搏输出量和心排血量下降，心率增快或有心律失常，血压下降，静脉血氧含量降低。心室重构出现心壁厚度改变、心脏扩大和心力衰竭(先左心衰竭然后全心衰竭)，可发生心源性休克。右心室梗死在心肌梗死患者中少见，其主要病理生理改变是右心衰竭的血流动力学变化，右心房压力增高，高于左心室舒张末期压，心排血量减低，血压下降。

急性心肌梗死引起的心力衰竭称为泵衰竭，按 Killip 分级法可分为：Ⅰ级，尚无明显心力衰竭；Ⅱ级，有左心衰竭；Ⅲ级，有急性肺水肿；Ⅳ级，有心源性休克等不同程度或阶段的血流动力学

变化。心源性休克是泵衰竭的严重阶段。但如兼有肺水肿和心源性休克则情况最严重。

三、临床表现

（一）病史

发病前常有明显诱因，如精神紧张、情绪激动、过度体力活动、饱餐、高脂饮食、糖尿病未控制、感染、手术、大出血、休克等。少数在睡眠中发病。有半数以上的患者过去有高血压及心绞痛史。部分患者则无明确病史及先兆表现，首次发展即是急性心肌梗死。

（二）症状

1.先兆症状

急性心肌梗死多突然发病，少数患者起病症状轻微。1/2～2/3 的患者起病前 1～2 天至1～2 周或更长时间有先兆症状，其中最常见的是稳定型心绞痛转变为不稳定型；或既往无心绞痛，突然出现心绞痛，且发作频繁，程度较重，用硝酸甘油难以缓解，持续时间较长。伴恶心、呕吐、血压剧烈波动。心电图显示 ST 段一时性明显上升或降低，T 波倒置或增高。这些先兆症状如诊断及时，治疗得当，半数以上患者可免于发生心肌梗死；即使发生，症状也较轻，预后较好。

2.胸痛

胸痛为最早出现而突出的症状。其性质和部位多与心绞痛相似，但程度更为剧烈，呈难以忍受的压榨、窒息，甚至濒死感，伴有大汗淋漓及烦躁不安。持续时间可长达 1～2 小时甚至 10 小时以上，或时重时轻达数天之久。用硝酸甘油无效，需用麻醉性镇痛药才能减轻。疼痛部位多在胸骨后，但范围较为广泛，常波及整个心前区，约 10％的病例波及剑突下及上腹部或颈、背部，偶尔到下颌、咽部及牙齿处。约 25％病例无明显的疼痛，多见于老年、糖尿病（由于感觉迟钝）或神志不清患者，或有急性循环衰竭者，疼痛被其他严重症状所掩盖。15％～20％病例在急性期无症状。

3.心律失常

心律失常见于 75％～95％的患者，多发生于起病后 1～2 周内，而以 24 小时内最多见。经心电图观察可出现各种心律失常，可伴乏力、头晕、晕厥等症状，且为急性期引起死亡的主要原因之一。其中最严重的心律失常是室性异位心律（包括频发性期前收缩、阵发性心动过速和心室颤动）。频发（＞5 次/分）、多源、成对出现，或 R 波落在T 波上的室性期前收缩可能为心室颤动的先兆。房室传导阻滞和束支传导阻滞也较多见，严重者可出现完全性房室传导阻滞。室上性心律失常则较少见，多发生于心力衰竭患者。前壁心肌梗死易发生室性心律失常。下壁梗死易发生房室传导阻滞。

4.心力衰竭

主要是急性左心衰竭，为心肌梗死后收缩力减弱或不协调所致，可出现呼吸困难、咳嗽、烦躁及发绀等症状。严重时两肺满布湿啰音，形成肺水肿，进一步则导致右心衰竭。右心室心肌梗死者可一开始就出现右心衰竭。

5.低血压和休克

仅于疼痛剧烈时血压下降，未必是休克。但如疼痛缓解而收缩压仍低于 10.7 kPa（80 mmHg），伴有烦躁不安、大汗淋漓、脉搏细快、尿量减少（＜20 mL/h）、神志恍惚甚至晕厥时，则为休克，主要为心源性，由于心肌广泛坏死、心排血量急剧下降所致。而神经反射引起的血管扩张尚属次要，有些患者还有血容量不足的因素参与。

6.胃肠道症状

疼痛剧烈时，伴有频繁的恶心、呕吐、上腹胀痛、肠胀气等，与迷走神经张力增高有关。

7.坏死物质吸收引起的症状

主要是发热，一般在发病后1～3天出现，体温38℃左右，持续约1周。

(三)体征

(1)约半数患者心浊音界轻度至中度增大，有心力衰竭时较显著。

(2)心率多增快，少数可减慢。

(3)心尖区第一心音减弱，有时伴有奔马律。

(4)10%～20%的患者在病后2～3天出现心包摩擦音，多数在几天内又消失，是坏死波及心包面引起的反应性纤维蛋白性心包炎所致。

(5)心尖区可出现粗糙的收缩期杂音或收缩中晚期喀喇音，为二尖瓣乳头肌功能失调或断裂所致。

(6)可听到各种心律失常的心音改变。

(7)常见到血压下降到正常以下(病前高血压者血压可降至正常)，且可能不再恢复到起病前水平。

(8)还可有休克、心力衰竭的相应体征。

(四)并发症

心肌梗死除可并发心力衰竭及心律失常外，还可有下列并发症。

1.动脉栓塞

主要为左心室壁血栓脱落所引起。根据栓塞的部位，可能产生脑部或其他部位的相应症状，常在起病后1～2周发生。

2.心室膨胀瘤

梗死部位在心脏内压的作用下，显著膨出。心电图常示持久的ST段抬高。

3.心肌破裂

少见。可在发病1周内出现，患者常突然休克甚至造成死亡。

4.乳头肌功能不全

乳头肌功能不全的病变可分为坏死性与纤维性2种，在发生心肌梗死后，心尖区突然出现响亮的全收缩期杂音，第一心音减低。

5.心肌梗死后综合征

心肌梗死后综合征发生率约为10%，于心肌梗死后数周至数月内出现，可反复发生，表现为发热、胸痛、心包炎、胸膜炎或肺炎等症状、体征，可能为机体对坏死物质的变态反应。

四、诊断要点

(一)诊断标准

诊断急性心肌梗死必须至少具备以下标准中的两条。

(1)缺血性胸痛的临床病史，疼痛常持续30分钟以上。

(2)心电图的特征性改变和动态演变。

(3)心肌坏死的血清心肌标志物浓度升高和动态变化。

(二)诊断步骤

对怀疑为急性心肌梗死的患者，应争取在10分钟内完成。

(1)临床检查(问清缺血性胸痛病史，如疼痛性质、部位、持续时间、缓解方式、伴随症状；查明心、肺、血管等的体征)。

(2)描记18导联心电图(常规12导联加 $V_7 \sim V_9$，$V_{3R} \sim V_{5R}$)，并立即进行分析、判断。

(3)迅速进行简明的临床鉴别诊断后作出初步诊断(老年人突发原因不明的休克、心力衰竭、上腹部疼痛伴胃肠道症状、严重心律失常或较重而持续性胸痛或胸闷，应慎重考虑有无本病的可能)。

(4)对病情作出基本评价并确定即刻处理方案。

(5)继之尽快进行相关的诊断性检查和监测，如血清心肌标志物浓度的检测，结合缺血性胸痛的临床病史、心电图的特征性改变，作出急性心肌梗死的最终诊断。此外，尚应进行血常规、血脂、血糖、凝血时间、电解质等检测，以及二维超声心动图检查、床旁心电监护等。

(三)危险性评估

(1)伴下列任一项者，如高龄(>70岁)、既往有心肌梗死史、心房颤动、前壁心肌梗死、心源性休克、急性肺水肿或持续低血压等可确定为高危患者。

(2)死亡率随心电图ST段抬高的导联数的增加而增加。

(3)血清心肌标志物浓度与心肌损害范围呈正相关，可帮助估计梗死面积和患者预后。

五、鉴别诊断

(一)不稳定型心绞痛

疼痛的性质、部位与心肌梗死相似，但发作持续时间短、次数频繁、含服硝酸甘油有效。心电图的改变及酶学检查是与心肌梗死鉴别的主要依据。

(二)急性肺动脉栓塞

大块的栓塞可引起胸痛、呼吸困难、咯血、休克，但多出现右心负荷急剧增加的表现，如右心室增大、P_2 亢进和分裂、有心力衰竭体征。无心肌梗死时的典型心电图改变和血清心肌酶的变化。

(三)主动脉夹层

该病也具有剧烈的胸痛，有时出现休克，其疼痛常为撕裂样，一开始即达高峰，多放射至背部、腹部、腰部及下肢。两上肢的血压和脉搏常不一致是本病的重要体征。可出现主动脉瓣关闭不全的体征，心电图和血清心肌酶学检查无急性心肌梗死时的变化。X线和超声检查可出现主动脉明显增宽。

(四)急腹症

急性胆囊炎、胆石症、急性坏死性胰腺炎、溃疡穿孔等常出现上腹痛及休克的表现，但应有相应的腹部体征，心电图及酶学检查有助于鉴别。

(五)急性心包炎

急性心包炎尤其是非特异性急性心包炎，也可出现严重胸痛、心电图ST段抬高，但该病发病前常有上呼吸道感染，呼吸和咳嗽时疼痛加重，早期即有心包摩擦音。无心电图的演变及酶学异常。

六、处理

(一)治疗原则

改善冠状动脉血液供给,减少心肌耗氧,保护心脏功能,挽救因缺血而濒死的心肌,防止梗死面积扩大,缩小心肌缺血范围,以及时发现、处理、防治严重心律失常、泵衰竭和各种并发症,防止猝死。

(二)院前急救

流行病学调查发现,50%的患者发病后1小时在院外猝死,死因主要是可救治的心律失常。因此,院前急救的重点是尽可能缩短患者就诊延误的时间和院前检查、处理、转运所用的时间;尽量帮助患者安全、迅速地转送到医院;尽可能及时给予相关急救措施,如嘱患者停止任何主动性活动和运动、舌下含化硝酸甘油、高流量吸氧、镇静止痛(吗啡或哌替啶),必要时静脉注射或滴注利多卡因,或给予除颤治疗和心肺复苏;缓慢性心律失常给予阿托品肌内注射或静脉注射;及时将患者情况通知急救中心或医院,在严密观察、治疗下迅速将患者送至医院。

(三)住院治疗

急诊室医师应力争在10～20分钟内完成病史、临床检数记录18导联心电图,尽快明确诊断。对ST段抬高者应在30分钟内收住冠心病监护病房并开始溶栓,或在90分钟内开始行经皮冠状动脉腔内成形术。

1.休息

患者应卧床休息,保持环境安静,减少探视,防止不良刺激。

2.监测

在冠心病监护室进行心电图、血压和呼吸的监测,需5～7天,必要时进行床旁血流动力学监测,以便于观察病情和指导治疗。

3.护理

第1周完全卧床,加强护理,患者进食、漱洗、大小便、翻身等,都需要他人帮助。第2周可从床上坐起,第3～4周可逐步离床和室内缓步走动。但病重或有并发症者,卧床时间宜适当延长。食物以易消化的流质或半流质饮食为主,病情稳定后逐渐改为软食。便秘3天者可服轻泻剂或用甘油栓等,必须防止用力大便造成病情突变。焦虑、不安患者可用地西泮等镇静药。禁止吸烟。

4.吸氧

在急性心肌梗死早期,即便未合并有左心衰竭或肺疾病,也常有不同程度的动脉低氧血症。其原因可能由于细支气管周围水肿,使小气道狭窄,增加小气道阻力,气流量降低,局部换气量减少,特别是两肺底部最为明显。有些患者虽未测出动脉低氧血症,由于增加肺间质液体,肺顺应性一过性降低,而有气短症状。因此,应给予吸氧,通常在发病早期用鼻塞给氧24～48小时,3～5 L/min。有利于氧气运送到心肌,可能减轻气短、疼痛或焦虑症状。在严重左心衰竭、肺水肿和并有机械并发症的患者,多伴有严重低氧血症,需面罩加压给氧或气管插管并机械通气。

5.补充血容量

心肌梗死患者,由于发病后出汗,呕吐或进食少,以及应用利尿药等因素,引起血容量不足和血液浓缩,从而加重缺血和血栓形成,有导致心肌梗死面积扩大的危险。因此,如每天摄入量不足,应适当补液,以保持出入量的平衡。一般可用极化液。

6.缓解疼痛

急性心肌梗死时，剧烈胸痛使患者交感神经过度兴奋，产生心动过速、血压升高和心肌收缩力增强，从而增加心肌耗氧量。并易诱发快速性室性心律失常，应迅速给予有效镇痛药。本病早期疼痛是难以区分坏死心肌疼痛和可逆性心肌缺血疼痛，二者常混杂在一起。先予以含服硝酸甘油，随后静脉滴注硝酸甘油，如疼痛不能迅速缓解，应立即用强的镇痛药，吗啡和派替啶最为常用。吗啡是解除急性心肌梗死后疼痛最有效的药物。其作用于中枢阿片受体而发挥镇痛作用，并阻滞中枢交感神经冲动的传出，导致外周动、静脉扩张，从而降低心脏前后负荷及心肌耗氧量。通过镇痛，减轻疼痛引起的应激反应，使心率减慢。1 次给药后10～20 分钟发挥镇痛作用，1～2 小时作用最强，持续 4～6 小时。通常静脉注射吗啡 3 mg，必要时每 5 分钟重复1 次，总量不宜超过15 mg。吗啡治疗剂量时即可发生不良反应，随剂量增加，发生率增加。不良反应有恶心、呕吐、低血压和呼吸抑制。其他不良反应有眩晕、嗜睡、表情淡漠、注意力分散等。一旦出现呼吸抑制，可每隔3 分钟静脉注射纳洛酮有拮抗吗啡的作用，剂量为 0.4 mg，总量不超过 1.2 mg。一般用药后呼吸抑制症状可很快消除，必要时采用人工辅助呼吸。哌替啶有消除迷走神经作用和镇痛作用，其血流动力学作用与吗啡相似，75 mg 哌替啶相当于 10 mg 吗啡，不良反应有致心动过速和呕吐作用，但较吗啡轻。可用阿托品 0.5 mg 对抗。临床上可肌内注射 25～75 mg，必要时2～3 小时重复，过量出现麻醉作用和呼吸抑制，当引起呼吸抑制时，也可应用纳洛酮治疗。对重度烦躁者可应用冬眠疗法，经肌内注射哌替啶25 mg、异丙嗪 12.5 mg，必要时 4～6 小时重复1 次。

中药可用复方丹参滴丸，麝香保心丸口服，或复方丹参注射液 16 mL 加入 5%葡萄糖液250～500 mL中静脉滴注。

（四）再灌注心肌

起病 3～6 小时内，使闭塞的冠状动脉再通，心肌得到再灌注，濒临坏死的心肌可能得以存活或使坏死范围缩小，预后改善，是一种积极的治疗措施。

1.急诊溶栓治疗

溶栓治疗是 20 世纪 80 年代初兴起的一项新技术，其治疗原理是针对急性心肌梗死发病的基础，即大部分穿壁性心肌梗死是由于冠状动脉血栓性闭塞引起的。血栓是由于凝血酶原在异常刺激下被激活，形成凝血酶，使纤维蛋白原转化为纤维蛋白，然后与其他有形成分如红细胞、血小板一起形成的。机体内存在一个纤维蛋白溶解系统，它是由纤维蛋白溶解原和内源性或外源性激活物组成的。在激活物的作用下，纤维蛋白溶酶原被激活，形成纤维蛋白溶酶，它可以溶解稳定的纤维蛋白血栓，还可以降解纤维蛋白原，促使纤维蛋白裂解、使血栓溶解。但是纤维蛋白溶酶的半衰期很短，要想获得持续的溶栓效果，只有依靠连续输入外源性补给激活物的办法。现在临床常用的纤溶激活物有两大类，一类为非选择性纤溶剂，如链激酶、尿激酶。它们除了激活与血栓相关的纤维蛋白溶酶原外，还激活循环中的纤溶酶原，导致全身的纤溶状态，因此可以引起出血并发症。另一类为选择性纤溶剂，有重组组织型纤溶酶原激活物、单链尿激酶型纤溶酶原激活物及乙酰化纤溶酶原-链激酶激活剂复合物。它们选择性的激活与血栓有关的纤溶酶原，而对循环中的纤溶酶原仅有中等度的作用。这样可以避免或减少出血并发症的发生。

(1)溶栓疗法的适应证：①持续性胸痛超过半小时，含服硝酸甘油片后症状不能缓解者。②相邻两个或更多导联 ST 段抬高＞0.2 mV 者。③发病 6 小时内，或虽超过 6 小时，患者仍有严重胸痛，并且 ST 段抬高的导联有 R 波者，也可考虑溶栓治疗。

(2)溶栓治疗的禁忌证：①近10天内施行过外科手术者，包括活检、胸腔或腹腔穿刺和心脏体外按压术等。②10天内进行过动脉穿刺术者。③颅内病变者，包括出血、梗死或肿瘤等。④有明显出血或潜在的出血性病变者，如溃疡性结肠炎、胃十二指肠溃疡或有空洞形成的肺部病变。⑤有出血性或脑栓死倾向的疾病者，如各种出血性疾病、肝肾疾病、心房颤动、感染性心内膜炎、收缩压＞24.0 kPa(180 mmHg)，舒张压＞14.7 kPa(110 mmHg)等。⑥妊娠期和分娩后头10天的妇女。⑦在半年至1年内进行过链激酶治疗者。⑧年龄＞65岁者，因为高龄患者溶栓疗法引起颅内出血者多，而且冠脉再通率低于中年。

链激酶：链激酶是C类乙型链球菌产生的酶，在体内将前活化素转变为活化素，后者将纤溶酶原转变为纤溶酶。有抗原性，用前需做皮肤过敏试验。静脉滴注常用量为500 000～1 000 000 U加入5%葡萄糖液100 mL内，30～60分钟滴完，后每小时给予100 000 U，滴注24小时。治疗前半小时肌内注射异丙嗪25 mg，加少量(2.5～5 mg)地塞米松同时滴注可减少变态反应的发生。用药前后进行凝血方面的化验检查，用量大时尤其应注意出血倾向。冠脉内注射时先做冠脉造影，经导管向闭塞的冠状动脉内注入硝酸甘油0.2～0.5 mg，后注入链激酶20 000 U，继之每分钟2 000～4 000 U，共30～90分钟，至再通后继用每分钟2 000 U，共30～60分钟。患者胸痛突然消失，ST段恢复正常，心肌酶峰值提前出现为再通征象，可每分钟注入1次造影剂观察是否再通。

尿激酶：作用于纤溶酶原使之转变为纤溶酶。本品无抗原性，作用较链激酶弱。500 000～1 000 000 U静脉滴注，60分钟滴完。冠状动脉内应用时每分钟6 000 U持续1小时以上至溶栓后再维持0.5～1小时。

重组组织型纤溶酶原激活物：本品对血凝块有选择性，故疗效高于链激酶。冠脉内滴注0.375 mg/kg，持续45分钟。静脉滴注用量为0.75 mg/kg，持续90分钟。

其他制剂还有单链尿激酶型纤溶酶原激活物、乙酰化纤溶酶原-链激酶激活剂复合物等。

(3)以上溶栓剂的选择：文献资料显示，用药2～3小时的开通率重组组织型纤溶酶原激活物为65%～80%，链激酶为65%～75%，尿激酶为50%～68%，乙酰化纤溶酶原-链激酶激活剂复合物为68%～70%。究竟选用哪一种溶栓剂，不能根据以上的数据武断的选择，而应根据患者的病变范围、部位、年龄、起病时间的长短及经济情况等因素选择。比较而言，如患者年轻(年龄小于45岁)、大面积前壁急性心肌梗死、到达医院时间较早(2小时内)、无高血压，应首选重组组织型纤溶酶原激活物。如果年龄较大(大于70岁)、下壁急性心肌梗死、有高血压，应选链激酶或尿激酶。由于乙酰化纤溶酶原-链激酶激活剂复合物的半衰期最长(70～120分钟)，因此它可在患者家中或救护车上一次性快速静脉注射；重组组织型纤溶酶原激活物的半衰期最短(3～4分钟)，需静脉持续滴注90～180分钟；链激酶的半衰期为18分钟，给药持续时间为60分钟；尿激酶半衰期为40分钟，给药时间为30分钟。链激酶与乙酰化纤溶酶原-链激酶激活剂复合物可引起低血压和变态反应，尿激酶与重组组织型纤溶酶原激活物无这些不良反应。重组组织型纤溶酶原激活物需要联合使用肝素，链激酶、尿激酶、乙酰化纤溶酶原-链激酶激活剂复合物除具有纤溶作用外，还有明显的抗凝作用，不需要积极使用静脉肝素。另外，重组组织型纤溶酶原激活物价格较高，链激酶、尿激酶较低廉。以上这些因素在临床选用溶栓剂时应予以考虑。

(4)溶栓治疗的并发症：①出血。轻度出血：皮肤、黏膜、肉眼及显微镜下血尿，或少量咯血、呕血等(穿刺或注射部位少量瘀斑不作为并发症)。重度出血：大量咯血或消化道大出血，腹膜后

出血等引起失血性休克或低血压，需要输血者。危及生命部位的出血：颅内、蛛网膜下腔、纵隔内或心包出血。②再灌注心律失常，注意其对血流动力学的影响。③一过性低血压及其他的变态反应。

溶栓治疗急性心梗的价值是肯定的。加速血管再通，减少和避免冠脉早期血栓性再堵塞，可望进一步增加疗效。已证实有效的抗凝治疗可加速血管再通和有助于保持血管通畅。今后研究应着重于改进治疗方法或使用特异性溶栓剂，以减少纤维蛋白分解，防止促凝血活动和纤溶酶原偷窃；研制合理的联合使用的药物和方法。如此，可使现已明显降低的急性心梗死亡率进一步下降。

2.经皮冠状动脉腔内成形术

(1)直接经皮冠状动脉腔内成形术：急性心肌梗死发病后直接做经皮冠状动脉腔内成形术。指征：静脉溶栓治疗有禁忌证者；合并心源性休克者(急诊经皮冠状动脉腔内成形术挽救生命是作为首选治疗)；诊断不明患者，如急性心肌梗死病史不典型或左束支传导阻滞者，可从直接冠状动脉造影和经皮冠状动脉腔内成形术中受益；有条件在发病后数小时内行经皮冠状动脉腔内成形术者。

(2)补救性经皮冠状动脉腔内成形术：在发病 24 小时内，静脉溶栓治疗失败，患者胸痛症状不缓解时，行急诊经皮冠状动脉腔内成形术，以挽救存活的心肌，限制梗死面积进一步扩大。

(3)半择期经皮冠状动脉腔内成形术：溶栓成功患者在梗死后 7～10 天内，有心肌缺血指征或冠脉再闭塞者。

(4)择期经皮冠状动脉腔内成形术：在急性心肌梗死后 4～6 周，用于再发心绞痛或有心肌缺血客观指征，如运动试验、动态心电图、^{201}Tl 运动心肌断层显像等证实有心肌缺血。

(5)冠状动脉旁路移植术：适用于溶栓疗法及经皮冠状动脉腔内成形术无效，而仍有持续性心肌缺血；急性心肌梗死合并有左房室瓣关闭不全或室间隔穿孔等机械性障碍需要手术矫正和修补，同时进行冠状动脉旁路移植术；多支冠状动脉狭窄或左冠状动脉主干狭窄。

(五)缩小梗死面积

急性心肌梗死是心肌氧供/氧需的严重失衡，纠正这种失衡，就能挽救濒死的心肌，限制梗死的扩大，有效地减少并发症和改善患者的预后。控制心律失常，适当补充血容量和治疗心力衰竭，均有利于减少梗死区。目前多主张采用以下几种药物。

1.扩血管药物

扩血管药物必须应用于梗死初期的发展阶段，即起病后 4～6 小时之内。一般首选硝酸甘油静脉滴注或异山梨酯舌下含化，也可在皮肤上用硝酸甘油贴片或软膏。使用时应注意：静脉给药时，最好有血流动力学监测，当肺动脉楔嵌压小于 2.4 kPa(18 mmHg)，动脉压正常或增高时，其疗效较好，反之，则可使病情恶化；应从小剂量开始，在应用过程中保持肺动脉楔嵌压不低于 2.0 kPa(15 mmHg)，且动脉压不低于正常低限，以保证必需的冠状动脉灌注。

2.β 受体阻滞剂

大量临床资料表明，在急性心肌梗死发生后的 4～12 小时内，给普萘洛尔或美托洛尔、阿普洛尔、阿替洛尔等药治疗(最好是早期静脉内给药)，常能达到明显降低患者的最高血清酶水平，提示有限制梗死范围扩大的作用。但因这些药的负性肌力、负性频率作用，临床应用时，当心率低于每分钟 60 次，收缩压≤14.6 kPa，有心力衰竭及下壁心梗者应慎用。

3.右旋糖酐-40及复方丹参等活血化瘀药物

一般可选用右旋糖酐-40每天静脉滴注250～500 mL,7～14天为1个疗程。在右旋糖酐-40内加入活血化瘀药物如血栓通4～6 mL、川芎嗪80～160 mg或复方丹参注射液12～30 mL,疗效更佳。心功能不全者右旋糖酐-40者慎用。

4.极化液

可减少心肌坏死,加速缺血心肌的恢复。但近几年因其效果不显著,已趋向不用,仅用于急性心肌梗死伴有低血容量者。其他改善心肌代谢的药物有维生素C(3～4 g)、辅酶A(50～100 U)、肌苷(0.2～0.6 g)、维生素B_6(50～100 mg),每天1次静脉滴注。

5.其他

有人提出用大量激素(氢化可的松150 mg/kg)或透明质酸酶(每次500 U/kg,每6小时1次,天4次),或用钙通道阻滞剂(硝苯地平20 mg,每4小时1次)治疗急性心肌梗死,但对此分歧较大,尚无统一结论。

(六)严密观察,以及时处理并发症

1.左心功能不全

急性心肌梗死时左心功能不全因病理生理改变的程度不同,可表现轻度肺淤血、急性左心衰竭(肺水肿)、心源性休克。

(1)急性左心衰竭(肺水肿)的治疗:可选用吗啡、利尿药(呋塞米等)、硝酸甘油(静脉滴注),尽早口服血管紧张素转化酶抑制剂(以短效制剂为宜)。肺水肿合并严重高血压时应静脉滴注硝普钠,由小剂量(10 μg/min)开始,据血压调整剂量。伴严重低氧血症者可行人工机械通气治疗。洋地黄制剂在急性心肌梗死发病24小时内不主张使用。

(2)心源性休克:在严重低血压时应静脉滴注多巴胺5～15 μg/(kg·min),一旦血压升至12.0 kPa(90 mmHg)以上,则可同时静脉滴注多巴酚丁胺3～10 μg/(kg·min),以减少多巴胺用量。如血压不升应使用大剂量多巴胺[≥15 μg/(kg·min)]。大剂量多巴胺无效时,可静脉滴注去甲肾上腺素2～8 μg/min。轻度低血压时,可用多巴胺或与多巴酚丁胺合用。药物治疗无效者,应使用主动脉内球囊反搏。急性心肌梗死合并心源性休克提倡经皮冠状动脉腔内成形术再灌注治疗。中药可酌情选用独参汤、参附汤、生脉散等。

2.抗心律失常

急性心肌梗死有90%以上出现心律失常,绝大多数发生在梗死后72小时内,不论是快速性或缓慢性心律失常,对急性心肌梗死患者均可引起严重后果。因此,以及早发现心律失常,特别是严重的心律失常前驱症状,并给予积极的治疗。

(1)对出现室性期前收缩的急性心肌梗死患者,应严密心电监护及处理。频发的室性期前收缩或室速,应以利多卡因50～100 mg静脉注射,无效时5～10分钟可重复,控制后以每分钟1～3 mg静脉滴注维持,情况稳定后可改为药物口服;美西律150～200 mg,普鲁卡因胺250～500 mg,溴苄胺100～200 mg等,6小时1次维持。

(2)对已发生心室颤动者,应立即行心肺复苏术,在进行心脏按压和人工呼吸的同时争取尽快实行电除颤,一般首次即采取较大能量(200～300 J),争取1次成功。

(3)对窦性心动过缓,如心率小于每分钟50次,或心率在每分钟50～60次但合并低血压或室性心律失常者,可以阿托品每次0.3～0.5 mg静脉注射,无效时5～10分钟重复,但总量不超过2 mg。也可以氨茶碱0.25 g或异丙基肾上腺素1 mg分别加入300～500 mL液体中静脉滴注，但这些药物有可能增加心肌氧耗或诱发室性心律失常，故均应慎用。以上治疗无效症状严重时可采用临时起搏措施。

(4)对房室传导阻滞一度和二度量型者，可应用肾上腺皮质激素、阿托品、异丙肾上腺素治疗，但应注意其不良反应。对三度及二度Ⅱ型者宜行临时心脏起搏。

(5)对室上性快速心律失常者可选用β受体阻滞剂、洋地黄类(24 小时内尽量不用)、维拉帕米、胺碘酮、奎尼丁、普鲁卡因胺等治疗，对阵发性室上性、心房颤动及心房扑动药物治疗无效可考虑直流同步电转复或人工心脏起搏器复律。

3.机械性并发症的处理

(1)心室游离壁破裂：可引起急性心脏压塞致突然死亡，临床表现为电-机械分离或心脏停搏，常因难以即时救治而死亡。亚急性心脏破裂应积极争取冠状动脉造影后行手术修补及血管重建术。

(2)室间隔穿孔：伴血流动力学失代偿者，提倡在血管扩张剂和利尿药治疗及主动脉内球囊反搏支持下，早期或急诊手术治疗。如穿孔较小，无充血性心力衰竭，血流动力学稳定，可保守治疗，6 周后择期手术。

(3)急性二尖瓣关闭不全：急性乳头肌断裂时突发左心衰竭和/或低血压，主张用血管扩张剂、利尿药及主动脉内球囊反搏治疗，在血流动力学稳定的情况下急诊手术。因左心室扩大或乳头肌功能不全者，应积极应用药物治疗心力衰竭，改善心肌缺血并行血管重建术。

(七)恢复期处理

住院 3～4 周后，如病情稳定，体力增进，可考虑出院。近年来主张出院前做症状限制性运动负荷心电图、放射性核素和/或超声显像检查，如显示心肌缺血或心功能较差，宜行冠状动脉造影检查考虑进一步处理。心室晚电位检查有助于预测发生严重室性心律失常的可能性。

七、护理

(一)护理评估

1.病史

发病前常有明显诱因，如精神紧张、情绪激动、过度体力活动、饱餐、高脂饮食、糖尿病未控制、感染、手术、大出血、休克等。少数在睡眠中发病。有半数以上的患者过去有高血压及心绞痛史。部分患者则无明确病史及先兆表现，首次发展即是急性心肌梗死。

2.身体状况

(1)先兆：半数以上患者在梗死前数天至数周，有乏力、胸部不适、活动时心悸、气急、心绞痛等，最突出为心绞痛发作频繁，持续时间较长，疼痛较剧烈，甚至伴恶心、呕吐、大汗、心动过缓，硝酸甘油疗效差等，特称为梗前先兆。应警惕近期内发生心肌梗死的可能，要及时住院治疗。

(2)症状：急性心肌梗死的临床表现与梗死的大小、部位、发展速度及原来心脏的功能情况等有关。①疼痛：是最常见的起始症状。典型的疼痛部位和性质与心绞痛相似，但疼痛更剧烈，诱因多不明显，持续时间较长，多在 30 分钟以上，也可达数小时或更长，休息和含服硝酸甘油多不能缓解。患者常烦躁不安、出汗、恐惧，或有濒死感。老年人、糖尿病患者，以及脱水、休克患者常无疼痛。少数患者以休克、急性心力衰竭、突然晕厥为始发症状。部分患者疼痛位于上腹部，或者疼痛放射至下颌、颈部、背部上方，易被误诊，应与相关疾病鉴别。②全身症状：有发热和心动过速等。发热由坏死物质吸收所引起，一般在疼痛后24～48 小时出现，体温一般在 38 ℃左右，持续约 1 周。③胃肠道症状：常伴有恶心、呕吐、肠胀气和消化不良，特别是下后壁梗死者。重症者可发生呃逆。④心律失常：见于 75%～95%的患者，以发病 24 小时内最多见，可伴心悸、乏力、头晕、晕厥等症状。其中以室性心律失常居多，可出现室性期前收缩、室性心动过速、心室颤动或加速性心室自主心律。如出现频发的、成对的、多源的和 R 落在 T 的室性期前收缩，或室性心动过速，常为心室颤动的先兆。心室颤动是急性心肌梗死早期主要的死因。室上性心律失常则较少，多发生在心力衰竭者中。缓慢型心律失常中以房室传导阻滞最为常见，束支传导阻滞和窦性心动过缓也较多见。⑤低血压和休克：见于 20%～30%的患者。疼痛期的血压下降未必是休克。如疼痛缓解后收缩压仍低于 10.7 kPa(80 mmHg)，伴有烦躁不安、面色苍白、皮肤湿冷、大汗淋漓、脉细而快、少尿、精神迟钝甚至昏迷，则为休克表现。休克多在起病后数小时至 1 周内发生，主要是心源性，为心肌收缩力减弱、心排血量急剧下降所致，尚有血容量不足、严重心律失常、周围血管舒缩功能障碍和酸中毒等因素参与。⑥心力衰竭：主要为急性左心衰竭。可在发病最初的几天内发生，或在疼痛、休克好转阶段出现。是因为心肌梗死后心脏收缩力显著减弱或不协调所致。患者可突然出现呼吸困难、咳泡沫痰、发绀等，严重时可发生急性肺水肿，也可继而出现全心衰竭。

(3)体征。①一般情况：患者常呈焦虑不安或恐惧，手抚胸部，面色苍白，皮肤潮湿，呼吸增快；如左心功能不全时呼吸困难，常采用半卧位或咳粉红色泡沫痰；发生休克时四肢厥冷，皮肤有蓝色斑纹。多数患者于发病第2 天体温升高，一般在 38 ℃左右，1 周内退至正常。②心脏：心脏浊音界可轻至中度增大；心率增快或减慢；可有各种心律失常；心尖部第一心音常减弱，可出现第三或第四音奔马律；一般听不到心脏杂音，二尖瓣乳头肌功能不全或腱索断裂时心尖部可听到明显的收缩期杂音；室间隔穿孔时，胸骨左缘可闻及响亮的全收缩期杂音；发生严重的左心衰竭时，心尖部也可闻及收缩期杂音；1%～20%的患者可在发病 1～3 天内出现心包摩擦音，持续数天，少数可持续 1 周以上。③肺部：发病早期肺底可闻及少数湿啰音，常在 1～2 天内消失，啰音持续存在或增多常提示左心衰竭。

3.实验室及其他检查

(1)心电图：可起到定性、定位、定期的作用。透壁性心肌梗死典型改变是出现异常、持久的 Q 波或 QS 波。损伤型 ST 段的抬高，弓背向上与 T 波融合形成单向曲线，起病数小时之后出现，数天至数周回到基线。T 波改变：起病数小时内异常增高，数天至 2 周左右变为平坦，继而倒置。但有 5%～15%病例心电图表现不典型，其原因为小灶梗死、多处或对应性梗死、再发梗死、心内膜下梗死及伴室内传导阻滞、心室肥厚或预激综合征等。以上情况可不出现坏死性Q 波，只表现为 QRS 波群高度、ST 段、T 波的动态改变。另外，右侧心肌梗死、真后壁和局限性高侧壁心肌梗死，常规导联中不显示梗死图形，应加做特殊导联以明确诊断。

(2)心向量图：当心电图不能肯定诊断为心肌梗死时，往往可通过心向量图得到证实。

(3)超声心动图：超声心动图并不用来诊断急性心肌梗死，但对探查心肌梗死的各种并发症极有价值，尤其是室间隔穿孔破裂，乳头肌或腱索断裂或功能不全造成的二尖瓣关闭不全、脱垂、室壁瘤和心包积液。

(4)放射性核素检查：放射性核素心肌显影、心室造影 ^{99m}锝及 ^{131}碘等形成热点成像或^{201}铊^{42}钾等冷点成像可判断梗死的部位和范围。用门电路控制 γ 闪烁照相法进行放射性核素血池显像，可观察壁动作及测定心室功能。

(5)心室晚电位：心肌梗死时心室晚电位阳性率 28%～58%，其出现不似陈旧性心梗稳定，

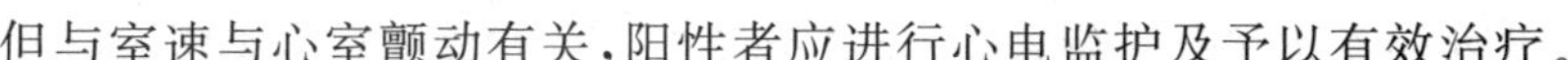

但与室速与心室颤动有关，阳性者应进行心电监护及予以有效治疗。

(6)磁共振成像(MRI)：易获得清晰的空间隔像，故对发现间隔段运动障碍、间隔心肌梗死并发症较其他方法优越。

(7)血常规：白细胞计数上升，达 $10\sim20\times10^9$/L，中性粒细胞增至 75%～90%。

(8)红细胞沉降率：增快，可持续 1～3 周。

(9)血清酶学检查：心肌细胞内含有大量的酶，受损时这些酶进入血液，测定血中心肌酶谱对诊断及估计心肌损害程度有十分重要的价值。常用的有：①血清肌酸激酶：发病 4～6 小时在血中出现，24 小时达峰值，后很快下降，2～3 天消失。②乳酸脱氢酶在起病 8～10 小时后升高，达到高峰时间在2～3 天，持续 1～2 周恢复正常。其中肌酸激酶的同工酶和乳酸脱氢酶的同工酶诊断的特异性最高，其增高程度还能准确地反映梗死的范围。

(10)肌红蛋白测定：血清肌红蛋白升高出现时间比肌酸激酶略早，在 4 小时左右，多数 24 小时即恢复正常；尿肌红蛋白在发病后 5～40 小时开始排泄，持续时间平均达 83 小时。

(二)护理目标

(1)患者疼痛减轻。

(2)患者能遵医嘱服药，说出治疗的重要性。

(3)患者的活动量增加、心率正常。

(4)生命体征维持在正常范围。

(5)患者看起来放松。

(三)护理措施

1.一般护理

(1)安置患者于冠心病监护病房，连续监测心电图、血压、呼吸 5～7 天，对行漂浮导管检查者做好相应护理，询问患者有无心悸、胸闷、胸痛、气短、乏力、头晕等不适。

(2)病室保持安静、舒适，限制探视，有计划地护理患者，减少对患者的干扰，保证患者充足的休息和睡眠时间，防止任何不良刺激。据病情安置患者于半卧位或平卧位。第 1～3 天绝对卧床休息，翻身、进食、洗漱、排便等均由护理人员帮助料理；第 4～6 天可在床上活动肢体，无并发症者可在床上坐起，逐渐过渡到坐在床边或椅子上，每次 20 分钟，每天 3～5 次，鼓励患者深呼吸；第 1～2 周开始在室内走动，逐步过渡到室外行走；第 3～4 周可试着上下楼梯或出院。病情严重或有并发症者应适当延长卧床时间。

(3)介绍本病知识和监护室的环境。关心、尊重、鼓励、安慰患者，以和善的态度回答患者提出的问题，帮助其树立战胜疾病的信心。

(4)给予低钠、低脂、低胆固醇、无刺激、易消化的饮食，少量多餐，避免进食过饱。

(5)心肌梗死患者由于卧床休息、消化功能减退、哌替啶或吗啡等止痛药物的应用，使胃肠功能和膀胱收缩无力抑制，易发生便秘和尿潴留。应予以足够的重视，酌情给予轻泻剂，嘱患者排便时勿屏气，避免增加心脏负担和导致附壁血栓脱落。排便不畅时宜加用开塞露，对 5 天无大便者可保留灌肠或给低压盐水灌肠。对排尿不畅者，可采用物理或诱导法，协助排尿，必要时行导尿。

(6)吸氧：氧治疗可提高改善低氧血症，有利于心肌梗死的康复。急性期给患者高流量吸氧，持续48 小时。氧流量在每分钟 3～5 L，病情变化可延长吸氧时间。待疼痛减轻，休克解除，可减低氧流量。注意鼻导管的通畅，24 小时更换 1 次。如果合并急性左心衰竭，出现重度低氧血症时。死亡率较高,可采用加压吸氧或乙醇除泡沫吸氧。

(7)防止血栓性静脉炎或深部静脉血栓形成:血栓性静脉炎表现为受累静脉局部红、肿、痛,可延伸呈条索状,多因反复静脉穿刺输液和多种药物输注所致。所以行静脉穿刺时应严格无菌操作,患者感觉输液局部皮肤疼痛或红肿,应及时更换穿刺部位,并予以热敷或理疗。下肢静脉血栓形成一般在血栓较大引起阻塞时才出现患肢肤色改变,皮肤温度升高和可凹性水肿。应注意每天协助患者做被动下肢活动 2～3 次,注意下肢皮肤温度和颜色的变化避免选用下肢静脉输液。

2.病情观察与护理

急性心肌梗死为危重疾病,应早期发现危及患者生命的先兆表现,如能得到及时处理,可使病情转危为安。故需严密观察以下情况。

(1)血压:始发病时应 0.5～1 小时测量 1 次血压,随血压恢复情况逐步减少测量次数为每天 4～6次,基本稳定后每天 1～2 次。若收缩压在 12.0 kPa(90 mmHg)以下,脉压减小,且音调低落,要注意患者的神志状态、脉搏、面色、皮肤色泽及尿量等,是否有心源性休克的发生。此时,在通知医师的同时,对休克者采取抗休克措施,如补充血容量,应用升压药、血管扩张剂,以及纠正酸中毒,避免脑缺氧,保护肾功能等。有条件者应准备好中心静脉压测定装置或漂浮导管测定肺微血管楔嵌压设备,以正确应用输液量及调节液体滴速。

(2)心率、心律:在冠心病监护病房进行连续的心电、呼吸监测,在心电监测示波屏上,应注意观察心率及心律变化。及时检出可能作为恶性心动过速先兆的任何室性期前收缩,以及心室颤动或完全性房室传导阻滞、严重的窦性心动过缓、房性心律失常等,如发现室性期前收缩为:①每分钟 5 次以上;②呈二、三联律;③多源性期前收缩;④室性期前收缩的 R 波落在前一次主搏的 T 波之上,均为转变阵发性室性心动过速及心室颤动的先兆,易造成心搏骤停。遇有上述情况,在立即通知医师的同时,需应用相应的抗心律失常药物,并准备好除颤器和人工心脏起搏器,协同医师抢救处理。

(3)胸痛:急性心肌梗死患者常伴有持续剧烈的胸痛,因此,应注意观察患者的胸痛程度,因剧烈胸痛可导致低血压,加重心肌缺氧,扩大梗死面积,引起心力衰竭、休克及心律失常。常用的止痛剂有罂粟碱肌内注射或静脉滴注,硝酸甘油 0.6 mg 含服,疼痛较重者可用哌替啶或吗啡。在护理中应注意可能出现的药物不良反应,同时注意观察血压、尿量、呼吸及一般状态,确保用药的安全。

(4)呼吸急促:注意观察患者的呼吸状态,对有呼吸急促的患者应注意观察血压、皮肤黏膜的血液循环情况、肺部体征的变化及血流动力学和尿量的变化。发现患者有呼吸急促、不能平卧、烦躁不安、咳嗽、咳泡沫样血痰时,立即取半坐位,给予吸氧,准备好快速强心、利尿药,配合医师按急性心力衰竭处理。

(5)体温:急性心肌梗死患者可有低热,体温在 37～38.5 ℃,多持续 3 天左右。如体温持续升高,1 周后仍不下降,应怀疑有继发肺部或其他部位感染,以及时向医师报告。

(6)意识变化:如发现患者意识恍惚,烦躁不安,应注意观察血流动力学及尿量的变化。警惕心源性休克的发生。

(7)器官栓塞:在急性心肌梗死第 1、2 周内,注意观察组织或脏器有无发生栓塞现象。因左心室内附壁血栓可脱落,而引起脑、肾、四肢、肠系膜等动脉栓塞,应及时向医师报告。

(8)心室膨胀瘤:在心肌梗死恢复过程中,心电图表现虽有好转,但患者仍有顽固性心力衰竭或心绞痛发作，应怀疑有心室膨胀瘤的发生。这是由于在心肌梗死区愈合过程中，心肌被结缔组织所替代，成为无收缩力的薄弱纤维瘢痕区。该区内受心腔内的压力而向外呈囊状膨出，造成心室膨胀瘤。应配合医师进行X线检查以确诊。

(9)心肌梗死后综合征：需注意在急性心肌梗死后2周、数月甚至2年内，可并发心肌梗死后综合征。表现为肺炎、胸膜炎和心包炎征象，同时也有发热、胸痛、血沉和白细胞升高现象，酷似急性心肌梗死的再发。这是由于坏死心肌引起机体自身免疫变态反应所致。如心肌梗死的特征性心电图变化有好转现象又有上述表现时，应做好X线检查的准备，配合医师作出鉴别诊断。因本病应用激素治疗效果良好，若因误诊而用抗凝药物，可导致心腔内出血而发生急性心脏压塞。故应严密观察病情，在确诊为本病后，应向患者及家属做好解释工作，解除顾虑，必要时给患者应用镇痛及镇静药；做好休息、饮食等生活护理。

(四)健康教育

(1)注意劳逸结合，根据心功能进行适当的康复锻炼。

(2)避免紧张、劳累、情绪激动、饱餐、便秘等诱发因素。

(3)节制饮食，禁忌烟酒、咖啡、酸辣刺激性食物，多吃蔬菜、蛋白质类食物，少食动物脂肪、胆固醇含量较高的食物。

(4)按医嘱服药，随身常备硝酸甘油等扩张冠状动脉药物，定期复查。

(5)指导患者及家属，病情突变时，采取简易应急措施。

(李　丽)

第十一节　急性肝衰竭

一、定义

急性肝衰竭是原来无肝病者肝脏受损后短时间内发生的严重临床综合征，病死率高，最常见的病因是病毒性肝炎。

二、病因及发病机制

(一)病因

在中国引起肝衰竭的主要病因是肝炎病毒(主要是乙型肝炎病毒)，其次是药物及肝毒性物质(如乙醇、化学制剂等)。在欧美国家，药物是引起急性、亚急性肝衰竭的主要原因。

(二)发病机制

1.内毒素与肝损伤

内毒素使肝脏能量代谢发生障碍。还可诱导中性粒细胞向肝内聚集，并激活中性粒细胞，参与导致大块肝细胞坏死的炎症过程。内毒素作用于肝窦内皮细胞及微血管，引起肝微循环障碍，导致缺血缺氧性损伤。

2.细胞因子与肝损伤

细胞因子不仅是肝坏死过程的主要因素，还与肝衰竭时肝细胞再生抑制状态有关。

3.细胞凋亡

肝细胞凋亡在肝衰竭病理形成过程中也起着重要的作用。

4.多器官功能衰竭与肝衰竭

肝衰竭是多器官功能衰竭的主要起因,而多器官功能衰竭又可加重肝衰竭。

三、临床表现

(一)神经、精神症状

早期以性格和行为改变为主,如情绪激动、精神错乱、行为荒诞等,少数患者可被误诊为精神病。晚期出现肝性脑病、肝臭,各种反射迟钝或消失,肌张力改变,踝阵挛阳性。

(二)黄疸

典型病例先是尿色加深,2～3 天以后皮肤巩膜出现黄疸,迅速加深,少数患者的黄疸可出现在神经、精神症状前,但较轻微,以后随病情恶化而加深。

(三)出血

因肝脏内凝血因子合成障碍,导致弥散性血管内凝血、血小板减少。

(四)肝脏缩小

多数急性肝衰竭肝脏呈进行性缩小,此为诊断本病的重要体征。

(五)腹水

多数患者迅速出现腹水,大多属于漏出液,少数为渗出液或血性。

(六)脑水肿、脑疝综合征

发生率 24%～82%,单纯脑水肿表现为呕吐、头痛、烦躁、血压轻度上升。合并脑疝则出现去大脑强直、抽搐、瞳孔对光反应减弱或消失、呼吸节律不齐、呼吸骤停等。

(七)肝、肾综合征

表现为少尿或无尿、氮质血症、稀释性低血钠、低尿钠,尿中可无蛋白质及管型。

四、实验室及其他检查

肝炎病毒学检查:肝功能检查转氨酶升高或发生胆-酶分离现象;血生化检查凝血酶原时间延长。

五、紧急救护

(一)去除诱因

针对引起急性肝衰竭的不同诱因,给予治疗和护理。

(二)保肝治疗

(1)应用细胞活性药物,如 ATP、辅酶 A、肌苷、1,6-二磷酸果糖等。

(2)胰岛素-胰高血糖素疗法。

(3)促肝细胞生长素促使肝细胞再生。

(4)前列腺素 E 可扩张血管,改善肝微循环,稳定肝细胞膜,防止肝细胞坏死。

(5)适量补充新鲜血、新鲜血浆及清蛋白,有利于提高胶体渗透压,促进肝细胞的再生和补充凝血因子。

(三)对症处理

1.肝性脑病

避免使用麻醉、镇痛、催眠等中枢抑制药物,以及时控制感染和上消化道出血,注意纠正水、电解质和酸碱平衡紊乱。降低血氨:

(1)禁止经口摄入蛋白质,尤其动物蛋白,以减少氨的形成。

(2)抑制肠道产氨细菌生长,可口服或鼻饲新霉素 1～2 g/d,甲硝唑 0.2 g,每天 4 次。

(3)清除肠道积食、积血或其他含氮物质,应用乳果糖或拉克替醇,口服或高位灌肠,可酸化肠道,促进氨的排出,减少肠源性毒素吸收。

(4)视患者的电解质和酸碱平衡情况酌情选择谷氨酸钠、谷氨酸钾、精氨酸等药物。

(5)使用支链氨基酸或支链氨基酸与精氨酸混合制剂,以纠正氨基酸失衡。

2.出血

(1)预防胃应激性溃疡出血,可用 H_2 受体拮抗剂或质子泵抑制剂。

(2)凝血功能障碍者注射维生素 K,可促进凝血因子的合成。血小板减少或功能异常者可输注血小板悬液。

(3)胃肠道出血者可用冰盐水加血管收缩药物局部灌注止血。

(4)活动性出血或需接受损伤性操作者,应补充凝血因子,以输新鲜血浆为宜。

(5)一旦出现弥散性血管内凝血、颅内出血,须积极配合抢救。

(四)急性并发症的处理

1.肝、肾综合征

(1)及时去除诱因,如避免强烈利尿及大量放腹水,不使用损害肾功能的药物。

(2)在改善肝功能的前提下,适当输注右旋糖酐 40、清蛋白等胶体溶液,以提高循环血容量。

(3)补充血容量的同时给予利尿药,常用 20%甘露醇,无效时可用呋塞米,可消除组织水肿、腹水,减轻心脏负荷,清除有害代谢产物。

(4)应用血管活性药,可选用多巴胺、酚妥拉明等药物,以扩张肾血管,增加肾血流量。

(5)经上述治疗无效时,宜尽早进行血液透析,清除血内有害物质,减轻氮质血症、纠正高钾血症和酸中毒。

2.感染

一旦出现感染,可单用或联合应用抗生素,但不应使用有肝、肾毒性的药物。

3.脑水肿

颅内压增高者给予高渗性脱水药。

(五)血液净化疗法

可清除因肝功能严重障碍而产生的各种有害物质,使血液得以净化,帮助患者度过危险期。血浆置换是较为成熟的血液净化方法,可以去除与血浆蛋白结合的毒物,补充血浆蛋白、凝血因子等人体所需物质,从而减轻急性肝衰竭患者的症状。

(六)肝替代治疗

(1)人工肝支持治疗:人工肝是指通过体外的机械、物理化学或生物装置,清除各种有害物质,补充必需物质,改善内环境,暂时替代衰竭肝的部分功能的治疗方法,能为肝细胞再生及肝功能恢复创造条件或等待机会进行肝移植。

(2)肝移植。

六、观察要点

(1)判断神志是否清醒,性格和行为有无异常,以便及时发现肝性脑病的先兆。

(2)密切观察生命体征变化,注意每天测量腹围、体重。

(3)黄疸:了解黄疸的程度,有无逐渐加重。

(4)出血:注意皮肤、黏膜及消化道等部位有无出血,抽血及穿刺后要长时间压迫穿刺点,防止渗血。

(5)监测中心静脉压、血气分析变化。

(6)监测肝功能、凝血功能变化。

(7)对接受谷胰高血糖素、胰岛素疗法患者,用药期间随时监测血糖水平,以便随时调整药物的用量。

(8)应用谷氨酸钾时须监测钾、钠、氯含量,保持电解质平衡。

七、护理

(一)充分休息与心理护理

患者应绝对卧床休息,腹水患者采取半卧位。鼓励患者保持乐观情绪,以最佳心理状态配合治疗。

(二)饮食护理

给予低脂、低盐、高热量、清淡、易消化的食物。戒烟酒,忌辛辣刺激性食物,少量多餐可进食流质或半流质,以保证营养充分吸收,促进肝细胞再生和修复。有腹水者控制钠盐摄入,肝性脑病者忌食蛋白。

(三)口腔护理

饭前饭后可用5%碳酸氢钠漱口。

(四)皮肤护理

保持皮肤清洁干燥,黄疸较深、瘙痒严重者可给予抗组胺药物。

(五)并发症的护理

1.肝肾综合征

严格控制液体入量,避免使用损害肝、肾功能的药物。注意观察尿量的变化及尿的颜色和性质,准确记录每天出入液量。

2.感染

加强支持疗法,调整免疫功能。

3.大量腹水

(1)安置半卧位,限制钠盐和每天入水量。

(2)遵医嘱应用利尿药,避免快速和大量利尿,用药后注意监测血电解质。

(3)每天称体重,测腹围,记录尿量,密切观察腹水增长及消退情况。

(4)腹腔穿刺放腹水一次量不能超过3 000 mL,防止水电解质紊乱和酸碱失衡。

4.脑水肿

密切观察患者有无头痛、呕吐、眼底视盘水肿及意识障碍等表现。一旦发生,应协助患者取平卧位,抬高床头15°～30°,以利颅内静脉回流,减轻脑水肿。使用脱水药、利尿药后易出现电解质紊乱，应定时监测。

（六）安全防护

对于昏迷患者加护床挡，烦躁患者慎用镇静药，必要时可用水合氯醛灌肠。

（七）肠道护理

灌肠可清除肠内积血，使肠内保持酸性环境，减少氨的产生和吸收，协助患者采取左侧卧位，用 37～38 ℃温水 100 mL 加食醋 50 mL 灌肠 1～2 次/天，或乳果糖 500 mL 加温水 500 mL 保留灌肠，使血氨降低。肝性脑病者禁用肥皂水灌肠。

（李　丽）

第十二节　急性呼吸衰竭

呼吸衰竭是指由于各种原因引起的肺通气和/或换气功能严重障碍，以致不能进行有效的气体交换，导致缺氧和/或二氧化碳潴留，从而引起一系列生理功能和代谢功能紊乱的临床综合征。一般认为在海平面、标准大气压、休息状态、呼吸空气条件下（$FiO_2=21\%$），动脉血氧分压（PaO_2）<8.0 kPa（60 mmHg）和/或二氧化碳分压（$PaCO_2$）>6.7 kPa（50 mmHg）时，作为呼吸衰竭的血气诊断标准。根据血气变化，将呼吸衰竭分为两型：Ⅰ型（换气性）指 PaO_2 下降而 $PaCO_2$ 正常或降低，多为急性呼吸衰竭的表现；Ⅱ型（通气性）指 PaO_2 下降伴有 $PaCO_2$ 升高，多为慢性呼吸衰竭或兼有急性发作的表现。急性呼吸衰竭是指由于某些突发的致病因素，使肺通气和/或换气功能迅速出现严重障碍，在短时间内引起呼吸衰竭。因机体不能很快代偿，若不及时抢救，会危及患者生命。

一、病因与发病机制

（一）病因

1.呼吸道及肺疾病

严重支气管哮喘、原发性或继发性肺炎、急性肺损伤（ALI）、急性呼吸窘迫综合征（ARDS）、肺水肿、上呼吸道异物堵塞、喉头水肿、慢性支气管炎急性发作及肺气肿等。

2.中枢神经及传导系统疾病

急性脑炎、颅脑外伤、脑出血、脑梗死、脑肿瘤、安眠药中毒及吸入有害气体等。

3.周围神经传导系统及呼吸肌疾病

脊髓灰质炎、重症肌无力、颈椎外伤、有机磷农药中毒等。

4.胸部病变

胸廓狭窄、胸外伤、自发性气胸、手术损伤、急剧增加的胸腔积液等。

5.肺血管性疾病

急性肺栓塞、肺血管炎、多发性肺微血管栓塞等。

（二）发病机制

急性呼吸衰竭的发生主要有肺泡通气不足、通气/血流比例（V/Q）失调、气体弥散障碍、肺内分流四种机制。

1.肺泡通气不足

肺泡通气不足其结果引起低氧和高碳酸血症。机制主要有以下几点。

(1)呼吸驱动不足:如中枢神经系统病变或中枢神经抑制药过量抑制呼吸中枢,使呼吸驱动力减弱,导致肺容量减少和肺泡通气不足。

(2)呼吸负荷过重:胸廓或横膈机械性运动能力下降,致肺泡通气下降及气道阻力增加,胸肺顺应性下降。

(3)呼吸泵功能障碍:由于呼吸肌本身的病变导致呼吸运动受限,如呼吸肌疾病、有机磷农药中毒等。

2.通气/血流比例(V/Q)失调

正常人肺泡通气量(V)约为 4 L/min,流经肺泡的血流(Q)约为 5 L/min,V/Q 约为 0.8。有效的气体交换主要取决于 V/Q 保持在 0.8 水平。当 V/Q<0.8 时,肺泡通气不足、血流过剩,肺动脉内混合静脉血未经充分氧合即进入肺静脉,引起低氧血症。当 V/Q>0.8 时,肺泡过度通气,肺泡内气体不能与血液进行充分的气体交换而成为无效通气,结果也导致低氧血症。严重的通气/血流比例失调亦可导致二氧化碳潴留。

3.气体弥散障碍

氧和二氧化碳可自由通过肺泡毛细血管膜进行气体交换,氧的弥散能力约为二氧化碳的 1/20。当肺不张、肺水肿、肺气肿、肺纤维化导致气体弥散面积减少、弥散距离加大时,往往影响氧的弥散从而引起低氧血症。

4.肺内分流

肺动脉内的静脉血未经氧合直接流入肺静脉,引起低氧血症,是通气/血流比例失调的特例。常见于肺动脉-静脉瘘。

二、病情评估

(一)临床表现

急性呼吸衰竭患者除原发病表现外,还表现为低氧血症、高碳酸血症或两者兼有,可使机体各组织器官发生不同程度的功能改变。

1.呼吸系统改变

呼吸困难是临床最早出现的症状,表现为呼吸频率加快、呼吸费力、辅助呼吸肌活动增强、胸闷、发绀等。严重时表现为呼吸节律改变,如潮式呼吸、叹息样呼吸、陈-施呼吸。呼吸系统病变所致者,肺部有喘鸣音、湿啰音或呼吸音降低等原发病体征。

2.循环系统改变

早期心率加快,血压正常或轻度升高,严重时心率减慢,心律失常,血压下降。晚期由于严重缺氧和二氧化碳潴留可引起心肌损害,发生心力衰竭、休克、心搏骤停。

3.神经系统改变

大脑皮质对缺氧最敏感。轻度缺氧时出现头晕、注意力下降。明显缺氧时出现焦虑不安、躁动、定向力障碍和精神错乱。明显高碳酸血症时出现中枢神经系统抑制症状,如嗜睡、昏睡,严重缺氧和高碳酸血症均可导致昏迷。

4.其他系统改变

急性缺氧可造成凝血功能障碍,造血功能衰竭,弥散性血管内凝血。急性缺氧和二氧化碳潴留可致胃肠黏膜充血、水肿、糜烂而引起胃肠道出血。也可引起肾血管收缩、肾血流量减少、肾小球滤过率下降而致肾功能不全。

(二)辅助检查

1.实验室检查

尽早抽动脉血进行血气分析，PaO_2、$PaCO_2$ 和 pH 是最重要的血气参数。定时检查有助于判断呼吸衰竭的程度、类型、代偿情况，以及酸碱平衡紊乱程度和类型。

2.胸部 X 线检查

有助于明确病因、病变范围和程度。根据 X 线检查能了解心脏及血管的状态，分析气胸和血胸的存在及有无肺栓塞、肺炎、肺水肿等。

3.心电图检查

急性呼吸衰竭者可出现心动过速和其他各种心律失常。急性大块肺栓塞者，心电图检查可表现为心动过速，并有电轴右偏、完全性右束支传导阻滞和肺型 P 波。

三、急救护理

(一)紧急处理

1.保持气道通畅

患者缺氧与二氧化碳潴留，主要是由于通气功能障碍所致，而通气功能障碍主要原因是气道阻塞。因此及时清除气道分泌物，保持气道通畅，维持气道完整性，是纠正缺氧与二氧化碳潴留的前提。护理措施包括胸部物理治疗、气道吸引、必要时建立人工气道。

(1)胸部物理治疗：包括指导患者有效咳嗽、协助翻身、体位引流、背部叩击和振动，以促进痰液排出，有助于改善通气和血流灌注，促进某些肺段的痰液引流。

(2)气道吸引：吸引导管可经鼻或经口通过咽部到达呼吸道进行分泌物和痰液抽吸。吸痰时会造成短暂的缺氧，应注意心率、心律、血氧饱和度的变化。

(3)建立人工气道：对昏迷舌根后坠的患者采用口咽通气管或鼻咽通气管支撑舌体，使其离开咽后壁，从而在短期内保持气道通畅。对需机械通气的患者，采用经鼻或经口气管内插管。经鼻气管插管易于固定，清醒患者易于耐受，用于需气管内插管时间较长者；经口气管插管操作简便，常用于紧急情况，但不易固定，易引起牙齿脱落与口腔黏膜破损。对需长期机械通气者，应行气管造口。气管造口包括气管切开术与经皮扩张气管导管留置术，均需严格无菌操作。

2.氧疗

缺氧是引起呼吸衰竭的直接原因，氧疗是急性呼吸衰竭的重要治疗措施。氧疗要根据缺氧原因和程度调整氧流量与氧浓度，严格掌握适应证，防止不良反应发生。Ⅰ型呼吸衰竭，原则上是按需给氧，根据血气分析结果及时调整氧浓度，一般为 50%～60%。Ⅱ型呼吸衰竭，应采用控制性氧疗，持续性低流量吸氧。一般 1～3 L/min，浓度为 25%～30%。氧疗途径采用鼻塞法、面罩法等，对危重患者常规氧疗无效时，以及早考虑机械通气给氧。

3.机械通气

机械通气是治疗急性呼吸衰竭重要而有效的措施。但因引起急性呼吸衰竭的病因各异，所造成的病理生理改变不同，故应根据具体病情特点来选择不同的通气模式。机械通气护理：保持呼吸机正常运行；保持各连接口紧密；了解通气量是否合适；及时解除报警原因；积极防治机械通气并发症；防止感染与交叉感染。

4.病因治疗

原发病治疗至关重要。有些病例在去除病因后可逆转呼吸衰竭,如急性上呼吸道阻塞时,治疗关键是建立人工气道;严重肺部感染或全身感染所致者,应尽早给予有效抗生素治疗;心源性肺水肿所致者,可给予硝酸甘油、利尿药或正性肌力药治疗;气胸或大量胸腔积液所致者,应行胸腔穿刺或置导管引流。

(二)用药观察

1.呼吸兴奋药

(1)尼可刹米:用于各种原因引起的中枢性呼吸抑制,特别是肺性脑病时常用。能兴奋脑干呼吸中枢或刺激颈动脉体的化学感受器,反射性兴奋呼吸中枢,提高呼吸中枢对二氧化碳的敏感性。静脉注射给药,每次 0.375 g,必要时每 1～2 小时重复一次,也可用 1.875～3.75 g 静脉微量注射泵维持。

(2)纳洛酮:主要用于解除外源性阿片(吗啡和美沙酮等)对中枢神经系统的抑制,对麻醉、镇静催眠药过量和酒精中毒也有效。能与脑干特异性阿片受体竞争性结合,阻断内源性和外源性阿片的呼吸抑制作用。推荐剂量为 0.4～0.8 mg,静脉注射,作用维持时间短。对长效呼吸抑制药如美沙酮过量者,首次静脉注射后,继续以 0.4～2.0 mg/h 速度静脉滴注,持续 12～24 小时。

应用呼吸兴奋药时注意:①保持气道通畅。②有心功能不全或急性呼吸窘迫综合征(ARDS)时不宜使用。③观察不良反应,如尼可刹米可致心动过速、血压升高、肌肉震颤或僵直、咳嗽、呕吐、出汗等症状。

2.糖皮质激素

严重支气管哮喘患者对支气管扩张药无效时,给予糖皮质激素治疗。氢化可的松 2 mg/kg,静脉注射,继而 0.5 mg/(kg·h),静脉滴注;或甲泼尼龙 40～125 mg 静脉注射,每 6 小时 1 次。吸入性糖皮质激素对严重支气管哮喘无效。ARDS 患者发病后 7～10 天应用糖皮质激素可减少肺纤维化。

应用糖皮质激素时注意:①用糖皮质激素期间应经常检测血糖,以便及时发现类固醇性糖尿病。②防止各种感染的发生,特别是防止多重感染的发生。③为减少对胃肠道的刺激,加用胃黏膜保护药物。

3.镇静药

预防呼吸衰竭患者的氧输送与氧消耗比例失常。

(1)丙泊酚:用于维持镇静,为短效静脉全身麻醉药,起效迅速,无明显蓄积,停药后苏醒快而完全。根据患者病情及所需镇静深度,可在静脉注射 0.2～0.7 mg/kg 负荷量后,以 0.3～4.0 mg/(kg·h)持续静脉微量注射泵输入,保持患者镇静,可使患者耐受机械通气。小儿禁用丙泊酚镇静。

(2)咪达唑仑:咪达唑仑为最新的苯二氮䓬类药物,起效和消除迅速。咪达唑仑 1～2 mg 静脉注射,根据病情需要也可持续静脉微量注射泵输入。

应用镇静药时注意:①应用镇静药时必须建立人工气道和机械通气。②定时评估患者精神状态,防止镇静过深。③丙泊酚可致血压下降需动态观察血压变化。

4.肌肉松弛药

应用于人机对抗时,消除自主呼吸;减少心肺功能不全者的氧消耗。常选用非去极化性肌肉松弛药。常用药物有潘库溴铵、阿曲库铵和维库溴铵。应用肌肉松弛药时注意:①必须在机械通气下使用。②必须先镇静后肌松。

5.祛痰药

呼吸系统感染常产生黏稠痰液。祛痰药能降低气道分泌物的黏滞性，有利于气道分泌物的清除。常用药物：氨溴索(沐舒坦)，可静脉注射也可雾化吸入。应用祛痰药时注意与胸部物理治疗相结合。

(三)病情观察

1.观察生命体征

(1)呼吸：观察呼吸节律、频率、幅度。正常人呼吸频率为16～20次/分，新生儿为30～40次/分，呼吸幅度均匀，节律规则。成人自主呼吸频率超过20次/分，提示呼吸功能不全。超过30次/分，常需要机械辅助通气。呼吸节律改变提示脑干呼吸中枢病变或脑水肿。听诊两肺呼吸音是否对称，听诊顺序：肺尖-前胸-侧胸-背部，左右对比，有无痰鸣音、哮鸣音、湿啰音，是否伴咳嗽、咳痰，注意患者对治疗的反应。

(2)心率：观察心率、心律变化。缺氧早期心脏发生代偿作用，导致心率增快。严重缺氧可出现各种类型的心律失常如窦性心动过缓、期前收缩、心室纤颤等。如进一步加重，可发展为周围循环衰竭甚至心搏停止。气道吸引时可引起短暂缺氧会诱发各种心律失常，需及时发现和纠正。

(3)体温：建立人工气道及应用机械通气期间，患者鼻咽喉自然防御屏障功能丧失、咳嗽咳痰能力减弱或丧失、气道吸引及全身抵抗力下降等增加感染机会，体温波动较大。观察体温变化，有助于判断感染控制情况。当体温升高超过38.5 ℃时，积极做好降温处理，遵医嘱留取细菌培养标本。

(4)意识：意识反映脑血流灌注和脑组织氧供情况。氧供正常时，患者意识清楚，定向力、计算力良好，能配合治疗。轻度缺氧时，患者兴奋、焦虑和烦躁不安。严重缺氧时出现意识模糊、嗜睡甚至昏迷。当患者出现意识异常时，注意安全防护，适当约束肢体，防止坠床与意外拔管。

2.血氧饱和度

原理：通过红外光传感器来测量毛细血管内氧合血红蛋白的含量。通过血氧饱和度估计氧分压，血氧饱和度＜95%，氧分压＜10.7 kPa(80 mmHg)，显示轻度缺氧；血氧饱和度＜90%，氧分压＜8.0 kPa(60 mmHg)，显示中度缺氧；血氧饱和度＜75%，氧分压＜5.3 kPa(40 mmHg)，显示重度缺氧。影响脉搏血氧饱和度测定结果有末梢循环不良，如低血压、血管收缩药、低温、动脉压迫等；指甲条件，如灰指甲、涂抹指甲油等。对水肿或末梢循环较差的患者，应经常检查更换检测部位。注意血氧饱和度高低不能真正反映组织供氧情况，只能作为参考。

3.血气指标

动态测定血气指标有助于判断血液氧合及酸碱平衡状态，可作为诊断呼吸衰竭、指导机械通气参数调节、纠正酸碱失衡的重要依据。氧分压(PaO_2)反映机体氧合情况，对诊断缺氧和判断缺氧程度有重要价值。二氧化碳分压($PaCO_2$)是判断肺通气功能的重要参数。机械通气开始前及治疗后30分钟常规测定血气指标，以了解治疗效果。根据血气数据调整呼吸机参数。

(李　丽)

第十三节 急性肺栓塞

一、定义

急性肺栓塞(acute pulmonary embolism,APE)是指内源性或外源性栓子堵塞肺动脉或其分支引起肺循环障碍的病理综合征。如发生肺出血或坏死则称为肺梗死。急性肺栓塞是世界上误诊率和病死率较高的疾病之一,对人类的健康造成了严重的威胁。

二、临床表现

(一)症状

临床症状多种多样,但缺乏特异性。常见症状:①不明原因的呼吸困难及气促,尤以活动后明显,为肺栓塞最多见的症状。②胸痛,包括胸膜炎性胸痛或心绞痛样胸痛。③晕厥,可为肺栓塞的唯一或首发症状。④烦躁不安、惊恐甚至濒死感。⑤咯血,常为小量咯血,大咯血少见。⑥咳嗽、心悸等。各病例可出现以上症状的不同组合。临床上有时出现所谓"三联征",即同时出现呼吸困难、胸痛及咯血,但仅见于约20%的患者。

(二)体征

1.呼吸系统

呼吸急促最常见,发绀,肺部有时可闻及哮鸣音和/或细湿啰音,肺野偶可闻及血管杂音,合并肺不张或胸腔积液时出现相应的体征。

2.循环系统

心动过速;血压变化,严重者可出现血压下降,甚至休克;颈静脉充盈或异常搏动;肺动脉瓣区第二心音亢进或分裂,三尖瓣区收缩期杂音。

3.其他

可伴发热,多为低热,少数患者体温达38 ℃以上。

三、病因及发病机制

(一)病因

临床上常见的栓子包括深静脉血栓、感染性病灶、右心房或右心室附壁血栓、空气栓、羊水栓等。引起肺栓塞的基础疾病及诱因有深静脉血栓形成、创伤、肿瘤、制动、妊娠和分娩、口服避孕药、肥胖等。

(二)发病机制

急性肺栓塞所致病理生理改变及其严重程度受多种因素影响,包括栓子的大小和数量、多次栓塞的时间间隔,是否同时存在其他心肺疾病、个体反应的差异及血栓溶解的快慢等。其病理生理改变主要包括血流动力学改变、右心功能不全、心室间相互作用及呼吸生理变化等。轻者可无任何异常改变,重者肺循环阻力突然升高,肺动脉压突然升高,心排血量急骤下降,患者出现休克,甚至死亡。

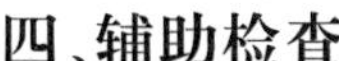

四、辅助检查

(一)动脉血气分析

动脉血气分析显示低氧血症、低碳酸血症,肺泡-动脉血氧分压差增大。

(二)实验室检查

急性肺栓塞时,血浆 D-二聚体升高,但多种病因可导致其升高,故在临床中对肺栓塞有较大的排除价值,若其含量低于 500 μg/L,则可基本排除肺栓塞。

(三)影像学检查

肺动脉造影为过去诊断急性肺栓塞的"金标准",但属于有创检查。近年来,CT、MRI 的发展使急性肺栓塞的诊断率明显提高。

(四)心电图检查

心电图缺乏特异性表现,但若发现心电图动态性变化多较单一固定性异常,对肺栓塞有更大的临床意义。

(五)深静脉血栓的检查

静脉超声检查和静脉造影可辅助诊断深静脉血栓,后者是深静脉血栓诊断的"金标准"。

五、诊断要点

肺栓塞的临床表现多样,有时隐匿,缺乏特异性,确诊需特殊检查。检出肺栓塞的关键是提高诊断意识,对有疑似表现、特别是高危人群中出现疑似表现者,应及时安排相应检查。诊断程序一般包括疑诊、确诊、求因 3 个步骤。

(一)疑诊

如患者出现上述临床症状、体征,特别是存在前述危险因素的病例出现不明原因的呼吸困难、胸痛、晕厥、休克,或伴有单侧或双侧不对称性下肢肿胀、疼痛等,应进行如下检查:动脉血气分析、心电图、X 线胸片、超声心动图和血浆 D-二聚体检查。

(二)确诊

在临床表现和初步检查提示肺栓塞的情况下,应安排肺栓塞的确诊检查:放射性核素肺通气/灌注扫描,螺旋 CT 和电子束 CT,磁共振成像和肺动脉造影。

(三)求因

对疑诊肺栓塞的病例,无论其是否有深静脉血栓性成症状,均应进行体检,并行静脉超声、放射性核素或 X 线静脉造影、CT 静脉造影、MRI 静脉造影、肢体阻抗容积图等检查,以帮助明确是否存在深静脉血栓性成及栓子的来源。

六、治疗要点

(一)一般处理

对患者进行严密监护,监测呼吸、心率、血压、静脉压、心电图及动脉血气的变化;卧床休息,保持大便通畅,避免用力,以防血栓脱落;可适当使用镇静、止痛、镇咳等相应的对症治疗。

(二)呼吸循环支持治疗

纠正低氧血症。出现心功能不全但血压正常者,可使用多巴酚丁胺和多巴胺;若出现血压下降,可增大剂量或使用其他血管加压药物,如去甲肾上腺素等。

(三)抗凝治疗

可防止血栓的发展和再发。主要抗凝血药有肝素、华法林。

(四)溶栓治疗

可迅速溶解血栓、恢复肺组织的血液灌注,降低肺动脉压、改善右心室功能。常用的溶栓药物有尿激酶(UK)、链激酶(SK)和阿替普酶(rt-PA)。

七、护理问题

(一)气体交换受损

其与肺通气、换气功能障碍有关。

(二)疼痛

其与肺栓塞有关。

(三)低效型呼吸形态

其与肺的顺应性降低、气道阻力增加不能维持自主呼吸有关。

(四)焦虑/恐惧

其与担心疾病预后有关。

(五)睡眠形态紊乱

其与呼吸困难、咳嗽、咯血等有关。

(六)活动无耐力

其与日常活动供氧不足、疲乏有关。

(七)体液不足

其与痰液排出、出汗增加、摄入减少有关。

(八)营养失调

低于机体需要量与食欲下降、摄入不足、消耗增加有关。

(九)有皮肤完整性受损的危险

其与长期卧床有关。

八、护理措施

(一)病情观察

评估患者的呼吸频率、节律和深度,呼吸困难程度,呼吸音的变化,患者意识状态、瞳孔、皮肤温度及颜色,询问患者胸闷、憋气、胸部疼痛等症状有无改善。严密监测患者的呼吸、血压、心率、血氧饱和度、心律失常的变化情况,如有异常及时通知医师。昏迷患者应评估瞳孔、肌张力、腱反射及病理反射。观察痰液的量、颜色及性状,以及时了解尿常规、血电解质检查结果。准确记录24小时出入量。

(二)抢救配合

急性肺栓塞属临床急症,抢救不及时可危及患者生命。应加强患者病情的观察和血流动力学的监测,严密观察心率、心律、血氧饱和度、血压、呼吸的变化,备好抢救物品和药品,如发现患者出现剧烈胸痛、呼吸困难、咯血、面色苍白、血压下降等,立即通知医师并协助抢救。

(三)一般护理

1.环境

提供安静、舒适、整洁的休息环境,限制探视,减少交叉感染。保持室温在 20～22 ℃和相对湿度60%～70%;没有层流装置的病室应注意经常通风换气,每天通风 3 次。装有层流装置的病室,应保持层流装置的有效。

2.体位

急性肺栓塞患者应绝对卧床休息、肢体制动。若肺栓塞的位置已经确定,应取健侧卧位。床上活动时应避免突然坐起、转身及改变体位,禁止搬动患者,防止栓子的脱落。下肢静脉血栓者应抬高患肢,并高于肺平面 20～30 cm,密切观察患肢的皮肤有无发绀、肿胀、发冷、麻木等感觉障碍,发现异常及时通知医师给予处理,严禁挤压、热敷、按摩患肢,防止血栓脱落。

3.饮食护理

指导患者进食富含维生素、高蛋白、粗纤维、易消化的饮食,多饮水,保持大便通畅,避免便秘、咳嗽等,以免增加腹腔压力,影响下肢静脉血液回流。做好口腔护理,以增进食欲。

4.吸氧

及早给予氧气吸入,遵医嘱合理氧疗。采用鼻导管或鼻塞给氧,必要时面罩吸氧。氧流量控制在 4～6 L/min。注意及时根据血氧饱和度指数或血气分析结果来调整氧流量。必要时行机械通气。

5.疼痛护理

教会患者自我放松的技巧,如缓慢深呼吸、全身肌肉放松、听音乐、看书报等,以分散注意力,减轻疼痛。剧烈疼痛时,遵医嘱给予药物止痛,如吗啡、哌替啶、可待因等,以及时评价止痛效果并观察可能出现的不良反应。

6.心理护理

胸闷、胸痛、呼吸困难,易给患者带来紧张、恐惧的情绪,甚至造成濒死感。尽量帮助患者适应环境,向患者讲解治疗的目的、要求、方法,减少其焦虑和恐惧心理。采取心理暗示和现身说教,帮助患者树立信心,使其积极配合治疗。情绪过于激动可诱发栓子脱落,应指导患者保持情绪稳定。启动家庭支持系统,帮助患者树立治疗的信心。

(四)溶栓及抗凝的护理

(1)使用抗凝血药时,应严格掌握药物的剂量、用法及速度,认真核对,严密观察用药后的反应,发现异常及时通知医师,调整剂量。

(2)进行溶栓、抗凝治疗期间,最主要的并发症是出血,因此应严密观察患者有无出血倾向。注意观察患者皮肤、黏膜、牙龈及穿刺部位有无出血,有无咯血、呕血、便血等现象。观察患者的意识状态、神志的变化,发现患者出现头痛、呕吐症状,要及时报告医师并给予处理,谨防颅内出血的发生。溶栓治疗期间应准备好各种抢救物品。

(3)用药期间应监测凝血时间及凝血酶原时间,避免各种侵入性的操作。指导患者预防出血的方法,如选用质软的牙刷,防止碰伤、抓伤,勿挖鼻、用力咳嗽、排便等。

(李　丽)

第十四节　急性肺水肿

急性肺水肿是由不同原因引起肺组织血管外液体异常增多，液体由间质进入肺泡，甚至呼吸道出现泡沫状分泌物。表现为急性呼吸困难、发绀，呼吸做功增加，两肺布满湿啰音，甚至从气道涌出大量泡沫样痰液。人类可发生下列两类性质完全不同的肺水肿：心源性肺水肿（亦称流体静力学或血流动力学肺水肿）和非心源性肺水肿（亦称通透性增高肺水肿、急性肺损伤或急性呼吸窘迫综合征）。

一、发病机制

（一）肺毛细血管静水压

肺毛细血管静水压（Pmv）是使液体从毛细血管流向间质的驱动力，正常情况下，Pmv 约 1.1 kPa（8 mmHg），有时易与肺毛细血管楔压（PCWP）相混淆。PCWP 反映肺毛细血管床的压力，可估计左心房压（LAP），正常情况下较 Pmv 高 0.1～0.3 kPa（1～2 mmHg）。肺水肿时 PCWP 和 Pmv 并非呈直接相关，两者的关系取决于总肺血管阻力（肺静脉阻力）。

（二）肺间质静水压

肺毛细血管周围间质的静水压即肺间质静水压（Ppmv），与 Pmv 相对抗，两者差别越大，则毛细血管内液体流出越多。肺间质静水压为负值，正常值为－2.3～－1.1 kPa（－17～－8 mmHg），可能与肺组织的机械活动、弹性回缩及大量淋巴液回流对肺间质的吸引有关。理论上 Ppmv 的下降亦可使静水压梯度升高，当肺不张进行性再扩张时，出现复张性肺水肿可能与 Ppmv 骤降有关。

（三）肺毛细血管胶体渗透压

肺毛细血管胶体渗透压（πmv）由血浆蛋白形成，正常值为 3.3～3.7 kPa（25～28 mmHg），但随个体的营养状态和输液量不同而有所差异。πmv 是对抗 Pmv 的主要力量，单纯的 πmv 下降能使毛细血管内液体外流增加。但在临床上并不意味着血液稀释后的患者会出现肺水肿，经血液稀释后血浆蛋白浓度下降，但过滤至肺组织间隙的蛋白也不断地被淋巴系统所转移，Pmv 的下降可与 πmv 的降低相平行，故 πmv 与 Pmv 间梯度即使发挥净渗透压的效应，也可保持相对的稳定。

πmv 和 PCWP 间的梯度与血管外肺水压呈非线性关系。当 Pmv＜2.0 kPa（15 mmHg）、毛细血管通透性正常时，πmv-PCWP≤1.2 kPa（9 mmHg）可作为出现肺水肿的界限，也可作为治疗肺水肿疗效观察的动态指标。

（四）肺间质胶体渗透压

肺间质胶体渗透压（πpmv）取决于间质中渗透性、活动的蛋白质浓度，它受反应系数（δf）和毛细血管内液体流出率（Qf）的影响，是调节毛细血管内液体流出的重要因素。πpmv 正常值为 1.6～1.9 kPa（12～14 mmHg），难以直接测定。临床上可通过测定支气管液的胶体渗透压鉴别肺水肿的类型，如支气管液与血浆蛋白的胶体渗透压比值＜60％，则为血流动力学改变所致的肺水肿，如比值＞75％，则为毛细血管渗透增加所致的肺水肿，称为肺毛细血管渗漏综合征。

(五)毛细血管通透性

资料表明,越过内皮细胞屏障时,通透性肺水肿透过的蛋白多于压力性水肿,仅越过上皮细胞屏障时,两者没有明显差别。毛细血管通透性增加,使 δ 从正常的 0.8 降至 0.3～0.5,表明血管内蛋白,尤其是清蛋白大量外渗,使 πmv 与 πpmv 梯度下降。

二、病理与病理生理

(一)心源性急性肺水肿

正常情况下,两侧心腔的排血量相对恒定,当心肌严重受损和左心负荷过重而引起心排血量降低和肺淤血时,过多的液体从肺泡毛细血管进入肺间质甚至肺泡内,则产生急性肺水肿,实际上是左心衰竭最严重的表现,多见于急性左心衰竭和二尖瓣狭窄患者。

有以下并发症的患者术中易发生左心衰竭:①左心室心肌病变,如冠心病、心肌炎等;②左心室压力负荷过度,如高血压、主动脉狭窄等;③左心室容量负荷过重,如主动脉瓣关闭不全、左向右分流的先天性心脏病等。

当左心室舒张末压＞1.6 kPa(12 mmHg),毛细血管平均压＞4.7 kPa(35 mmHg),肺静脉平均压＞4.0 kPa(30 mmHg)时,肺毛细血管静水压超过血管内胶体渗透压及肺间质静水压,可导致急性肺水肿,若同时有肺淋巴管回流受阻,更易发生急性肺水肿。其病理生理表现为肺顺应性减退、气道阻力和呼吸作用增强、缺氧、呼吸性酸中毒,间质静水压增高压迫肺毛细血管、升高肺动脉压,从而增加右心负荷,导致右心功能不全。

(二)神经源性肺水肿

中枢神经系统损伤后,颅内压急剧升高,脑血流量减少,造成下丘脑功能紊乱,解除了对视前核水平和下丘脑尾部"水肿中枢"的抑制,引起交感神经系统兴奋,释放大量儿茶酚胺,使周围血管强烈收缩,血流阻力加大,大量血液由阻力较高的体循环转至阻力较低的肺循环,引起肺静脉高压,肺毛细血管压随之升高,跨肺毛细血管 Starling 力不平衡,液体由血管渗入至肺间质和肺泡内,最终形成急性肺水肿。延髓是发生神经源性肺水肿的关键神经中枢,交感神经的激发是产生肺高压及肺水肿的基本因素,而肺高压是神经源性肺水肿发生的重要机制。通过给予交感神经阻滞剂和肾上腺素 α 受体阻滞剂均可降低或避免神经源性肺水肿的发生。

(三)液体负荷过重

围术期输血补液过快或输液过量,使右心负荷增加。当输入胶体液达血浆容量的 25%时,心排血量可增多至 300%。若患者伴有急性心力衰竭,虽通过交感神经兴奋维持心排血量,但神经性静脉舒张作用减弱,对肺血管压力和容量的骤增已经起不到有效的调节作用,导致肺组织间隙水肿。

大量输注晶体液,使血管内胶体渗透压下降,增加液体从血管的滤出,聚集到肺组织间隙中,易致心、肾功能不全、静脉压增高或淋巴循环障碍患者发生肺水肿。

(四)复张性肺水肿

复张性肺水肿是各种原因所致肺萎陷后,在肺复张时或复张后 24 小时内发生的急性肺水肿。一般认为与多种因素有关,如负压抽吸迅速排出大量胸膜积液、大量气胸所致的突然肺复张,均可造成单侧性肺水肿。

临床上多见于气胸或胸腔积液 3 个月后出现进行性快速肺复张,1 小时后可表现为肺水肿的临床症状,50%的肺水肿发生在 50 岁以上老年人。水肿液的形成遵循 Starling 公式。复张性肺水肿发生时，肺动脉压和PCWP正常，水肿液蛋白浓度与血浆蛋白浓度的比值>0.7，说明存在肺毛细血管通透性增加。肺萎陷越久，复张速度越快，胸膜腔负压越大，越易发生肺水肿。

肺复张性肺水肿的病理生理机制可能为：①肺泡长期萎缩，使Ⅱ型肺细胞代谢障碍，肺泡表面活性物质减少，肺泡表面张力增加，使肺毛细血管内液体向肺泡内滤出。②肺组织长期缺氧，使肺毛细血管内皮和肺泡上皮的完整性受损，通透性增加。③使用负压吸引设备，突然增加胸内负压，使复张肺的毛细血管压力与血流量增加，作用于已受损的毛细血管，使管壁内外的压力差增大；机械性力量使肺毛细血管内皮间隙孔变形，间隙增大，促使血管内液和血浆蛋白流入肺组织间隙。④在声门紧闭的情况下用力吸气，负压峰值可超4.9 kPa（$-50\ cmH_2O$），如负的胸膜腔内压传至肺间质，增加肺毛细血管和肺间质静水压之差，则增加肺循环液体的渗出。⑤肺的快速复张引起胸膜腔内压急剧改变，肺血流增加而压力升高，并产生高的直线血流速度，加大了血管内和间质的压差。当其超过一定阈值时，液体进入间质和肺泡形成肺水肿。

（五）高原性肺水肿

高原性肺水肿是一种由低地急速进入海拔3 000 m以上地区的常见病，主要表现为发绀、心率增快、心排血量增多或减少、体循环阻力增加和心肌受损。其发病因素是多方面的，如缺氧性肺血管收缩、肺动脉高压、高原性脑水肿、全身和肺组织生化改变。肺代偿功能异常和心功能减退是造成重度低氧血症的直接原因。高原性肺水肿为高蛋白渗出性肺水肿，炎性介质是毛细血管增加的主要原因。

（六）通透性肺水肿

通透性肺水肿指肺水和血浆蛋白均通过肺毛细血管内间隙进入肺间质，肺淋巴液回流量增加，且淋巴液内蛋白含量亦明显增加，表明肺毛细血管内皮细胞功能失常。

1.感染性肺水肿

感染性肺水肿指继发于全身感染和/或肺部感染的肺水肿，如革兰阴性杆菌感染所致的败血症和肺炎球菌性肺炎均可引起肺水肿，主要是通过增加肺毛细血管壁通透性所致。肺水肿亦可继发于病毒感染。流感病毒、水痘-带状疱疹病毒所致的病毒性肺炎均可引起肺水肿。

2.毒素吸入性肺水肿

毒素吸入性肺水肿指吸入有害性气体或毒物所致的肺水肿。有害性气体包括二氧化氮、氯、光气、氨、氟化物、二氧化硫等，毒物以有机磷农药最为常见。其病理生理为：①有害性气体引起变态反应或直接损害，使肺毛细血管通透性增加，减少肺泡表面活性物质，并通过神经体液因素引起肺静脉收缩和淋巴管痉挛，使肺组织水分增加。②有机磷通过皮肤、呼吸道和消化道进入人体，与胆碱酯酶结合，抑制该酶的作用，使乙酰胆碱在体内积聚，导致支气管痉挛、分泌物增加、呼吸肌麻痹和呼吸中枢抑制，导致缺氧和肺毛细血管通透性增加。

3.淹溺性肺水肿

淹溺性肺水肿指淡水和海水淹溺所致的肺水肿。淡水为低渗性，被大量吸入后，很快通过肺泡-毛细血管膜进入血液循环，导致肺组织的组织学损伤和全身血容量增加，肺泡-毛细血管膜损伤较重或左心代偿功能障碍时，诱发急性肺水肿。高渗性海水进入肺泡后，使得血管内大量水分进入肺泡引起肺水肿。肺水肿引起缺氧可加重肺泡上皮、毛细血管内皮细胞损害，增加毛细血管通透性，进一步加重肺水肿。

4.尿毒症性肺水肿

肾衰竭患者常伴肺水肿和纤维蛋白性胸膜炎。主要发病因素：①高血压所致左心衰竭；②少尿患者循环血容量增多；③血浆蛋白减少，血管内胶体渗透压降低，肺毛细血管静水压与胶体渗透压差距增大，促进肺水肿形成。

5.氧中毒性肺水肿

氧中毒性肺水肿指长时间吸入高浓度（>60%）氧引起肺组织损害所致的肺水肿。一般在常压下吸入纯氧 12～24 小时，高压下 3～4 小时即可发生氧中毒。氧中毒的损害以肺组织为主，表现为上皮细胞损害、肺泡表面活性物质减少、肺泡透明膜形成，引起肺泡和间质水肿，以及肺不张。其毒性作用是由于氧分子还原成水时所产生的中间产物自由基（如超氧阴离子、过氧化氢、羟自由基和单线态氧等）所致。正常时氧自由基为组织内抗氧化系统，如超氧化物歧化酶（SOD）、过氧化氢酶、谷胱甘肽氧化酶所清除。吸入高浓度氧，氧自由基形成加速，当其量超过组织抗氧化系统清除能力时，即可造成肺组织损伤，形成肺损伤。

（七）与麻醉相关的肺水肿

1.麻醉药过量

麻醉药过量引起肺水肿，可见于吗啡、美沙酮、急性巴比妥酸盐和海洛因中毒。发病机制可能与下列因素有关：①抑制呼吸中枢，引起严重缺氧，使肺毛细血管通透性增加，同时伴有肺动脉高压，产生急性肺水肿。②缺氧刺激下丘脑引起周围血管收缩，血液重新分布而致肺血容量增加。③海洛因所致肺水肿可能与神经源性发病机制有关。④个别患者的易感性或变态反应。

2.呼吸道梗阻

围术期喉痉挛常见于麻醉诱导期插管强烈刺激，亦见于术中神经牵拉反应，以及甲状腺手术因神经阻滞不全对气道的刺激。气道通畅时，胸腔内压对肺组织间隙压力的影响不大，但急性上呼吸道梗死时，用力吸气造成胸膜腔负压增加，几乎全部传导至血管周围间隙，促进血管内液进入肺组织间隙。上呼吸道梗阻时，患者处于挣扎状态，缺氧和交感神经活性极度亢进，可导致肺小动脉痉挛性收缩、肺小静脉收缩、肺毛细血管通透性增加。酸中毒又可增加对心脏做功的抑制，除非呼吸道梗阻解除，否则将形成恶性循环，加速肺水肿的发展。

3.误吸

围术期呕吐或胃内容物反流可引起吸入性肺炎和支气管痉挛，肺表面活性物质灭活和肺毛细血管内皮细胞受损，从而使液体渗出至肺组织间隙内，发生肺水肿。患者表现为发绀、心动过速、支气管痉挛和呼吸困难。肺组织损害的程度与胃内容物的 pH 直接相关，pH>2.5 的胃液所致的损害要比 pH<2.5 者轻微得多。

4.肺过度膨胀

一侧肺不张使单肺通气，全部潮气量进入一侧肺内，导致肺过度充气膨胀，随之出现肺水肿，其机制可能与肺容量增加有关。

三、临床表现

发病早期，均先有肺间质性水肿，肺泡毛细血管间隔内的胶原纤维肿胀，刺激附近的肺毛细血管旁“J”感受器，反射性引起呼吸频率增快，促进肺淋巴液回流，同时表现为过度通气。

水肿液在肺泡周围积聚后，沿着肺动脉、静脉和小气道鞘延伸，在支气管堆积到一定程度，引起支气管狭窄，可出现呼气性啰音。患者常主诉胸闷、咳嗽，有呼吸困难、颈静脉曲张，听诊可闻及哮鸣音和少量湿啰音。若不及时发现和治疗，则继发为肺泡性肺水肿。

肺泡性肺水肿时，水肿液进入末梢细支气管和肺泡，当水肿液溢满肺泡后，出现典型的粉红色泡沫痰，液体充满肺泡后不能参与气体交换，通气/血流比值下降，引起低氧血症。插管患者可表现呼吸道阻力增大和发绀，经气管导管喷出或涌出大量的粉红色泡沫痰。

四、诊断

肺水肿发病早期多为间质性肺水肿，若未及时发现和治疗，可继发为肺泡性肺水肿，加重心肺功能紊乱，故应重视早期诊断和治疗。

肺水肿的诊断主要根据症状、体征和X线表现，一般并不困难。临床上同时测定PCWP和πmv，πmv-PCWP正常值为(1.20±0.2)kPa[(9.7±1.7)mmHg]，当πmv-PCWP≤0.5 kPa(4 mmHg)时，提示肺内肺水增多，有助于早期诊断。复张性肺水肿常伴有复张性低血压。

五、鉴别诊断

心源性肺水肿在肺间质和肺泡腔的渗出以红细胞为主。左心衰竭导致肺淤血。非心源性肺水肿在肺间质和肺泡腔的渗出以血浆内的一些蛋白、体液为主。肺泡-毛细血管膜的通透性增加，为漏出性肺水肿。

(一)心源性肺水肿

1.主要表现

常突然发作、高度气急、呼吸浅速、端坐呼吸、咳嗽、咳白色或粉红色泡沫痰、面色灰白、口唇及肢端发绀、大汗、烦躁不安、心悸、乏力等。

2.体征

体征包括双肺广泛水泡音和/或哮鸣音、心率增快、心尖区奔马律及收缩期杂音、心界向左扩大，可有心律失常和交替脉，不同心脏病尚有相应体征和症状。

急性心源性肺水肿是一种严重的重症，必须分秒必争进行抢救，以免危及患者生命。具体急救措施：①非特异性治疗；②查出肺水肿的诱因并加以治疗；③识别及治疗肺水肿的基础心脏病变。

(二)非心源性肺水肿

1.主要表现

进行性加重的呼吸困难、端坐呼吸、大汗、发绀、咳粉红色泡沫痰。

2.体征

双肺可闻及广泛湿啰音，可先出现在双肺中下部，然后波及全肺。

3.X线

早期可出现Kerley线，提示间质性肺水肿，进一步发展可出现肺泡肺水肿的表现。

肺毛细血管楔压(PCWP)用于鉴别心源性及非心源性肺水肿。前者PCWP＞1.6 kPa(12 mmHg)，后者PCWP≤1.6 kPa(12 mmHg)。

六、治疗

治疗原则为病因治疗，是缓解和根本消除肺水肿的基本措施；维持气道通畅，充分供氧和机械通气治疗，纠正低氧血症；降低肺血管静水压，提高血浆胶体渗透压，改善肺毛细血管通透性；保持患者镇静，预防和控制感染。

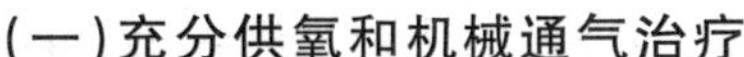

(一)充分供氧和机械通气治疗

1.维持气道通畅

水肿液进入肺泡和细支气管后汇集至气管，使呼吸道阻塞，增加气道压，从气管喷出大量粉红色泡沫痰，即便用吸引器抽吸，水肿液仍大量涌出。采用去泡沫剂能提高水肿液清除效果。

2.充分供氧

轻度缺氧患者可用鼻导管给氧，每分钟 6～8 L；重度低氧血症患者，行气管内插管，进行机械通气，同时保证呼吸道通畅。约 85%的急性肺水肿患者须行短时间气管内插管。

3.间歇性正压通气

间歇性正压通气(IPPV)通过增加肺泡压和肺组织间隙压力，阻止肺毛细血管内液滤出；降低右心房充盈压，减少肺内血容量，缓解呼吸肌疲劳，降低组织耗氧量。常用的参数：潮气量 8～10 mL/kg，呼吸频率 12～14 次/分，吸气峰值压力应＜4.0 kPa(30 mmHg)。

4.持续正压通气或呼气末正压通气

应用 IPPV，FiO_2＞0.6 仍不能提高 PaO_2，可用持续正压通气(CPAP)或呼气末正压通气(PEEP)。通过开放气道、扩张肺泡、增加功能残气量，改善肺顺应性及通气/血流比值。合适的 PEEP 通常先从 0.49 kPa(5 cmH_2O)开始，逐步增加到 0.98～1.47 kPa(10～15 cmH_2O)，其前提是对患者心排血量无明显影响。

(二)降低肺毛细血管静水压

1.增强心肌收缩力

急性肺水肿合并低血压时，病情更为险恶。应用适当的正性变力药物使左心室能在较低的充盈压下维持或增加心排血量，包括速效强心苷、拟肾上腺素药和能量合剂等。

强心苷药物表现为剂量相关性的心肌收缩力增强，同时可以降低房颤时的心率、延长舒张期充盈时间，使肺毛细血管平均压下降。强心药对高血压性心脏病、冠心病引起的左心衰竭所造成的急性肺水肿疗效明显。氨茶碱除增加心肌收缩力、降低后负荷外，还可舒张支气管平滑肌。

2.降低心脏前后负荷

当 CVP 为 1.5 kPa(15 cmH_2O)，PCWP 增高达 2.0 kPa(15 mmHg)以上时，应限制输液，同时静脉注射利尿药，如呋塞米、依他尼酸等。若不见效，可加倍剂量重复给药，尤其对心源性或输液过多引起的急性肺水肿，可迅速有效地从肾脏将液体排出体外，使肺毛细血管静水压下降，减少气道水肿液。使用利尿药时应注意补充氯化钾，并避免血容量过低。

吗啡解除焦虑、松弛呼吸道平滑肌，有利于改善通气，同时具有降低外周静脉张力、扩张小动脉的作用，减少回心血量，降低肺毛细血管静水压。一般静脉注射吗啡 5 mg，起效迅速，对高血压、二尖瓣狭窄等引起的肺水肿效果良好，应早期使用。在没有呼吸支持的患者，应严密监测呼吸功能，防止吗啡抑制呼吸。休克患者禁用吗啡。

东莨菪碱、山莨菪碱及阿托品对中毒性急性肺水肿疗效满意，该类药物具有较强的解除阻力血管及容量血管痉挛的作用，可降低心脏前后负荷，增加肺组织灌注量及冠状动脉血流，增加动脉血氧分压，同时还具有解除支气管痉挛、抑制支气管分泌过多液体、兴奋呼吸中枢及抑制大脑皮质活动的作用。

患者体位对回心血量有明显影响，取坐位或头高位有助于减少静脉回心血量、减轻肺淤血、降低呼吸做功和增加肺活量，但低血压和休克患者应取平卧位。

α 受体阻滞剂可使全身及内脏血管扩张、回心血量减少，改善肺水肿。可用酚妥拉明 10 mg

加入 5%葡萄糖溶液 100～200 mL 静脉滴注。硝普钠通过降低心脏后负荷改善肺水肿，但对二尖瓣狭窄引起者要慎用。

(三)镇静及感染的防治

1.镇静药物

咪达唑仑、丙泊酚具有较强的镇静作用，可减少患者的惊恐和焦虑，减轻呼吸急促，将急促而无效的呼吸调整为均匀有效的呼吸，减少呼吸做功。有利于通气治疗患者的呼吸与呼吸机同步，以改善通气。

2.预防和控制感染

感染性肺水肿继发于全身感染和/或肺部感染所致的肺水肿，革兰阴性杆菌所致的败血症是引起肺水肿的主要原因。各种原因引起的肺水肿均应预防肺部感染，除加强护理外，应常规给予抗生素以预防肺部感染。常用的抗生素有氨基苷类抗生素、头孢菌素和氯霉素。

给予抗生素的同时，应用肾上腺皮质激素，可以预防毛细血管通透性增加，减轻炎症反应，促使水肿消退，并能刺激细胞代谢，促进肺泡表面活性物质产生，增强心肌收缩，降低外周血管阻力。

临床常用的药物有氢化可的松、地塞米松和泼尼松龙，通常在发病 24～48 小时内用大剂量皮质激素。氢化可的松首次静脉注射 200～300 mg，24 小时用量可达 1 g 以上；地塞米松首次用量可静脉注射 30～40 mg，随后每 6 小时静脉注射 10～20 mg，甲泼尼龙的剂量为 30 mg/kg 静脉注射，用药不宜超过72 小时。

(四)复张性肺水肿的防治

防止跨肺泡压的急剧增大是预防肺复张性肺水肿的关键。行胸腔穿刺或引流复张时，应逐步减少胸内液气量，复张过程应在数小时以上，负压吸引不应超过 0.98 kPa(10 cmH_2O)，每次抽液量不应超过 1 000 mL。

若患者出现持续性咳嗽，应立即停止抽吸或钳闭引流管，术中膨胀肺时，应注意潮气量和压力适中，主张采用双腔插管以免健侧肺过度扩张，肺复张后持续做一段时间的 PEEP，以保证复张过程中跨肺泡压差不致过大，防止复张后肺毛细血管渗漏的增加。

肺复张性肺水肿治疗的目的是维持患者足够的氧合和血流动力学的稳定。无症状者无须特殊处理，低氧血症较轻者予以吸氧，较重者则需气管内插管，应用 PEEP 及强心利尿剂和激素。向胸内注入 50～100 mL 气体、做肺动脉栓塞术均是可取的方法。在肺复张期间要避免输液过多、过快。

七、病情观察与评估

(1)监测生命体征，观察患者有无呼吸增快(频率可达 30～40 次/分)、心率增快、脉搏细速、血压升高或持续下降。

(2)观察有无皮肤发绀、湿冷、毛孔收缩、尿量减少等微循环灌注不足表现。

(3)观察患者有无咳粉红色泡沫痰等肺水肿特征性表现。

(4)心肺听诊有无干啰音或湿啰音。

八、护理措施

(一)体位

协助患者取坐位，双腿下垂。

(二)氧疗

遵医嘱予以吸氧 6～8 L/min，可于湿化瓶中加入 50%乙醇湿化，乙醇可使肺泡内泡沫表面张力降低而破裂、消散。若患者不能耐受，可降低乙醇浓度或间歇使用。病情严重者采用无创或有创机械通气。

(三)用药护理

1.镇静药

常用吗啡皮下或静脉注射，注意观察患者有无呼吸抑制、心动过缓、血压下降。呼吸衰竭、昏迷、严重休克者禁用。

2.利尿剂

常用呋塞米静脉推注，观察患者有无腹胀、恶心、呕吐、心律失常；有无嗜睡、意识淡漠、肌痛性痉挛；有无烦躁或谵妄、呼吸浅慢、手足抽搐等低钾、低钠血症及低氯性碱中毒等电解质紊乱表现。准确记录 24 小时尿量，监测血钾变化和心律。

3.血管扩张剂

常用硝普钠和硝酸甘油静脉滴注或微量泵泵入。硝普钠现配现用，避光输注，控制速度，严密监测血压变化，根据血压调整剂量。

4.洋地黄制剂

常用毛花苷 C 0.2～0.4 mg 稀释后缓慢静脉推注，观察心率和节律变化，心率或脉搏＜60 次/分时停止用药。当出现食欲减退、恶心、心悸、头痛、黄绿视、视物模糊，心律从规则变为不规则，或从不规则变为规则时可能是中毒反应，应立即停药并告知医师。

九、健康指导

(1)告知患者避免劳累、情绪激动等诱因。

(2)告知患者限制钠盐及液体摄入。

(3)告知患者疾病相关知识，如出现频繁咳嗽、气喘、咳粉红色泡沫痰时，立即取端坐位并及时就诊。

(李　丽)

第十五节　急性呼吸窘迫综合征

急性呼吸窘迫综合征(acute respiratory distress syndrome，ARDS)是指严重感染、创伤、休克等非心源性疾病过程中，肺毛细血管内皮细胞和肺泡上皮细胞损伤造成弥漫性肺间质及肺泡水肿，导致的急性低氧性呼吸功能不全或衰竭，属于急性肺损伤(acute lung injury，ALI)的严重阶段。以肺容积减少、肺顺应性降低、严重的通气/血流比例失调为病理生理特征。临床上表现为进行性低氧血症和呼吸窘迫，肺部影像学表现为非均一性的渗出性病变。本病起病急、进展快、病死率高。

ALI 和 ARDS 是同一疾病过程中的两个不同阶段，ALI 代表早期和病情相对较轻的阶段，而 ARDS 代表后期病情较为严重的阶段。发生 ARDS 时患者必然经历过 ALI，但并非所有的

ALI 都会发展为 ARDS。引起 ALI 和 ARDS 的原因和危险因素很多，根据肺部直接和间接损伤对危险因素进行分类，可分为肺内因素和肺外因素。肺内因素是指致病因素对肺的直接损伤，包括：①化学性因素，如吸入毒气、烟尘、胃内容物及氧中毒等。②物理性因素，如肺挫伤、放射性损伤等。③生物性因素，如重症肺炎。肺外因素是指致病因素通过神经体液因素间接引起肺损伤，包括严重休克、感染中毒症、严重非胸部创伤、大面积烧伤、大量输血、急性胰腺炎、药物或麻醉品中毒等。ALI 和 ARDS 的发生机制非常复杂，目前尚不完全清楚。多数学者认为，ALI 和 ARDS 是由多种炎性细胞、细胞因子和炎性介质共同参与引起的广泛肺毛细血管急性炎症性损伤过程。

一、临床特点

ARDS 的临床表现可以有很大差别，取决于潜在疾病和受累器官的数目和类型。

(一)症状、体征

(1)发病迅速：ARDS 多发病迅速，通常在发病因素攻击(如严重创伤、休克、败血症、误吸)后 12～48 小时发病，偶尔有长达 5 天者。

(2)呼吸窘迫：是 ARDS 最常见的症状，主要表现为气急和呼吸频率增快，呼吸频率大多在 25～50 次/分。其严重程度与基础呼吸频率和肺损伤的严重程度有关。

(3)咳嗽、咳痰、烦躁和神志变化：ARDS 可有不同程度的咳嗽、咳痰，可咳出典型的血水样痰，可出现烦躁、神志恍惚。

(4)发绀：是未经治疗 ARDS 的常见体征。

(5)ARDS 患者也常出现呼吸类型的改变，主要为呼吸浅快或潮气量的变化。病变越严重，这一改变越明显，甚至伴有吸气时鼻翼翕动及三凹征。在早期自主呼吸能力强时，常表现为深快呼吸，当呼吸肌疲劳后，则表现为浅快呼吸。

(6)早期可无异常体征，或仅有少许湿啰音；后期多有水泡音，亦可出现管状呼吸音。

(二)影像学表现

1.X 线胸片检查

早期病变以间质性为主，胸部 X 线片常无明显异常或仅见血管纹理增多，边缘模糊，双肺散在分布的小斑片状阴影。随着病情进展，上述的斑片状阴影进一步扩展，融合成大片状，或两肺均匀一致增加的毛玻璃样改变，伴有支气管充气征，心脏边缘不清或消失，称为“白肺”。

2.胸部 CT 检查

与 X 线胸片检查相比，胸部 CT 检查尤其是高分辨 CT(HRCT)检查可更为清晰地显示出肺部病变分布、范围和形态，为早期诊断提供帮助。由于肺毛细血管膜通透性一致性增高，引起血管内液体渗出，两肺斑片状阴影呈现重力依赖性现象，还可出现变换体位后的重力依赖性变化。在 CT 中上表现为病变分布不均匀：①非重力依赖区(仰卧时主要在前胸部)正常或接近正常。②前部和中间区域呈毛玻璃样阴影。③重力依赖区呈现实变影。这些均提示肺实质的实变出现在受重力影响最明显的区域。无肺泡毛细血管膜损伤时，两肺斑片状阴影均匀分布，既不出现重力依赖现象，也无变换体位后的重力依赖性变化。这一特点有助于与感染性疾病鉴别。

(三)实验室检查

1.动脉血气分析

PaO_2＜8.0 kPa(60 mmHg)，有进行性下降趋势，在早期 $PaCO_2$ 多不升高，甚至可因过度通气而低于正常；早期多为单纯呼吸性碱中毒；随病情进展可合并代谢性酸中毒，晚期可出现呼吸性酸中毒。氧合指数较动脉氧分压更能反映吸氧时呼吸功能的障碍，而且与肺内分流量有良好的相关性，计算简便。氧合指数参照范围为 53.3～66.7 kPa(400～500 mmHg)，在 ALI 时≤40.0 kPa(300 mmHg)，ARDS 时≤26.7 kPa(200 mmHg)。

2.血流动力学监测

通过漂浮导管，可同时测定并计算肺动脉压(PAP)、肺毛细血管楔压等，不仅对诊断、鉴别诊断有价值，而且对机械通气治疗亦为重要的监测指标。肺毛细血管楔压一般<1.6 kPa(12 mmHg)，若>2.4 kPa(18 mmHg)，则支持左心衰竭的诊断。

3.肺功能检查

ARDS 发生后呼吸力学发生明显改变，包括肺顺应性降低和气道阻力增高，肺无效腔/潮气量是不断增加的，肺无效腔/潮气量增加是早期 ARDS 的一种特征。

二、诊断及鉴别诊断

1999 年，中华医学会呼吸病学分会制定的诊断标准如下。

(1)有 ALI 和/或 ARDS 的高危因素。

(2)急性起病、呼吸频数和/或呼吸窘迫。

(3)低氧血症：ALI 时氧合指数≤40.0 kPa(300 mmHg)；ARDS 时氧合指数≤26.7 kPa(200 mmHg)。

(4)胸部 X 线检查显示两肺浸润阴影。

(5)肺毛细血管楔压≤2.4 kPa(18 mmHg)或临床上能除外心源性肺水肿。

符合以上 5 项条件者，可以诊断 ALI 或 ARDS。必须指出，ARDS 的诊断标准并不具有特异性，诊断时必须排除大片肺不张、自发性气胸、重症肺炎、急性肺栓塞和心源性肺水肿(表 5-12)。

表 5-12　ARDS 与心源性肺水肿的鉴别

类别	ARDS	心源性肺水肿
特点	高渗透性	高静水压
病史	创伤、感染等	心脏疾病
双肺浸润阴影	+	+
重力依赖性分布现象	+	+
发热	+	可能
白细胞增多	+	可能
胸腔积液	－	+
吸纯氧后分流	较高	可较高
肺毛细血管楔压	正常	高
肺泡液体蛋白	高	低

三、急诊处理

ARDS 是呼吸系统的一个急症，必须在严密监护下进行合理治疗。治疗目标：改善肺的氧合功能，纠正缺氧，维护脏器功能和防治并发症。治疗措施如下。

(一)氧疗

应采取一切有效措施尽快提高 PaO_2，纠正缺氧。可给高浓度吸氧，使 $PaO_2 \geqslant 8.0$ kPa(60 mmHg)或 $SaO_2 \geqslant 90\%$。轻症患者可使用面罩给氧，但多数患者需采用机械通气。

(二)去除病因

病因治疗在 ARDS 的防治中占有重要地位，主要是针对涉及的基础疾病。感染是 ALI 和 ARDS 常见原因也是首位高危因素，而 ALI 和 ARDS 又易并发感染。如果 ARDS 的基础疾病是脓毒症，除了清除感染灶外，还应选择敏感抗生素，同时收集痰液或血液标本分离培养病原菌和进行药敏试验，指导下一步抗生素的选择。一旦建立人工气道并进行机械通气，即应给予广谱抗生素，以预防呼吸道感染。

(三)机械通气

机械通气是最重要的支持手段。如果没有机械通气，许多 ARDS 患者会因呼吸衰竭在数小时至数天内死亡。机械通气的指征目前尚无统一标准，多数学者认为一旦诊断为 ARDS，就应进行机械通气。在 ALI 阶段可试用无创正压通气，使用无创机械通气治疗时应严密监测患者的生命体征及治疗反应。神志不清、休克、气道自洁能力障碍的 ALI 和 ARDS 患者不宜应用无创机械通气。如无创机械通气治疗无效或病情继续加重，应尽快建立人工气道，行有创机械通气。

为了防止肺泡萎陷，保持肺泡开放，改善氧合功能，避免机械通气所致的肺损伤，目前常采用肺保护性通气策略，主要措施包括以下两方面。

1.呼气末正压

适当加用呼气末正压可使呼气末肺泡内压增大，肺泡保持开放状态，从而达到防止肺泡萎陷，减轻肺泡水肿，改善氧合功能和提高肺顺应性的目的。应用呼气末正压应首先保证有效循环血容量足够，以免因胸内正压增加而降低心排血量，而减少实际的组织氧运输；呼气末正压先从低水平 0.29～0.49 kPa(3～5 cmH_2O)开始，逐渐增加，直到 $PaO_2 > 8.0$ kPa(60 mmHg)、$SaO_2 > 90\%$时的呼气末正压水平，一般呼气末正压水平为 0.49～1.76 kPa(5～18 cmH_2O)。

2.小潮气量通气和允许性高碳酸血症

ARDS 患者采用小潮气量(6～8 mL/kg)通气，使吸气平台压控制在 2.94～34.3 kPa(30～35 cmH_2O)以下，可有效防止因肺泡过度充气而引起的肺损伤。为保证小潮气量通气的进行，可允许一定程度的 CO_2 潴留[$PaCO_2$ 一般不宜高于 13.3 kPa(100 mmHg)]和呼吸性酸中毒(pH 7.25～7.30)。

(四)控制液体入量

在维持血压稳定的前提下，适当限制液体入量，配合利尿药，使出入量保持轻度负平衡(每天 500 mL 左右)，使肺脏处于相对“干燥”状态，有利于肺水肿的消除。液体管理的目标是在最低(0.7～1.1 kPa 或5～8 mmHg)的肺毛细血管楔压下维持足够的心排血量及氧运输量。在早期可给予高渗晶体液，一般不推荐使用胶体液。存在低蛋白血症的 ARDS 患者，可通过补充清蛋白等胶体溶液和应用利尿药，有助于实现液体负平衡，并改善氧合。若限液后血压偏低，可使用多巴胺和多巴酚丁胺等血管活性药物。

(五)加强营养支持

营养支持的目的在于不但纠正现有的患者的营养不良，还应预防患者营养不良的恶化。营养支持可经胃肠道或胃肠外途径实施。如有可能应尽早经胃肠补充部分营养，不但可以减少补液量，而且可获得经胃肠营养的有益效果。

（六）加强护理、防治并发症

有条件时应在ICU中动态监测患者的呼吸、心律、血压、尿量及动脉血气分析等，以及时纠正酸碱失衡和电解质紊乱。注意预防呼吸机相关性肺炎的发生，尽量缩短病程和机械通气时间，加强物理治疗，包括体位、翻身、拍背、排痰和气道湿化等。积极防治应激性溃疡和多器官功能障碍综合征。

（七）其他治疗

糖皮质激素、肺泡表面活性物质替代治疗、吸入一氧化氮在ALI和ARDS的治疗中可能有一定价值，但疗效尚不肯定。不推荐常规应用糖皮质激素预防和治疗ARDS。糖皮质激素既不能预防ARDS的发生，对早期ARDS也没有治疗作用。ARDS发病＞14天应用糖皮质激素会明显增加病死率。感染性休克并发ARDS的患者，如合并肾上腺皮质功能不全，可考虑应用替代剂量的糖皮质激素。肺表面活性物质，有助于改善氧合，但是还不能将其作为ARDS的常规治疗手段。

四、急救护理

在救治ARDS过程中，精心护理是抢救成功的重要环节。护士应做到及早发现病情，迅速协助医师采取有力的抢救措施。密切观察患者生命体征，做好各项记录，准确完成各种治疗，备齐抢救器械和药品，防止机械通气和气管切开的并发症。

（一）护理目标

（1）及早发现ARDS的迹象，以及早有效地协助抢救。维持生命体征稳定，挽救患者生命。

（2）做好人工气道的管理，维持患者最佳气体交换，改善低氧血症，减少机械通气并发症。

（3）采取俯卧位通气护理，缓解肺部压迫，改善心脏的灌注。

（4）积极预防感染等各种并发症，提高救治成功率。

（5）加强基础护理，增加患者舒适感。

（6）减轻患者心理不适，使其合作、平静。

（二）护理措施

（1）及早发现病情变化　ARDS通常在疾病或严重损伤的最初24～48小时后发生。首先出现呼吸困难，通常呼吸浅快。吸气时可存在肋间隙和胸骨上窝凹陷。皮肤可出现发绀和斑纹，吸氧不能使之改善。

护士发现上述情况要高度警惕，以及时报告医师，进行动脉血气和胸部X线等相关检查。一旦诊断考虑ARDS，立即积极治疗。若没有机械通气的相应措施，应尽早转至有条件的医院。患者转运过程中应有专职医师和护士陪同，并准备必要的抢救设备，氧气必不可少。若有指征，行机械通气治疗，可以先行气管插管后转运。

（2）迅速连接监测仪，密切监护心率、心律、血压等生命体征，尤其是呼吸的频率、节律、深度及血氧饱和度等。观察患者意识、发绀情况、末梢温度等。注意有无呕血、黑便等消化道出血的表现。

（3）氧疗和机械通气的护理：治疗ARDS最紧迫问题在于纠正顽固性低氧，改善呼吸困难，为治疗基础疾病赢得时间。需要对患者实施氧疗甚至机械通气。

严密监测患者呼吸情况及缺氧症状。若单纯面罩吸氧不能维持满意的血氧饱和度，应予以辅助通气。首先可尝试采用经面罩持续气道正压吸氧等无创通气，但大多需要机械通气吸入氧气。遵医嘱给予高浓度氧气吸入或使用呼气末正压呼吸(positive end expiratory pressure，PEEP)并根据动脉血气分析值的变化调节氧浓度。

使用PEEP时应严密观察，防止患者出现气压伤。PEEP是在呼气终末时给予气道以一恒定正压使之不能回复到大气压的水平。可以增加肺泡内压和功能残气量改善氧合，防止呼气使肺泡萎陷，增加气体分布和交换，减少肺内分流，从而提高 PaO_2。由于PEEP使胸腔内压升高，静脉回流受阻，致心搏减少，血压下降，严重者可引起循环衰竭，另外正压过高，肺泡过度膨胀、破裂有导致气胸的危险。所以在监护过程中，注意PEEP观察有无心率增快、突然胸痛、呼吸困难加重等相关症状，发现异常立即调节PEEP压力并报告医师处理。

帮助患者采取有利于呼吸的体位，如端坐位或高枕卧位。

人工气道的管理有以下几方面。

妥善固定气管插管，观察气道是否通畅，定时对比听诊双肺呼吸音。经口插管者要固定好牙垫，防止阻塞气道。每班检查并记录导管刻度，观察有无脱出或误入一侧主支气管。套管固定松紧适宜，以能放入一指为准。

气囊充气适量。充气过少易产生漏气，充气过多可压迫气管黏膜导致气管食管瘘，可以采用最小漏气技术，用来减少并发症发生。方法：用10 mL注射器将气体缓慢注入，直至在喉及气管部位听不到漏气声，每次向外抽出气体0.25～0.5 mL，至吸气压力到达峰值时出现少量漏气为止，再注入0.25～0.5 mL气体，此时气囊容积为最小封闭容积，气囊压力为最小封闭压力，记录注气量。观察呼吸机上气道峰压是否下降及患者能否发音说话，长期机械通气患者要观察气囊有无破损、漏气现象。

保持气道通畅。严格无菌操作，按需适时吸痰。过多反复抽吸会刺激黏膜，使分泌物增加。先吸气道再吸口、鼻腔，吸痰前给予充分气道湿化、翻身叩背、吸纯氧3分钟，吸痰管最大外径不超过气管导管内径的1/2，迅速插吸痰管至气管插管，感到阻力后撤回吸痰管1～2 cm，打开负压边后退边旋转吸痰管，吸痰时间不应超过15秒。吸痰后密切观察痰液的颜色、性状、量及患者心率、心律、血压和血氧饱和度的变化，一旦出现心律失常和呼吸窘迫，立即停止吸痰，给予吸氧。

用加温湿化器对吸入气体进行湿化，根据病情需要加入盐酸氨溴索、异丙托溴铵等，每天3次雾化吸入。湿化满意标准为痰液稀薄、无泡沫、不附壁能顺利吸出。

呼吸机使用过程中注意电源插头要牢固，不要与其他仪器共用一个插座；机器外部要保持清洁，上端不可放置液体；开机使用期间定时倒掉管道及集水瓶内的积水，集水瓶安装要牢固；定时检查管道是否漏气、有无打折、压缩机工作是否正常。

(4)维持有效循环，维持出入液量轻度负平衡。循环支持治疗的目的是恢复和提供充分的全身灌注，保证组织的灌流和氧供，促进受损组织的恢复。在能保持酸碱平衡和肾功能前提下达到最低水平的血管内容量。①护士应迅速帮助完成该治疗目标。选择大血管，建立2个以上的静脉通道，正确补液，改善循环血容量不足。②严格记录出入量、每小时尿量。出入量管理的目标是在保证血容量、血压稳定前提下，24小时出量大于入量500～1 000 mL，利于肺内水肿液的消退。充分补充血容量后，护士遵医嘱给予利尿剂，消除肺水肿。观察患者对治疗的反应。

(5)俯卧位通气护理：由仰卧位改变为俯卧位，可使75%ARDS患者的氧合改善。可能与血流重新分布，改善背侧肺泡的通气，使部分萎陷肺泡再膨胀达到“开放肺”的效果有关。随着通气/血流比例的改善进而改善了氧合。但存在血流动力学不稳定、颅内压增高、脊柱外伤、急性出血、骨科手术、近期腹部手术、妊娠等为禁忌实施俯卧位。①患者发病24～36小时后取俯卧位，翻身前给予纯氧吸入3分钟。预留足够的管路长度,注意防止气管插管过度牵拉致脱出。②为减少特殊体位给患者带来的不适,用软枕垫高头部15°～30°,嘱患者双手放在枕上,并在髋、膝、踝部放软枕,每1～2小时更换1次软枕的位置,每4小时更换1次体位,同时考虑患者的耐受程度。③注意血压变化,因俯卧位时支撑物放置不当,可使腹压增加,下腔静脉回流受阻而引起低血压,必要时在翻身前提高吸氧浓度。④注意安全、防坠床。

(6)预防感染的护理:①注意严格无菌操作,每天更换气管插管切口敷料,保持局部清洁干燥,预防或消除继发感染。②加强口腔及皮肤护理,以防护理不当而加重呼吸道感染及发生压疮。③密切观察体温变化,注意呼吸道分泌物的情况。

(7)心理护理,减轻恐惧,增加心理舒适度:①评估患者的焦虑程度,指导患者学会自我调整心理状态,调控不良情绪。主动向患者介绍环境,解释治疗原则,解释机械通气、监测及呼吸机的报警系统,尽量消除患者的紧张感。②耐心向患者解释病情,对患者提出的问题要给予明确、有效和积极的信息,消除心理紧张和顾虑。③护理患者时保持冷静和耐心,表现出自信和镇静。④如果患者由于呼吸困难或人工通气不能讲话,可提供纸笔或以手势与患者交流。⑤加强巡视,了解患者的需要,帮助患者解决问题。⑥帮助并指导患者及家属应用松弛疗法、按摩等。

(8)营养护理:ARDS患者处于高代谢状态,应及时补充热量和高蛋白、高脂肪营养物质。能量的摄取既应满足代谢的需要,又应避免糖类的摄取过多,蛋白摄取量一般为每天1.2～1.5 g/kg。

尽早采用肠内营养,协助患者取半卧位,充盈气囊,证实胃管在胃内后,用加温器和输液泵匀速泵入营养液。若有肠鸣音消失或胃潴留,暂停鼻饲,给予胃肠减压。一般留置5～7天后拔除,更换到对侧鼻孔,以减少鼻窦炎的发生。

(三)健康指导

在疾病的不同阶段,根据患者的文化程度做好有关知识的宣传和教育,让患者了解病情的变化过程。

(1)提供舒适安静的环境以利于患者休息,指导患者正确卧位休息,讲解由仰卧位改变为俯卧位的意义,尽可能减少特殊体位给患者带来的不适。

(2)向患者解释咳嗽、咳痰的重要性,指导患者掌握有效咳痰的方法,鼓励并协助患者咳嗽,排痰。

(3)指导患者自己观察病情变化,如有不适及时通知医护人员。

(4)嘱患者严格按医嘱用药,按时服药,不要随意增减药物剂量及种类。服药过程中,需密切观察患者用药后反应,以指导用药剂量。

(5)出院指导指导患者出院后仍以休息为主,活动量要循序渐进,注意劳逸结合。此外,患者病后生活方式的改变需要家人的积极配合和支持,应指导患者家属给患者创造一个良好的身心休养环境。出院后1个月内来院复查1～2次,出现情况随时来院复查。

(李　丽)

第十六节 超高热危象

危象不是一个独立的疾病,它是指某一疾病在病程进展过程中所表现的一组急性综合征。多数危象的发生是由于某些诱发因素对基础疾病所导致的原有内环境急剧变化,并对生命重要器官特别是大脑功能构成严重的威胁。抢救不及时,死亡率和致残率均较高。但若能够及时发现治疗,护理措施得当,危象是可以得到有效的控制的。

体温超过 41 ℃称为高热。超高热危象是指高热同时伴有抽搐、昏迷、休克、出血等,多有体温调节中枢功能障碍。超高热可使肌肉细胞快速代谢,引起肌肉僵硬、代谢性酸中毒及心脑血管系统等的损害,严重者可导致患者死亡。

一、病因

(一)感染性发热

任何病原体(各种病毒、细菌、真菌、寄生虫、支原体、螺旋体、立克次体等)引起的全身各系统器官的感染。

(二)非感染性发热

凡是病原体以外的各种物质引起的发热均属于非感染性发热。常见病因如下。

1.体温调节中枢功能异常

体温调节中枢受到损害,使体温调定点上移,造成发热。常见于中暑、安眠药中毒、脑外伤、脑出血等。

2.变态反应与过敏性疾病

变态反应时形成抗原抗体复合物,激活白细胞释放内源性致热原而引起发热,如血清病、输液反应、药物热及某些恶性肿瘤等。

3.内分泌与代谢疾病

如甲亢、硬皮病等。

二、临床表现

(一)体温升高

患者体温达到或超过 41 ℃,出现呼吸急促、烦躁、抽搐、休克、昏迷等症状。

(二)发热的特点

许多发热疾病具有特殊热型,根据不同热型,可提示某些疾病的诊断,如稽留热常见于伤寒、大叶性肺炎;弛张热常见于败血症、严重化脓性感染等。

(三)伴随症状

发热可伴有皮疹、寒战、淋巴结或肝脾大等表现。

三、实验室及其他检查

有针对性地进行血常规、尿常规、便常规、脑脊液等常规检查,病原体显微镜检查,细菌学检查,血清学检查,血沉、免疫学检查、X 线、超声、CT 检查等。

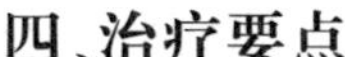

四、治疗要点

(一)治疗原则

迅速降温，有效防治并发症，加强支持治疗，对因治疗。

(二)治疗措施

1.降温

迅速而有效地将体温降至 38.5 ℃是治疗超高热危象的关键。

(1)物理降温的常用方法：①冰水擦浴。对高热、烦躁、四肢末梢灼热者可用。②温水擦浴。对寒战、四肢末梢厥冷的患者，用 32～35 ℃温水擦浴，以免寒冷刺激而加重血管收缩。③乙醇擦浴。30%～50%乙醇擦拭。④冰敷。用冰帽、冰袋置于前额及腋窝、腹股沟、腘窝等处。

物理降温的注意事项：①擦浴方法是自上而下，由耳后、颈部开始，直至患者皮肤微红，体温降至38.5 ℃左右。②不宜在短时间内将体温降得过低，以防引起虚脱。③伴皮肤感染或有出血倾向者，不宜皮肤擦浴。④降温效果不佳者可适当配合药物降温等措施。

(2)药物降温的常用药物：①复方氨基比林 2 mL 或柴胡注射液 2 mL 肌内注射。②阿司匹林、对乙酰氨基酚，地塞米松等。③对高热伴惊厥的患者，可用人工冬眠药物(哌替啶 100 mg、异丙嗪 50 mg、氯丙嗪50 mg)全量或半量静脉滴注。

药物降温的注意事项：降温药物可以减少产热和利于散热，故用药时要防止患者虚脱。及时补充水分，冬眠药物可引起血压下降，使用前应补足血容量、纠正休克，注意血压的变化。

2.病因治疗

(1)对于各种细菌感染性疾病，除对症处理外，应早期使用广谱抗生素，如有病原体培养结果及药敏试验，可针对感染细菌应用敏感的抗生素。

(2)非感染性发热，一般病情复杂，应根据患者的原发病进行有针对性的处理。

五、护理措施

(一)一般护理

保持室温在 22～25 ℃，迅速采取有效的物理降温方式，高热惊厥的患者，置于保护床内，防止坠床或碰伤，备舌钳或牙垫防止舌咬伤。建立静脉通路，保持呼吸道通畅。

(二)严密观察病情

注意观察患者生命体征、神志、末梢循环和出入量的变化，特别应注意体温的变化及伴随的症状，每4 小时测一次体温，降至 39 ℃以下后，每目测体温 4 次，直至体温恢复正常。观察降温治疗的效果。避免降温速度过快，防止患者出现虚脱现象。

(三)加强基础护理

(1)患者卧床休息，保持室内空气新鲜，避免着凉。

(2)降温过程中出汗较多的患者，要及时更换衣裤被褥。保持皮肤清洁舒适。卧床的患者，要定时翻身，防止压疮。

(3)给予高热量、半流质饮食，鼓励患者多进食、多饮水、每天液体入量达 3 000 mL；保持大便通畅。

(4)加强口腔和呼吸道护理，防止感染及黏膜溃破；协助患者排痰；咳嗽无力或昏迷无咳嗽反射者，可气管切开，保持呼吸道通畅。

（李　丽）

第六章　神经内科护理

第一节　特发性面神经麻痹

特发性面神经麻痹又称 Bell 麻痹，为面神经在茎乳孔以上面神经管内段的急性非化脓性炎症。

一、病因

病因不明，一般认为面部受冷风吹袭、病毒感染、自主神经功能紊乱造成面神经的营养微血管痉挛，引起局部组织缺血、缺氧所致。近年来也有认为可能是一种免疫反应。膝状神经节综合征则为带状疱疹病毒感染，使膝状神经节及面神经发生炎症所致。

二、临床表现

无年龄和性别差异，多为单侧，偶见双侧，多为吉兰-巴雷综合征。发病与季节无关，通常急性起病，数小时至 3 天达到高峰。病前 1～3 天患侧乳突区可有疼痛。同侧额纹消失、眼裂增大，闭眼时眼睑闭合不全，眼球向外上方转动并露出白色巩膜，称 Bell 现象。病侧鼻唇沟变浅，口角下垂。不能做噘嘴和吹口哨动作，鼓腮时病侧口角漏气，食物常滞留于齿颊之间。

若病变波及鼓索神经，尚可有同侧舌前 2/3 味觉减退或消失。镫骨肌支以上部位受累时，出现同侧听觉过敏。膝状神经节受累时，除面瘫、味觉障碍和听觉过敏外，还有同侧唾液、泪腺分泌障碍，耳内及耳后疼痛，外耳道及耳郭部位带状疱疹，称膝状神经节综合征。一般预后良好，通常于起病 1～2 周后开始恢复，2～3个月内痊愈。发病时伴有乳突疼痛、老年、患有糖尿病和动脉硬化者预后差。可遗有面肌痉挛或面肌抽搐。可根据肌电图检查及面神经传导功能测定判断面神经受损的程度和预后。

三、诊断与鉴别诊断

根据急性起病的周围性面瘫即可诊断。但需与以下疾病鉴别。

(1)吉兰-巴雷综合征：可有周围面瘫，多为双侧性，并伴有对称性肢体瘫痪和脑脊液蛋白-细胞分离。

(2)中耳炎迷路炎乳突炎等并发的耳源性面神经麻痹，以及腮腺炎肿瘤下颌化脓性淋巴结炎等所致者多有原发病的特殊症状及病史。

(3)颅后窝肿瘤或脑膜炎引起的周围性面瘫：起病较慢，且有原发病及其他脑神经受损表现。

四、治疗

(一)急性期治疗

以改善局部血液循环，消除面神经的炎症和水肿为主。如因带状疱疹所致的 Hunt 综合征，可口服阿昔洛韦 5 mg/(kg・d)，每天 3 次，连服 7～10 天。①类固醇皮质激素：泼尼松(20～30 mg)每天 1 次，口服，连续 7～10 天。②改善微循环，减轻水肿：706 代血浆(羟乙基淀粉)或右旋糖酐-40 250～500 mL，静脉滴注每天 1 次，连续 7～10 天，亦可加用脱水利尿药。③神经营养代谢药物的应用：维生素 B_1 50～100 mg，维生素 B_{12} 500 μg，胞磷胆碱 250 mg，辅酶 Q_{10} 5～10 mg等，肌内注射，每天 1 次。④理疗：茎乳孔附近超短波透热疗法，红外线照射。

(二)恢复期治疗

以促进神经功能恢复为主。①口服维生素 B_1、维生素 B_{12}各 1～2 片，每天 3 次；地巴唑10～20 mg，每天 3 次。亦可用加兰他敏 2.5～5 mg，肌内注射，每天 1 次。②中药，针灸，理疗。③采用眼罩、滴眼药水、涂眼药膏等方法保护暴露的角膜。④病后 2 年仍不恢复者，可考虑行神经移植治疗。

五、护理

(一)一般护理

(1)病后两周内应注意休息，减少外出。

(2)本病一般预后良好，约 80％患者可在 3～6 周内痊愈，因此应向患者说明病情，使其积极配合治疗，解除心理压力，尤其年轻患者，应保持健康心态。

(3)给予易消化、高热能的半流质饮食，保证机体足够营养代谢，增加身体抵抗力。

(二)观察要点

特发性面神经麻痹是神经科常见病之一，在护理观察中主要注意以下两方面的鉴别。

1.分清面瘫属中枢性还是周围性瘫痪

中枢性面瘫是由对侧皮质延髓束受损引起的，故只产生对侧下部面肌瘫痪，表现为鼻唇沟浅、口角下坠、露齿、鼓腮、吹口哨时出现肌肉瘫痪，而皱额、闭眼仍正常或稍差。哭笑等情感运动时，面肌仍能收缩。周围性面瘫所有表情肌均瘫痪，不论随意或情感活动，肌肉均无收缩。

2.正确判断患病一侧

面肌挛缩时病侧鼻唇沟加深，眼裂缩小，易误认健侧为病侧。如让患者露齿时可见挛缩侧面肌不收缩，而健侧面肌收缩正常。

(三)保护暴露的角膜及防止结膜炎

由于患者不能闭眼，因此必须注意眼的清洁卫生。①外出必须戴眼罩，避免尘沙进入眼内；②每天抗生素眼药水滴眼，入睡前用眼药膏，以防止角膜炎或暴露性角结膜炎；③擦拭眼泪的正确方法是向上，以防止加重外翻。④注意用眼卫生，养成良好习惯，不能用脏手、脏手帕擦泪。

(四)保持口腔清洁防止牙周炎

由于患侧面肌瘫痪，进食时食物残渣常停留于患侧颊齿间，故应注意口腔卫生。①经常漱口，必要时使用消毒漱口液；②正确使用刷牙方法，应采用短横法或竖转动法两种方法，以去除菌斑及食物残片；③牙齿的邻面与间隙容易堆积菌斑而发生牙周炎，可用牙线紧贴牙齿颈部，然后在邻面做上下移动，每个牙齿4～6次，直至刮净；④牙龈乳头萎缩和齿间空隙大的情况下可用牙签沿着牙龈的形态线平行插入，不宜垂直插入，以免影响美观和功能。

（五）家庭护理

1.注意面部保暖

夏天避免在窗下睡觉，冬天迎风乘车要戴口罩，在野外作业时注意面部及耳后的保护。耳后及病侧面部给予温热敷。

2.平时加强身体锻炼

增强抗风寒侵袭的能力，积极治疗其他炎性疾病。

3.瘫痪面肌锻炼

因面肌瘫痪后常松弛无力，患者自己可对着镜用手掌贴于瘫痪的面肌上做环形按摩，每天3～4次，每次15分钟，以促进血液循环，并可减轻患者面肌受健侧的过度牵拉。当神经功能开始恢复时，鼓励患者练习病侧的各单个面肌的随意运动，以促进瘫痪肌的早日康复。

（孟　赛）

第二节　病毒性脑膜炎

病毒性脑膜炎是一组由各种病毒感染引起的脑膜急性炎症性疾病，临床以发热、头痛和脑膜刺激征为主要表现。本病大多呈良性过程。

一、病因及发病机制

多数的病毒性脑膜炎由肠道病毒引起。该病毒属于微小核糖核酸病毒科，有60多个不同亚型，包括脊髓灰质炎病毒、柯萨奇病毒A和B、埃可病毒等，其次为流行性腮腺炎、单纯疱疹病毒和腺病毒。

肠道病毒主要经粪-口途径传播，少数通过呼吸道分泌物传播；大部分病毒在下消化道发生最初的感染，肠道细胞上有与肠道病毒结合的特殊受体，病毒经肠道入血，产生病毒血症，再经脉络丛侵犯脑膜，引发脑膜炎症改变。

二、临床表现

(1)本病以夏秋季为高发季节，在热带和亚热带地区可终年发病。儿童多见，成人也可罹患。多为急性起病，出现病毒感染的全身中毒症状如发热、头痛、畏光、肌痛、恶心、呕吐、食欲减退、腹泻和全身乏力等，并可有脑膜刺激征。病程在儿童常超过1周，成人病程可持续2周或更长时间。

(2)临床表现可因患者的年龄、免疫状态和病毒种类不同而异，如幼儿可出现发热、呕吐、皮疹等症状，而脑膜刺激征轻微甚至缺如；手-足-口综合征常发生于肠道病毒71型脑膜炎，非特异性皮疹常见于埃可病毒9型脑膜炎。

三、辅助检查

脑脊液压力正常或增高，白细胞数正常或增高，可达$(10\sim100)\times10^6/L$，早期可以多形核细胞为主，8～48小时以淋巴细胞为主。蛋白质可轻度增高，糖和氯化物含量正常。

四、治疗

本病是一种自限性疾病，主要是对症治疗、支持治疗和防治并发症。对症治疗：如头痛严重者可用止痛药，癫痫发作可选用卡马西平或苯妥英钠等，脑水肿在病毒性脑膜炎不常见，可适当应用甘露醇。对于疱疹病毒引起的脑膜炎，应用阿昔洛韦抗病毒治疗可明显缩短病程和缓解症状，目前针对肠道病毒感染临床上使用或试验性使用的药物有人免疫球蛋白和抗微小核糖核酸病毒药物普来可那利。

五、护理评估

（一）健康史

发病前有无发热及感染史（呼吸道、消化道）。

（二）症状

发热、头痛、呕吐、食欲减退、腹泻、乏力、皮疹等。

（三）身体状况

（1）生命体征及意识，尤其是体温及意识状态。

（2）头痛：头痛部位、性质、有无逐渐加重及突然加重，脑膜刺激征是否阳性。

（3）呕吐：呕吐物性质、量、频率，是否为喷射样呕吐。

（4）其他症状：有无人格改变、共济失调、偏瘫、偏盲、皮疹。

（四）心理状况

（1）有无焦虑、恐惧等情绪。

（2）疾病对生活、工作有无影响。

六、护理诊断/问题

（一）体温过高

与感染的病原有关。

（二）意识障碍

与高热、颅内压升高引起的脑膜刺激征及脑疝形成有关。

（三）有误吸的危险

与脑部病变引起的脑膜刺激征及吞咽困难有关。

（四）有受伤的危险

与脑部皮质损伤引起的癫痫发作有关。

（五）营养失调：低于机体需要量

与高热、吞咽困难、脑膜刺激征所致的入量不足有关。

（六）生活自理能力缺陷

与昏迷有关。

(七)有皮肤完整性受损的危险

与昏迷抽搐有关。

(八)语言沟通障碍

与脑部病变引起的失语、精神障碍有关。

(九)思维过程改变

与脑部损伤所致的智力改变、精神障碍有关。

七、护理措施

(一)高热的护理

(1)注意观察患者发热的热型及相伴的全身中毒症状的程度,根据体温高低定时监测其变化,并给予相应的护理。

(2)患者在寒战期及时给予增加衣被保暖;在高热期则给予减少衣被,增加其散热。患者的内衣以棉制品为宜,且不宜过紧,应勤洗勤换。

(3)在患者头、颈、腋窝、腹股沟等大血管走行处放置冰袋,以及时给予物理降温,30 分钟后测量降温后的效果。

(4)当物理降温无效、患者持续高热时,遵医嘱给予降温药物。给予药物降温后特别是有昏迷的患者,要观察其神志、瞳孔、呼吸、血压的变化。

(5)做好基础护理,使患者身体舒适;做好皮肤护理,防止降温后大量出汗带来的不适;给予患者口腔护理,以减少高热导致口腔分泌物减少引起的口唇干裂、口干、舌苔,以及呕吐、口腔残留食物引起的口臭带来的不适感及舌尖、牙龈炎等感染;给予会阴部护理,保持其清洁,防止卧床所致的泌尿系统感染;床单位清洁、干燥、无异味。

(6)患者的饮食应以清淡为宜,给予细软、易消化、高热量、高维生素、高蛋白、低脂肪饮食。鼓励患者多饮水、多吃水果和蔬菜。意识障碍不能经口进食者及时给予鼻饲,并计算患者每千克体重所需的热量,配置合适的鼻饲饮食。

(7)保持病室安静舒适,空气清新,室温 18～22 ℃,湿度 50%～60%适宜。避免噪声,以免加重患者因发热引起的躁动不安、头痛及精神方面的不适感。降低室内光线亮度或给患者戴眼罩,减轻因光线刺激引起的燥热感。

(二)病情观察

(1)严密观察患者的意识状态,维持患者的最佳意识水平。严密观察病情变化,包括意识、瞳孔、血压、呼吸、体温等生命体征的变化,结合其伴随症状,正确判断、准确识别因智力障碍引起的表情呆滞、反应迟钝,或因失语造成的不能应答,或因高热引起的精神萎靡,或因颅压高所致脑疝引起的嗜睡、昏睡、昏迷,应及时并准确地反馈给医师,以利于患者得到恰当的救治。

(2)按时给予脱水降颅压的药物,以减轻脑水肿引起的头痛、恶心、呕吐等脑膜刺激征,防止脑疝的发生。

(3)注意补充液体,准确记录 24 小时出入量,防止低血容量性休克而加重脑缺氧。

(4)定时翻身、叩背、吸痰,以及时清理口鼻呼吸道分泌物,保持呼吸道通畅,防止肺部感染。

(5)给予鼻导管吸氧或储氧面罩吸氧,保证脑组织氧的供给,降低脑组织氧代谢。

(6)避免噪声、强光刺激,减少癫痫发作,减少脑组织损伤,维护患者意识的最佳状态。

(7)癫痫发作及癫痫持续状态的护理详见癫痫患者的护理。

(三)精神症状的护理

(1)密切观察患者的行为,每天主动与患者交谈,关心其情绪,以及时发现有无暴力行为和自杀倾向。

(2)减少环境刺激,避免引起患者恐惧。

(3)注意与患者沟通交流和护理操作技巧,减少不良语言和护理行为的刺激,避免患者意外事件的发生。①在与患者接触时保持安全距离,以防有暴力行为患者的伤害。②在与患者交流时注意表情,声音要低,语速要慢,避免使患者感到恐惧,从而增加患者对护士的信任。③运用顺应性语言劝解患者接受治疗护理,当患者焦虑或拒绝时,除特殊情况外,可等其情绪稳定后再处理。④每天集中进行护理操作,避免反复的操作引起患者的反感或激惹患者的情绪。⑤当遇到患者有暴力行为的倾向时,要保持沉着、冷静的态度,切勿大叫,以免使患者受到惊吓后产生恐惧,引发攻击行为而伤害他人。

(4)当患者烦躁不安或暴力行为不可控时,以及时给予适当约束,以协助患者缓和情绪,减轻或避免意外事件的发生。约束患者时应注意以下几点:①约束患者前一定要向患者家属讲明约束的必要性,医师病程和护理记录要详细记录,必要时签知情同意书,在患者情绪稳定的情况下也应向家属讲明约束原因。②约束带应固定在患者手不可触及的地方。约束时注意患者肢体的姿势,维持肢体功能性位置,约束带松紧度适宜,注意观察被约束肢体的肤色和活动度。③长时间约束至少每 2 小时松解约束 5 分钟。必要时改变患者体位,协助肢体被动运动。若患者情况不允许,则每隔一段时间轮流松绑肢体。④患者在约束期间家属或专人陪伴,定时巡视病房,并保证患者在护理人员的视线之内。

(四)用药护理

(1)遵医嘱使用抗病毒药物,静脉给药注意保持静脉通路通畅,做好药物不良反应宣教,注意观察患者有无谵妄、震颤、皮疹、血尿,定期抽血监测肝肾功能。

(2)使用甘露醇等脱水降颅压的药物,应保证输液快速滴注,并观察皮肤情况,药液有无外渗,准确记录出入量。

(3)使用镇静、抗癫痫药物,要观察药效及药物不良反应,定期抽血,监测血药浓度。

(4)使用退热药物,注意及时补充水分,观察血压情况,预防休克。

(五)心理护理

(1)要做好患者心理护理,介绍有关疾病知识,鼓励患者配合医护人员的治疗,树立战胜疾病的信心,减轻恐惧、焦虑、抑郁等不良情绪,以促进疾病康复。

(2)对有精神症状的患者,给予家属帮助,做好患者生活护理,减少家属的焦虑。

(六)健康教育

(1)指导患者和家属养成良好的卫生习惯。

(2)加强体质锻炼,增强抵抗疾病的能力。

(3)注意休息,避免感冒,定期复查。

(4)指导患者服药。

(孟　赛)

第三节　多发性硬化

多发性硬化是中枢神经系统白质脱髓鞘疾病，其病因不清，病理特征为中枢神经系统白质区域多个部位的炎症、脱髓鞘及胶质增生病灶。临床上多为青壮年起病，症状和体征提示中枢神经系统多部位受累，病程有复发缓解的特征。

一、病因及发病机制

病因及发病机制尚未完全清楚。有研究认为该病与病毒感染有关，但尚未从患者的脑组织中发现和分离出病毒；亦有认为多发性硬化可能是中枢神经系统病毒感染引起的自身免疫性疾病。多发性硬化还具有明显的家族性倾向，多发性硬化患者的一级亲属中患病的危险比一般人群要高得多，其遗传易感性可能是多基因产物相互作用的结果。环境、种族、免疫接种、外伤、怀孕等因素均可能与该病的发病或复发有关。

二、临床表现

(一)发病年龄

发病通常在青壮年，20～30 岁是发病的高峰年龄。10 岁以前或 60 岁以后很少发病。但有 3 岁和67 岁发病的报道。

(二)发病形式

起病快慢不一，通常急性或亚急性起病。病程有加重与缓解交替。临床病程会由数年至数十年，亦有极少数重症患者在发病后数月内死亡。部分患者首次发作症状可以完全缓解，但随着复发，缓解会不完全。

(三)症状和体征

可出现中枢神经系统各部位受累的症状和体征。其特征是症状和体征复杂，且随着时间变化，其性质和严重程度也发生变化。

(1)视觉症状包括复视、视觉模糊、视力下降、视野缺损。眼底检查可见有视神经炎的改变，晚期可出现视神经萎缩。内侧纵束病变可造成核间性眼肌麻痹，是多发性硬化的重要体征。其特征表现为内直肌麻痹而造成一侧眼球不能内收，并有对侧外直肌无力和眼震。

(2)某些患者三叉神经根部可能会损害，表现为面部感觉异常，角膜反射消失。三叉神经痛应考虑多发性硬化的可能。

(3)其他如眩晕、面瘫、构音障碍、假性延髓性麻痹均可以出现。

(4)肢体无力是最常见的体征。单瘫、轻偏瘫、四肢瘫均能见到，还可能有不对称性四肢瘫。肌力常与步行困难不成比例。某些患者，特别是晚发性患者，会表现为慢性进行性截瘫，可能只出现锥体束征及较轻的本体感觉异常。

(5)小脑及其与脑干的联系纤维常常受累，引起构音障碍、共济失调、震颤及肢体协调不能，其语言具有特征性的扫描式语言，为腭和唇肌的小脑性协调不能加上皮质脑干束受累所致，出现构音不全、震颤及共济失调。

(6)排尿障碍症状包括尿失禁、尿急、尿频等。排便障碍少于排尿障碍。男性患者可以出现性欲减低和阳痿。女性性功能障碍亦不少见。

(7)感觉异常较常见。颈部被动或主动屈曲时会出现背部向下放射的闪电样疼痛,即Lhermitte征,提示颈髓后柱的受累。各种疼痛除Lhermitte征外,还有三叉神经痛、咽喉部疼痛、肢体的痛性痉挛、肢体的局部疼痛及头痛等。

(8)精神症状亦不少见,常见有抑郁、欣快,亦有可能合并情感性精神病。认知、思维、记忆等均可受累。

三、辅助检查

(一)影像学检查

MRI检查是最有用的诊断手段。90%以上的患者可以通过MRI发现白质多发病灶,因而是诊断多发性硬化的首选检查。T_2加权像是常规检查,质子像或压水像能提高检查的正确率。典型改变应在白质区域有4处直径>3 mm的病灶,或3处病灶至少有1处在脑室旁。

(二)脑脊液检查

对于诊断可以提供支持证据。脑脊液γ球蛋白改变及出现寡克隆区带,提示鞘内有免疫球蛋白合成,这是多发性硬化的脑脊液改变之一。

(三)电生理检查

视觉诱发电位及脑干诱发电位对发现临床病灶有重要意义。视觉诱发电位对视神经、视交叉、视束病灶非常敏感。

四、治疗原则

(一)激素治疗

糖皮质激素具有抗炎和免疫抑制作用,用于治疗多发性硬化可以缩短病程和减少复发。急性发作较严重,可给予甲泼尼龙1 000 mg,加入5%葡萄糖溶液500 mL中静脉滴注,3～4小时滴完,连续3天,然后口服泼尼松治疗:80 mg/d,10～14天,以后可根据病情调整剂量和用药时间,逐渐减量。亦可给予地塞米松10～20 mg/d,或氢化可的松200～300 mg/d,静脉滴注,一般使用10～14天改服泼尼松。从对照研究来看,激素治疗可加速急性发作的缓解,但对于最终预后的影响尚不清楚。促皮质激素多数人认为不宜使用。

(二)干扰素

目前认为可能改变多发性硬化病程和病情。干扰素药物治疗可能降低复发缓解期的发作次数,也可降低症状的严重程度。β干扰素治疗的不良反应较小,有些患者可能产生肝功能异常及骨髓抑制。

(三)免疫抑制剂

1.环磷酰胺

成人剂量一般0.2～0.4 g加入0.9%生理盐水20 mL中静脉注射,隔天1次,累计总量8～10 g为1个疗程。

2.硫唑嘌呤

口服剂量1～2 mg/kg,累积剂量8～10 g为1个疗程。

3.甲氨蝶呤

对于进展性多发性硬化可能有效，剂量为7.5～15 mg，每周1次。使用免疫抑制剂时应注意其毒副作用。

（四）Copolymer-1

Copolymer-1是一种由L-丙氨酸、L-谷氨酸、L-赖氨酸和L-酪氨酸按比例合成的一种多肽混合物。它在免疫化学特性上模拟多发性硬化的推测抗原，可清除自身抗原分子，对早期复发缓解性多发性硬化患者可减少复发次数，但对重症患者无效。用法为每天皮下注射120 mg。

（五）对症治疗

减轻痉挛，可用巴氯芬40～80 mg/d，分次给予，地西泮和其他肌肉松弛药也可给予。尿失禁患者应注意预防泌尿道感染。有痛性强直性痉挛发作或其他发作性症状，可给予卡马西平0.1～0.2 g，每天3次口服，应注意该药对血液系统和肝功能的不良反应。功能障碍患者应进行康复训练，加强营养。注意预防肺部感染。感冒、妊娠、劳累可能诱发复发，应注意避免。

五、护理评估

（一）健康史

有无家族史；有无病毒感染史。

（二）症状

1.视力障碍

表现为急性视神经炎或球后视神经炎，常伴眼球疼痛。部分有眼肌麻痹和复视。

2.运动障碍

四肢瘫、偏瘫、截瘫或单瘫，以不对称瘫痪最常见。易疲劳，可为疾病首发症状。

3.感觉异常

浅感觉障碍，肢体、躯干或面部针刺麻木感，异常的肢体发冷、蚁走感、瘙痒感或尖锐、烧灼样疼痛及定位不明确的感觉异常。

4.共济失调

不同程度的共济运动障碍。

5.自主神经功能障碍

尿频、尿失禁、便秘，或便秘与腹泻交替出现，性欲减退、半身多汗和流涎等。

6.精神症状和认知功能障碍

抑郁、易怒、脾气暴躁，也可表现为淡漠、嗜睡、强哭强笑等。

7.发作性症状

发作性症状指持续时间短暂，可被特殊因素诱发的感觉或运动异常。如构音障碍、共济失调、单肢痛性发作及感觉迟钝、面肌痉挛、阵发性瘙痒和强直性发作等。

（三）身体状况

（1）生命体征：尤其是呼吸、血氧。

（2）肢体活动障碍：肌力分级、肌力有无下降。

（3）二便障碍：有无尿失禁、尿潴留，有无尿管，有无便秘。

（4）呼吸：有无呼吸困难、咳嗽咳痰费力。

（5）视力：有无视力障碍、复视。

(四)心理状况

(1)有无焦虑、恐惧、抑郁等情绪。

(2)疾病对生活、工作有无影响。

六、护理诊断/问题

(一)生活自理能力缺陷

与肢体无力有关。

(二)躯体移动障碍

与脊髓受损有关。

(三)有受伤的危险

与视神经受损有关。

(四)有皮肤完整性受损的危险

与瘫痪及大小便失禁有关。

(五)便秘

与脊髓受累有关。

(六)潜在的并发症

感染,与长期应用激素导致机体抵抗力下降有关。

七、护理措施

(1)环境与休息:保持病室安静舒适,病房内空气清新,温湿度适宜。病情危重患者应卧床休息。病情平稳时应鼓励患者下床活动,预防跌倒、坠床等不良事件的发生。

(2)饮食护理指导患者进高热量、易消化、高维生素饮食,少食多餐,多吃新鲜蔬菜和水果。出现吞咽困难等症状时,进食应抬高床头,速度宜慢,并观察进食情况,避免呛咳,必要时遵医嘱留置胃管,并进行吞咽康复锻炼。

(3)严密观察病情变化,保持呼吸道通畅,出现咳嗽无力、呼吸困难症状给予吸氧、吸痰,并观察缺氧的程度,备好抢救物品。

(4)视力下降、视野缺损的患者要注意用眼卫生,不用手揉眼,保持室内光线良好,环境简洁整齐。将呼叫器、水杯等必需品放在患者视力范围内,暖瓶等危险物品远离患者。复视患者活动时建议戴眼罩遮挡一侧眼部,以减轻头晕症状。

(5)感觉异常的患者,指导其选择宽松、棉质衣裤,以减轻束带感。洗漱时以温水为宜,可以缓解疲劳。禁止给予患者使用热水袋,避免泡热水澡。避免因过热而导致症状波动。

(6)排泄异常的患者嘱其养成良好的排便习惯,定时排便。每天做腹部按摩,促进肠蠕动,排便困难时可使用开塞露等缓泻药物。平时多食含粗纤维食物,以保证大便通畅。留置尿管的患者,保持会阴部清洁、干燥。定时夹闭尿管,协助患者每天做膀胱、盆底肌肉训练,帮助患者控制膀胱功能。

(7)卧床患者加强基础护理。保持床单位清洁、干燥,保证患者“六洁四无”。定时翻身、叩背、吸痰,保持呼吸道通畅,保持皮肤完好。肢体处于功能位,每天进行肢体的被动活动及伸展运动训练。能行走的患者,鼓励进行主动锻炼。锻炼要适度,并保证患者安全,避免外伤。

(8)注射干扰素时,选择正确的注射方式,避免重复注射同一部位,选择注射部位轮流注射。

注射前 15～30 分钟将药物从冰箱取出，置室温环境复温，以减少注射部位反应。注射前冰敷注射部位 1～2 分钟，以缓解疼痛。注射部位在注射后先轻柔按摩 1 分钟再冰敷(勿>5 分钟)，以降低红肿及硬块的发生。

(9)使用激素时要注意观察生命体征、血糖变化。保护胃黏膜，避免进食坚硬、有刺激的食物。长期应用者，要注意预防感染。

(10)要做好患者心理护理，介绍有关疾病知识，鼓励患者配合医护人员的治疗，树立战胜疾病的信心，减轻恐惧、焦虑、抑郁等不良情绪，以促进疾病康复。

八、健康指导

(1)合理安排工作、学习，生活有规律。

(2)保证充足睡眠，保持积极乐观的精神状态，增加自我照顾能力和应对疾病的信心。

(3)避免紧张和焦虑。

(4)进行康复锻炼，以保持活动能力，强度要适度。

(5)避免诱发因素，如感冒、发热、外伤、过劳、手术、疫苗接种。控制感染。

(6)正确用药，合理饮食。

(7)女性患者首次发作后 2 年内避免妊娠。

(孟　赛)

第七章 心内科护理

第一节 原发性高血压

原发性高血压是以血压升高为主要临床表现但原因不明的综合征，通常简称为高血压。高血压是导致充血性心力衰竭、卒中、冠心病、肾衰竭、夹层动脉瘤的发病率和病死率升高的主要危险性因素之一，严重影响人们的健康和生活质量，是最常见的疾病，防治高血压非常必要。

一、血压分类和定义

目前，我国采用国际上统一的血压分类和标准，将18岁以上成人的血压按不同水平分类（表7-1），高血压定义为收缩压≥18.7 kPa(140 mmHg)和/或舒张压≥12.0 kPa(90 mmHg)，根据血压升高水平，又进一步将高血压分为1、2、3级。

表7-1 血压的定义和分类(WHO/ISH)

类别	收缩压(mmHg)		舒张压(mmHg)
理想血压	<120	和	<80
正常血压	<130	和	<85
正常高值	130～139	或	85～89
高血压			
1级(轻度)	140～159	或	90～99
亚组:临界高血压	140～149	或	90～94
2级(中毒)	160～179	或	100～109
3级(重度)	≥180	或	≥110
单纯收缩期高血压	≥140	和	<90
亚组:临界收缩期高血压	140～149	和	<90

当患者的收缩压和舒张压分属不同分类时，应当用较高的分类。

二、病因

(一)遗传

高血压具有明显的家族性，父母均为高血压者其子女患高血压的概率明显高于父母均无高血压者的概率。约60%高血压患者可询问到有高血压家族史。

(二)饮食

膳食中钠盐摄入量与人群血压水平和高血压病患病率呈正相关。摄盐越多,血压水平和患病率越高,钾摄入量与血压呈负相关,限制钠补充钾可使高血压患者血压降低。钾的降压作用可能是通过促进排钠而减少细胞外液容量。有研究表明膳食中钙不足可使血压升高。大量研究显示高蛋白质摄入、饮食中饱和脂肪酸或饱和脂肪酸/不饱和脂肪酸比值较高、饮酒量过多都属于升压因素。

(三)精神

城市脑力劳动者高血压患病率超过体力劳动者,从事精神紧张度高的职业者发生高血压的可能性较大,长期生活在噪声环境中听力敏感性减退者患高血压也较多。高血压患者经休息后往往症状和血压可获得一定改善。

(四)肥胖

超重或肥胖是血压升高的重要危险因素。一般采用体重指数(BMI),即体重(kg)/身高(m)^2(以20～24为正常范围)。血压与BMI呈显著正相关。肥胖的类型与高血压发生关系密切,向心性肥胖者容易发生高血压,表现为腰围往往大于臀围。

(五)其他

服避孕药妇女容易出现血压升高。一般在终止服用避孕药后3～6个月血压常恢复正常。阻塞性睡眠呼吸暂停综合征(OSAS)是指睡眠期间反复发作性呼吸暂停。OSAS常伴有重度打鼾,患此病的患者常有高血压。

三、发病机制

原发性高血压的发病机制至今还没有一个完整统一的认识。目前认为高血压的发病机制集中在以下几个方面。

(一)交感神经系统活性亢进

已知反复的精神刺激与过度紧张可以引起高血压。长期处于应激状态如从事驾驶员、飞行员、等职业者高血压患病率明显增高。当大脑皮质兴奋与抑制过程失调时,交感神经和副交感神经之间的平衡失调,交感神经兴奋性增加,其末梢释放去甲肾上腺素、肾上腺素、多巴胺、血管升压素等儿茶酚胺类物质增多,从而引起阻力小动脉收缩增强使血压升高。

(二)肾素-血管紧张素-醛固酮系统(RAAS)激活经典的RAAS

肾小球旁细胞分泌的肾素,激活从肝脏产生的血管紧张素原转化为血管紧张素Ⅰ,然后再经肺循环中的血管紧张素转化酶的作用转化为血管紧张素Ⅱ。血管紧张素Ⅱ作用于血管紧张素Ⅱ受体,有如下作用:①直接使小动脉平滑肌收缩,外周阻力增加。②刺激肾上腺皮质球状带,使醛固酮分泌增加,致使肾小管远端集合管的钠重吸收加强,导致水、钠潴留。③交感神经冲动发放增加使去甲肾上腺素分泌增加。以上作用均可使血压升高。近年来发现血管壁、心脏、脑、肾脏及肾上腺中也有RAAS的各种组成成分。局部RAAS各成分对心脏、血管平滑肌的作用,可能在高血压发生和发展中有更大影响,占有十分重要的地位。

(三)其他

细胞膜离子转运异常可使血管收缩反应性增强和平滑肌细胞增生与肥大,血管阻力增高;肾脏潴留过量摄入的钠盐,使体液容量增大,机体为避免心排血量增高使组织过度灌注,全身阻力小动脉收缩增强，导致外周血管阻力增高；胰岛素抵抗所致的高胰岛素血症可使电解质代谢发生障碍，还使血管对体内升压物质反应性增强，血液中儿茶酚胺水平增加，血管张力增高，从而使血压升高。

四、病理生理和病理解剖

高血压病的早期表现为全身细小动脉的间歇性痉挛，仅有主动脉壁轻度增厚，全身细小动脉和脏器无明显的器质性改变，患者多无明显症状。如病变持续，可导致许多脏器受累，最重要的是心、脑、肾组织的病变。

（一）心脏

心脏主要表现为左心室肥厚和扩大，病变晚期可导致心力衰竭。这种由高血压引起的心脏病称为高血压性心脏病。长期高血压还可引起冠状动脉粥样硬化。

（二）脑

由于脑细小动脉的长期硬化和痉挛，使动脉壁缺血、缺氧而通透性增高，容易形成微小动脉瘤，当血压突然升高时，微小动脉瘤破裂，从而发生脑出血。高血压可促使脑动脉发生粥样硬化，导致脑血栓形成。

（三）肾脏

细小动脉硬化引起的缺血使肾小球缺血、变性、坏死，继而纤维化及玻璃样变，并累及相应的肾小管，使之萎缩、消失，间质出现纤维化。因残存的肾单位越来越少，最终导致肾衰竭。

五、临床表现

（一）症状

大多数患者早期症状不明显，常见症状有头痛、头晕、耳鸣、眼花、乏力、心悸，还有的表现为失眠、健忘、注意力不集中、情绪易波动或发怒等。经常在体检或其他疾病就医检查时发现血压升高。血压升高常与情绪激动、精神紧张、体力活动有关，休息或去除诱因血压可下降。

（二）体征

血压受昼夜、气候、情绪、环境等因素影响波动较大。一般清晨起床活动后血压迅速升高，夜间血压较低；冬季血压较高，夏季血压较低；情绪不稳定时血压高；在医院或诊所血压明显增高，在家或医院外的环境中血压低。体检时可听到主动脉瓣区第二心音亢进、收缩期杂音，长期高血压时有心尖冲动明显增强、搏动范围扩大及心尖冲动左移体征，提示左心室增大。

（三）恶性或急进性高血压

表现为患者发病急骤，舒张压多持续在 17.3～18.7 kPa（130～140 mmHg）或更高。常有头痛、视力模糊或失明，视网膜可发生出血、渗出及视盘水肿，肾脏损害突出，持续蛋白尿、血尿及管型尿，病情进展迅速，如不及时治疗，易出现严重的脑、心、肾损害，发生脑血管意外、心力衰竭和尿毒症，最后多因尿毒症而死亡，但也可死于脑血管意外或心力衰竭。

六、并发症

（一）高血压危象

在情绪激动、精神紧张、过度劳累、寒冷等诱因作用下，小动脉发生强烈痉挛，血压突然急剧升高，收缩压可达 34.7 kPa（260 mmHg）、舒张压可达 16.0 kPa（120 mmHg）以上，影响重要脏器血液供应而出现危急症状。在高血压的早、中、晚期均可发生。患者出现头痛、恶心、呕吐、烦躁、心悸、出汗、视力模糊等征象，伴有椎-基底动脉、视网膜动脉、冠状动脉等累及的缺血表现。

（二）高血压脑病

高血压脑病发生在重症高血压患者，是指血压突然或短期内明显升高，由于过高的血压干扰了脑血管的自身调节机制，脑组织血流灌注过多造成脑水肿。出现中枢神经功能障碍征象。临床表现为弥漫性严重头痛、呕吐、烦躁、意识模糊、精神错乱、局灶性或全身抽搐，甚至昏迷。

（三）主动脉夹层

主动脉夹层指主动脉腔内的血液通过内膜的破口进入主动脉壁中层而形成的血肿，夹层分离突然发生时多数患者突感胸部疼痛，向胸前及背部放射，随夹层涉及范围而可以延至腹部、下肢及颈部。疼痛剧烈难以忍受，起病后即达高峰，呈刀割或撕裂样。突发剧烈的胸痛常误诊为急性心肌梗死。高血压是导致本病的重要因素。患者因剧痛而有休克外貌，焦虑不安、大汗淋漓、面色苍白、心率加速，从而使血压增高。

（四）其他

其他并发症可并发急性左心衰竭、急性冠脉综合征、脑出血、脑血栓形成、腔隙性脑梗死、慢性肾衰竭等。

七、辅助检查

（一）测量血压

定期测量血压是早期诊断高血压和评估严重程度的主要方法，采用经验证合格的水银柱或电子血压计，测量安静休息坐位时上臂肱动脉处血压，必要时还应测量平卧位和站立位血压。但须在未服用降压药物情况下的不同时间测量 3 次血压，才能确诊。对偶有血压超出正常值者，需定期重复测量后确诊。通常在医疗单位或家中随机测血压的方式不能可靠地反映血压的波动和在休息、日常活动状态下的情况。近年来，24 小时动态血压监测已逐渐应用于临床及高血压的防治工作上。一般监测的时间为 24 小时，测压时间间隔为 15～30 分钟，可较为客观和敏感地反映患者的实际血压水平，可了解血压的昼夜变化节律性和变异性，估计靶器官损害与预后，比随机测血压更为准确。动态血压监测的参考标准正常值：24 小时低于 17.3/10.7 kPa(130/80 mmHg)，白天低于 18.0/11.3 kPa(135/85 mmHg)，夜间低于 16.7/10.0 kPa(125/75 mmHg)。正常血压波动夜间 2～3 时处于血压最低，清晨迅速上升，上午 6～10 时和下午 4～8 时出现两个高峰，尔后缓慢下降。高血压患者的动态血压曲线也类似，但波动幅度较正常血压时大。

（二）体格检查

除常规检查外还有身高，体重，双上肢血压，颈动脉及上下肢动脉搏动情况，颈、腹部血管有无杂音，腹主动脉搏动，肾增大，眼底等的情况。

（三）尿液检查

通过肉眼观察尿的颜色、透明度、有无血尿；测比重、pH、糖和蛋白含量，并做镜下检验。尿比重降低（<1.010）提示肾小管浓缩功能障碍。正常尿液 pH 为 5～7，原发性醛固酮增多症尿呈酸性。

（四）血生化检查

空腹血糖、血钾、肌酐、尿素氮、尿酸、胆固醇、甘油三酯、低密度脂蛋白、高密度脂蛋白等。

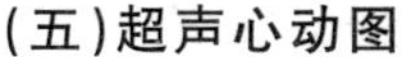

(五)超声心动图

超声心动图能更为可靠地诊断左心室肥厚,测定计算所得的左心室重量指数(LVMI),是一项反映左心室肥厚及其程度的较为准确的指标,与病理解剖的相关性和符合率好。超声心动图还可评价高血压患者的心功能,包括左心室射血分数、收缩功能、舒张功能。

(六)眼底检查

眼底检查可见血管迂曲,颜色苍白,反光增强,动脉变细,视网膜渗出、出血、视盘水肿等。眼底改变可反映高血压的严重程度,分为 4 级:Ⅰ级,动脉出现轻度硬化、狭窄、痉挛、变细;Ⅱ级,视网膜动脉中度硬化、狭窄,出现动脉交叉压迫,静脉阻塞;Ⅲ级,动脉中度以上狭窄伴局部收缩,视网膜有棉絮状渗出、出血和水肿;Ⅳ级,出血或渗出物伴视盘水肿。高血压眼底改变与病情的严重程度和预后密切相关。

(七)胸透或胸片、心电图

胸透或胸片、心电图对诊断高血压及评估预后都有帮助。

八、治疗

(一)目的

治疗目的是通过降压治疗使高血压患者的血压达标,以期最大限度地降低心脑血管发病和死亡的总危险。

(二)降压目标值

一般高血压人群降压目标值<18.7/12.0 kPa(140/90 mmHg);高血压高危患者(糖尿病及肾病)降压目标值<17.3/10.7 kPa(130/80 mmHg);老年收缩期性高血压的降压目标值:收缩压18.7～20.0 kPa(140～150 mmHg),舒张压<12.0 kPa(90 mmHg)但不低于 8.7～9.3 kPa(65～70 mmHg),舒张压降得过低可能抵消收缩压下降得到的好处。

(三)非药物治疗

非药物治疗主要是改善生活方式,改善生活方式对降低血压和心脑血管危险的作用已得到广泛认可,所有患者都应采用,这些措施包括以下几点。

1.戒烟

吸烟所致的危害是使高血压并发症如心肌梗死、脑卒中和猝死的危险性显著增加,加重脂质代谢紊乱,降低胰岛素敏感性,降低内皮细胞依赖性血管扩张效应,并降低或抵消降压治疗的疗效。戒烟对心脑血管的良好益处,任何年龄组均可显示。

2.减轻体重

超重 10%以上的高血压患者体重减少 5 kg,血压便有明显降低,体重减轻亦可增加降压药物疗效,对改善糖尿病、胰岛素抵抗、高脂血症和左心室肥厚等均有益。

3.减少过多的酒精摄入

戒酒和减少饮酒可使血压显著降低,适量饮酒仍有明显加压反应者应戒酒。

4.适当运动

适当运动有利于改善胰岛素抵抗和减轻体重,提高心血管调节能力,稳定血压水平。较好的运动方式是低或中等强度的运动,可根据年龄及身体状况选择,中老年高血压患者可选择步行、慢跑、上楼梯、骑车等,一般每周 3～5 次,每次 30～60 分钟。运动强度可采用心率监测法,运动时心率不应超过最大心率(180 或 170 次/分)的 60%～85%。

5.减少钠盐的摄入量、补充钙和钾盐

膳食中约大部分钠盐来自烹调用盐和各种腌制品，所以应减少烹调用盐及腌制品的食用，每人每天食盐量摄入应少于2.4 g(相当于氯化钠6 g)。通过食用含钾丰富的水果如香蕉、橘子和蔬菜如油菜、香菇、大枣等，增加钾的摄入。喝牛奶补充钙的摄入。

6.多食含维生素丰富的食物

多吃水果和蔬菜，减少食物中饱和脂肪酸的含量和脂肪总量。

7.减轻精神压力，保持心理平衡

长期精神压力和情绪忧郁是降压治疗效果欠佳的重要原因，亦可导致高血压。应对患者作耐心的劝导和心理疏导，鼓励其参加社交活动、户外活动等。

(四)降压药物治疗对象

高血压2级或以上患者≥21.3/13.3 kPa(160/100 mmHg)；高血压合并糖尿病、心、脑、肾靶器官损害患者；血压持续升高6个月以上，改善生活方式后血压仍未获得有效控制者。从心血管危险分层的角度，高危和极高危患者应立即开始使用降压药物强化治疗。中危和低危患者则先继续监测血压和其他危险因素，之后再根据血压状况决定是否开始药物治疗。

(五)降压药物治疗

1.降压药物分类

现有的降压药种类很多，目前常用降压药物可归纳为以下几大类(表7-2)：利尿剂、β受体阻滞剂、钙通道阻滞剂、血管紧张素转化酶抑制剂和血管紧张素Ⅱ受体阻滞剂、α受体阻滞剂。

表7-2 常用降压药物名称、剂量及用法

药物种类	药名	剂量	用法(每天)
利尿剂	氢氯噻嗪	12.5～25 mg	1～3次
	呋塞米	20 mg	1～2次
	螺内酯	20 mg	1～3次
β受体阻滞剂	美托洛尔	12.5～50 mg	2次
	阿替洛尔	12.5～25 mg	1～2次
钙通道阻滞剂	硝苯地平控释片	30 mg	1次
	地尔硫䓬缓释片	90～180 mg	1次
血管紧张素转化酶抑制剂	卡托普利	25～50 mg	2～3次
	依那普利	5～10 mg	1～2次
血管紧张素Ⅱ受体阻滞剂	缬沙坦	80～160 mg	1次
	伊贝沙坦	150 mg	1次
α受体阻滞剂	哌唑嗪	0.5～3 mg	2～3次
	特拉唑嗪	1～8 mg	1次

2.联合用药

临床实际使用降压药时，由于患者心血管危险因素状况、并发症、靶器官损害、降压疗效、药物费用及不良反应等，都可能影响降压药的具体选择。任何药物在长期治疗中均难以完全避免其不良反应，联合用药可使不同的药物互相取长补短，有可能减轻或抵消某些不良反应。联合用

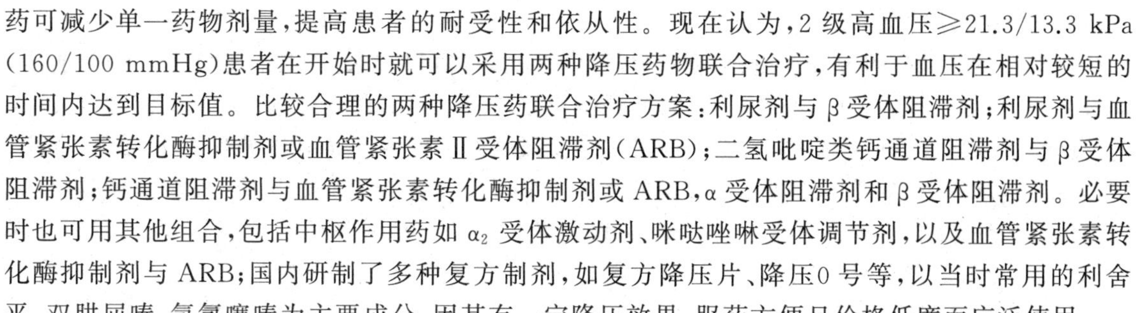

药可减少单一药物剂量，提高患者的耐受性和依从性。现在认为，2 级高血压≥21.3/13.3 kPa (160/100 mmHg)患者在开始时就可以采用两种降压药物联合治疗，有利于血压在相对较短的时间内达到目标值。比较合理的两种降压药联合治疗方案：利尿剂与β受体阻滞剂；利尿剂与血管紧张素转化酶抑制剂或血管紧张素Ⅱ受体阻滞剂(ARB)；二氢吡啶类钙通道阻滞剂与β受体阻滞剂；钙通道阻滞剂与血管紧张素转化酶抑制剂或 ARB，α受体阻滞剂和β受体阻滞剂。必要时也可用其他组合，包括中枢作用药如 α_2 受体激动剂、咪哒唑啉受体调节剂，以及血管紧张素转化酶抑制剂与 ARB；国内研制了多种复方制剂，如复方降压片、降压0 号等，以当时常用的利舍平、双肼屈嗪、氢氯噻嗪为主要成分，因其有一定降压效果，服药方便且价格低廉而广泛使用。

九、护理

(一)一般护理

1.休息

早期高血压患者可参加工作，但不要过度疲劳，坚持适当的锻炼，如骑自行车、跑步、做体操及打太极拳等。要有充足的睡眠，保持心情舒畅，避免精神紧张和情绪激动，消除恐惧、焦虑、悲观等不良情绪。晚期血压持续增高，伴有心、肾、脑病时应卧床休息。关心体贴患者，使其精神愉快，鼓励患者树立战胜疾病的信心。

2.饮食

饮食方面应给低盐、低脂肪、低热量饮食，以减轻体重。因为摄入总热量太大超过消耗量，多余的热量转化为脂肪，身体就会发胖，体重增加，提高血液循环的要求，必定提高血压。鼓励患者多食水果、蔬菜、戒烟、控制饮酒、咖啡、浓茶等刺激性饮料。少吃胆固醇含量多的食物，对服用排钾利尿剂的患者应注意补充含钾高的食物如蘑菇、香蕉、橘子等。肥胖者应限制热能摄入，控制体重在理想范围之内。

3.病房环境

病房环境应整洁、安静、舒适、安全。

(二)对症护理及病情观察护理

1.剧烈头痛

当出现剧烈头痛伴恶心、呕吐，常为血压突然升高、高血压脑病，应立即让患者卧床休息，并测量血压及脉搏、心率、心律，积极协助医师采取降压措施。

2.呼吸困难、发绀

呼吸困难、发绀是高血压引起的左心衰竭所致，应立即给予舒适的半卧位，以及时给予氧气吸入。按医嘱应用洋地黄治疗。

3.心悸

严密观察脉搏、心率、心律变化并做记录。安静休息，严禁下床，并安慰患者消除紧张情绪。

4.水肿

晚期高血压伴心肾衰竭时可出现水肿。护理中注意严格记录出入量，限制钠盐和水分摄入。严格卧床休息，注意皮肤护理，严防压疮发生。

5.昏迷、瘫痪

昏迷、瘫痪是晚期高血压引起脑血管意外所引起。应注意安全护理，防止患者坠床、窒息、肢体烫伤等。

6.病情观察护理

对血压持续增高的患者，应每天测量血压2～3次，并做好记录，必要时测立、坐、卧位血压，掌握血压变化规律。如血压波动过大，要警惕脑出血的发生。如在血压急剧增高的同时，出现头痛、视物模糊、恶心、呕吐、抽搐等症状，应考虑高血压脑病的发生。如出现端坐呼吸、喘憋、发绀、咳粉红色泡沫痰等，应考虑急性左心衰竭的发生。出现上述各种表现时均应立即送医院进行紧急救治。另外，在变换体位时也应动作缓慢，以免发生意外。有些降压药可引起水、钠潴留。因此，需每天测体重，准确记录出入量，观察水肿情况，注意保持出入量的平衡。

(三)用药观察与护理

1.用药原则

终身用药，缓慢降压，从小剂量开始逐步增加剂量，即使血压降至理想水平后，也应服用维持量，老年患者服药期间改变体位要缓慢，以免发生意外，合理联合用药。

2.药物不良反应观察

使用噻嗪类和襻利尿剂时应注意血钾、血钠的变化；用β受体阻滞剂应注意其抑制心肌收缩力、心动过缓、房室传导时间延长、支气管痉挛、低血糖、血脂升高的不良反应；钙通道阻滞剂硝苯地平的不良反应有头痛、面红、下肢水肿、心动过速；血管紧张素转化酶抑制剂可有头晕、乏力、咳嗽、肾功能损害等不良反应。

(四)心理护理

患者多表现有易激动、焦虑及抑郁等心理特点，而精神紧张、情绪激动、不良刺激等因素均与高血压密切相关。因此，对待患者应耐心、亲切、和蔼、周到。根据患者特点，有针对性地进行心理疏导。同时，让患者了解控制血压的重要性，帮助患者训练自我控制的能力，参与自身治疗护理方案的制定和实施，指导患者坚持长期的饮食、药物、运动治疗，将血压控制在接近正常的水平，以减少对靶器官的进一步损害，定期复查。

十、出院指导

(一)饮食调节指导

强调高血压患者要以低盐、低脂肪、低热量、低胆固醇饮食为宜；少吃或不吃含饱和脂肪的动物脂肪，多食含维生素的食物，多摄入富含钾、钙的食物，食盐量应控制在3～5 g/d，严重高血压病患者的食盐量控制在1～2 g/d。饮食要定量、均衡、不暴饮暴食；同时适当地减轻体重，有利于降压。戒烟和控制酒量。

(二)休息和锻炼指导

高血压患者的休息和活动应根据患者的体质、病情适当调节，病重体弱者，应以休息为主。随着病情好转，血压稳定，每天适当从事一些工作、学习、劳动将有益身心健康；还可以增加一些适宜的体能锻炼，如散步、慢跑、打太极拳、做体操等有氧活动。患者应在运动前了解自己的身体状况，以此来决定自己的运动种类、强度、频度和持续时间。注意规律生活，保证充足的休息和睡眠，对于睡眠差、易醒、早醒者，可在睡前饮热牛奶200 mL，或用40～50 ℃温水泡足30分钟，或选择自己喜爱的放松精神情绪的音乐协助入睡。总之，要注意劳逸结合，养成良好的生活习惯。

(三)心理健康指导

高血压病的发病机制是除躯体因素外，心理因素占主导地位，强烈的焦虑、紧张、愤怒及压抑常为高血压病的诱发因素，因此教会患者自我调节和自我控制能力是关键。护士要鼓励患者保持豁达、开朗愉快的心境和稳定的情绪，培养广泛的爱好和兴趣。同时指导家属为患者创造良好的生活氛围，避免引起患者情绪紧张、激动和悲哀等不良刺激。

(四)血压监测指导

建议患者自行购买血压计，随时监测血压。指导患者和家属正确测量血压的方法，监测血压、做好记录，复诊时对医师加减药物剂量会有很好的参考依据。

(五)用药指导

由于高血压是一种慢性病，需要长期的、终身的服药治疗，而这种治疗要患者自己或家属配合进行，所以患者及家属要了解服用的药物种类及用药剂量、用药方法、药物的不良反应、服用药物的最佳时间，以便发挥药物的最佳效果和减少不良反应。出现不良反应，要及时报告主诊医师，以便调整药物及采取必要的处理措施。切不可血压降下来就停药，血压上升又服药，血压反复波动，对健康极为不利。由于这类患者大多是年纪较大，容易遗忘服药，可建议患者在家中醒目之处做标记，以起到提示作用。对血压显著增高多年的患者，血压不宜下降过快，因为患者往往不能适应，并可导致心、脑、肾血液的供应不足而引起脑血管意外，如使用可引起明显直立性低血压药物时，应向患者说明平卧起立或坐位起立时，动作要缓慢，以免血压突然下降，出现晕厥而发生意外。

(六)按时就医

服完药出现血压升高或过低；血压波动大；出现眼花、头晕、恶心呕吐、视物不清、偏瘫、失语、意识障碍、呼吸困难、肢体乏力等情况时立即到医院就医。如病情危重，可求助“120”急救中心。

(王怡文)

第二节　继发性高血压

继发性高血压是指继发于其他疾病或原因的高血压，也称为症状性高血压，只占人群高血压的5%～10%。血压升高仅是这些疾病的一个临床表现。继发性高血压的临床表现、并发症和后果与原发性高血压相似。继发性高血压的原发病可以治愈，而原发病治愈之后高血压症状也随之消失，而延误诊治又可产生各种严重并发症，故需及时早期诊断，早期治疗继发性高血压是非常重要的。继发性高血压的主要病因有以下几点。①肾脏病变：如急慢性肾小球肾炎、慢性肾盂肾炎、肾动脉狭窄、糖尿病性肾小球肾炎、先天遗传性肾病、红斑狼疮、多囊肾及肾积水等。②大血管病变：如肾动脉粥样硬化、肾动脉痉挛、肾动脉先天性异常、动脉瘤等大血管畸形(先天性主动脉缩窄)、多发性大动脉炎等。③妊娠高血压综合征疾病：多发生于妊娠晚期，严重时要终止妊娠。④内分泌性病变：如嗜铬细胞瘤、原发性醛固酮增多症、皮质醇增多症等。⑤脑部疾病：如脑瘤、脑部创伤、颅内压升高等。⑥药源性因素：如长期口服避孕药、器官移植长期应用激素等。

下面叙述常见的继发性高血压。

一、肾实质性高血压

(一)病理生理

发生高血压主要和肾脏病变导致钠水排泄障碍、产生高血容量状态及肾脏病变可能促使肾性升压物质分泌增加有关。

(二)临床表现

1.急性肾小球肾炎

急性肾小球肾炎多见于青少年,有急性起病及链球菌感染史,有发热、血尿、水肿史。

2.慢性肾小球肾炎

慢性肾小球肾炎与原发性高血压伴肾功能损害者区别不明显,但有反复水肿史、贫血、血浆蛋白低、蛋白尿出现早而血压升高相对轻,眼底病变不明显。

3.糖尿病肾病

无论是1型糖尿病或是2型糖尿病,均可发生肾损害而有高血压,肾小球硬化。肾小球毛细血管增厚为主要的病理改变。早期肾功能正常,仅有微量清蛋白尿,血压也可能正常,伴随病情发展,出现明显蛋白尿及肾功能不全而诱发血压升高。

4.慢性肾盂肾炎

患者既往有急性尿路感染病史,出现尿急、尿痛、尿频症状,尿常规可见白细胞,尿细菌培养阳性,一般肾盂肾炎不引起血压升高,当肾功能损害程度重时,可以出现高血压症状,肾衰竭。

(三)治疗

同原发性高血压及相关疾病治疗。

二、肾动脉狭窄性高血压

(一)病理生理

发生高血压主要是肾动脉主干及分支狭窄,造成肾实质缺血,以及肾素-血管紧张素-醛固酮系统、激肽释放酶-激肽-前列腺素系统的升压、降压作用失衡,即可出现高血压症状。在我国由于肾动脉狭窄引起的高血压病患者中,大动脉炎占70%,纤维肌性发育不良占20%、动脉粥样硬化仅占5%。可为单侧或双侧性。

(二)临床表现

患者多为中青年女性,多无高血压家族史;高血压的病程短,进展快,多呈恶性高血压表现;一般降压治疗反应差,本病多有舒张压中、重度升高,腹部及腰部可闻及血管性杂音,眼底呈缺血性改变。大剂量断层静脉肾盂造影,放射性核素肾图有助于诊断,肾动脉造影可明确诊断。

(三)治疗

治疗手段包括手术、经皮肾动脉成形术和药物治疗。手术治疗包括血流重建术、肾移植术、肾切除术。经皮穿刺肾动脉成形术是治疗肾动脉狭窄的主要方法,其成功率达80%～90%;创伤小,疗效好,为首选治疗方法。使用降压药物时,选药原则同原发性高血压。但对一般降压药物反应不佳。血管紧张素转化酶抑制剂有降压效果,但可能使肾小球滤过率进一步降低,使肾功能不全恶化。钙通道阻滞剂有降压作用,并不明显影响肾功能。

三、嗜铬细胞瘤

(一)病理生理

嗜铬细胞瘤是肾上腺髓质或交感神经节等内皮组织嗜铬细胞的肿瘤的通称。最早发现的肿瘤在肾上腺,后来在交感神经元组织中也发现了具有相同生物特性的肿瘤。肾上腺部位的嗜铬细胞瘤产生肾上腺素和去甲肾上腺素,二者通过兴奋细胞膜的肾上腺素能α和β受体而发生效能，从而引起血压升高，以及其他心血管和代谢改变。

(二)临床表现

血压波动明显，阵发性血压增高伴心动过速、头痛、出汗、面色苍白等症状，严重时可有心律失常、心绞痛、急性心力衰竭、脑卒中等。发作时间一般为数分钟至数小时，多为诱发因素引起，如体位改变、情绪波动、触摸肿瘤部位等。对一般降压药物无效，或高血压伴血糖升高，代谢亢进等表现者应疑及本病。在血压增高期测定血与尿中儿茶酚胺及其代谢产物香草基杏仁酸(VMA)测定有助于诊断，酚苄明试验(10 mg，每天 3 次)，3 天内血压降至正常，对诊断有价值。B 超、CT、MRT 检查可发现并确定肿瘤的部位及形态，大多数嗜铬细胞瘤为良性，可做手术切除，效果好，约 10%嗜铬细胞瘤为恶性，肿瘤切除后可有多处转移灶。

(三)治疗

手术治疗为首选的治疗方法。只有临床上确诊为恶性嗜铬细胞瘤已转移，或患者不能耐受手术时，才行内科治疗。

四、原发性醛固酮增多症

(一)病理生理

肾上腺皮质增生或肿瘤分泌过多醛固酮所致。过量分泌的醛固酮通过其水、钠潴留效应导致高血压。水、钠潴留使细胞外液容量明显增加，故心排血量增多引起血压升高。最初，高血压是容量依赖性的，血压升高与钾丢失同时存在。随着病程延长，长期细胞内钠浓度升高和细胞内低钾直接导致血管平滑肌收缩，使外周血管阻力升高，逐渐出现阻力性高血压。

(二)临床表现

临床上以长期高血压伴顽固的低钾血症为特征，可有肌无力、周期性瘫痪、烦渴、多尿、室性期前收缩及其他室性心律失常，心电图可有明显 U 波、Q-T 间期延长等表现。血压多为轻、中度增高。实验室检查有低钾血症、高钠血症、代谢性碱中毒，血浆肾素活性降低，尿醛固酮排泄增多等。螺内酯试验阳性，具有诊断价值。

(三)治疗

大多数原发性醛固酮增多症是由单一肾上腺皮质腺瘤所致，手术切除是最好的治疗方法，术前应控制血压，纠正低钾。药物治疗，尤其适用于肾上腺皮质增生引起的特发性醛固酮增多症，可做肾上腺大部切除术，但效果差、一般需用药物治疗。常用药物有螺内酯、钙通道阻滞剂、糖皮质激素等。

五、皮质醇增多症

(一)病理生理

肾上腺皮质肿瘤或增生分泌糖皮质激素过多所致，又称为库欣综合征，为促肾上腺皮质激素(ACTH)过多或肾上腺病变所致。此外，长期大量应用糖皮质激素治疗某种病可引起医源性类库欣综合征；患者本身垂体肾上腺皮质受到抑制、功能减退，一旦停药或遭受应激，可发生肾上腺功能低下。

(二)临床表现

除高血压外，尚有向心性肥胖，满月脸，多毛，皮肤细薄而有紫纹，血糖增高等特征性表现。实验室检查 24 小时尿中 17-羟皮质类固醇或 17-酮皮质类固醇增多、地塞米松抑制试验及促肾上腺皮质激素兴奋试验阳性有助于诊断。颅内蝶鞍X线检查,肾上腺CT放射性碘化胆固醇肾上腺扫描可用于病变定位诊断。

(三)治疗

皮质醇增多症病因复杂,治疗方法也各不相同。已知的病因有垂体性库欣病、肾上腺瘤、肾上腺癌、不依赖于ACTH双侧肾上腺增生、异位ACTH综合征等。治疗方法涉及手术、放疗及药物治疗。

六、主动脉缩窄

(一)病理生理

多数为先天性血管畸形,少数为多发性大动脉炎所引起高血压。

(二)临床表现

上肢血压增高,而下肢血压不高或降低,呈上肢血压高于下肢的反常现象,腹主动脉、股动脉及其他下肢动脉搏动减弱或不能触及,右肩胛间区、腋部可有侧支循环动脉的搏动和杂音或腹部听诊有血管杂音。检查胸部X线摄影可显示左心室扩大迹象,主动脉造影可明确诊断。

(三)治疗

对缓解期慢性期患者考虑外科手术治疗,急性期的可应用甲氨蝶呤和糖皮质激素,要密切监测血压,另外抗血栓应用阿司匹林对症治疗,应用扩血管及降压药。

七、妊娠高血压疾病

妊娠高血压疾病(旧称妊高征),平均发病率为9.2%,是造成母婴围产期发病和死亡的重要原因之一。

(一)病理生理

妊娠高血压疾病基本病变为全身小动脉痉挛,导致全身脏器血流不畅,微循环供血不足,组织缺血缺氧,血管痉挛和血压升高导致血管内皮功能紊乱和损害,前列腺素合成减少,血栓素产生增多。结果血小板和纤维蛋白原等物质通过损伤处沉积在血管内皮下,进一步使管腔狭窄,加重组织缺血、缺氧,又刺激血管收缩,使周围循环阻力增大,血压进一步升高。

(二)临床表现

妊娠高血压疾病常于妊娠20周后开始发病,以血压升高、蛋白尿及水肿为特征。表现为体重增加过多,每周增加>0.5 kg,经休息水肿不消退,后出现高血压。病情继续发展出现先兆子痫、子痫。重度妊娠高血压疾病血管病变明显,可导致重要脏器损害,出现严重并发症。妊娠高血压疾病时血细胞比容$<35\%$,血小板计数$<100\times10^9$/L(10万/mm^3),呈进行性下降,白/球比例倒置;重度妊娠高血压疾病可出现溶血。妊娠高血压疾病主要应与慢性高血压或肾脏病合并妊娠相鉴别。

(三)治疗

1.一般治疗

注意休息,轻症无须住院,中、重度患者应入院治疗。保证足够睡眠及思想放松。休息、睡眠时取左侧卧位,少食盐及刺激性食物,戒酒。保证能量供应及足够蛋白质;对于中、重度患者每4小时测1次血压,密切注意血压变化。

2.药物治疗

轻度患者适当服用镇静药物，如地西泮、苯巴比妥等，以保证休息。一般不用降压药物和解痉药。中度患者，硫酸镁是首选解痉药，硫酸镁血浓度治疗量为 2～3 mmol/L，＞3.5 mmol/L 时膝腱反射消失，＞7.5 mmol/L 时可出现心跳呼吸停止。由于硫酸镁的中毒量和治疗量很接近，因此使用时应严防中毒。妊娠高血压疾病当血压＞22.0/15.0 kPa(165/113 mmHg)时，可能引起孕产妇脑血管意外、视网膜剥脱、胎盘灌流减少和胎盘早剥等。因此降压治疗是重要措施之一。应避免血压下降过快、过低而影响胎盘灌流导致胎儿缺血缺氧。对重度妊娠高血压疾病的心力衰竭伴水肿，可疑早期急性肾衰竭、子痫和脑水肿者，可应用快速利尿剂和 20%甘露醇脱水降颅内压。

3.扩容治疗

重度妊娠高血压疾病时因小动脉痉挛导致血容量相对不足，因此扩容应在解痉治疗的基础上进行。

八、护理措施及出院指导

参阅原发性高血压有关护理部分。

（王怡文）

第三节 心 绞 痛

一、稳定型心绞痛

稳定型心绞痛是在冠状动脉狭窄的基础上，冠状动脉供血不足引起的心肌急剧的、暂时的缺血缺氧综合征。临床特点为阵发性胸骨后或心前区压榨性疼痛，常发生于劳力性心肌负荷增加时，持续数分钟，休息或用硝酸酯制剂后消失，其临床表现在 1～3 个月内相对稳定。

(一)病因与发病机制

最常见的病因为冠状动脉粥样硬化。其他病因最常见为重度主动脉瓣狭窄或关闭不全，肥厚型心肌病、先天性冠状动脉畸形等亦可是本病病因。

心肌能量的产生依赖大量的氧气供应。心肌对氧的依赖性最强，耗氧量为 9 mL/(min・100 g)，高居人体其他器官之首。生理条件下，心肌细胞从冠状动脉血中摄取氧的能力也最强，可摄取血氧含量的 65%～75%，接近于最大摄取量，因此，当心肌需氧量增加时，心肌细胞很难再从血液中摄取更多的氧，而只能依靠增加冠状动脉血流储备来满足心肌需氧量的增加。正常情况下，冠状循环储备能力很强，如剧烈体力活动时，冠状动脉扩张可通过使其血流量增加到静息时的 6～7 倍，即使在缺氧状态下，也能使血流量增加 4～5 倍。然而在病理条件下(如冠状动脉狭窄)，冠状循环储备能力下降，冠状动脉供血与心肌需血之间就会发生矛盾，即冠状动脉血流量不能满足心肌的代谢需要，此时就会引起心肌缺血缺氧，诱发心绞痛。

动脉粥样硬化斑块导致冠状动脉狭窄，冠状动脉扩张性减弱，血流量减少。当冠状动脉管腔狭窄＜50%时，心肌血供基本不受影响，即血液供应尚能满足心肌平时的需要，则无心肌缺血症状，各种心脏负荷试验也无阳性表现。然而当至少一支主要冠状动脉管腔狭窄>75%时，静息时尚可代偿，但当心脏负荷突然增加(如劳累、激动、左心衰竭等)时，则心肌耗氧量增加，而病变的冠状动脉不能充分扩张以供应足够的血液和氧气，即可引起心绞痛发作。此种心肌缺血为“需氧增加性心肌缺血”，而且粥样硬化斑块稳定，冠状动脉对心肌的供血量相对比较恒定。这是大多数稳定型心绞痛的发病机制。

疼痛产生的原因：产生疼痛的直接原因可能是在缺血缺氧的情况下，心肌内积聚过多的代谢产物如乳酸、丙酮酸、磷酸等酸性物质或类激肽多肽类物质，刺激心脏内自主神经的传入纤维末梢，经胸1～5交感神经节和相应的脊髓段，传至大脑，即可产生疼痛感觉。这种痛觉可反映在与自主神经进入水平相同脊髓段的脊神经所分布的区域——胸骨后和两臂的前内侧与小指，尤其是在左侧，而多不在心脏部位。有人认为，在缺血区内富有神经分布的冠状血管的异常牵拉或收缩，也可直接产生疼痛冲动。

(二)病理生理和病理解剖

患者在心绞痛发作之前，常有血压增高、心率增快、肺动脉压和肺毛细血管压增高的变化，反映心脏和肺的顺应性减低。发作时可有左心室收缩力和收缩速度降低、射血速度减慢、左心室收缩压下降、每搏输出量和心排血量降低、左心室舒张末期压和血容量增加等左心室收缩和舒张功能障碍的病理生理变化。左心室壁可呈收缩不协调或部分心室壁有收缩减弱的现象。

粥样硬化可累及冠状动脉任何一支，其中以左前降支受累最为多见，病变也最为严重，其次是右冠状动脉、左回旋支和左主干。血管近端的病变较远端为重，主支病变较分支为重。粥样硬化斑块多分布在分支血管开口处，且常为偏心性，呈新月形。

冠状动脉造影显示，稳定型心绞痛患者中，有1支、2支或3支冠状动脉腔径减少>70%者各占25%左右，左主干狭窄占5%～10%，无显著狭窄者约占15%；而在不稳定型心绞痛患者中，单支血管病变约占10%，2支血管病变占20%，3支血管病变占40%，左主干病变约占20%，无明显血管梗阻者占10%，而且病变常呈高度狭窄、偏心性狭窄、表面毛糙或充盈缺损等。冠状动脉造影未发现异常的心绞痛患者，可能是因为冠状动脉痉挛、冠状动脉内血栓自发性溶解、微循环灌注障碍或造影检查时未识别，也可能与血红蛋白与氧的离解异常、交感神经过度活动、儿茶酚胺分泌过多或心肌代谢异常等有关。

(三)临床表现

1.症状

心绞痛以发作性胸痛为主要临床表现，疼痛的特点为以下几点。

(1)部位：典型心绞痛的部位是在胸骨体上中段之后或左前胸，范围有手掌大小甚至横贯前胸，界限不很清楚；可以放射到颈部、咽部、颌部、上腹部、肩背部、左臂及左手指，也可以放射至其他部位。非典型者可以表现在胸部以外的其他部位如上腹部、咽部、颈部等。疼痛每次发作的部位往往是相似的。

(2)性质：常呈紧缩感、绞榨感、压迫感、烧灼感、胸闷或窒息感、沉重感，有的只表现为胸部不适、乏力或气短，主观感觉个体差异较大，但一般不会是针刺样疼痛。疼痛发作时，患者往往被迫停止原来的活动，直至症状缓解。

(3)持续时间：疼痛呈阵发性发作，持续数分钟，一般不会超过10分钟，也不会转瞬即逝或持续数小时。疼痛可数天或数周发作一次，亦可1天内发作多次。

(4)诱因：疼痛常由体力劳动(如快步行走、爬坡等)或情绪激动(如愤怒、焦急、过度兴奋等)

所诱发，饱食、寒冷、吸烟、贫血、心动过速和休克等亦可诱发。疼痛多发生于劳力或激动当时而不在其之后。典型的心绞痛常在相似的条件下发生，但有时同样的劳力只在早晨而不在下午引起心绞痛，可能与晨间疼痛阈值较低有关。

（5）缓解方式：一般停止诱发活动后疼痛即可缓解，舌下含硝酸甘油也能在2～5分钟内（很少超过5分钟）使之缓解。

2.体征

体检常无明显异常。心绞痛发作时可有心率增快、血压升高、焦虑、出汗等；有时可闻及第四心音、第三心音或奔马律，心尖部收缩期杂音（是乳头肌缺血性功能失调引起二尖瓣关闭不全所致），第二心音逆分裂；偶闻双肺底湿啰音。

3.分级

参照加拿大心血管学会（CCS）分级标准，将稳定型心绞痛严重程度分为4级。

（1）Ⅰ级：一般体力活动如行走和上楼等不引起心绞痛，但紧张、剧烈或持续用力可引起心绞痛发作。

（2）Ⅱ级：日常体力活动稍受限制，快步行走或上楼、登高、饭后行走或上楼、寒冷或风中行走、情绪激动等可发作心绞痛，或仅在睡醒后数小时内发作，在正常情况下以一般速度平地步行200 m以上或登一层以上的楼梯受限。

（3）Ⅲ级：日常体力活动明显受限，在正常情况下以一般速度平地步行100～200 m或登一层楼梯时可发作心绞痛。

（4）Ⅳ级：轻微活动或休息时即可出现心绞痛症状。

（四）辅助检查

1.实验室检查

基本检查包括空腹血糖（必要时查糖耐量试验）、血脂和血红蛋白等；胸痛较明显者需查心肌坏死标志物；冠状动脉造影前还需查尿常规、肝肾功能、电解质、肝炎相关抗原、人类免疫缺陷病毒（HIV）及梅毒血清试验等；必要时检查甲状腺功能。

2.心电图检查

（1）静息心电图：约半数心绞痛患者的心电图在正常范围。可有陈旧性心肌梗死或非特异性ST-T改变，有时出现房室或束支传导阻滞或室性、房性期前收缩等心律失常。不常见的隐匿性的心电图表现为U波倒置。与既往心电图做比较，可提高心电图的诊断准确率。

（2）心绞痛发作时心电图：95%的患者于心绞痛时出现暂时的缺血性ST段移位。因心内膜下心肌更容易发生缺血，故常见心内膜下心肌缺血的导联ST段压低＞0.1 mV，发作缓解后恢复；有时出现T波倒置。平时有T波持续倒置者，心绞痛发作时可变为直立（称为“假性正常化”）。T波改变反映心肌缺血的特异性不如ST段，但与平时心电图比较则有助于诊断。

（3）心电图负荷试验：运动负荷试验最为常用，运动可增加心脏负荷以激发心肌缺血。运动方式主要有分级踏板或蹬车。

（4）心电图连续监测：常用方法是让患者佩带慢速转动的记录装置，以两个双极胸导联（现可同步12导联）连续记录并自动分析24小时心电图（动态心电图），然后在显示屏上快速回放并进行人机对话选段记录，最后打印综合报告。动态心电图可发现ST-T改变和各种心律失常，出现时间可与患者的活动情况和症状相对照。胸痛发作时心电图显示缺血性ST-T改变有助于心绞痛的诊断。

3.超声心动图

超声心动图可以观察心腔大小、心脏结构、室壁厚度和心肌功能状态，根据室壁运动异常，可判断心肌缺血和陈旧性梗死区域。稳定型心绞痛患者的静息超声心动图大都无异常表现，负荷超声心动图有助于识别心肌缺血的范围和程度。

4.血管内超声和冠状动脉内多普勒血流描记

血管内超声是近年来应用于临床的一种高分辨率检查手段，可作为冠状动脉造影更进一步的确诊手段。

5.多层螺旋X线计算机断层显像

多层螺旋X线计算机断层显像可进行冠状动脉三维重建，能较好应用于冠心病的诊断。

(五)内科治疗

1.一般治疗

心绞痛发作时立刻休息，症状一般在停止活动后即可消除。平时应尽量避免各种诱发因素如过度体力活动、情绪激动、饱餐、便秘等。调节饮食，特别是进食不宜过饱，避免油腻饮食，忌烟酒。调整日常生活与工作量；减轻精神负担；治疗高血压、糖尿病、贫血、甲状腺功能亢进症等相关疾病。

2.硝酸酯类

该类药物可扩张冠状动脉、降低血流阻力、增加冠状循环血流量；同时能扩张周围血管，减少静脉回流，降低心室容量、心腔内压力、心排血量和血压，减低心脏前后负荷和心肌需氧量，从而缓解心绞痛。患有青光眼、颅内压增高、低血压者不宜应用本类药物。

硝酸甘油：心绞痛发作时应用，0.3～0.6 mg舌下含化，可迅速被唾液溶解而吸收，1～2分钟开始起效，作用持续约30分钟。对约92%的患者有效，其中76%在3分钟内见效。

3.β受体阻滞剂(美托洛尔)

阻断拟交感胺类的刺激作用，减慢心率、降低血压，减弱心肌收缩力和降低心肌耗氧量，从而缓解心绞痛发作。

4.钙通道阻滞剂[盐酸地尔硫䓬片(合心爽)、硝苯地平]

本类药物能抑制Ca^{2+}进入细胞和心肌细胞兴奋-收缩耦联中Ca^{2+}的作用，因而可抑制心肌收缩，减少心肌氧耗；扩张冠状动脉，解除冠状动脉痉挛，改善心肌供血。

5.抗血小板药物

若无特殊禁忌，所有患者均应服用阿司匹林。

6.调脂药物

调脂药物在治疗冠状动脉粥样硬化中起重要作用，他汀类制剂可使动脉粥样硬化斑块消退，并可改善血管内皮细胞功能。

7.代谢类药物

曲美他嗪通过调节心肌能源底物，抑制脂肪酸氧化，促进葡萄糖氧化，优化心肌能量代谢，能改善心肌缺血及左心室功能，缓解心绞痛，而不影响血流动力学。

8.中医中药治疗

目前以“活血化淤”法(常用丹参、红花、川芎、蒲黄、郁金、丹参滴丸或脑心通等)、“芳香温通”法(常用苏合香丸、苏冰滴丸、宽胸丸或保心丸等)及“祛痰通络”法(如通心络)最为常用。此外，针刺或穴位按摩治疗也可能有一定疗效。

二、不稳定型心绞痛

不稳定型心绞痛是指稳定型劳力性心绞痛以外的缺血性胸痛，包括初发型劳力性心绞痛、恶化型劳力性心绞痛，以及各型自发性心绞痛。不稳定型心绞痛通常认为是介于稳定型心绞痛与急性心肌梗死之间的一种临床状态。

（一）病因与发病机制

与稳定型劳力性心绞痛的差别在于当冠状动脉粥样硬化斑块不稳定时，易发生斑块破裂或出血、血小板聚集或血栓形成或冠状动脉痉挛致冠状动脉内张力增加，均可使心肌的血氧供应突然减少，心肌代谢产物清除障碍，引起心绞痛发作。此种心肌缺血为“供氧减少性心肌缺血”，是引起大多数不稳定型心绞痛的原因。虽然这种心绞痛也可因劳力负荷增加而诱发，但劳力终止后胸痛并不能缓解。

（二）临床表现

1.症状

不稳定型心绞痛的胸痛部位和性质与稳定型心绞痛相似，但通常程度更重，持续时间较长，患者偶尔从睡眠中痛醒。以下线索有助于不稳定型心绞痛的诊断。

(1)诱发心绞痛的体力活动阈值突然或持久地降低。

(2)心绞痛发生的频率、严重程度和持续时间增加或延长。

(3)出现静息性或夜间性心绞痛。

(4)胸痛放射至附近或新的部位。

(5)发作时伴有新的相关特征，如出汗、恶心、呕吐、心悸或呼吸困难等。

(6)原来能使疼痛缓解的方式只能暂时或不完全性地使疼痛缓解。

2.体征

体征可有一过性第三心音或第四心音，重症者可有肺部啰音或原有啰音增加、心动过缓或心动过速，或因二尖瓣反流引起的收缩期杂音。若疼痛发作期间发生急性充血性心力衰竭和低血压提示预后较差。

3.分级

依据心绞痛严重程度将不稳定型心绞痛分为 3 级。

(1)Ⅰ级：初发性、严重性或加剧性心绞痛，指心绞痛发生在就诊前 2 个月内，无静息时疼痛，每天发作3 次或以上，或稳定型心绞痛的心绞痛发作更频繁或更严重，持续时间更长，或诱发体力活动的阈值降低。

(2)Ⅱ级：静息型亚急性心绞痛，指就诊前 1 个月内发生过 1 次或多次静息型心绞痛，但近 48 小时内无发作。

(3)Ⅲ级：静息型急性心绞痛，指在 48 小时内有 1 次或多次静息型心绞痛发作。

（三）内科治疗

不稳定型心绞痛是严重的、具有潜在危险性的疾病，随时可能发展为急性心肌梗死，因此应引起高度重视。对疼痛发作频繁或持续不缓解，以及高危患者应立即住院治疗。

1.一般治疗

(1)急性期宜卧床休息，消除心理负担，保持环境安静，必要时给予小剂量镇静药和抗焦虑药物。

(2)有呼吸困难、发绀者应给氧吸入,维持血氧饱和度达到90%以上。

(3)积极诊治可能引起心肌耗氧量增加的疾病,如感染、发热、急性胃肠道功能紊乱、甲状腺功能亢进症、贫血、心律失常和原有心力衰竭的加重等。

(4)必要时应重复检测心肌坏死标志物,以排除急性心肌梗死。

2.硝酸酯类制剂

在发病最初24小时的治疗中,静脉内应用硝酸甘油有利于较恒定地控制心肌缺血发作;对已用硝酸酯药物和β受体阻滞剂等作为标准治疗的患者,静脉应用硝酸甘油能减少心绞痛的发作次数。初始用量5～10 μg/min,持续滴注,每3～10分钟增加10 μg/min,直至症状缓解或出现明显不良反应如头痛或低血压[收缩压<12.0 kPa(90 mmHg)或比用药前下降4.0 kPa(30 mmHg)]。目前推荐静脉用药症状消失24小时后,改用口服制剂或皮肤贴剂。持续静脉应用硝酸甘油24～48小时即可出现药物耐受。

3.β受体阻滞剂

可用于所有无禁忌证的不稳定型心绞痛患者,并应及早开始应用,口服剂量要个体化,使患者安静时心率50～70次/分。

4.钙通道阻滞剂

钙通道阻滞剂能有效地减轻心绞痛症状,尤其用于治疗变异型心绞痛疗效最好。

5.抗凝制剂(肝素和低分子肝素)

静脉注射肝素治疗不稳定型心绞痛是有效的,推荐剂量为先给予肝素80 U/kg静脉注射,然后以18 U/(kg・h)的速度静脉滴注维持,治疗过程中需注意开始用药或调整剂量后6小时测定部分激活凝血酶时间(APTT),并调整用量,使APTT控制在45～70秒。低分子肝素与普通肝素相比,可以只根据体重调节皮下用量,而不需要实验室监测;疗效肯定,使用方便。

6.抗血小板制剂

(1)阿司匹林类制剂:阻断血小板聚集,防止血栓形成,抑制血管痉挛。阿司匹林可降低不稳定型心绞痛患者的死亡率和急性心肌梗死的发生率,除了短期效应外,长期服用也是有益的。用量每天75～325 mg。小剂量阿司匹林的胃肠道不良反应并不常见,对该药过敏、活动性消化性溃疡、局部出血和出血体质者则不宜应用。

(2)二磷酸腺苷(ADP)受体拮抗剂:氯吡格雷是新一代血小板ADP受体抑制剂,可抑制血小板内Ca^{2+}活性,抑制血小板之间纤维蛋白原桥的形成,防止血小板聚集,作用强于阿司匹林,即可单用于阿司匹林不能耐受者,也可与阿司匹林联合应用。常用剂量每天75 mg,必要时先给予负荷量300 mg,2小时后达有效血药浓度。本药不良反应小,作用快,不需要复查血常规。

7.血管紧张素转化酶抑制剂

冠心病患者均能从血管紧张素转化酶抑制剂治疗中获益,合并糖尿病、心力衰竭或左心室收缩功能不全的高危患者应该使用血管紧张素转化酶抑制剂。临床常用制剂:卡托普利、依那普利。

8.调脂制剂

他汀类药物能有效降低胆固醇和低密度脂蛋白胆固醇(LDL-C),并因此降低心血管事件;同时他汀类还有延缓斑块进展、稳定斑块和抗炎等有益作用。常用他汀制剂:洛伐他汀、辛伐他汀。在应用他汀类药物时,应严密监测转氨酶及肌酸激酶等生化指标,以及时发现药物可能引起的肝脏损害和疾病。

三、心绞痛的护理

(一)一般护理

1.休息与活动

保持适当的体力活动,以不引起心绞痛为度,一般不需卧床休息。但心绞痛发作时立即停止活动,卧床休息,协助患者取舒适体位;不稳定型心绞痛者,应卧床休息。缓解期可逐渐增加活动量,应尽量避免各种诱发因素如过度体力活动、情绪激动、饱餐等,冬天注意保暖。

2.饮食

饮食原则为低盐、低脂低胆固醇、高维生素、易消化饮食。宣传饮食保健的重要性,进食不宜过饱,保持大便通畅、戒烟酒、肥胖者控制体重。

(二)对症护理及病情观察护理

1.缓解疼痛

心绞痛发作时指导患者停止活动,卧床休息;立即舌下含服硝酸甘油,必要时静脉滴注;吸氧;疼痛严重者给予哌替啶 50～100 mg 肌内注射;护士观察胸痛的部位、性质、程度、持续时间,严密监测血压、心率、心律、脉搏及心电图变化并嘱患者避免引起心绞痛的诱发因素。

2.防止发生急性心肌梗死

指导患者避免心肌梗死的诱发因素,观察心肌梗死的先兆,如心绞痛发作频繁且加重、休息及含服硝酸甘油不能缓解及有无心律失常等。

3.积极去除危险因素

治疗高血压、高血脂、糖尿病等与冠心病有关的疾病。定期复查心电图、血糖、血脂。

(三)用药观察与护理

注意药物疗效及不良反应。心绞痛发作给予硝酸甘油舌下含服后 1～2 分钟起作用,若服药后 3～5 分钟仍不缓解,可再服 1 片。不良反应有头晕、头胀痛、头部跳动感、面红、心悸等,偶有血压下降,因此第 1 次用药患者宜平卧片刻,必要时吸氧。对于心绞痛发作频繁或含服硝酸甘油效果差的患者应警惕心肌梗死的发生,遵医嘱静脉滴注硝酸甘油,监测血压及心率变化及心电图的变化。静脉滴注硝酸酯类掌握好用药浓度和输液速度,并嘱患者及家属切不可擅自行调节滴速,以免造成低血压。部分患者用药后可出现面部潮红、头部胀痛、头昏、心动过速、心悸等不适,应告诉患者是由于药物导致血管扩张造成的,以解除其顾虑。第一次用药时,患者宜平卧片刻。β 受体阻滞剂有减慢心率的不良反应,二度或以上房室传导阻滞者不宜应用。

(四)心理护理

心绞痛发作时患者常感到焦虑,而焦虑能增强交感神经兴奋性,增加心肌需氧量,加重心绞痛,因此心绞痛发作时专人守护消除紧张、焦虑、恐惧情绪,避免各种诱发因素;指导患者正确使用心绞痛发作期及预防心绞痛的药物;若心绞痛发作较以往频繁、程度加重、用硝酸甘油无效,应立即来医院就诊,警惕急性心肌梗死发生。

(五)出院指导

(1)合理安排休息与活动,活动应循序渐进,以不引起心绞痛为原则。避免重体力劳动、精神过度紧张的工作或过度劳累。

(2)指导患者遵医嘱正确用药,学会观察药物的作用和不良反应。

(3)教会心绞痛时的自救护理:立即就地休息,含服随身携带的硝酸甘油,可重复应用;若心绞痛频繁发作或持续不缓解及时到医院就诊。

(4)防止心绞痛再发作应避免各种诱发因素如过度体力活动、情绪激动、饱餐、便秘等,并积极减少危险因素如戒烟,选择低盐、低脂低胆固醇、高维生素、易消化饮食,维持理想体重;治疗高血压、高血脂、糖尿病等与冠心病有关的疾病。

(王怡文)

第四节 心律失常

一、疾病概述

(一)概念和特点

心律失常是指心脏冲动频率、节律、起源部位、传导速度或激动次序的异常。按其发生原理可分为冲动形成异常和冲动传导异常两大类。按照心律失常发生时心率的快慢,可分为快速性与缓慢性心律失常两大类。

心律失常可发生在没有明确心脏病或其他原因的患者。心律失常的后果取决于其对血流动力学的影响,可从心律失常对心、脑、肾灌注的影响来判断。轻者患者可无症状,一般表现为心悸,但也可出现心绞痛、气短、晕厥等症状。心律失常持续时间不一,有时仅持续数秒、数分,有时可持续数天以上,如慢性心房颤动。

(二)相关病理生理

正常生理状态下,促成心搏的冲动起源于窦房结,并以一定的顺序传导于心房与心室,使心脏在一定频率范围内发生有规律的搏动。如果心脏内冲动的形成异常和/或传导异常,使整个心脏或其一部分的活动变为过快、过慢或不规则,或者各部分活动的程序发生紊乱,即形成心律失常。心律失常有多种不同的发生机制,如折返、自律性改变、触发活动和平行收缩等。然而,由于条件限制,目前能直接对人在体内心脏研究的仅限于折返机制,临床检查尚不能判断大多数心律失常的电生理机制。产生心律失常的电生理机制主要包括冲动发生异常、冲动传导异常及触发活动。

(三)主要病因与诱因

1.器质性心脏病

心律失常可见于各种器质性心脏病,其中以冠心病、心肌病、心肌炎和风湿性心脏病为多见,尤其在发生心力衰竭或急性心肌梗死时。

2.非心源性疾病

几乎其他系统疾病均可引发心律失常,常见的有内分泌失调、麻醉、低温、胸腔或心脏手术、中枢神经系统疾病及自主神经功能失调等。

3.酸碱失衡和电解质紊乱

各种酸碱代谢紊乱、钾代谢紊乱可使传导系统或心肌细胞的兴奋性、传导性异常而引起心律失常。

4.理化因素和中毒

电击可直接引起心律失常甚至死亡，中暑、低温也可导致心律失常。某些药物可引起心律失常，其机制各不相同，洋地黄、奎尼丁、氨茶碱等直接作用于心肌，洋地黄、夹竹桃、蟾蜍等通过兴奋迷走神经，拟肾上腺素药、三环类抗抑郁药等通过兴奋交感神经，可溶性钡盐、棉酚、排钾性利尿剂等引起低钾血症，窒息性毒物则引起缺氧诱发心律失常。

5.其他

发生在健康者的心律失常也不少见，部分病因不明。

(四)临床表现

心律失常的诊断大多数要靠心电图，但相当一部分患者可根据病史和体征作出初步诊断。详细询问发作时的心率快慢，节律是否规整，发作起止与持续时间，发作时是否伴有低血压、昏厥、心绞痛或心力衰竭等表现，以及既往发作的诱因、频率和治疗经过，有助于心律失常的诊断，同时要对患者全身情况、既往治疗情况等进行全面的了解。

(五)辅助检查

1.心电图检查

心电图检查是诊断心律失常最重要的一项无创性检查技术。应记录 12 导联心电图，并记录清楚显示 P 波导联的心电图长条以备分析，通常选择 V_1 导联或Ⅱ导联。必要时采用动态心电图，连续记录患者24 小时的心电图。

2.运动试验

患者在运动时出现心悸、可做运动试验协助诊断。运动试验诊断心律失常的敏感性不如动态心电图。

3.食管心电图

解剖上左心房后壁毗邻食管，因此，插入食管电极导管并置于心房水平时，能记录到清晰的心房电位，并能进行心房快速起搏或程序电刺激。

4.心腔内电生理检查

心腔内电生理检查是将几根多电极导管经静脉和/或动脉插入，放置在心腔内的不同部位辅以 8 通道以上多导生理仪，同步记录各部位电活动，包括右心房、右心室、希氏束、冠状静脉窦(反映左心房、左心室电活动)。其适应证包括：①窦房结功能测定。②房室与室内传导阻滞。③心动过速。④不明原因晕厥。

5.三维心脏电生理标测及导航系统

三维心脏电生理标测及导航系统(三维标测系统)是近年来出现的新的标测技术，能够减少X 线曝光时间，提高消融成功率，加深对心律失常机制的理解。

(六)窦性心律失常治疗原则

(1)若患者无心动过缓有关的症状，不必治疗，仅定期随诊观察。对于有症状的病窦综合征患者，应接受起搏器治疗。

(2)心动过缓-心动过速综合征患者发作心动过速，单独应用抗心律失常药物治疗可能加重心动过缓。应用起搏治疗后，患者仍有心动过速发作，可同时应用抗心律失常药物。

(七)房性心律失常治疗原则

1.房性期前收缩

无须治疗。当有明显症状或因房性期前收缩触发室上行心动过速时，应给予治疗。治疗药物包括普罗帕酮、莫雷西嗪或β受体阻滞剂。

2.房性心动过速

(1)积极寻找病因,针对病因治疗。

(2)抗凝治疗。

(3)控制心室率。

(4)转复窦性心律。

3.心房扑动

(1)药物治疗:减慢心室率的药物包括β受体阻滞剂、钙通道阻滞剂(维拉帕米、地尔硫䓬)或洋地黄制剂(地高辛、毛花苷C)。转复心房扑动的药物包括ⅠA(如奎尼丁)或ⅠC(如普罗帕酮)类抗心律失常药,如心房扑动患者合并冠心病、充血性心力衰竭等时,不用ⅠA或ⅠC类药物,应选用胺碘酮。

(2)非药物治疗:直流电复律是终止心房扑动最有效的方法。其次食管调搏也是转复心房扑动的有效方法。射频消融可根治心房扑动。

(3)抗凝治疗:持续性心房扑动的患者,发生血栓栓塞的风险明显增高,应给予抗凝治疗。

4.心房颤动

应积极寻找心房颤动的原发疾病和诱发因素,进行相应处理。

治疗:①抗凝治疗;②转复并维持窦性心律;③控制心室率。

(八)房室交界区性心律失常治疗原则

1.房室交界区性期前收缩

通常无须治疗。

2.房室交界区性逸搏与心律

一般无须治疗,必要时可起搏治疗。

3.非阵发性房室交界区性心动过速

主要针对病因治疗。洋地黄中毒引起者可停用洋地黄,可给予钾盐、利多卡因或β受体阻滞剂治疗。

4.与房室交界区相关的折返性心动过速

急性发作期应根据患者的基础心脏状况、既往发作的情况及对心动过速的耐受程度做出适当处理。

主要药物治疗如下述。

(1)腺苷与钙通道阻滞剂:为首选。起效迅速,不良反应为胸部压迫感、呼吸困难、面部潮红、窦性心动过缓、房室传导阻滞等。

(2)洋地黄与β受体阻滞剂:静脉注射洋地黄可终止发作。对伴有心功能不全患者仍作为首选。β受体阻滞剂也能有效终止心动过速,选用短效β受体阻滞剂较合适如艾司洛尔。

(3)普罗帕酮1~2 mg/kg静脉注射。

(4)其他:食管心房调搏术、直流电复率等。

预防复发:是否需要给予患者长期药物预防,取决于发作的频繁程度及发作的严重性。药物的选择可依据临床经验或心内电生理试验结果。

5.预激综合征

对于无心动过速发作或偶有发作但症状轻微的预激综合征患者的治疗,目前仍存有争议。

如心动过速发作频繁伴有明显症状，应给予治疗。治疗方法包括药物和导管消融。

（九）室性心律失常治疗原则

1.室性期前收缩

首先应对患者室性期前收缩的类型、症状及其原有心脏病变做全面的了解；然后，根据不同的临床状况，决定是否给予治疗、采取何种方法治疗及确定治疗的终点。

2.室性心动过速

一般遵循的原则：有器质性心脏病或有明确诱因应首先给予针对性治疗；无器质性心脏病患者发生非持续性短暂室速，如无症状或无血流动力学影响，处理的原则与室性期前收缩相同；持续性室性发作，无论有无器质性心脏病，应给予治疗。

3.心室扑动与颤动

快速识别心搏骤停、高声呼救、进行心肺复苏，包括胸外按压、开放气道、人工呼吸、除颤、气管插管、吸氧、药物治疗等。

（十）心脏传导阻滞治疗原则

1.房室传导阻滞

应针对不同病因进行治疗。一度与二度Ⅰ型房室阻止心室率不太慢者，无须特殊治疗。二度Ⅱ型与三度房室阻滞如心室率显著缓慢，伴有明显症状或血流动力学障碍，甚至 Adams-Strokes 综合征发作者，应给予起搏治疗。

2.室内传导阻滞

慢性单侧束支阻滞的患者如无症状，无须接受治疗。双分支与不完全性三分支阻滞有可能进展为完全性房室传导阻滞，但是否一定发生及何时发生均难以预料，不必常规预防性起搏器治疗。急性前壁心肌梗死发生双分支、三分支阻滞、或慢性双分支、三分支阻滞，伴有晕厥或阿斯综合征发作者，则应及早考虑心脏起搏器治疗。

二、护理评估

（一）一般评估

心律失常患者的生命体征，发作间歇期无异常表现。发作期则出现心悸、气短、不敢活动，心电图显示心率过快、过慢、不规则或暂时消失而形成窦性停搏。

（二）身体评估

发作时体格检查应着重于判断心律失常的性质及心律失常对血流动力学状态的影响。听诊心音了解心室搏动率的快、慢和规则与否，结合颈静脉搏动所反映的心房活动情况，有助于作出心律失常的初步鉴别诊断。缓慢（<60 次/分）而规则的心率为窦性心动过缓，快速（>100 次/分）而规则的心率常为窦性心动过速。窦性心动过速较少超过 160 次/分，心房扑动伴 2∶1 房室传导时心室率常固定在 150 次/分左右。不规则的心律中以期前收缩为最常见，快而不规则者以心房颤动或心房扑动、房速伴不规则房室传导阻滞为多。心律规则而第一心音强弱不等（大炮音），尤其是伴颈静脉搏动间断不规则增强（大炮波），提示房室分离，多见于完全性或室速。

（三）心理-社会评估

心律失常患者常有焦虑、恐惧等负性情绪，护理人员应做好以下几点：①帮助患者认识到自己的情绪反应，承认自己的感觉，指导患者使用放松术。②安慰患者，告诉患者较轻的心律失常通常不会威胁生命。有条件时安排单人房间，避免与其他焦虑患者接触。③经常巡视病房，了解患者的需要,帮助其解决问题,如主动给患者介绍环境,耐心解答有关疾病的问题等。

(四)辅助检查结果的评估

1.心电图(ECG)检查

心律失常发作时的心电图记录是确诊心律失常的重要依据。应记录12导联心电图,包括较长的Ⅱ或V_1导联记录。注意P和QRS波形态、P-QRS关系、P-P、P-R与R-R间期,判断基本心律是窦性还是异位。通过逐个分析提早或延迟心搏的性质和来源,最后判断心律失常的性质。

2.动态心电图

对心律失常的检出率明显高于常规心电图,尤其是对易引起猝死的恶性心律失常的检出尤为有意义。对心律失常的诊断优于普通心电图。

3.运动试验

运动试验可增加心律失常的诊断率和敏感性,是对ECG很好的补充,但运动试验有一定的危险性,需严格掌握禁忌证。

4.食管心电图

食管心电图是食管心房调搏最佳起搏点判定的可靠依据,更能在心律失常的诊断与鉴别诊断方面起到特殊而独到的作用。食管心电图与心内电生理检查具有高度的一致性,为导管射频消融术根治阵发性室上性心动过速(PSVT)提供可靠的分型及定位诊断。亦有助于不典型的预激综合征患者确立诊断。

5.心腔内电生理检查

心腔内电生理检查为有创性电生理检查,除能确诊缓慢性和快速性心律失常的性质外,还能在心律失常发作间隙应用程序电刺激方法判断窦房结和房室传导系统功能,诱发室上性和室性快速性心律失常,确定心律失常起源部位,评价药物与非药物治疗效果,以及为手术、起搏或消融治疗提供必要的信息。

(五)常用药物治疗效果的评估

(1)治疗缓慢性心律失常:一般选用增强心肌自律性和/或加速传导的药物,如拟交感神经药、迷走神经抑制药或碱化剂(摩尔乳酸钠或碳酸氢钠)。护理评估:①服药后心悸、乏力、头晕、胸闷等临床症状有无改善。②有无不良反应发生。

(2)治疗快速性心律失常:选用减慢传导和延长不应期的药物,如迷走神经兴奋剂,拟交感神经药间接兴奋迷走神经或抗心律失常药物。护理评估:①用药后的疗效,有无严重不良反应发生。②药物疗效不佳时,考虑电转复或射频消融术治疗,并做好术前准备。

(3)临床上抗心律失常药物繁多,药物的分类主要基于其对心肌的电生理学作用。治疗缓慢性心律失常的药物,主要提高心脏起搏和传导功能,如肾上腺素类药物(肾上腺素、异丙肾上腺素),拟交感神经药如阿托品、山莨菪碱,β受体兴奋剂如多巴胺类、沙丁胺醇等。

(4)及时就诊的指标:①心动过速发作频繁伴有明显症状如低血压、休克、心绞痛、心力衰竭或晕厥等。②出现洋地黄中毒症状。

三、主要护理诊断/问题

(一)活动无耐力

与心律失常导致心悸或心排血量减少有关。

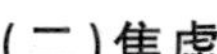

(二)焦虑

与心律失常反复发作,对治疗缺乏信心有关。

(三)有受伤的危险

与心律失常引起的头晕、晕厥有关。

(四)潜在并发症

心力衰竭、脑栓塞、猝死。

四、护理措施

(一)体位与休息

当心律失常发作导致胸闷、心悸、头晕等不适时采取高枕卧位、半卧位或其他舒适体位,尽量避免左侧卧位,以防左侧卧位时感觉到心脏搏动而加重不适。有头晕、晕厥发作或曾有跌倒病史者应卧床休息。保证患者充分的休息与睡眠,必要时遵医嘱给予镇静药。

(二)给氧

伴呼吸困难、发绀等缺氧表现时,给予氧气吸入,2～4 L/min。

(三)饮食

控制膳食总热量,以维持正常体重为度,40 岁以上者尤应预防发胖。一般以体重指数(BMI)20～24 为正常体重。或以腰围为标准,一般以女性≥80 cm,男性≥85 cm 为超标。超重或肥胖者应减少每天进食的总热量,以低脂(30%)、低胆固醇(200 mg/d)膳食,并限制酒及糖类食物的摄入。严禁暴饮暴食。以免诱发心绞痛或心肌梗死。合并高血压或心力衰竭者,应同时限制钠盐。避免摄入刺激性食物如咖啡、浓茶等,保持大便通畅。

(四)病情观察

严密进行心电监测,出现异常心律变化,如 3～5 次/分的室性期前收缩或阵发性室性心动过速,窦性停搏、二度Ⅱ型或三度房室传导阻滞等,立即通知医师。应将急救药物备好,需争分夺秒地迅速给药。有无心悸、胸闷、胸痛、头晕、晕厥等。检测电解质变化,尤其是血钾。

(五)用药指导

接受各种抗心律失常药物治疗的患者,应在心电监测下用药,以便掌握心律的变化情况和观察药物疗效。密切观察用药反应,严密观察穿刺局部情况,谨防药物外渗。皮下注射给予抗凝溶栓及抗血小板药时,注意更换注射部位,避免按摩,应持续按压 2～3 分钟。严格按医嘱给药,避免食用影响药物疗效的食物。用药前、中、后注意心率、心律、PR 间期、QT 间期等的变化,以判断疗效和有无不良反应。

(六)除颤的护理

持续性室性心动过速患者,应用药物效果不明显时,护士应密切配合医师将除颤器电源接好,检查仪器性能是否完好,备好电极板,以便及时顺利除颤。对于缓慢型心律失常患者,应用药物治疗后仍不能增加心率,且病情有所发展或反复发作阿斯综合征时,应随时做好安装人工心脏起搏器的准备。

(七)心理护理

向患者说明心律失常的治疗原则,介绍介入治疗如心导管射频消融术或心脏起搏器安置术的目的及方法,以消除患者的紧张心理,使患者主动配合治疗。

(八)健康教育

1.疾病知识指导

向患者及家属讲解心律失常的病因、诱因及防治知识。

2.生活指导

指导患者劳逸结合,生活规律,保证充足的休息与睡眠。无器质性心脏病者应积极参加体育锻炼。保持情绪稳定,避免精神紧张、激动。改变不良饮食习惯,戒烟、酒、避免浓茶、咖啡、可乐等刺激性食物。保持大便通畅,避免排便用力而加重心律失常。

3.用药指导

嘱患者严格按医嘱按时按量服药,说明所用药物的名称、剂量、用法、作用及不良反应,不可随意增减药物的剂量或种类。

4.制订活动计划

评估患者心律失常的类型及临床表现,与患者及家属共同制订活动计划。对无器质性心脏病的良性心律失常患者,鼓励其正常工作和生活,保持心情舒畅,避免过度劳累。窦性停搏、二度Ⅱ型或三度房室传导阻滞、持续性室速等严重心律失常患者或快速心室率引起血压下降者,应卧床休息,以减少心肌耗氧量。卧床期间加强生活护理。

5.自我监测指导

教会患者及家属测量脉搏的方法,心律失常发作时的应对措施及心肺复苏术,以便于自我检测病情和自救。对安置心脏起搏器的患者,讲解自我监测与家庭护理方法。

6.及时就诊的指标

(1)当出现头晕、气促、胸闷、胸痛等不适症状。

(2)复查心电图发现异常时。

五、护理效果评估

(1)患者及家属掌握自我监测脉搏的方法,能复述疾病发作时的应对措施及心肺复苏术。

(2)患者掌握发生疾病的诱因,能采取相应措施尽可能避免诱因的发生。

(3)患者心理状态稳定,养成正确的生活方式。

(4)患者未发生猝死或发生致命性心律失常时能得到及时发现和处理。

(王怡文)

第五节　心脏瓣膜病

心脏瓣膜病是指心脏瓣膜存在结构和/或功能异常,是一组重要的心血管疾病。瓣膜开放使血流向前流动,瓣膜关闭则可防止血液反流。瓣膜狭窄,使心腔压力负荷增加;瓣膜关闭不全,使心腔容量负荷增加。这些血流动力学改变可导致心房或心室结构改变或功能异常,最终表现出心力衰竭、心律失常等临床表现。病变可累及一个或多个瓣膜。临床上以二尖瓣最常受累,其次为主动脉瓣。

风湿炎症导致的瓣膜损害称为风湿性心脏病,简称风心病。随着生活及医疗条件的改善,风湿性心脏病的人群患病率正在下降，但我国瓣膜性心脏病仍以风湿性心脏病最为常见。另外，黏液性变性及老年瓣膜钙化退行性改变所致的心脏瓣膜病日益增多。不同病因易累及的瓣膜也不一样，风湿性病心脏病患者中二尖瓣最常受累，其次是主动脉瓣；而老年退行性变瓣膜病以主动脉瓣膜病最为常见，其次是二尖瓣。在我国，二尖瓣狭窄 90%以上为风湿性，风心病二尖瓣狭窄多见于 20～40 岁的青中年人，2/3 为女性。本节主要介绍二尖瓣狭窄与二尖瓣关闭不全，主动脉瓣狭窄与主动脉关闭不全。

一、二尖瓣狭窄

(一)概念和特点

二尖瓣狭窄最常见的病因是风湿热，急性风湿热后至少需 2 年形成明显二尖瓣狭窄，通常需要 5 年以上的时间，故风湿性二尖瓣狭窄一般在 40～50 岁发病。女性患者居多约占 2/3。

(二)相关病理生理

正常二尖瓣口面积 4～6 cm^2，瓣口面积减小至 1.5～2.0 cm^2 属轻度狭窄；1.0～1.5 cm^2 属中度狭窄；<1.0 cm^2 属重度狭窄。

风湿性二尖瓣狭窄的基本病理变化为瓣叶和腱索的纤维化和挛缩，瓣叶交界面相互粘连，这些病变使瓣膜位置下移，严重者呈漏斗状，致瓣口狭窄，限制瓣膜活动和开放，瓣口面积缩小，血流受阻。

(三)主要病因及诱因

风湿热是二尖瓣狭窄的主要病因，是由 A 组 β 溶血性链球菌咽峡炎导致的一种反复发作的急性或慢性全身性结缔组织炎症。

(四)临床表现

1.症状

一般二尖瓣中度狭窄(瓣口面积<1.5 cm^2)始有临床症状。

(1)呼吸困难：是最常见的早期症状，常因劳累、情绪激动、妊娠、感染或快速性心房颤动时最易被诱发。随狭窄加重，可出现静息时呼吸困难、夜间阵发性呼吸困难、和端坐呼吸。

(2)咳嗽：多为干咳无痰或泡沫痰，并发感染时咳黏液样或脓痰。

(3)咯血：可有痰中带血或血痰，突然大咯血常见于严重二尖瓣狭窄早期。伴有突发剧烈胸痛者要注意肺梗死。

(4)其他：少数患者可有声音嘶哑、吞咽困难、血栓栓塞等。

2.体征

重度狭窄者患者呈“二尖瓣面容”口唇及双颧发绀。心前区隆起；心尖部可触及舒张期震颤；典型体征是心尖部可闻及局限性、低调、隆隆样的舒张中晚期杂音。

3.并发症

常见的并发症有心房颤动、急性肺水肿、血栓栓塞、右心衰竭、感染性心内膜炎、肺部感染等。

(五)辅助检查

1.X 线检查

二尖瓣轻度狭窄时，X 线表现可正常。中、重度狭窄而致左心房显著增大时，心影呈梨形。

2.心电图

左心房增大，可出现“二尖瓣型 P 波”，P 波宽度>0.12 秒伴切迹。QRS 波群示电轴右偏和右心室肥厚。

3.超声心动图

M 型超声示二尖瓣前叶活动曲线 EF 斜率降低，双峰消失，前后叶同向运动，呈“城墙样”改变。二维超声心动图可显示狭窄瓣膜的形态和活动度，测量瓣膜口面积。彩色多普勒血流显像可实时观察二尖瓣狭窄的射流。经食管超声心动图有利于左心房附壁血栓的检出。

(六)治疗原则

1.一般治疗

(1)有风湿活动者，应给予抗风湿治疗。长期甚至终身应用苄星青霉素 120 万 U，每 4 周肌内注射1 次，每次注射前常规皮试。

(2)呼吸困难者减少体力活动，限制钠盐摄入，口服利尿剂，避免和控制诱发急性肺水肿的因素。

(3)无症状者避免剧烈活动，每 6～12 个月门诊随访。

2.并发症治疗

(1)心房颤动：急性快速心房颤动时，要立即控制心室率；可先注射洋地黄类药物如去乙酰毛花苷注射液(毛花苷 C)，效果不满意时，可静脉注射硫氮唑酮或艾司洛尔。必要时电复律。慢性心房颤动患者应争取介入或者外科手术解决狭窄。对于心房颤动病史＜1 年，左心房内径＜60 mm且窦房结或房室结功能障碍者，可考虑电复律或药物复律。

(2)急性肺水肿：处理原则与急性左心衰竭所致的肺水肿相似。

(3)预防栓塞：若无抗凝禁忌，可长期服用华法林。

二、二尖瓣关闭不全

(一)概念和特点

二尖瓣关闭不全常与二尖瓣狭窄同时存在，亦可单独存在。二尖瓣的组成包括四个部分：瓣叶、瓣环、腱索和乳头肌，其中任何一个发生结构异常或功能失调，均可导致二尖瓣关闭不全。

(二)相关病理生理

风湿性炎症引起的瓣叶僵硬、变性、瓣缘卷缩、连接处融合及腱索融合缩短，使心室收缩时两瓣叶不能紧密闭合。

(三)主要病因及诱因

风湿性瓣叶损害最常见，占二尖瓣关闭不全的 1/3，女性为多。任何病因引起左心室增大、瓣环退行性变及钙化均可造成二尖瓣关闭不全。腱索先天性异常、自发性断裂。冠状动脉灌注不足可引起乳头肌缺血、损伤、坏死、纤维化和功能障碍。

二尖瓣关闭不全的主要病理生理变化，是左心室每搏喷出的血流一部分反流入左心房，使前向血流减少，同时使左心房负荷和左心室舒张期负荷增加，从而引起一系列血流动力学变化。

(四)临床表现

1.症状

轻度二尖瓣关闭不全可终身无症状，或仅有轻微劳力性呼吸困难，严重反流时有心排血量减少，突出症状是疲劳无力，肺淤血的症状如呼吸困难出现较晚。

2.体征

心尖冲动明显，向左下移位。心尖区可闻及全收缩期高调吹风样杂音，向左腋下和左肩胛下区传导。

3.并发症

与二尖瓣狭窄相似，相对而言，感染性心内膜炎较多见，而体循环栓塞较少见。

(五)辅助检查

1.X线检查

慢性重度狭窄常见左心房、左心室增大；左心衰竭时可见肺淤血和间质性肺水肿征。

2.心电图

慢性重度二尖瓣关闭不全，主要为左心房肥厚心电图表现，部分有左心室肥厚和非特异性ST-T改变，少数有右心室肥厚征，心房颤动常见。

3.超声心动图

M型超声和二维超声心动图不能确定二尖瓣关闭不全。脉冲多普勒超声和彩色多普勒血流显像可在二尖瓣左心房侧探及明显收缩期反流束，确诊率几乎达到100%，且可半定量反流程度。二维超声可显示二尖瓣结构的形态特征，有助于明确病因。

4.其他

放射性核素心室造影、左心室造影有助于评估反流程度。

(六)治疗原则

1.内科治疗

内科治疗包括预防风湿活动和感染性心内膜炎，针对并发症治疗，一般为术前过渡措施。

2.外科治疗

外科治疗为恢复瓣膜关闭完整性的根本措施，包括瓣膜修补术和人工瓣膜置换术。

三、主动脉瓣狭窄

(一)概念和特点

主动脉瓣狭窄指主动脉瓣病变引起主动脉瓣开放受限、狭窄，导致左心室到主动脉内的血流受阻。风湿性主动脉瓣狭窄大多伴有关闭不全或二尖瓣病变。

(二)相关病理生理

风湿性炎症导致瓣膜交界处粘连融合，瓣叶纤维化、僵硬、钙化和挛缩畸形，引起主动脉瓣狭窄。

正常成人主动脉瓣口面积≥3.0 cm^2，当瓣口面积减少一半时，收缩期仍无明显跨瓣压差；当瓣口面积≤1.0 cm^2时，左心室收缩压明显升高，跨瓣压差显著。主动脉瓣狭窄使左心室射血阻力增加，左心室向心性肥厚，室壁顺应性降低，引起左心室舒张末压进行性升高，左心房代偿性肥厚。最终因心肌缺血和纤维化等导致左心衰竭。

(三)主要病因及诱因

主动脉瓣狭窄的病因有3种，即先天性病变、退行性变和炎症性病变。单纯性主动脉瓣狭窄，多为先天性或退行性变，极少数为炎症性，且男性多见。

(四)临床表现

1.症状

早期可无症状，直至瓣口面积≤1.0 cm^2时才出现与每搏输出量减少及脉压增大有关的心悸、心前区不适、头部静脉强烈搏动感等。心绞痛、晕厥和心力衰竭是典型主动脉瓣狭窄的常见三联征。晚期并发左心衰竭时，可出现不同程度的心源性呼吸困难。

2.体征

心界向左下扩大，心尖区可触及收缩期抬举样搏动。第一心音正常，胸骨左缘第3、4肋间可闻及高调叹气样舒张期杂音。典型心脏杂音在胸骨右缘第1～2肋间可听到粗糙响亮的射流性杂音，向颈部传导。

3.并发症

心律失常、心力衰竭常见，感染性心内膜炎、体循环栓塞、心脏性猝死少见。

(五)辅助检查

1.X线检查

左心房轻度增大，75%～85%的患者可呈现升主动脉扩张。

2.心电图

轻度狭窄者心电图正常，中度狭窄者可出现QRS波群电压增高伴轻度ST-T改变，重度狭窄者可出现左心室肥厚伴劳损和左心房增大。

3.超声心动图

二维超声心动图可见主动脉瓣瓣叶增厚、回声增强提示瓣叶钙化。瓣叶收缩期开放幅度减小(<15 mm)开放速度减慢。彩色多普勒超声心动图上可见血流于瓣口下方加速形成五彩镶嵌的射流，连续多普勒可测定心脏及血管内的血流速度。

(六)治疗原则

1.内科治疗

内科治疗是预防感染性心内膜炎，无症状者无须治疗，定期随访。

2.外科治疗

凡出现临床症状者均应考虑手术治疗。如经皮主动脉瓣成形、置换术；直视下主动脉瓣分离术、人工瓣膜置换术。

四、主动脉瓣关闭不全

(一)概念和特点

主动脉瓣关闭不全主要由主动脉瓣膜本身病变、主动脉根部疾病所致。根据发病情况又分急性、慢性2种。

(二)相关病理生理

约2/3的主动脉瓣关闭不全为风心病所致。由于风湿性炎性病变使瓣叶纤维化、增厚、缩短、变形，影响舒张期瓣叶边缘对合，可造成关闭不全。

主动脉瓣反流引起左心室舒张期末容量增加，使每搏容量增加和主动脉收缩压增加，而有效每搏血容量降低。左心室心肌重量增加使心肌氧耗增多，主动脉舒张压降低使冠状动脉血流减少，两者引起心肌缺血、缺氧，促使左心室心肌收缩功能降低，直至发生左心衰竭。

(三)主要病因及诱因

1.急性主动脉瓣关闭不全

(1)感染性心内膜炎。

(2)胸部创伤致升主动脉根部、瓣叶支持结构和瓣叶破损或瓣叶脱垂。

(3)主动脉夹层血肿使主动脉瓣环扩大，瓣叶或瓣环被夹层血肿撕裂。

(4)人工瓣膜撕裂等。

2.慢性主动脉瓣关闭不全

(1)主动脉瓣本身病变：①风湿性心脏病。②先天性畸形。③感染性心内膜炎。④主动脉瓣退行性变。

(2)主动脉根部扩张：①Marfan 综合征。②梅毒性主动脉炎。③其他病因，如高血压性主动脉环扩张、特发性升主动脉扩张、主动脉夹层形成、强直性脊柱炎、银屑病性关节炎等。

(四)临床表现

1.症状

(1)急性主动脉瓣关闭不全：轻者可无症状，重者可出现呼吸困难、不能平卧、全身大汗、频繁咳嗽、咳白色或粉红色泡沫痰，更严重者出现烦躁不安、神志模糊，甚至昏迷。

(2)慢性主动脉瓣关闭不全：可在较长时间无症状。随反流量增大，出现与每搏输出量增大有关的症状，如心悸、心前区不适、头颈部强烈波动感等。

2.体征

(1)急性主动脉瓣关闭不全：可出现面色灰暗、唇甲发绀、脉搏细数、血压下降等休克表现。二尖瓣提前关闭致使第一心音减弱或消失；肺动脉高压时可闻及肺动脉瓣区第二心音亢进，常可闻及病理性第三心音和第四心音。由于左心室舒张压急剧增高，主动脉和左心室压力阶差急剧下降，因而舒张期杂音柔和、短促、低音调。肺部可闻及哮鸣音，或在肺底闻及细小水泡音，严重者满肺均有水泡音。

(2)慢性主动脉瓣关闭不全：①面色苍白，头随心搏摆动，心尖冲动向左下移位，心界向左下扩大。心底部、胸骨柄切迹、颈动脉可触及收缩期震颤。颈动脉搏动明显增强。②第一心音减弱，主动脉瓣区第二心音减弱或消失；心尖区可闻及第三心音。③主动脉瓣区可闻及高调递减型叹气样舒张早期杂音，坐位前倾位呼气末明显，向心尖区传导。④周围血管征，如点头征、水冲脉、股动脉枪击音和毛细血管波动征，听诊器压迫股动脉可闻及双期杂音。

3.并发症

感染性心内膜炎、室性心律失常、心力衰竭常见。

(五)辅助检查

1.X 线检查

急性主动脉瓣关闭不全者左心房稍增大，常有肺淤血和肺水肿表现。慢性者左心室明显增大，升主动脉结扩张，即靴形心。

2.心电图

急性主动脉瓣关闭不全者常见窦性心动过速和非特异性 ST-T 改变。慢性者常见左心室肥厚劳损伴电轴左偏，如有心肌损害，可出现心室内传导阻滞，房性和室性心律失常。

3.超声心动图

M 型超声显示舒张期二尖瓣前叶快速高频的振动，二维超声可显示主动脉关闭时不能合拢。多普勒超声显示主动脉瓣下方(左心室流出道)探及全舒张期反流。

(六)治疗原则

1.内科治疗

(1)急性者一般为术前准备过渡措施，包括吸氧、镇静、多巴胺、血管活性药物等，应及早考虑外科治疗。

(2)慢性者无症状且左心功能正常者,无须治疗,但需随访。随访内容包括临床症状、超声检查左心室大小和左心室射血分数。预防感染性心内膜炎及风湿活动。

2.外科治疗

(1)急性者在降低肺静脉压、增加新排血量、稳定血流动力学的基础上,实施人工瓣膜置换术或主动脉瓣膜修复术。

(2)慢性者应在不可逆的左心室功能不全发生之前进行,原发性主动脉关闭不全,主要采用主动脉瓣置换术;继发性主动脉瓣关闭不全,可采用主动脉瓣成形术;部分病例可行瓣膜修复术。

五、护理评估

(一)一般评估

(1)有无风湿活动,体温在正常范围。

(2)饮食及活动等日常生活是否受影响。

(3)能否平卧睡眠。

(二)身体评估

(1)是否呈现“二尖瓣面容”。

(2)呼吸困难及其程度。

(3)心尖区是否出现明显波动,是否出现颈静脉曲张、肝颈回流征阳性、肝大、双下肢水肿等右心衰竭表现。

(4)二尖瓣狭窄特征性的杂音,为心尖区舒张中晚期低调的隆隆样杂音,呈递增型、局限、左侧卧位明显,运动或用力呼气可使其增强,常伴舒张期震颤。

(5)栓塞的危险因素:定期做超声心动图,注意有无心房、心室扩大机附壁血栓。尤其是有无心房颤动,或长期卧床。

(三)心理-社会评估

患者能否保持良好心态,避免精神刺激、控制情绪激动,家属对患者的照顾与理解,能否协助患者定期复查,均有利于控制和延缓病情进展。

(四)辅助检查结果的评估

1.X 线检查

左心房增大不明显,无肺淤血和肺水肿表现。

2.心电图

有无窦性心动过速和非特异性 ST-T 改变及左心室肥厚劳损伴电轴左偏。

3.超声心动图

有无舒张期二尖瓣前叶快速高频的振动,主动脉瓣下方是否探及全舒张期反流。

(五)常用药物治疗效果的评估

(1)能否遵医嘱使用苄星青霉素(长效青霉素),预防感染性心内膜炎。

(2)能否坚持抗风湿药物治疗,不出现风湿活动表现,如皮肤环形红斑、皮下结节、关节红肿及疼痛不适等。

(3)餐后服用阿司匹林,不出现胃肠道反应、牙龈出血、血尿、柏油样便等。

六、主要护理诊断/问题

(一)体温过高

与风湿活动、并发感染有关。

(二)有感染的危险

与机体抵抗力下降有关。

(三)潜在并发症

感染性心内膜炎、心律失常、猝死。

七、护理措施

(一)体温过高的护理

(1)每 4 小时测体温一次,注意观察热型,以帮助诊断。

(2)休息与活动:卧床休息,限制活动量,以减少机体消耗。

(3)饮食:给予高热量、高蛋白、高维生素的清淡易消化饮食。

(4)用药护理:遵医嘱给予抗生素及抗风湿治疗。

(二)并发症的护理

1.心力衰竭的护理

(1)避免诱因,如预防和控制感染、纠正心律失常、避免劳累和情绪激动等。

(2)监测生命体征,评估患者有无呼吸困难、乏力、食欲减退、少尿等症状,检查有无肺部啰音、肝大、下肢水肿等体征。

2.栓塞的护理

(1)评估栓塞的危险因素:查阅超声心动图、心电图报告,看有无异常。

(2)休息与活动:左心房内有巨大附壁血栓者,应绝对卧床休息。病情允许时鼓励并协助患者翻身、活动下肢、按摩及用温水泡脚,或下床活动。

(3)遵医嘱给予药物如抗心律失常、抗血小板聚集的药物。

(4)密切观察有无栓塞的征象,一旦发生,立即报告医师,给予抗凝或溶栓等处理。

(三)健康教育

1.疾病知识指导

告知患者及家属本病的病因及病程进展特点。避免居住环境潮湿、阴暗等不良条件,保持室内空气流通、温暖、干燥,阳光充足。适当活动,避免剧烈运动或情绪激动,加强营养、提高机体抵抗力,预防和控制风湿活动。注意防寒保暖,预防上呼吸道感染。

2.用药指导与病情检测

告知患者遵医嘱坚持用药的重要性,说明具体药物的使用方法。定期门诊复查。

3.心理指导

鼓励患者树立信心,做好长期与疾病做斗争的心理准备,育龄妇女应该避孕,征得配偶及家属的支持与配合。

4.及时就诊的指标

(1)出现明显乏力、胸闷、心悸等症状,休息后不好转。

(2)出现腹胀、食欲缺乏、下肢水肿等不适。

(3)长期服用地高辛者，出现脉搏增快(>120 次/分)或减慢(<60 次/分)、尿量减少、体重增加等异常时。

八、护理效果评估

(1)保持健康的生活方式，严格控制风湿活动，预防感冒。

(2)遵医嘱坚持长期用药，避免药物不良反应。

(3)患者无呼吸困难症状出现或急性左心衰竭致急性肺水肿时，可咳粉红色泡沫样痰。

(4)做到预防及早期治疗各种感染能按医嘱用药，定期门诊复查。

(王怡文)

第八章 消化内科护理

第一节 消化性溃疡

一、疾病概述

(一)概念和特点

消化性溃疡主要指发生在胃和十二指肠的慢性溃疡,即胃溃疡(gastric ulcer,GU)和十二指肠溃疡(duodenal ulcer,DU),因溃疡的形成与胃酸/胃蛋白酶的消化作用有关而得名。溃疡的黏膜缺损超过黏膜肌层,不同于糜烂。

消化性溃疡是全球常见疾病,其患病率在近年来呈下降趋势。本病可发生于任何年龄,但中年最为常见,DU 多见于青壮年,而 GU 多见于中老年,后者发病高峰比前者约晚 10 年。男性患病比女性多见。临床上 DU 比 GU 多见,两者之比为(2～3)∶1,但有地区差异。

(二)相关病理、生理

目前,对消化性溃疡的病理、生理的认识主要是基于 Shay 和 Sun 等人提出的“平衡学说”。即正常情况下,胃黏膜的攻击因子与防御因子应保持生理上的平衡,若攻击因子过强或防御因子减弱,就会造成胃黏膜损伤而引起溃疡。攻击因子主要有胃酸、胃蛋白酶、幽门螺杆菌等。防御因子主要有碳酸氢盐、胃黏液屏障和前列腺素等细胞保护因子。因此,“平衡学说”实际上就是胃酸分泌系统与胃黏膜保护系统之间的平衡。

(三)消化性溃疡的病因

1.幽门螺杆菌感染和非甾体抗炎药

近年的研究已经明确,幽门螺杆菌(Hp)感染和服用非甾体抗炎药(NSAID)是最常见病因。溃疡发生是黏膜侵袭因素和防御因素失平衡的结果,胃酸在溃疡的形成中起关键作用。对胃、十二指肠黏膜有损伤的侵袭因素包括胃酸和胃蛋白酶的消化作用,Hp 的感染、NSAID,以及其他如胆盐、胰酶、酒精等,其中 Hp 和 NSAID 是损害胃黏膜屏障,导致消化性溃疡的最常见病因。

2.下列因素与消化性溃疡发病有不同程度的关系

(1)吸烟:吸烟者消化性溃疡的发生率比不吸烟者高,吸烟影响溃疡愈合和促进溃疡复发。

(2)遗传:消化性溃疡的家族史可能是 Hp 感染“家庭聚集”现象,O 型血胃上皮细胞表面表达更多黏附受体而有利于 Hp 定植，故 O 型血者易患消化性溃疡。

(3)急性应激：情绪应激可能主要起诱因作用，可能通过神经内分泌途径影响胃十二指肠分泌、运动和黏膜血流的调节。

(4)胃十二指肠运动异常：胃肠运动障碍不大可能是原发病因，但可加重 Hp 或 NSAID 对黏膜的损害。

因此，消化性溃疡是一种多因素疾病，其中 Hp 感染和服用 NSAID 是已知的主要病因，溃疡发生是黏膜侵袭因素和防御因素失平衡的结果，胃酸在溃疡形成中起关键作用。

(四)临床表现

上腹痛是消化性溃疡的主要症状，但部分患者可无症状或症状较轻以至于不为患者所注意，而以出血、穿孔等并发症为首发症状。

典型的消化性溃疡有如下临床特点：①慢性过程，病史可达数年至数十年。②周期性发作，发作与自发缓解相交替，发作期可为数周或数月，缓解期亦长短不一，短者数周、长者数年；发作常有季节性，多在秋冬季或冬春之交发病，可因精神情绪不良或过劳而诱发。③发作时上腹痛呈节律性，表现为空腹痛即餐后2～4 小时和/或午夜痛，腹痛多为进食或服用抗酸药所缓解，典型节律表现在 GU 多见。

1.症状

上腹痛为主要症状，性质多为灼痛，亦可为钝痛、胀痛、剧痛或饥饿样不适感。多位于中上腹，可偏右或偏左。一般为轻至中度持续性痛。疼痛常有典型的节律性如上述。腹痛多在进食或服用抗酸药后缓解。

2.体征

溃疡活动时上腹部可有局限性轻压痛，缓解期无明显体征。

(五)辅助检查

1.实验室检查

血常规、尿和便常规(粪便潜血试验)、生化、肝肾功能检查(以了解其病因、诱因及潜在的护理问题)。

2.胃镜和胃黏膜活组织检查

胃镜和胃黏膜活组织检查是确诊消化性溃疡首选的检查方法。内镜下消化性溃疡多呈圆形或椭圆形，也有呈线形，边缘光整，底部覆有灰黄色或灰白色渗出物，周围黏膜可有充血、水肿，可见皱襞向溃疡集中。内镜下溃疡可分为活动期(A)、愈合期(H)和瘢痕期(S)3 个病期。

3.X 线钡餐检查

其适用于对胃镜检查有禁忌或不愿接受胃镜检查者。溃疡的 X 线征象有直接和间接两种：龛影是直接征象，对溃疡有确诊价值；局部压痛、十二指肠球部激惹和球部畸形、胃大弯侧痉挛性切迹均为间接征象，仅提示可能有溃疡。

4.Hp 检测

该检测应列为消化性溃疡诊断的常规检查项目，因为有无 Hp 感染决定治疗方案的选择。监测方法分为侵入性和非侵入性两大类。前者需通过胃镜检查取胃黏膜活组织进行监测，主要包括快速尿素酶试验、组织学检查和 Hp 培养；后者主要有 ^{13}C 或 ^{14}C 尿素呼气试验、粪便 Hp 抗原检测及血清学检查。

(六)治疗原则

消化性溃疡的治疗目的:消除病因、缓解症状、愈合溃疡、防止复发和防治并发症。针对病因的治疗,例如根除 Hp,有可能彻底治愈溃疡病,是近年来消化性溃疡治疗的一大进展。

1.药物治疗

治疗消化性溃疡的药物可分为抑制胃酸分泌的药物和保护胃黏膜的药物两大类,主要起缓解症状和促进溃疡愈合的作用,常与根除 Hp 治疗配合使用。

(1)抑制胃酸药物:溃疡的愈合与抑酸治疗的强度和时间成正比。抗酸药具有中和胃酸作用,可迅速缓解疼痛症状,但一般剂量难以促进溃疡愈合,故目前多作为加强止痛的辅助治疗。常用的抑制胃酸的药物有:①碱性抗酸剂。氢氧化铝、铝碳酸镁等及其复方制剂;② H_2 受体拮抗剂:西咪替丁 800 mg,每晚 1 次或 400 mg,2 次/天;③雷尼替丁 300 mg,每晚 1 次或 150 mg,2 次/天;④法莫替丁 40 mg,每晚 1 次或 20 mg,2 次/天;⑤尼扎替丁 300 mg,每晚 1 次或 150 mg,2 次/天;⑥质子泵抑制剂:奥美拉唑 20 mg,1 次/天;⑦兰索拉唑 30 mg,1 次/天。

(2)保护胃黏膜药物:硫糖铝和胶体铋目前已少用作治疗消化性溃疡的一线药物。枸橼酸铋钾因兼有较强抑制幽门螺杆菌作用,可作为根除 Hp 联合治疗方案的组分,但要注意此药不能长期服用,因会过量蓄积而引起神经毒性。米索前列醇具有抑制胃酸分泌、增加胃十二指肠黏膜的黏液及碳酸氢盐分泌和增加黏膜血流等作用,主要用于 NSAID 溃疡的预防,腹泻是常见不良反应,因引起子宫收缩故孕妇忌服。

常用的有:①硫糖铝 1 g,4 次/天;②前列腺素类药物:米索前列醇 200 μg,4 次/天;③胶体铋:枸橼酸铋钾 120 mg,4 次/天。

根除幽门螺杆菌治疗:凡有 Hp 感染的消化性溃疡,无论初发或复发、活动或静止、有无并发症,均应予以根除 Hp 治疗。根除 Hp 治疗结束后,继续给予 1 个疗程的抗溃疡治疗是最理想的。这对有并发症或溃疡面积大的患者尤为必要。

2.其他治疗

外科手术,仅限于少数有并发症者,包括:①大量出血经内科治疗无效;②急性穿孔;③瘢痕性幽门梗阻;④胃溃疡癌变;⑤严格内科治疗无效的顽固性溃疡。

二、护理评估

(一)一般评估

1.患病及治疗经过

询问发病的有关诱因和病因,例如发病是否与天气变化,饮食不当或情绪激动有关;有无暴饮暴食、喜食酸辣等刺激性食物的习惯;是否嗜烟酒;有无经常服用 NSAID 药物史;家族中有无溃疡病者等。询问患者的病程经过,例如首次疼痛发作的时间,疼痛与进食的关系,是餐后还是空腹出现,有无规律,部位及性质如何,应用何种方法能缓解疼痛。曾做过何种检查和治疗,结果如何。

2.患者主诉与一般情况

有无恶心、呕吐、嗳气、反酸等其他消化道症状,有无呕血、黑便、频繁呕吐等症状。询问此次发病与既往有无变化,日常休息与活动如何等。

3.相关记录

腹痛、体重、体位、饮食、药物、出入量等记录结果。

(二)身体评估

1.头颈部

有无痛苦表情、消瘦、贫血貌等。

2.腹部

(1)上腹部有无固定压痛点,有无胃蠕动波,全腹有无压痛、反跳痛,有无腹肌紧张。

(2)有无空腹振水音,腹部有无肠鸣音变化(亢进、减弱或消失)(结合病例综合考虑)。

3.其他

有无因腹部疼痛而发生的体位改变等。

(三)心理-社会评估

患者及家属对疾病的认识程度,患者有无焦虑或恐惧等心理,患者在疾病治疗过程中的心理反应与需求,家庭及社会支持情况。

(四)辅助检查结果评估

(1)血常规:有无红细胞计数、血红蛋白减少。

(2)粪便潜血试验:是否为阳性。

(3)Hp 检测:是否为阳性。

(4)胃液分析:基础排酸量和最大排酸量是增高、减少还是正常。

(5)X 线钡餐造影:有无典型的溃疡龛影及其部位。

(6)胃镜及黏膜活检:溃疡的部位、大小及性质如何,有无活动性出血。

(五)常用药物治疗效果的评估

1.抗酸药评估要点

(1)用药剂量/天、时间、用药的方法(静脉注射、口服)的评估与记录。

(2)有无磷缺乏症表现:食欲缺乏、软弱无力等症状,甚至有骨质疏松的表现。

(3)有无严重便秘、代谢性碱中毒与钠潴留,甚至肾损害。服用镁剂应注意有无腹泻。

2.H_2 受体拮抗剂评估要点

(1)用药剂量/天、时间、用药的方法(静脉注射、口服)的评估与记录,静脉给药应注意控制速度,速度过快可引起低血压和心律失常。

(2)注意监测肝、肾功能,注意有无头痛、头晕、疲倦、腹泻及皮疹等反应,因药物可随母乳排出,哺乳期应停止用药。

3.质子泵抑制剂的评估要点

(1)患者自觉症状:有无头晕、腹泻等症状。

(2)有无皮肤等反应:如荨麻疹、皮疹、瘙痒、头痛、口苦和肝功能异常等。

三、主要护理诊断

(1)腹痛:与胃酸刺激溃疡面引起化学性炎症反应有关。

(2)营养失调,低于机体需要量:与疼痛致摄入减少及消化吸收障碍有关。

(3)知识缺乏:缺乏有关消化性溃疡病因及预防知识。

(4)潜在并发症:上消化道大量出血、穿孔、幽门梗阻和癌变。

四、护理措施

(一)休息与活动

溃疡活动期且症状较重者,嘱其卧床休息几天至1～2周,可使疼痛等症状缓解。病情较轻者则应鼓励其适当活动,以分散注意力。

(二)指导缓解疼痛

注意观察及详细了解患者疼痛的规律和特点,并按其疼痛特点指导缓解疼痛的方法。如DU表现为空腹痛或午夜痛,指导患者在疼痛前或疼痛时进食碱性食物(如苏打饼干等),或服用制酸剂。也可采用局部热敷或针灸止痛。

(三)合理饮食

选择营养丰富,易消化的食物。症状重者以面食为主。避免食用机械性和化学性刺激强的食物。以少食多餐为主,每天进食4～5次,避免过饱,进食宜细嚼慢咽,以增加唾液分泌,稀释和中和胃酸。

(四)用药护理

应严格按医嘱用药,并注意观察常用药的毒副作用,发现问题及时处理。

(五)心理护理

多关心体贴患者,使患者保持良好的情绪,因为过分焦虑和恐惧往往更易诱发和加重消化性溃疡。

(六)健康教育

1.帮助患者认识和去除病因

讲解引起和加重溃疡病的相关因素,指导其保持乐观情绪,规律生活。

2.饮食指导

建立合理的饮食习惯和结构,戒除烟酒,避免摄入刺激性食物。饮食宜清淡、易消化、富营养,少食多餐。

3.用药原则

指导患者按医嘱正确服药,学会观察药效及不良反应,不随便停药或减量,防止溃疡复发。指导患者慎用或勿用致溃疡的药物,如阿司匹林、咖啡因、泼尼松等。

4.适当活动计划

制订个体化的活动计划,选择合适的锻炼方式,提高机体抵抗力。

5.自我观察

教会患者出院后的某些重要指标的自我监测:如腹痛、呕吐、黑便等监测并正确记录。

6.及时就诊的指标

(1)上腹疼痛节律发生变化或疼痛加剧。

(2)出现呕血、黑便等。

(陈艳丽)

第二节 反流性食管炎

反流性食管炎是指胃、十二指肠内容物反流入食管所引起的食管黏膜炎症、糜烂、溃疡和纤维化等病变，甚至引起咽喉、气道等食管以外的组织损害。其发病男性多于女性，男女比例为(2～3)∶1，发病率为1.92%。随着年龄的增长，食管下段括约肌收缩力的下降，胃、十二指肠内容物自发性反流，而使老年人反流性食管炎的发病率有所增加。

一、病因与发病机制

(一)抗反流屏障削弱

食管下括约肌是指食管末端3～4 cm长的环形肌束。正常人静息时压力为1.3～4.0 kPa(10～30 mmHg)，为一高压带，防止胃内容物反流入食管。由于年龄的增长，机体老化导致食管下括约肌的收缩力下降引起食物反流。一过性食管下括约肌松弛也是反流性食管炎的主要发病机制。

(二)食管清除作用减弱

正常情况下，一旦发生食物的反流，大部分反流物通过1～2次食管自发和继发性的蠕动性收缩将食管内容物排入胃内，即容量清除，剩余的部分则由唾液缓慢地中和。老年人食管蠕动缓慢和唾液产生减少，影响了食管的清除作用。

(三)食管黏膜屏障作用下降

反流物进入食管后，可以凭借食管上皮表面黏液、不移动水层和表面HCO_3^-、复层鳞状上皮等构成上皮屏障，以及黏膜下丰富的血液供应构成的后上皮屏障，发挥其抗反流物对食管黏膜损伤的作用。随着机体老化，食管黏膜逐渐萎缩，黏膜屏障作用下降。

二、护理评估

(一)健康史

询问患者的饮食结构及习惯、有无长期服用药物史。

(二)身体评估

1.反流症状

反酸、反食、反胃(指胃内容物在无恶心和不用力的情况下涌入口腔)、嗳气等，多在餐后明显或加重，平卧或躯体前屈时易出现。

2.反流物引起的刺激症状

胸骨后或剑突下烧灼感、胸痛、吞咽困难等。常由胸骨下段向上伸延，常在餐后1小时出现，平卧、弯腰或腹压增高时可加重。反流物刺激食管痉挛导致胸痛，常发生在胸骨后或剑突下。严重时可为剧烈刺痛，可放射到后背、胸部、肩部、颈部、耳后，有的酷似心绞痛的特点。

3.其他症状

咽部不适，有异物感、棉团感或堵塞感，可能与酸反流引起食管上段括约肌压力升高有关。

4.并发症

(1)上消化道出血:因食管黏膜炎症、糜烂及溃疡可以导致上消化道出血。

(2)食管狭窄:食管炎反复发作致使纤维组织增生,最终导致瘢痕性狭窄。

(3)Barrett 食管:在食管黏膜的修复过程中,食管-贲门交界处 2 cm 以上的食管鳞状上皮被特殊的柱状上皮取代,称为 Barrett 食管。Barrett 食管发生溃疡时,又称 Barrett 溃疡。Barrett 食管是食管癌的主要癌前病变,其腺癌的发生率较正常人高 30～50 倍。

(三)辅助检查

1.内镜检查

内镜检查是反流性食管炎最准确、最可靠的诊断方法,能判断其严重程度和有无并发症,结合活检可与其他疾病相鉴别。

2. 24 小时食管 pH 监测

应用便携式 pH 记录仪在生理状态下对患者进行 24 小时食管 pH 连续监测,可提供食管是否存在过度酸反流的客观依据。在进行该项检查前 3 天,应停用抑酸药与促胃肠动力的药物。

3.食管吞钡 X 线检查

对不愿意接受或不能耐受内镜检查者行该检查。严重患者可发现阳性 X 线征。

(四)心理社会状况

反流性食管炎长期持续存在,病情反复、病程迁延,因此患者会出现食欲减退,体重下降,导致患者心情烦躁、焦虑;合并消化道出血时会使患者紧张、恐惧。应注意评估患者的情绪状态及对本病的认知程度。

三、常见护理诊断及问题

(一)疼痛

与胃食管黏膜炎性病变有关。

(二)营养失调:低于机体需要量

与害怕进食、消化吸收不良等有关。

(三)有体液不足的危险

与合并消化道出血引起活动性体液丢失、呕吐及液体摄入量不足有关。

(四)焦虑

与病情反复、病程迁延有关。

(五)知识缺乏

缺乏对反流性食管炎病因和预防知识的了解。

四、诊断要点与治疗原则

(一)诊断要点

临床上有明显的反流症状,内镜下有反流性食管炎的表现,食管过度酸反流的客观依据即可作出诊断。

(二)治疗原则

以药物治疗为主,对药物治疗无效或发生并发症者可做手术治疗。

1.药物治疗

目前多主张采用递减法,即开始使用质子泵抑制剂加促胃肠动力药,迅速控制症状,待症状控制后再减量维持。

(1)促胃肠动力药:目前主要常用的药物是西沙必利。常用量为每次 5～15 mg,每天 3～4 次,疗程 8～12 周。

(2)抑酸药:①H_2 受体拮抗剂:西咪替丁 400 mg、雷尼替丁 150 mg、法莫替丁 20 mg,每天 2 次,疗程 8～12 周。②质子泵抑制剂(PPI):奥美拉唑 20 mg、兰索拉唑 30 mg、泮托拉唑 40 mg、雷贝拉唑 10 mg 和埃索美拉唑 20 mg,1 天 1 次,疗程 4～8 周。③抗酸药:仅用于症状轻、间歇发作的患者作为临时缓解症状用。反流性食管炎有并发症或停药后很快复发者,需要长期维持治疗。H_2 受体拮抗剂、西沙必利、PPI 均可用于维持治疗,其中以 PPI 效果最好。维持治疗的剂量因患者而异,以调整至患者无症状的最低剂量为合适剂量。

2.手术治疗

手术为不同术式的胃底折叠术。手术指征为:①严格内科治疗无效。②虽经内科治疗有效,但患者不能忍受长期服药。③经反复扩张治疗后仍反复发作的食管狭窄。④确证由反流性食管炎引起的严重呼吸道疾病。

3.并发症的治疗

(1)食管狭窄:大部分狭窄可行内镜下食管扩张术治疗。扩张后予以长程 PPI 维持治疗可防止狭窄复发。少数严重瘢痕性狭窄需行手术切除。

(2)Barrett 食管:药物治疗是预防 Barrett 食管发生和发展的重要措施,必须使用 PPI 治疗及长期维持。

五、护理措施

(一)一般护理

为减少平卧时及夜间反流可将床头抬高 15～20 cm。避免睡前 2 小时内进食,白天进餐后亦不宜立即卧床。应避免食用使食管下括约肌压力降低的食物和药物,如高脂肪、巧克力、咖啡、浓茶及硝酸甘油、钙通道阻滞剂等。应戒烟及禁酒。减少一切影响腹压增高的因素,如肥胖、便秘、紧束腰带等。

(二)用药护理

遵医嘱给予药物治疗,注意观察药物的疗效及不良反应。

1.H_2 受体拮抗剂

药物应在餐中或餐后即刻服用,若需同时服用抗酸药,则两药应间隔 1 小时以上。若静脉给药应注意控制速度,过快可引起低血压和心律失常。西咪替丁对雄性激素受体有亲和力,可导致男性乳腺发育、阳痿及性功能紊乱,应做好解释工作。该药物主要通过肾排泄,用药期间应监测肾功能。

2.质子泵抑制剂

奥美拉唑可引起头晕,应嘱患者用药期间避免开车或做其他必须高度集中注意力的工作。兰索拉唑的不良反应包括荨麻疹、皮疹、瘙痒、头痛、口苦、肝功能异常等,轻度不良反应不影响继续用药,较严重时应及时停药。泮托拉唑的不良反应较少,偶可引起头痛和腹泻。

3.抗酸药

该药在饭后1小时和睡前服用。服用片剂时应嚼服,乳剂给药前应充分摇匀。

抗酸剂应避免与奶制品、酸性饮料及食物同时服用。

(三)饮食护理

(1)指导患者有规律地定时进餐,饮食不宜过饱,选择营养丰富,易消化的食物。避免摄入过咸、过甜、过辣的刺激性食物。

(2)制订饮食计划:与患者共同制订饮食计划,指导患者及家属改进烹饪技巧,增加食物的色、香、味,刺激患者食欲。

(3)观察并记录患者每天进餐次数、量、种类,以了解其摄入营养素的情况。

六、健康指导

(一)疾病知识的指导

向患者及家属介绍本病的有关病因,避免诱发因素。保持良好的心理状态,平时生活要有规律,合理安排工作和休息时间,注意劳逸结合,积极配合治疗。

(二)饮食指导

指导患者加强饮食卫生和饮食营养,养成有规律的饮食习惯;避免过冷、过热、辛辣等刺激性食物及浓茶、咖啡等饮料;嗜酒者应戒酒。

(三)用药指导

根据病因及病情进行指导,嘱患者长期维持治疗,介绍药物的不良反应,如有异常及时复诊。

(陈艳丽)

第三节 胃 炎

胃炎是指不同病因所致的胃黏膜炎症,通常包括上皮损伤、黏膜炎症反应和细胞再生3个过程,是最常见的消化道疾病之一。

一、急性胃炎

急性胃炎是由多种病因引起的急性胃黏膜炎症,内镜检查可见胃黏膜充血、水肿、出血、糜烂及浅表溃疡等一过性病变。临床上,以急性糜烂出血性胃炎最常见。

(一)病因与发病机制

1.药物

最常引起胃黏膜炎症的药物是非甾体抗炎药(nonsteroidal anti-inflammatory drug,NSAID),如阿司匹林、吲哚美辛等,可破坏胃黏膜上皮质,引起黏膜糜烂。

2.急性应激

严重的重要脏器衰竭、严重创伤、大手术、大面积烧伤、休克甚至精神心理因素等引起的急性应激,导致胃黏膜屏障破坏和 H^+ 弥散进入黏膜,引起胃黏膜糜烂和出血。

3.其他

酒精具有亲脂性和溶脂能力,高浓度酒精可直接破坏胃黏膜屏障。某些急性细菌或病毒感染、胆汁和胰液反流、胃内异物及肿瘤放疗后的物理性损伤,可造成胃黏膜损伤引起上皮细胞损害、黏膜出血和糜烂。

(二)临床表现

1.症状

轻者大多无明显症状;有症状者主要表现为非特异性消化不良的表现。上消化道出血是该病突出的临床表现。

2.体征

上腹部可有不同程度的压痛。

(三)辅助检查

1.实验室检查

大便潜血试验呈阳性。

2.内镜检查

纤维胃镜检查是诊断的主要依据。

(四)治疗要点

治疗原则是去除致病因素和积极治疗原发病。药物引起者,立即停药。急性应激者,在积极治疗原发病的同时,给予抑制胃酸分泌的药物。发生上消化道大出血时,按上消化道出血处理。

(五)护理措施

1.休息与活动

注意休息,减少活动。急性应激致病者应卧床休息。

2.饮食护理

定时、规律进食,少食多餐,避免辛辣刺激性食物。

3.用药指导

指导患者遵医嘱慎用或禁用对胃黏膜有刺激作用的药物,并指导患者正确服用抑酸剂、胃黏膜保护剂等药物。

二、慢性胃炎

慢性胃炎是由各种病因引起的胃黏膜慢性炎症。其发病率在各种胃病中居首位。

(一)病因与发病机制

1.幽门螺杆菌感染

幽门螺杆菌感染被认为是慢性胃炎最主要的病因。

2.饮食和环境因素

饮食中高盐和缺乏新鲜蔬菜、水果与发生慢性胃炎相关。幽门螺杆菌可增加胃黏膜对环境因素损害的易感性。

3.物理及化学因素

物理及化学因素可削弱胃黏膜的屏障功能,使其易受胃酸-胃蛋白酶的损害。

4.自身免疫

由于壁细胞受损,机体产生壁细胞抗体和内因子抗体,使胃酸分泌减少甚至缺失,还可影响

维生素 B_{12} 吸收，导致恶性贫血。

5.其他因素

慢性胃炎与年龄相关。

（二）临床表现

1.症状

70%～80%的患者可无任何症状，部分患者表现为非特异性的消化不良，症状常与进食或食物种类有关。

2.体征

体征多不明显，有时上腹部轻压痛。

（三）辅助检查

1.实验室检查

胃酸分泌正常或偏低。

2.幽门螺杆菌检测

可通过侵入性和非侵入性方法检测。

3.胃镜及胃黏膜活组织检查

胃镜及胃黏膜活组织检查是诊断慢性胃炎最可靠的方法。

（四）治疗要点

治疗原则是消除病因、缓解症状、控制感染、防治癌前病变。

1.根除幽门螺杆菌感染

对幽门螺杆菌感染引起的慢性胃炎，尤其在活动期，目前多采用三联疗法，即一种胶体铋剂或一种质子泵抑制剂加上两种抗菌药物。

2.根据病因给予相应处理

若因非甾体抗炎药引起，应停药并给予抑酸剂或硫糖铝；若因胆汁反流，可用氢氧化铝凝胶来吸附，或予以硫糖铝及胃动力药物以中和胆盐，防止反流。

3.对症处理

有胃动力学改变者，可服用多潘立酮、西沙必利等；自身免疫性胃炎伴有恶性贫血者，遵医嘱肌内注射维生素 B_{12}。

（五）护理措施

1.一般护理

（1）休息与活动：急性发作或伴有消化道出血时应卧床休息，并可用转移注意力、做深呼吸等方法来减轻焦虑、缓解疼痛。病情缓解时，进行适当的运动和锻炼，注意避免过度劳累。

（2）饮食护理：以高热量、高蛋白、高维生素及易消化的饮食为原则，宜定时定量、少食多餐、细嚼慢咽，避免摄入过咸、过甜、过冷、过热及辛辣刺激性食物。

2.病情观察

观察患者消化不良症状，腹痛的部位及性质，呕吐物和粪便的颜色、量及性状等，用药前后患者的反应。

3.用药护理

注意观察药物的疗效及不良反应。

（1）慎用或禁用阿司匹林、吲哚美辛等对胃黏膜有刺激的药物。

(2)胶体铋剂:枸橼酸铋钾宜在餐前半小时用吸管吸入服用。部分患者服药后出现便秘和大便呈黑色,停药后可自行消失。

(3)抗菌药物:服用阿莫西林前应询问患者有无青霉素过敏史,应用过程中注意有无迟发性变态反应。甲硝唑可引起恶心、呕吐等胃肠道反应。

4.症状、体征的护理

腹部疼痛或不适者,避免精神紧张,采取转移注意力、做深呼吸等方法缓解疼痛;或用热水袋热敷胃部,以解除痉挛,减轻腹痛。

5.健康指导

(1)疾病知识指导:向患者及家属介绍本病的相关病因和预后,避免诱发因素。

(2)饮食指导:指导患者加强饮食卫生和营养,规律饮食。

(3)生活方式指导:指导患者保持良好的心态,生活要有规律,合理安排工作和休息时间,劳逸结合。

(4)用药指导:指导患者遵医嘱服药,如有异常及时就诊,定期门诊复查。

(陈艳丽)

第四节　急性胰腺炎

急性胰腺炎是常见的急腹症之一,为胰酶对胰脏本身自身消化所引起的化学性炎症。胰腺病变轻重不等,轻者以水肿为主,临床经过属自限性,1 次发作数天后即可完全恢复,少数呈复发性急性胰腺炎;重者胰腺出血坏死,易并发休克、胰假性囊肿和脓肿等,死亡率高达 25%～40%。

关于急性胰腺炎的发生率,目前尚无精确统计。国内报道急性胰腺炎患者占住院患者的 0.32%～2.04%。本病患者一般女多于男,患者的平均年龄 50～60 岁。职业以工人多见。

一、病因及发病机制

胰腺是一个其有内、外分泌功能的实质性器官,胰腺的腺泡分泌胰液(外分泌),对食物的消化起重要作用;而散在地分布在胰腺内的胰岛,其功能细胞主要分泌胰岛素和胰高糖素(内分泌)。正常情况下,当胰液中无活力的胰蛋白酶原等进入十二指肠时,在碱性环境中被胆汁和十二指肠液中的肠激酶激活,成为具有消化能力的胰蛋白酶。在胆总管、胰管、壶腹部炎症、梗阻等病理情况下,多种胰酶在胰腺内被激活,并大量溢出管壁及腺泡壁外,导致胰腺自身消化,引起水肿、出血、坏死等,而产生急性胰腺炎。

引起急性胰腺炎的病因甚多。常见病因为胆道疾病、酗酒。急性胰腺炎的各种致病相关因素(表 8-1)。

表 8-1　急性胰腺炎致病相关因素

梗阻因素	①胆管结石。②乏特氏壶腹或胰腺肿瘤。③寄生虫或肿瘤使乳头阻塞。④胰腺分离现象并伴副胰管梗阻。⑤胆总管囊肿。⑥壶腹周围的十二指肠憩室。⑦奥狄氏括约肌压力增高。⑧十二指肠襻梗阻
毒素	①乙醇。②甲醇。③蝎毒。④有机磷杀虫剂

续表

药物	①肯定有关(有重要试验报告)硫唑嘌呤/6-巯基嘌呤、丙戊酸、雌激素、四环素、甲硝唑、呋喃妥因、呋塞米、磺胺、甲基多巴、阿糖胞苷、西咪替丁。②不一定有关(无重要试验报告)噻嗪利尿剂、依他尼酸、苯乙双胍、普鲁卡因胺、氯噻酮、L-门冬酰胺酶、对乙酰氨基酚
代谢因素	①高甘油三酯血症。②高钙血症
外伤因素	①创伤——腹部钝性伤。②医源性——手术后、内镜下括约肌切开术、奥狄氏括约肌测压术
先天性因素	
感染因素	①寄生虫——蛔虫、华支睾吸虫。②病毒——流行性腮腺炎、甲型肝炎、乙型肝炎、柯萨奇B病毒、EB病毒。③细菌——支原体、空肠弯曲菌
血管因素	①局部缺血——低灌性(如心脏手术)。②动脉粥样硬化性栓子。③血管炎——系统性红斑狼疮、结节性多发性动脉炎、恶性高血压
其他因素	①穿透性消化性溃疡。②十二指肠克罗恩病。③妊娠有关因素。④儿科有关因素瑞氏综合征、囊性纤维化特发性

(一)梗阻因素

胆石症常是老年人急性胰腺炎首次发作的原因,老年女性特别常见。一般认为是在胆石一过性阻塞胰管开口处或紧邻此开口处的胆总管时发生。如在胆石性胰腺炎发作后立即仔细收集和检查粪便,常常可以找到胆结石。胆石症引起胰腺炎的机制尚不清楚。可能是乏特氏壶腹被胆石阻塞,引起胆汁反流入胰管,损伤胰腺实质。也有认为是胰管一过性梗阻而无胆汁反流。

有人认为副乳头的先天畸形和狭窄必然引起胰腺炎。奥狄氏括约肌压力增高是急性胰腺炎反复发作的原因之一,据此内镜下括约肌切开术治疗已获得良好效果。胰小管或壶腹周围的小肿瘤也能引起胰腺炎。

(二)毒素和药物因素

乙醇、甲醇、蝎毒和有机磷杀虫剂等均可引起急性胰腺炎。

药物诱发的胰腺炎通常与对药物的超敏有关而与剂量无关。其特点是在接触药物的第一个月内发生,通常病情轻且有自限性。与成人胰腺炎发病有关的药物最常见的是硫唑嘌呤及其类似物6-巯基嘌呤。应用这类药物的个体中有3%～5%发生胰腺炎,引起儿童胰腺炎最常见的药物是丙戊酸。

(三)代谢因素

甘油三酯水平超过11.3 mmol/L时,易发中至重度的急性胰腺炎。如其水平降至5.65 mmol/L以下,反复发作次数可明显减少。各种原因引起的高钙血症亦易发生急性胰腺炎。

(四)外伤因素

胰腺的创伤或手术都可引起胰腺炎。内镜逆行胰胆管造影所致创伤也可引起胰腺炎,发生率为1%～5%。

(五)先天性因素

胰腺炎的易感性呈常染色体显性遗传。临床特点是儿童或青年期起病,逐渐演变成慢性胰腺炎和胰功能不全。胰腺结石可显著。少数家族还合并有氨基酸尿症。

(六)感染因素

血管功能不全(低容量灌注,动脉粥样硬化)和血管炎可能因减少胰腺血流而引起或加重胰腺炎。

二、临床表现

急性胰腺炎的临床表现和病程，取决于其病因、病理类型和治疗是否及时。水肿型胰腺炎一般3～5天内症状即可消失，但常有反复发作。如症状持续1周以上，应警惕已演变为出血坏死型胰腺炎。出血坏死型胰腺炎亦可在一开始时即发生，呈暴发性经过。

(一)腹痛

为本病最主要表现，约见于95%急性胰腺炎病例，多数突然发作，常在饱餐和饮酒后发生。轻重不一，轻者上腹钝痛，患者常能忍受，重者呈腹绞痛、钻痛或刀割痛。疼痛常呈持续性伴阵发性加剧。疼痛的部位可因病变的部位不同而异，通常在上中腹部。如炎症以胰头部为主，疼痛常在右上腹及中上腹部；如炎症以胰体、尾部为主，常为中上腹及左上腹疼痛，并向腰背放射。疼痛在弯腰或起坐前倾时可减轻。病情轻者腹痛3～5天缓解；出血坏死型的病情发展较快，腹痛延续较长。由于渗出液扩散至腹腔，腹痛可弥漫至全腹。极少数患者尤其年老体弱者可无腹痛或极轻微痛。

腹肌常紧张，并可有反跳痛。但不像消化道穿孔时表现的肌强硬，如检查者将手紧贴于患者腹部，仍可能按压下去。有时按压腹部反而可使腹痛减轻。腹痛发生的原因是胰管扩张；胰腺炎症、水肿；渗出物、出血或胰酶消化产物进入后腹膜腔，刺激腹腔神经丛；化学性腹膜炎；胆管和十二指肠痉挛及梗阻。

(二)恶心、呕吐

84%的患者有频繁恶心和呕吐，常在进食后发生。呕吐物多为胃内容物，重者含胆汁甚至血样物。呕吐是机体对腹痛或胰腺炎症刺激的一种防御性反射。呕吐后，进入十二指肠的胃酸减少，从而减少胰泌素及缩胆素的释放，减少了胰液胰酶的分泌。

(三)发热

大多数患者有中度以上发热，少数可超过39.0 ℃，一般持续3～5天。发热为胰腺炎症或坏死产物进入血液循环，作用于中枢神经系统体温调节中枢所致。多数发热患者中找不到感染的证据，但如果高热不退强烈提示合并感染或并发胰腺脓肿。

(四)黄疸

黄疸可于发病后1～2天出现，常为暂时性阻塞性黄疸。黄疸的发生主要由于肿大的胰头部压迫了胆总管所致。合并存在的胆道病变如胆石症和胆道炎症亦是黄疸的常见原因。少数患者后期可因并发肝损害而引起肝细胞性黄疸。

(五)低血压及休克

出血坏死型胰腺炎常发生低血压和休克。患者烦躁不安，皮肤苍白、湿冷、呈花斑状，脉细弱，血压下降，少数可在发病后短期内猝死。发生休克的机制如下。

(1)胰血管舒缓素原释放，被胰蛋白酶激活后致血浆中缓激肽生成增多。缓激肽可引起血管扩张，毛细血管通透性增加，使血压下降。

(2)血液和血浆渗出到腹腔或后腹膜腔，引起血容量不足，这种体液丧失量可达血容量的30%。

(3)腹膜炎时大量体液流入腹腔或积聚于麻痹的肠腔内。

(4)呕吐丢失体液和电解质。

(5)坏死的胰腺释放心肌抑制因子使心肌收缩不良。

(6)少数患者并发肺栓塞、胃肠道出血。

(六)肠麻痹

肠麻痹是重型或出血坏死型胰腺炎的主要表现。初期,邻近胰腺的上腹部可见扩张的充气肠襻,后期则整个肠道均发生肠麻痹性梗阻。临床上以高度腹胀、肠鸣音消失为主要表现。肠麻痹可能是肠管对腹膜炎的一种反应。另外,炎症的直接作用,血管和循环的异常、低钠和低钾血症,肠壁神经丛的损害也是肠麻痹发生的重要促发因素。

(七)腹水

胰腺炎时常有少量腹水,由胰腺和腹膜在炎症过程中液体渗出或漏出所致。淋巴管受阻塞或不畅可能也起作用。偶尔出现大量的顽固性腹水,多由于假性囊肿中液体外漏引起。胰性腹水中淀粉酶含量甚高,以此可以与其他原因的腹水区别。

(八)胸膜炎

常见于严重病例,为腹腔内炎性渗出透过横膈微孔进入胸腔所引起的炎性反应。

(九)电解质紊乱

胰腺炎时,机体处于代谢紊乱状态,可以发生电解质平衡失调,血清钠、镁、钾常降低。特别是血钙降低,约见于25%的病例,常低于2.25 mmol/L(9 mg/dL),如低于1.75 mmol/L(7 mg/dL)提示预后不良。血钙下降的原因是大量钙沉积于脂肪坏死区,同时胰高糖素分泌增加刺激,降钙素分泌,抑制了肾小管对钙的重吸收。

(十)皮下淤血斑

出血坏死型胰腺炎,因血性渗出物透过腹膜后渗入皮下,可在肋腹部形成蓝绿-棕色血斑,称为Grey-Turner征;如在脐周围出现蓝色斑,称为Cullen征。此两种征象无早期诊断价值,但有确诊意义。

三、并发症

急性水肿型胰腺炎很少有并发症发生,而急性出血坏死型则常出现多种并发症。

(一)局部并发症

1.胰脓肿形成

出血坏死型胰腺炎起病2周以后,如继发细菌感染,于胰腺内及其周围可有脓肿形成。检查局部有包块,全身感染中毒症状。

2.胰假性囊肿

胰假性囊肿是由胰液和坏死组织在胰腺本身或其周围被包裹而成。常发生于出血坏死型胰腺炎起病后3～4周,多位于胰体尾部。囊肿可累及邻近组织,引起相应的压迫症状,如黄疸、门脉高压、肠梗阻、肾盂积水等。囊肿穿破可造成胰源性腹水。

3.胰性腹膜炎

含有活性胰酶的渗出物进入腹腔,可引起化学性腹膜炎。腹腔内出现渗出性腹水。如继发感染,则可引起细菌性腹膜炎。

4.其他

胰局部炎症和纤维素性渗出可累及周围脏器,引起脾周围炎、脾梗阻、脾粘连、结肠粘连(常见为脾曲综合征)、小肠坏死出血及肾周围炎。

(二)全身并发症

1.败血症

常见于胰腺炎并发胰腺脓肿时,死亡率甚高。病原体大多数为革兰阴性杆菌,如大肠埃希菌、产碱杆菌、产气杆菌、铜绿假单胞菌等。患者表现为持续高热、白细胞升高及明显的全身毒性症状。

2.呼吸功能不全

因腹胀、腹痛,患者的膈运动受限,加之磷脂酶 A 和在该酶作用下生成的溶血卵磷脂对肺泡的损害,可发生肺炎、肺淤血、肺水肿、肺不张和肺梗死,患者出现呼吸困难,血氧饱和度降低,严重者发生急性呼吸窘迫综合征。

3.心律失常和心功能不全

因有效血容量减少和心肌抑制因子的释放,导致心肌缺血和损害,临床上表现为心律失常和急性心力衰竭。

4.急性肾衰竭

出血坏死型胰腺炎晚期,可因休克、严重感染、电解质紊乱和播散性血管内凝血而发生急性肾衰竭。

5.胰性脑病

出血坏死型胰腺炎时,大量活性蛋白水解酶、磷脂酶 A 进入脑内,损伤脑组织和血管,引起中枢神经系统损害综合征,称为胰性脑病。偶可引起脱髓鞘病变。患者可出现谵妄、意识模糊、昏迷、烦躁不安、抑郁、恐惧、妄想、幻觉、语言障碍、共济失调、震颤、反射亢进或消失及偏瘫等。脑电图可见异常。某些患者昏迷为并发糖尿病所致。

6.消化道出血

可为上消化道或下消化道出血。上消化道出血主要为胃黏膜炎性糜烂或应激性溃疡,或因脾静脉阻塞引起食道静脉破裂。下消化道出血则由于结肠本身或结肠血管受累所致。近年来发现胰腺炎时可发生胃肠型微动脉瘤,瘤破裂后可引起大出血。

7.糖尿病

5%～35%的患者在病程中出现糖尿病,常见于暴发性坏死型胰腺炎患者,是由 B 细胞遭到破坏,胰岛素分泌下降;A 细胞受刺激,胰高糖素分泌增加所致。严重病例可发生糖尿病酮症酸中毒和糖尿病昏迷。

8.慢性胰腺炎

重症胰腺炎病例可因胰腺泡大量破坏而并发胰外分泌功能不全,演变成慢性胰腺炎。

9.猝死

见于极少数病例,由胰腺-心脏性反应所致。

四、检查

实验室检查对胰腺炎的诊断具有决定性意义,一般对水肿型胰腺炎,检测血清淀粉酶和尿淀粉酶已足够,对出血坏死型胰腺炎,则需检查更多项目。

(一)淀粉酶测定

血清淀粉酶常于起病后 2～6 小时开始上升,12～24 小时达高峰。一般＞500 U。轻者 24～72 小时即可恢复正常,最迟不超过 3～5 天。如血清淀粉酶持续增高达 1 周以上,常提示有胰管阻塞或假性囊肿等并发症。病情严重度与淀粉酶升高程度之间并不一致,出血坏死型胰腺炎,因胰腺泡广泛破坏,血清淀粉酶值可正常甚至低于正常。若无肾功能不良,则尿淀粉酶常明显增高,一般在血清淀粉酶增高后2小时开始增高,维持时间较长,在血清淀粉酶恢复正常后仍可增高。尿淀粉酶下降缓慢,为时可达1～2周,故适用于起病后较晚入院的患者。

胰淀粉酶分子量约55 000 D,易通过肾小球。急性胰腺炎时胰腺释放胰血管舒缓素,体内产生大量激肽类物质,引起肾小球通透性增加,肾脏对胰淀粉酶清除率增加,而对肌酐清除率无改变。故淀粉酶,肌酐清除率比率(Cam/Ccr)测定可提高急性胰腺炎的诊断特异性。正常人Cam/Ccr为1.5%～5.5%。平均为3.1±1.1%,急性胰腺炎为9.8±1.1%,胆总管结石时为3.2±0.3%。Cam/Ccr>5.5%即可诊断急性胰腺炎。

(二)血清胰蛋白酶测定

应用放射免疫法测定,正常人及非胰腺疾病患者平均为400 ng/mL。急性胰腺炎时增高10～40倍。因胰蛋白酶仅来自胰腺,故具特异性。

(三)血清脂肪酶测定

血清脂肪酶正常范围为0.2～1.5 U。急性胰腺炎时脂肪酶血中活性升高,常人于1.7 U。该酶在病程中升高较晚,且持续时间较长,达7～10天。在淀粉酶恢复正常时,脂肪酶仍升高,故对起病后就诊较晚的急性胰腺炎病例有诊断价值。特别有助于与腮腺炎加以鉴别,后者无脂肪酶升高。

(四)血清正铁清蛋白(MHA)测定

腹腔内出血后,红细胞破坏释放的血红蛋白经脂肪酸和弹性蛋白酶作用,转变为正铁血红蛋白。正铁血红蛋白与清蛋白结合形成MHA。出血坏死型胰腺炎起病12小时后血中MHA即出现,而水肿型胰腺炎呈阴性,故可作为该两型胰腺炎的鉴别要点。

(五)血清电解质测定

急性胰腺炎时血钙通常不低于2.12 mmol/L。血钙<1.75 mmol/L。仅见于重症胰腺炎患者。低钙血症可持续至临床恢复后4周。如胰腺炎由高钙血症引起,则出现血钙升高。对任何胰腺炎发作期血钙正常的患者,在恢复期均应检查有无高钙血症存在。

(六)其他

测定α_2-巨球蛋白、α_1-抗胰蛋白酶、磷脂酶A_2、C反应蛋白、胰蛋白酶原激活肽及粒细胞弹性蛋白酶等均有助于鉴别轻、重型急性胰腺炎,并能帮助病情判断。

五、护理

(一)休息

发作期绝对卧床休息,或取屈膝侧卧位等舒适体位,避免衣服过紧、剧痛而辗转不安者要防止坠床,保证睡眠,保持安静。

(二)输液

急性出血坏死型胰腺炎的抗休克和纠正酸碱平衡紊乱自入院始贯穿于整个病程中,护理上需经常、准确记录24小时出入量,依据病情灵活调节补液速度,保证液体在规定的时间内输完,每天尿量应>500 mL。必要时建立两条静脉通道。

(三)饮食

饮食治疗是综合治疗中的重要环节。近来临床中发现,少数胰腺炎患者往往在有效的治疗后，因饮食不当而加重病情，甚至危及生命。采用分期饮食新法则取得较满意效果。胰腺炎的分期饮食分为禁食、胰腺炎Ⅰ号、胰腺炎Ⅱ号、胰腺炎Ⅲ号、低脂饮食五期。

1.禁食

绝对禁食可使胰腺安静休息，胰腺分泌减少至最低限度。患者需限制饮水，口渴者可含漱或湿润口唇。此期患者需静脉补充足够液体及电解质。禁食适用于胰腺炎的急性期，一般患者2～3天，重症患者5～7天。

2.胰腺炎Ⅰ号饮食

该饮食内不含脂肪和蛋白质。主要食物有米汤、果子水、藕粉、每天6餐，每次约100 mL，每天热量约为1.4 kJ(334卡)，用于病情好转初期的试餐阶段。此期仍需给患者补充足够液体及电解质。Ⅰ号饮食适用于急性胰腺炎患者的康复初期，一般在病后5～7天。

3.胰腺炎Ⅱ号饮食

该饮食内含少量蛋白质，但不含脂肪。主要食物有小豆汤、果子水、藕粉、龙须面和少量鸡蛋清，每天6餐，每次约200 mL，每天热量约为1.84 kJ。此期可给患者补充少量液体及电解质。Ⅱ号饮食适用于急性胰腺炎患者的康复中期(病后8～10天)及慢性胰腺炎患者。

4.胰腺炎Ⅲ号饮食

该饮食内含有蛋白质和极少量脂类。主要食物有米粥、小豆汤、龙须面、菜末、鸡蛋清和豆油(5～10 g/d)，每天5餐，每次约400 mL，总热量约为4.5 kJ。Ⅲ号饮食适用于急、慢性胰腺炎患者康复后期，一般在病后15天左右。

5.低脂饮食

该饮食内含有蛋白质和少量脂肪(约30 g)，每天4～5餐，用于基本痊愈患者。

(四)营养

急性胰腺炎时，机体处于高分解代谢状态，代谢率可高于正常水平的20%～25%，同时由于感染使大量血浆渗出。因此如无合理的营养支持，必将使患者的营养状况进一步恶化，降低机体抵抗力、延缓康复。

1.全胃肠外营养(TPN)支持的护理

急性胰腺炎特别是急性出血坏死型胰腺炎患者的营养任务主要由TPN来承担。TPN具有使消化道休息、减少胰腺分泌、减轻疼痛、补充体内营养不良、刺激免疫机制、促进胰外漏自发愈合等优点。近来更有代谢调理学说认为通过营养支持供给机体所需的能源和氮源，同时使用药物或生物制剂调理体内代谢反应，可降低分解代谢，共同达到减少机体蛋白质的分解，保存器官结构和功能的目的。应用TPN时需严密监护，最初数天每6小时检查血糖、尿糖，每1～2天检测血钾、钠、氯、钙、磷；定期检测肝、肾功能；准确记录24小时出入量；经常巡视，保持输液速度恒定，不突然更换无糖溶液；每天或隔天检查导管、消毒插管处皮肤，更换无菌敷料，防止发生感染。一旦发生感染要立即拔管，尖端部分常规送细菌培养。TPN支持一般经过2周左右的时间，逐渐过渡到肠道营养(EN)支持。

2.EN支持的护理

EN即从空肠造口管中滴入要素饮食，混合奶、鱼汤、菜汤、果汁等多种营养。EN护理要求如下。

(1)应用不能过早，一定待胃肠功能恢复、肛门排气后使用。

(2)EN开始前3天，每6小时监测尿糖1次，每天监测血糖、电解质、酸碱度、血红蛋白、肝功能，病情稳定后改为每周2次。

(3)营养液浓度从5%开始渐增加到25%，多以20%以下的浓度为宜。现配现用，4 ℃下保存。

(4)营养液滴速由慢到快，从40 mL/h(15～20滴/分)逐渐增加到100～120 mL/h。由于小肠有规律性蠕动，当蠕动波近造瘘管时可使局部压力增高，甚至发生滴入液体逆流，因此在滴入过程中要随时调节滴速。

(5)滴入空肠的溶液温度要恒定在40 ℃左右，因肠管对温度非常敏感，故需将滴入管用温水槽或热水袋加温，如果应用不当很容易发生腹胀、恶心、呕吐、腹痛、腹泻等症状。

(6)灌注时取半卧位，滴注时床头升高45°，注意电解质补充，不足的部分可用温盐水代替。

3.口服饮食的护理

经过3～4周的EN支持，此时患者进入恢复阶段，食欲增加，护理上要指导患者订好食谱，少吃多餐，食物要多样化，告诫患者切不可暴饮暴食增加胰腺负担，防止再次诱发急性胰腺炎。

(五)胃肠减压

抽吸胃内容和胃内气体可减少胰腺分泌，防止呕吐。虽本疗法对轻-中度急性胰腺炎无明显疗效，但对并发麻痹性肠梗阻的严重病例，胃肠减压是不可缺少的治疗措施。减压同时可向胃管内间歇注入氢氧化铝凝胶等碱性药物中和胃酸，间接抑制胰腺分泌。腹痛基本缓解后即可停止胃肠减压。

(六)药物治疗的护理

1.镇痛解痉

予阿托品、654-2、普鲁苯辛、可待因、水杨酸、异丙嗪、哌替啶等及时对症处理减轻患者痛苦。据报道静脉滴注硫酸镁有一定镇痛效果。禁单用吗啡止痛，因其可引起奥迪括约肌痉挛加重疼痛。抗胆碱能药亦不宜长期使用。

2.预防感染

轻症急性水肿型胰腺炎通常无须使用抗生素。出血坏死型易并发感染，应使用足量有效抗生素。处理时应按医嘱正确使用抗生素，合理安排输注顺序，保证体内有效浓度，保持患者体表清洁，尤其应注意口腔及会阴部清洁，出汗多时应尽快擦干并及时更换衣、裤等。

3.抑制胰腺分泌

抗胆碱能药物、制酸剂、H_2受体拮抗剂、胰岛素与胰高糖素联合应用、生长抑素、降钙素、缩胆囊素受体拮抗剂(丙谷胺)等均有抑制胰腺分泌作用。使用时注意抗胆碱能药不能用于有肠麻痹者及老年人，H_2受体拮抗剂可有皮肤过敏。

4.抗胰酶药物

早期应用抗胰酶药物可防止向重型转化和缩短病程。常用药有FOY、Micaclid、胞磷胆碱、6-氨基己酸等。使用前二者时应控制速度，药液不可溢出血管外，注意测血压，观察有无皮疹发生。对有精神障碍者慎用胞磷胆碱。

5.胰酶替代治疗

慢性胰功能不全者需长期用胰浸膏。每餐前服用效佳。注意观察少数患者可出现过敏和叶酸水平下降。

(七)心理护理

对急性发作患者应予以充分的安慰，帮助患者减轻或去除疼痛加重的因素。由于疼痛持续时间长，患者常有不安和郁闷而主诉增多，护理时应以耐心的态度对待患者的痛苦和不安情绪，耐心听取其诉说，尽量理解其心理状态。采用松弛疗法，皮肤刺激疗法等方法减轻疼痛。对禁食等各项治疗处理方法及重要意义向患者充分解释，关心、支持和照顾患者，使其情绪稳定、配合治疗，促进病情好转。

（陈艳丽）

第五节　慢性胰腺炎

慢性胰腺炎是一种伴有胰实质进行性毁损的慢性炎症，我国以胆石症为常见原因，国外则以慢性酒精中毒为主要病因。慢性胰腺炎可伴急性发作，称为慢性复发性胰腺炎。由于本病临床表现缺乏特异性，可为腹痛、腹泻、消瘦、黄疸、腹部肿块、糖尿病等，易被误诊为消化性溃疡、慢性胃炎、胆管疾病、肠炎、消化不良、胃肠神经症等。本病虽发病率不高，但近年来有逐步增高的趋势。

一、病因

慢性胰腺炎的发病因素与急性胰腺炎相似，主要有胆管系统疾病、酒精、腹部外伤、代谢和内分泌障碍、营养不良、高钙血症、高脂血症、血管病变、血色病、先天性遗传性疾病、肝脏疾病及免疫功能异常等。

二、临床表现

慢性胰腺炎的症状繁多且无特异性。典型病例可出现五联症，即上腹疼痛、胰腺钙化、胰腺假性囊肿、糖尿病及脂肪泻。但是同时具备上述五联症的患者较少，临床上常以某一或某些症状为主要特征。

（一）腹痛

腹痛为最常见症状，见于60％～100％的病例，疼痛常剧烈，并持续较长时间。一般呈钻痛或钝痛，绞痛少见。多局限于上腹部，放射至季肋下，半数以上病例放射至背部。疼痛发作的频度和持续时间不一，一般随着病变的进展，疼痛期逐渐延长，间歇期逐渐变短，最后整天腹痛。在无痛期，常有轻度上腹部持续隐痛或不适。

痛时患者取坐位，膝屈曲，压迫腹部可使疼痛部分缓解，躺下或进食则加重（这种体位称为胰体位）。

（二）体重减轻

是慢性胰腺炎常见的表现，见于3/4以上病例。主要由于患者担心进食后疼痛而减少进食所致。少数患者因胰功能不全、消化吸收不良或糖尿病而有严重消瘦，经过补充营养及助消化剂后，体重减轻往往可暂时好转。

（三）食欲减退

常有食欲欠佳，特别是厌油类或肉食。有时食后腹胀、恶心和呕吐。

(四)吸收不良

吸收不良表现疾病后期,胰脏丧失 90%以上的分泌能力,可引起脂肪泻。患者有腹泻,大便量多、带油滴、恶臭。由于脂肪吸收不良,临床上也可出现脂溶性维生素缺乏症状。碳水化合物的消化吸收一般不受影响。

(五)黄疸

少数病例可出现明显黄疸(血清胆红素高达 20 mg/dL),由胰腺纤维化压迫胆总管所致,但更常见假性囊肿或肿瘤的压迫所致。

(六)糖尿病症状

约 2/3 的慢性胰腺炎病例有葡萄糖耐量降低,半数有显性糖尿病,常出现于反复发作腹痛持续几年以后。当糖尿病出现时,一般均有某种程度的吸收不良存在。糖尿病症状一般较轻,易用胰岛素控制。偶可发生低血糖、糖尿病酸中毒、微血管病变和肾病变。

(七)其他

少数病例腹部可扪及包块,易误诊为胰腺肿瘤。个别患者呈抑郁状态或有幻觉、定向力障碍等。

三、并发症

慢性胰腺炎的并发症甚多,一些与胰腺炎有直接关系,另一些则可能是病因(如酒精)作用的后果。

(一)假性囊肿

见于 9%～48%的慢性胰腺炎患者。多数为单个囊肿。囊肿大小不一,表现多样。假性囊肿内胰液泄漏至腹腔,可引起胰性无痛性腹水,呈隐匿起病,腹水量甚大,内含高活性淀粉酶。

巨大假性囊肿,压迫胃肠道,可引起幽门或十二指肠近端狭窄,甚至压迫十二指肠空肠交接处和横结肠,引起不全性或完全性梗阻。假性囊肿破入邻近脏器可引起内瘘。囊肿内胰酶腐蚀囊肿壁内小血管可引起囊肿内出血,如腐蚀邻近大血管,可引起消化道出血或腹腔内出血。

(二)胆管梗阻

8%～55%的慢性胰腺炎患者发生胆总管的胰内段梗阻,临床上有无黄疸不定。有黄疸者中罕有需手术治疗者。

(三)其他

酒精性慢性胰腺炎可合并存在酒精性肝硬化。慢性胰腺炎患者好发口腔、咽、肺、胃和结肠癌。

四、实验室检查

(一)血清和尿淀粉酶测定

慢性胰腺炎急性发作时血尿淀粉酶浓度和 Cam/Ccr 比值可一过性地增高。随着病变的进展和较多的胰实质毁损,在急性炎症发作时可不合并淀粉酶升高。测定血清胰型淀粉酶同工酶(Pam)可作为反映慢性胰腺炎时胰功能不全的试验。

(二)葡萄糖耐量试验

可出现糖尿病曲线。有报道慢性胰腺炎患者中 78.7%试验阳性。

(三)胰腺外分泌功能试验

在慢性胰腺炎时有80%～90%病例胰外分泌功能异常。

(四)吸收功能试验

最简便的是做粪便脂肪和肌纤维检查。

(五)血清转铁蛋白放射免疫测定

慢性胰腺炎血清转铁蛋白明显增高,特别对酒精性钙化性胰腺炎有特异价值。

五、护理

(一)体位

协助患者卧床休息,选择舒适的卧位。有腹膜炎者宜取半卧位,利于引流和使炎症局限。

(二)饮食

脂肪对胰腺分泌具有强烈的刺激作用并可使腹痛加剧。因此,一般以适量的优质蛋白、丰富的维生素、低脂无刺激性半流质或软饭为宜,如米粥、藕粉、脱脂奶粉、新鲜蔬菜及水果等。每天脂肪供给量应控制在20～30 g,避免粗糙、干硬、胀气及刺激性食物或调味品。少食多餐、禁止饮酒。对伴糖尿病患者,应按糖尿病饮食进餐。

(三)疼痛护理

绝对禁酒、避免进食大量肉类饮食、服用大剂量胰酶制剂等均可使胰液与胰酶的分泌减少,缓解疼痛。护理中应注意观察疼痛的性质、部位、程度及持续时间,有无腹膜刺激征。协助取舒适卧位以减轻疼痛。适当应用非麻醉性镇痛药,如阿司匹林、吲哚美辛、布洛芬、对乙酰氨基酚等非团体抗炎药。对腹痛严重,确实影响生活质量者,可酌情使用麻醉性镇痛药,但应避免长期使用,以免导致患者对药物产生依赖性。给药20～30分钟须评估并记录镇痛药物的效果及不良反应。

(四)维持营养需要量

蛋白-热量营养不良在慢性胰腺炎患者是非常普遍的。进餐前30分钟为患者镇痛,以防止餐后腹痛加剧,使患者惧怕进食。进餐时胰酶制剂同食物一起服用,可以保证酶和食物适当混合,取得满意效果。同时,根据医嘱及时给予静脉补液,保证热量供给,维持水、电解质、酸碱平衡。严重的慢性胰腺炎患者和中至重度营养不良者,在准备手术阶段应考虑提供肠外或肠内营养支持。护理上需加强肠内、外营养液的输注护理,防止并发症。

(五)心理护理

因病程迁延,反复疼痛、腹泻等症状,患者常有消极悲观的情绪反应,对手术及预后的担心常引起焦虑和恐惧。护理上应关心患者,采用同情、安慰、鼓励法与患者沟通,稳定患者情绪,讲解疾病知识,帮助患者树立战胜疾病的信心。

(陈艳丽)

第六节　炎症性肠病

炎症性肠病是一种病因不明的肠道慢性非特异性炎症性疾病。包括溃疡性结肠炎

(ulcerative colitis,UC)和克罗恩病(Crohn's disease,CD)。一般认为,UC 和 CD 是同一疾病的不同亚类,组织损伤的基本病理过程相似,但可能由于致病因素不同,发病的具体环节不同,最终导致组织损害的表现不同。

一、溃疡性结肠炎

UC 是一种病因不明的直肠和结肠慢性非特异性炎症性疾病。病变主要位于大肠的黏膜与黏膜下层。主要症状有腹泻、黏液脓血便和腹痛,病程漫长,病情轻重不一,常反复发作。本病多见于 20～40 岁,男女发病率无明显差别。

(一)病理

病变主要位于直肠和乙状结肠,可延伸到降结肠,甚至整个结肠。病变一般仅限于黏膜和黏膜下层,少数重症者可累及肌层。活动期黏膜呈弥漫性炎症反应,可见水肿、充血与灶性出血,黏膜脆弱,触之易出血。由于黏膜与黏膜下层有炎性细胞浸润,大量中性粒细胞在肠腺隐窝底部聚集,形成小的隐窝脓肿。当隐窝脓肿融合破溃,黏膜即出现广泛的浅小溃疡,并可逐渐融合成不规则的大片溃疡。结肠炎症在反复发作的慢性过程中,大量新生肉芽组织增生,常出现炎性息肉。黏膜因不断破坏和修复,丧失其正常结构,并且由于溃疡愈合形成瘢痕,黏膜肌层与肌层增厚,使结肠变形缩短,结肠袋消失,甚至出现肠腔狭窄。少数患者有结肠癌变,以恶性程度较高的未分化型多见。

(二)临床分型

临床上根据本病的病程、程度、范围和病期进行综合分型。

1.根据病程经过分型

(1)初发型:无既往史的首次发作。

(2)慢性复发型:最多见,发作期与缓解期交替。

(3)慢性持续型:病变范围广,症状持续半年以上。

(4)急性暴发型:少见,病情严重,全身毒血症状明显,易发生大出血和其他并发症。

上述后 3 型可相互转化。

2.根据病情程度分型

(1)轻型:多见,腹泻每天 4 次以下,便血轻或无,无发热、脉速,贫血轻或无,血沉正常。

(2)重型:腹泻频繁并有明显黏液脓血便,有发热、脉速等全身症状,血沉加快、血红蛋白下降。

(3)中型:介于轻型和重型之间。

3.根据病变范围分型

可分为直肠炎、直肠乙状结肠炎、左半结肠炎、全结肠炎及区域性结肠炎。

4.根据病期分型

可分为活动期和缓解期。

(三)临床表现

起病多数缓慢,少数急性起病,偶见急性暴发起病。病程长,呈慢性经过,常有发作期与缓解期交替,少数症状持续并逐渐加重。

1.症状

(1)消化系统表现:主要表现为腹泻与腹痛。①腹泻为最主要的症状,黏液脓血便是本病活动期的重要表现。腹泻主要与炎症导致大肠黏膜对水钠吸收障碍及结肠运动功能失常有关。粪便中的黏液或黏液脓血,为炎症渗出和黏膜糜烂及溃疡所致。排便次数和便血程度可反映病情程度,轻者每天排便2～4次,粪便呈糊状,可混有黏液、脓血,便血轻或无,重者腹泻每天可达10次以上,大量脓血,甚至呈血水样粪便。病变限于直肠和乙状结肠的患者,偶有腹泻与便秘交替的现象,此与病变直肠排空功能障碍有关。②腹痛,轻者或缓解期患者多无腹痛或仅有腹部不适,活动期有轻或中度腹痛,为左下腹的阵痛,亦可涉及全腹。有疼痛-便意-便后缓解的规律,大多伴有里急后重,为直肠炎症刺激所致。若并发中毒性巨结肠或腹膜炎,则腹痛持续且剧烈。③其他症状可有腹胀、食欲缺乏、恶心、呕吐等。

(2)全身表现:中、重型患者活动期有低热或中等度发热,高热多提示有并发症或急性暴发型。重症患者可出现衰弱、消瘦、贫血、低清蛋白血症、水和电解质平衡紊乱等表现。

(3)肠外表现:本病可伴有一系列肠外表现,包括口腔黏膜溃疡、结节性红斑、外周关节炎、坏疽性脓皮病、虹膜睫状体炎等。

2.体征

患者呈慢性病容,精神状态差,重者呈消瘦贫血貌。轻者仅有左下腹轻压痛,有时可触及痉挛的降结肠和乙状结肠。重症者常有明显腹部压痛和鼓肠。若有反跳痛、腹肌紧张、肠鸣音减弱等应注意中毒性巨结肠和肠穿孔等并发症。

(四)护理

1.护理目标

患者大便次数减少,便质正常;腹痛缓解,营养改善,体重恢复,未发生并发症,焦虑减轻。

2.护理措施

(1)一般护理。①休息与活动:在急性发作期或病情严重时均应卧床休息,缓解期适当休息,注意劳逸结合。②合理饮食:指导患者食用质软、易消化、少纤维素又富含营养、有足够热量的食物,以利于吸收、减轻对肠黏膜的刺激并供给足够的热量,以维持机体代谢的需要。避免食用冷饮、水果、多纤维的蔬菜及其他刺激性食物,忌食牛乳和乳制品。急性发作期患者,应进流质或半流质饮食,病情严重者应禁食,按医嘱给予静脉高营养,以改善全身状况。应注意给患者提供良好的进餐环境,避免不良刺激,以增进患者食欲。

(2)病情观察:观察患者腹泻的次数、性质,腹泻伴随症状,如发热、腹痛等,监测粪便检查结果。严密观察腹痛的性质、部位及生命体征的变化,以了解病情的进展情况,如腹痛性质突然改变,应注意是否发生大出血、肠梗阻、中毒性巨结肠、肠穿孔等并发症。观察患者进食情况,定期测量患者的体重,监测血红蛋白、血清电解质和清蛋白的变化,了解营养状况的变化。

(3)用药护理:遵医嘱给予柳氮磺吡啶、糖皮质激素、免疫抑制剂等治疗,以控制病情,使腹痛缓解。注意药物的疗效及不良反应,如应用柳氮磺吡啶时,患者可出现恶心、呕吐、皮疹、粒细胞减少及再生障碍性贫血等。应嘱患者餐后服药,服药期间定期复查血常规,应用糖皮质激素者,要注意激素不良反应,不可随意停药,防止反跳现象,应用硫唑嘌呤或巯嘌呤时患者可出现骨髓抑制的表现,应注意监测白细胞计数。

(4)心理护理:安慰鼓励患者,向患者解释病情,使患者以平和的心态应对疾病,自觉地配合治疗。

(5)健康指导。①心理指导:由于病情反复发作,迁延不愈,常给患者带来痛苦,尤其是排便次数的增加,给患者的精神和日常生活带来很多困扰,易产生自卑、忧虑,甚至恐惧心理。应鼓励患者以平和的心态应对疾病，积极配合治疗。②指导患者合理饮食及活动：指导患者食用质软、易消化、少纤维素又富含营养、有足够热量的食物，避免食用冷饮、水果、多纤维的蔬菜及其他刺激性食物，忌食牛乳和乳制品。在急性发作期或病情严重时均应卧床休息，缓解期适当休息，注意劳逸结合。③用药指导：嘱患者坚持治疗，不要随意更换药物或停药。教会患者识别药物的不良反应，出现异常症状要及时就诊，以免耽搁病情。

3.护理评价

患者腹泻、腹痛缓解，营养改善，体重恢复。

二、克罗恩病

CD是一种病因尚不十分清楚的胃肠道慢性炎性肉芽肿性疾病。病变多见于末段回肠和邻近结肠，但从口腔至肛门各段消化道均可受累，呈节段性或跳跃式分布。临床上以腹痛、腹泻、体重下降、腹块、瘘管形成和肠梗阻为特点，可伴有发热等全身表现，以及关节、皮肤、眼、口腔黏膜等肠外损害。本病有终身复发倾向，重症患者迁延不愈，预后不良。

（一）病理

病变表现为同时累及回肠末段与邻近右侧结肠者，只涉及小肠者，局限在结肠者。病变可涉及口腔、食管、胃、十二指肠，但少见。

大体形态上，克罗恩病特点为：①病变呈节段性或跳跃性，而不呈连续性。②黏膜溃疡早期呈鹅口疮样溃疡，随后溃疡增大、融合，形成纵行溃疡和裂隙溃疡，将黏膜分割呈鹅卵石样外观。③病变累及肠壁全层，肠壁增厚变硬，肠腔狭窄。

组织学上，克罗恩病的特点为：①非干酪性肉芽肿，由类上皮细胞和多核巨细胞构成，可发生在肠壁各层和局部淋巴结。②裂隙溃疡，呈缝隙状，可深达黏膜下层甚至肌层。③肠壁各层炎症，伴固有膜底部和黏膜下层淋巴细胞聚集、黏膜下层增宽、淋巴管扩张及神经节炎等。肠壁全层病变致肠腔狭窄，可发生肠梗阻。溃疡穿孔引起局部脓肿，或穿透至其他肠段、器官、腹壁，形成内瘘或外瘘。肠壁浆膜纤维素渗出、慢性穿孔均可引起肠粘连。

（二）临床分型

区别本病不同临床情况，有助全面估计病情和预后，制订治疗方案。

1.临床类型

依疾病行为分型，可分为狭窄型（以肠腔狭窄所致的临床表现为主）、穿通型（有瘘管形成）和非狭窄非穿通型（炎症型）。各型可有交叉或互相转化。

2.病变部位

参考影像和内镜结果确定，可分为小肠型、结肠型、回结肠型。如消化道其他部分受累亦应注明。

3.严重程度

根据主要临床表现的程度及并发症计算CD活动指数（CDAI），用于疾病活动期与缓解期区分、病情严重程度估计（轻、中、重度）和疗效评定。

（三）临床表现

起病大多隐匿、缓渐，从发病早期症状出现至确诊往往需数月至数年。病程呈慢性，长短不等的活动期与缓解期交替，有终身复发倾向。少数急性起病，可表现为急腹症，酷似急性阑尾炎或急性肠梗阻。腹痛、腹泻和体重下降三大症状是本病的主要临床表现。但本病的临床表现复杂多变，这与临床类型、病变部位、病期及并发症有关。

1.消化系统表现

(1)腹痛：为最常见症状。多位于右下腹或脐周，间歇性发作，常为痉挛性阵痛伴腹鸣。常于进餐后加重，排便或肛门排气后缓解。腹痛的发生可能与进餐引起胃肠反射或肠内容物通过炎症、狭窄肠段，引起局部肠痉挛有关。体检常有腹部压痛，部位多在右下腹。腹痛亦可由部分或完全性肠梗阻引起，此时伴有肠梗阻症状。出现持续性腹痛和明显压痛，提示炎症波及腹膜或腹腔内脓肿形成。全腹剧痛和腹肌紧张，提示病变肠段急性穿孔。

(2)腹泻：亦为本病常见症状，主要由病变肠段炎症渗出、蠕动增加及继发性吸收不良引起。腹泻先是间歇发作，病程后期可转为持续性。粪便多为糊状，一般无脓血和黏液。病变涉及下段结肠或肛门直肠者，可有黏液血便及里急后重。

(3)腹部包块：见于10%～20%患者，由于肠粘连、肠壁增厚、肠系膜淋巴结肿大、内瘘或局部脓肿形成所致。多位于右下腹与脐周。固定的腹块提示有粘连，多已有内瘘形成。

(4)瘘管形成：是克罗恩病的特征性临床表现，因透壁性炎性病变穿透肠壁全层至肠外组织或器官而成。瘘分内瘘和外瘘，前者可通向其他肠段、肠系膜、膀胱、输尿管、阴道、腹膜后等处，后者通向腹壁或肛周皮肤。肠段之间内瘘形成可致腹泻加重及营养不良。肠瘘通向的组织与器官因粪便污染可致继发性感染。外瘘或通向膀胱、阴道的内瘘均可见粪便与气体排出。

(5)肛门周围病变：包括肛门周围瘘管、脓肿形成及肛裂等病变，见于部分患者，有结肠受累者较多见。有时这些病变可为本病的首发或突出的临床表现。

2.全身表现

(1)发热：为常见的全身表现之一，与肠道炎症活动及继发感染有关。间歇性低热或中度热常见，少数呈弛张高热伴毒血症。少数患者以发热为主要症状，甚至较长时间不明原因发热之后才出现消化道症状。

(2)营养障碍：由慢性腹泻、食欲减退及慢性消耗等因素所致。主要表现为体重下降，可有贫血、低蛋白血症和维生素缺乏等表现。青春期前患者常有生长发育迟滞。

3.肠外表现

本病肠外表现与溃疡性结肠炎的肠外表现相似，但发生率较高，据我国统计报道以口腔黏膜溃疡、皮肤结节性红斑、关节炎及眼病为常见。

(四)护理

1.护理目标

患者腹泻、腹痛缓解，营养改善，体重恢复，无并发症。

2.护理措施

(1)一般护理。①休息与活动：在急性发作期或病情严重时均应卧床休息，缓解期适当休息，注意劳逸结合。必须戒烟。②合理饮食：一般给高营养低渣饮食，适当给予叶酸、维生素 B_{12} 等多种维生素。重症患者酌情使用要素饮食或全胃肠外营养，除营养支持外还有助诱导缓解。

(2)病情观察：观察患者腹泻的次数、性质，腹泻伴随症状，如发热、腹痛等，监测粪便检查结果。严密观察腹痛的性质、部位，以及生命体征的变化，测量患者的体重，监测血红蛋白、血清电解质和清蛋白的变化，了解营养状况的变化。

(3)用药护理：遵医嘱腹痛、腹泻可使用抗胆碱能药物或止泻药，合并感染者静脉途径给予广谱抗生素。给予柳氮磺吡啶、糖皮质激素、免疫抑制剂等治疗，以控制病情，使腹痛缓解。注意避免药物的不良反应，如应嘱患者餐后服药，服药期间定期复查血常规，不可随意停药，防止反跳现象等。

(4)心理护理：向患者解释病情，使患者树立战胜疾病信心，自觉地配合治疗。

(5)健康指导。①疾病知识指导：指导患者合理休息与活动，戒烟，食用质软、易消化、少纤维素又富含营养、有足够热量的食物，避免食用冷饮、水果、多纤维的蔬菜及其他刺激性食物，忌食牛乳和乳制品。②安慰鼓励患者：使患者树立信心，积极地配合治疗。③用药指导：嘱患者坚持服药并了解药物的不良反应，病情有异常变化要及时就诊。

3.护理评价

患者腹泻、腹痛缓解，无发热、营养不良，体重增加。

(陈艳丽)

第七节　脂肪性肝病

一、非酒精性脂肪性肝病

非酒精性脂肪性肝病是指除外酒精和其他明确的损肝因素所致的肝细胞内脂肪过度沉积为主要特征的临床病理综合征，与胰岛素抵抗和遗传易感性密切相关的获得性代谢应激性肝损伤。包括单纯性脂肪肝、非酒精性脂肪性肝炎(NASH)及其相关肝硬化。随着肥胖及其相关代谢综合征全球化的流行趋势，非酒精性脂肪性肝病现已成为欧美等发达国家和我国富裕地区慢性肝病的重要病因，普通成人非酒精性脂肪性肝病患病率 10%～30%，其中 10%～20%为 NASH，后者 10 年内肝硬化发生率高达 25%。

非酒精性脂肪性肝病除可直接导致失代偿期肝硬化、肝细胞癌和移植肝复发外，还可影响其他慢性肝病的进展，并参与 2 型糖尿病和动脉粥样硬化的发病。代谢综合征相关恶性肿瘤、动脉硬化性心脑血管疾病及肝硬化是影响非酒精性脂肪性肝病患者生活质量和预期寿命的重要因素。

(一)临床表现

(1)脂肪肝的患者多无自觉症状，部分患者可有乏力、消化不良、肝区隐痛、肝脾大等非特异性症状及体征。

(2)可有体重超重和/或内脏性肥胖、空腹血糖增高、血脂紊乱、高血压等代谢综合征相关症状。

(二)并发症

肝纤维化、肝硬化、肝癌。

(三)治疗

(1)基础治疗：制订合理的能量摄入及饮食结构、中等量有氧运动、纠正不良生活方式和行为。

(2)避免加重肝脏损害、体重急剧下降、滥用药物及其他可能诱发肝病恶化的因素。

(3)减肥：所有体重超重、内脏性肥胖及短期内体重增长迅速的非酒精性脂肪性肝病患者，都需通过改变生活方式、控制体重、减小腰围。

(4)胰岛素增敏剂:合并 2 型糖尿病、糖耐量损害、空腹血糖增高及内脏性肥胖者,可考虑应用二甲双胍和噻唑烷二酮类药物,以期改善胰岛素抵抗和控制血糖。

(5)降血脂药:血脂紊乱经基础治疗、减肥和应用降糖药物 3～6 个月,仍呈混合性高脂血症或高脂血症合并 2 个以上危险因素者,需考虑加用贝特类、他汀类或普罗布考等降血脂药物。

(6)针对肝病的药物:非酒精性脂肪性肝病伴肝功能异常、代谢综合征、经基础治疗 3～6 个月仍无效,以及肝活体组织检查证实为 NASH 和病程呈慢性进展性者,可采用针对肝病的药物辅助治疗,但不宜同时应用多种药物。

(四)健康教育与管理

(1)树立信心,相信通过长期合理用药、控制生活习惯,可以有效地治疗脂肪性肝病。

(2)了解脂肪性肝病的发病因素及危险因素。

(3)掌握脂肪性肝病的治疗要点。

(4)矫正不良饮食习惯,少食高脂饮食,戒烟酒。

(5)建立合理的运动计划,控制体重,监测体重的变化。

(6)定期随访,与医师一起制订合理的健康计划。

(五)预后

绝大多数非酒精性脂肪性肝病预后良好,肝组织学进展缓慢甚至呈静止状态,预后相对良好。部分患者即使已并发脂肪性肝炎和肝纤维化,如能得到及时诊治,肝组织学改变仍可逆转,罕见脂肪囊肿破裂并发脂肪栓塞而死亡。少数脂肪性肝炎患者进展至肝硬化,一旦发生肝硬化则其预后不佳。对于大多数脂肪肝患者,有时通过节制饮食、坚持中等量的有氧运动等非药物治疗措施就可达到控制体重、血糖、降低血脂和促进肝组织学逆转的目的。

(六)护理

见表 8-2。

表 8-2 非酒精性脂肪性肝病的护理

日期	项目	护理内容
入院当天	评估	1.一般评估:生命体征、体重、皮肤等
		2.专科评估:脂肪厚度、有无胃肠道反应、出血点等
	治疗	根据病情避免诱因,调整饮食,根据情况使用保肝药
	检查	按医嘱行相关检查,如血常规、肝功能、B 超、CT、肝穿刺等
	药物	按医嘱正确使用保肝药物,注意用药后的观察
	活动	嘱患者卧床休息为主,避免过度劳累
	饮食	1.低脂、高纤维、高维生素、少盐饮食
		2.禁止进食高脂肪、高胆固醇、高热量食物,如动物内脏、油炸食物
		3.戒烟酒,嘱多饮水
	护理	1.做好入院介绍,主管护士自我介绍
		2.制订相关的护理措施,如饮食护理、药物护理、皮肤护理、心理护理
		3.视病情做好各项监测记录
		4.密切观察病情,防止并发症的发生

续表

日期	项目	护理内容
		5.做好健康宣教
		6.根据病情留陪员，上床挡，确保安全
	健康宣教	向患者讲解疾病相关知识、安全知识、服药知识等，教会患者观察用药效果，指导各种检查的注意事项
第 2 天	评估	神志、生命体征及患者的心理状态，对疾病相关知识的了解等情况
	治疗	按医嘱执行治疗
	检查	继续完善检查
	药物	密切观察各种药物作用和不良反应
	活动	卧床休息，进行适当的有氧运动
	饮食	同前
	护理	1.进一步做好基础护理，如导管护理、饮食护理、药物护理、皮肤护理等
		2.视病情做好各项监测记录
		3.密切观察病情，防止并发症的发生
		4.做好健康宣教
	健康宣教	讲解药物的使用方法及注意事项，各项检查前后注意事项
第 3～9 天	活动	进行有氧运动，如太极、散步、慢跑等
	健康宣教	讲解有氧运动的作用、运动的时间及如何根据自身情况调整运动量，派发健康教育宣传单
	其他	同前
出院前 1 天	健康宣教	出院宣教
		1.服药指导
		2.疾病相关知识指导
		3.调节饮食，控制体重
		4.保持良好的生活习惯和心理状态
		5.定时专科门诊复诊
出院随访		出院 1 周内电话随访第 1 次，3 个月内随访第 2 次，6 个月内随访第 3 次，以后 1 年随访 1 次

二、酒精性肝病

酒精性肝病是由于长期大量饮酒导致的肝脏疾病。初期通常表现为脂肪肝，进而可发展成酒精性肝炎、肝纤维化和肝硬化。其主要临床特征是恶心、呕吐、黄疸，可有肝脏肿大和压痛，并可并发肝衰竭和上消化道出血等。严重酗酒时可诱发广泛肝细胞坏死，甚至肝衰竭。酒精性肝病是我国常见的肝脏疾病之一，严重危害人民健康。

（一）临床表现

临床症状为非特异性，可无症状，或有右上腹胀痛、食欲缺乏、乏力、体质减轻、黄疸等；随着病情加重，可有神经精神症状和蜘蛛痣、肝掌等表现。

(二)并发症

肝性脑病、肝衰竭、上消化道出血。

(三)治疗

治疗酒精性肝病的原则是戒酒和营养支持,减轻酒精性肝病的严重程度,改善已存在的继发性营养不良和对症治疗酒精性肝硬化及其并发症。

1.戒酒

戒酒是治疗酒精性肝病的最重要的措施,戒酒过程中应注意防治戒断综合征。

2.营养支持

酒精性肝病患者需良好的营养支持,应在戒酒的基础上提供高蛋白、低脂饮食,并注意补充B族维生素、维生素C、维生素K及叶酸。

3.药物治疗

糖皮质激素、保肝药等。

4.手术治疗

肝移植。

(四)健康教育与管理

(1)树立信心,坚持长期合理用药并严格控制生活习惯。

(2)了解酒精性肝病的发病因素及危险因素。

(3)掌握酒精性肝病的治疗要点。

(4)矫正不良饮食习惯,戒烟酒,合理饮食。

(5)遵医嘱服药,学会观察用药效果及注意事项。

(6)定期随访,与医师一起制订合理的健康计划。

(五)预后

一般预后良好,戒酒后可完全恢复。酒精性肝炎如能及时戒酒和治疗,大多可以恢复,主要死亡原因为肝衰竭。若不戒酒,酒精性脂肪肝可直接或经酒精性肝炎阶段发展为酒精性肝硬化。

(六)护理

见表8-3。

表8-3 酒精性脂肪性肝病的护理

日期	项目	护理内容
入院当天	评估	1.一般评估:神志、生命体征等
		2.专科评估:饮酒的量、有无胃肠道反应、出血点等
	治疗	根据医嘱使用保肝药
	检查	按医嘱行相关检查,如血常规、肝功能、B超、CT、肝穿刺等
	药物	按医嘱正确使用保肝药物,注意用药后的观察
	活动	嘱患者卧床休息为主,避免过度劳累
	饮食	1.低脂、高纤维、高维生素、少盐饮食
		2.禁食高脂肪、高胆固醇、高热量食物,如动物内脏、油炸食物
		3.戒烟酒,嘱多饮水
	护理	1.做好入院介绍,主管护士自我介绍

续表

日期	项目	护理内容
		2.制订相关的护理措施，如饮食护理、药物护理、皮肤护理、心理护理
		3.视病情做好各项监测记录
		4.密切观察病情，防止并发症的发生
		5.做好健康宣教
		6.根据病情留陪员，上床挡，确保安全
	健康宣教	向患者讲解疾病相关知识、安全知识、服药知识等，教会患者观察用药效果，指导各种检查的注意事项
第 2 天	评估	神志、生命体征及患者的心理状态，对疾病相关知识的了解等情况
	治疗	按医嘱执行治疗
	检查	继续完善检查
	药物	密切观察各种药物作用和不良反应
	活动	卧床休息，可进行散步等活动
	饮食	同前
	护理	1.做好基础护理，如皮肤护理、导管护理等
		2.按照医嘱正确给药，并观察药物疗效及不良反应
		3.视病情做好各项监测记录
		4.密切观察病情，防止并发症的发生
		5.做好健康宣教
	健康宣教	讲解药物的使用方法及注意事项、各项检查前后注意事项
第 3～10 天	活动	同前
	健康宣教	讲解有氧运动的作用、运动的时间及如何根据自身情况调整运动量，派发健康教育宣传单
	其他	同前
出院前 1 天	健康宣教	出院宣教
		1.服药指导
		2.疾病相关知识指导
		3.戒酒，调整饮食
		4.保持良好的生活习惯和心理状态
		5.定时专科门诊复诊
出院随访		出院 1 周内电话随访第 1 次，3 个月内随访第 2 次，6 个月内随访第 3 次，以后 1 年随访 1 次

（陈艳丽）

第八节 肝 硬 化

一、疾病概述

(一)概念和特点

肝硬化是各种慢性肝病发展的晚期阶段。病理上以肝脏弥漫性纤维化、再生结节和假小叶形成为特征。临床上,起病隐匿,病程发展缓慢,晚期以肝功能减退和门静脉高压为主要表现,常出现多种并发症。

肝硬化是常见病,世界范围内的年发病率为(25～400)/10万,发病高峰年龄在35～50岁,男性多见,出现并发症时病死率高。

(二)相关病理、生理

肝硬化的病理改变主要是正常肝小叶结构被假小叶所替代后,在大体形态上:肝脏早期肿大、晚期明显缩小,质地变硬。

肝硬化的病理、生理改变主要是肝功能减退(失代偿)和门静脉高压,临床上表现为由此而引起的多系统、多器官受累所产生的症状和体征,进一步发展可产生一系列并发症。

(三)肝硬化的病因

引起肝硬化的病因很多,在我国以病毒性肝炎为主,欧美国家以慢性酒精中毒多见。

1.病毒性肝炎

主要为乙型、丙型和丁型肝炎病毒的感染,通常经过慢性肝炎阶段演变而来,急性或亚急性肝炎如有大量肝细胞坏死和肝纤维化可以直接演变为肝硬化,乙型和丙型或丁型肝炎病毒的重叠感染可加速发展至肝硬化。

2.慢性酒精中毒

长期大量饮酒(一般为每天摄入酒精80 g达10年以上),酒精及其代谢产物(乙醛)的毒性作用,引起酒精性肝炎,继而可发展为肝硬化。

3.非酒精性脂肪性肝炎

非酒精性脂肪性肝炎可发展成肝硬化。

4.胆汁淤积

持续肝内胆汁淤积或肝外胆管阻塞时,高浓度胆酸和胆红素对肝细胞有损害作用,引起原发性胆汁性肝硬化或继发性胆汁性肝硬化。

5.肝静脉回流受阻

慢性充血性心力衰竭、缩窄性心包炎、肝静脉阻塞综合征、肝小静脉闭塞等引起肝脏长期淤血缺氧,引起肝细胞坏死和纤维化。

6.遗传代谢性疾病

先天性酶缺陷疾病,致使某些物质不能被正常代谢而沉积在肝脏,如肝豆状核变性(铜沉积)、血色病(铁沉积)、α_1-抗胰蛋白酶缺乏症等。

7.工业毒物或药物

长期接触四氯化碳、磷、砷等或服用双醋酚汀、甲基多巴、异烟肼等可引起中毒性或药物性肝炎而演变为肝硬化；长期服用甲氨蝶呤可引起肝纤维化而发展为肝硬化。

8.自身免疫性肝炎

自身免疫性肝炎可演变为肝硬化。

9.血吸虫病

虫卵沉积于汇管区，引起肝纤维化组织增生，导致窦前性门静脉高压，亦称为血吸虫病性肝硬化。

10.隐源性肝硬化

部分原因不明的肝硬化。

(四)临床表现

1.代偿期肝硬化

代偿期肝硬化症状轻且无特异性。可有乏力、食欲减退、腹胀不适等。患者营养状况一般，可触及肿大的肝脏、质偏硬，脾可肿大。肝功能检查正常或仅有轻度酶学异常。常在体检或手术中被偶然发现。

2.失代偿期肝硬化

临床表现明显，可发生多种并发症。

(1)症状。

全身症状：乏力为早期症状，其程度可自轻度疲倦至严重乏力。体重下降往往随病情进展而逐渐明显。少数患者有不规则低热，与肝细胞坏死有关，但注意与合并感染、肝癌鉴别。

消化道症状：食欲缺乏为常见症状，可有恶心、偶伴呕吐。腹胀亦常见，与胃肠积气、腹水和肝脾大等有关，腹水量大时，腹胀成为患者最难忍受的症状。腹泻往往表现为对脂肪和蛋白质耐受差，稍进油腻肉食即易发生腹泻。部分患者有腹痛，多为肝区隐痛，当出现明显腹痛时要注意合并肝癌、原发性腹膜炎、胆道感染、消化性溃疡等情况。

出血倾向：可有牙龈、鼻腔出血、皮肤紫癜，女性月经过多等。

与内分泌紊乱有关的症状：男性可有性功能减退、男性乳房发育，女性可发生闭经、不孕。部分患者有低血糖的表现。

门脉高压症状：如食管胃底静脉曲张破裂而致上消化道出血时，表现为呕血及黑便；脾功能亢进可致血细胞减少，贫血而出现皮肤黏膜苍白。

(2)体征：患者呈肝病容，面色黝黑而无光泽。晚期患者消瘦、肌肉萎缩。皮肤可见蜘蛛痣、肝掌、男性乳房发育。腹壁静脉以脐为中心显露至曲张，严重者脐周静脉突起呈水母状并可听见静脉杂音。黄疸提示肝功能储备已明显减退，黄疸呈持续性或进行性加深提示预后不良。腹水伴或不伴下肢水肿是失代偿期肝硬化最常见表现，部分患者可伴肝性胸腔积液，以右侧多见。

肝脏早期肿大可触及，质硬而边缘钝；后期缩小，肋下常触不到。半数患者可触及肿大的脾脏，常为中度，少数重度。

各型肝硬化起病方式与临床表现并不完全相同。如大结节性肝硬化起病较急进展较快，门静脉高压相对较轻，但肝功能损害则较严重；血吸虫病性肝纤维化的临床表现则以门静脉高压为主，巨脾多见，黄疸、蜘蛛痣、肝掌少见，肝功能损害较轻，肝功能试验多基本正常。

(五)辅助检查

1.实验室检查

血常规、尿、粪常规、血清免疫学、内镜、腹腔镜、腹水和门静脉压力生化检查(以了解其病因、诱因及潜在的护理问题)。

2.肝功能检查

代偿期大多正常或仅有轻度的酶学异常,失代偿期普遍异常,且异常程度往往与肝脏的储备功能减退程度相关。具体表现为转氨酶升高,清蛋白下降、球蛋白升高,A/G 倒置,凝血酶原时间延长,结合胆红素升高等。

3.影像学检查

(1)X 线检查:食管静脉曲张时行食管吞钡 X 线检查显示虫蚀样或蚯蚓状充盈缺损,纵行黏膜皱襞增宽,胃底静脉曲张时胃肠钡餐可见菊花瓣样充盈缺损。

(2)腹部超声检查:B 超检查常示肝脏表面不光滑、肝叶比例失调、肝实质回声不均匀等,以及脾大、门静脉扩张和腹水等超声图像。

(3)CT 和 MRI 检查对肝硬化的诊断价值与 B 超检查相似。

(六)治疗原则

本病目前无特效治疗,关键在于早期诊断,针对病因给予相应处理,阻止肝硬化进一步发展,后期积极防治并发症,终末期则只能有赖于肝移植。

二、护理评估

(一)一般评估

1.生命体征

伴感染时可有发热、有心脏功能不全时可有呼吸、脉搏和血压的改变,余无明显特殊变化。

2.患病及治疗经过

询问本病的有关病因,例如有无肝炎或输血史、心力衰竭、胆道疾病;有无长期接触化学毒物、使用损肝药物或嗜酒,其用量和持续时间。有无慢性肠道感染、消化不良、消瘦、黄疸、出血史。有关的检查、用药和其他治疗情况。

3.患者主诉及一般情况

饮食及消化情况,例如食欲、进食量及食物种类、饮食习惯及爱好。有无食欲减退甚至畏食,有无恶心、呕吐、腹胀、腹痛,呕吐物和粪便的性质及颜色。日常休息及活动量、活动耐力、尿量及颜色等。

4.相关记录

体重、饮食、皮肤、肝脏大小、出入量、出血情况、意识等记录结果。

(二)身体评估

1.头颈部

(1)面部颜色,有无肝病面容,脱发。

(2)患者的精神状态,对人物、时间、地点的定向力(表情淡漠、性格改变或行为异常多为肝脏病的前驱表现)。

2.胸部

呼吸的频率和节律,有无呼吸浅速、呼吸困难和发绀,有无因呼吸困难、心悸而不能平卧,有无胸腔积液形成。

3.腹部

(1)测量腹围有无腹壁紧张度增加、脐疝、腹式呼吸减弱等腹水征象。

(2)腹部有无移动性浊音，大量腹水可有液波震颤。

(3)有无腹壁静脉显露，腹壁静脉曲张时在剑突下，脐周腹壁静脉曲张处可听见静脉连续性潺潺声(结合病例综合考虑)。

(4)肝脾大小、质地、表面情况及有无压痛(结合B超检查结果综合考虑)。

4.其他

是否消瘦，皮下脂肪消失、肌肉萎缩；皮肤是否干枯、有无黄染、出血点、蜘蛛痣、肝掌等。

(三)心理-社会评估

评估时应注意患者的心理状态，有无个性、行为的改变，有无焦虑、抑郁、易怒、悲观等情绪。并发肝性脑病时，患者可出现嗜睡、兴奋、昼夜颠倒等神经精神症状，应注意鉴别。评估患者及家属对疾病的认识及态度、家庭经济情况和社会支持等。

(四)辅助检查结果评估

1.血常规检查

有无红细胞减少或全血细胞减少。

2.血生化检查

肝功能有无异常，有无电解质和酸碱平衡紊乱，血氨是否增高，有无氮质血症。

3.腹水检查

腹水的性质是漏出液或渗出液，有无找到病原菌或恶性肿瘤细胞。

4.其他检查

钡餐造影检查有无食管胃底静脉曲张，B超检查有无静脉高压征象等。

(五)常用药物治疗效果的评估

1.准确记录患者出入量(尤其是24小时尿量)

大量利尿可引起血容量过度降低，心输血量下降，血尿素氮增高。患者皮肤弹性减低，出现直立性低血压和少尿。

2.血生化检查的结果

长期使用噻嗪类利尿剂有可能导致水、电解质紊乱，产生低钠、低氯和低钾血症。

三、主要护理诊断

(一)营养失调：低于机体需要量

低于机体需要量与肝功能减退、门静脉高压引起食欲减退、消化和吸收障碍有关。

(二)体液过多

体液过多与肝功能减退、门静脉高压引起水钠潴留有关。

(三)潜在并发症

(1)上消化道出血：与食管胃底静脉曲张破裂有关。

(2)肝性脑病：与肝功能障碍、代谢紊乱致神经系统功能失调有关。

四、护理措施

(一)休息与活动

睡眠应充足,生活起居有规律。代偿期患者无明显的精神、体力减退,可适当参加工作,避免过度疲劳;失代偿期患者以卧床休息为主,并视病情适量活动,活动量以不加重疲劳感和其他症状为度。腹水患者宜平卧位,可抬高下肢,以减轻水肿。阴囊水肿者可用拖带托起阴囊,大量腹水者卧床时可取半卧位,以减轻呼吸困难和心悸。

(二)合理饮食

既保证饮食营养又遵守必要的饮食限制是改善肝功能、延缓病情进展的基本措施。与患者共同制订符合治疗需要而又为其接受的饮食计划。饮食治疗原则:高热量、高蛋白质、高维生素、限制水钠、易消化饮食,并根据病情变化及时调整。

(三)用药护理

应严格按医嘱用药,并注意观察常用药的毒副作用,发现问题及时处理。如使用利尿药注意维持水电解质和酸碱平衡,利尿速度不宜过快,以每天体重减轻≤0.5 kg为宜。

(四)心理护理

多关心体贴患者,使患者保持愉快心情,树立治病的信心。

(五)健康教育

1.饮食指导

切实遵循饮食治疗原则和计划,禁酒。

2.用药原则

遵医嘱按时、正确服用相关药物,加用药物需征得医师同意,以免加重肝脏负担和肝功能损害。让患者了解常用药物不良反应及自我观察要点。

3.预防感染的措施

注意保暖和个人卫生保健。

4.适当活动计划

睡眠应充足,生活起居有规律。制订个体化的活动计划,避免过度疲劳。

5.皮肤的保护

沐浴时应注意避免水温过高,或使用有刺激性的皂类和沐浴液,沐浴后使用性质柔和的润肤品;皮肤瘙痒者给予止痒处理,嘱患者勿用手抓搔,以免皮肤破损。

6.及时就诊的指标

(1)患者出现性格、行为改变等可能为肝性脑病的前驱症状时。

(2)出现消化道出血等其他并发症时。

(陈艳丽)

第九章　普外科护理

第一节　肝　脓　肿

一、细菌性肝脓肿患者的护理

当全身性细菌感染，特别是腹腔内感染时，细菌侵入肝脏，如果患者抵抗力弱，可发生细菌性肝脓肿。细菌可以从下列途径进入肝脏。①胆道：细菌沿着胆管上行，是引起细菌性肝脓肿的主要原因。包括胆结石、胆囊炎、胆道蛔虫、其他原因所致胆管狭窄与阻塞等。②肝动脉：体内任何部位的化脓性病变，细菌可经肝动脉进入肝脏。如败血症、化脓性骨髓炎、痈、疔等。③门静脉：已较少见，如坏疽性阑尾炎、细菌性痢疾等，细菌可经门静脉入肝。④肝开放性损伤：细菌可直接经伤口进入肝，引起感染而形成脓肿。细菌性肝脓肿的致病菌多为大肠埃希菌、金黄色葡萄球菌、厌氧链球菌等。肝脓肿可以是单个脓肿，也可以是多个小脓肿，数个小脓肿可以融合成为一个大脓肿。

（一）护理评估

1.健康史

注意询问有无胆道感染和胆道疾病，有无全身其他部位的化脓性感染特别是肠道的化脓性感染，有无肝脏外伤病史，是否有肝脓肿病史，是否进行过系统治疗。

2.身体状况

本病通常继发于某种感染性先驱疾病，起病急，主要症状为骤起寒战、高热、肝区疼痛和肝大。体温可高达 39～40 ℃，多表现为弛张热，伴有大汗、恶心、呕吐、食欲缺乏。肝区疼痛多为持续性钝痛或胀痛，有时可伴有右肩牵涉痛，右下胸及肝区叩击痛，增大的肝有压痛。肝前下缘比较表浅的脓肿，可有右上腹肌紧张和局部明显触痛。巨大的肝脓肿可使右季肋区呈饱满状态，甚至可见局限性隆起，局部皮肤可出现凹陷性水肿。严重时或并发胆道梗阻者，可出现黄疸。

3.心理-社会状况

细菌性肝脓肿起病急剧，症状重，如果治疗不彻底容易反复发作转为慢性，并且细菌性肝脓肿极易引起严重的全身性感染，导致感染性休克，患者产生焦虑。

4.辅助检查

(1)血液检查:化验检查白细胞计数及中性粒细胞增多,有时出现贫血。肝功能检查可出现不同程度的损害和低蛋白血症。

(2)X 线胸腹部检查:右叶脓肿可见右膈肌升高,运动受限;肝影增大或局限性隆起;有时伴有反应性胸膜炎或胸腔积液。

(3)B 超:在肝内可显示液平面,可明确其部位和大小,阳性诊断率在 96%以上,为首选的检查方法。必要时可做 CT 检查。

(4)诊断性穿刺:抽出脓液即可证实本病。

(5)细菌培养:脓液细菌培养有助于明确致病菌,选择敏感的抗生素,并与阿米巴肝脓肿相鉴别。

5.治疗要点

(1)全身支持疗法:给予充分营养,纠正水和电解质及酸碱平衡失调,必要时少量多次输血和血浆以纠正低蛋白血症,增强机体抵抗力。

(2)抗生素治疗:应使用大剂量抗生素。由于肝脓肿的致病菌以大肠埃希菌、金黄色葡萄球菌和厌氧性细菌最为常见,在未确定病原菌之前,可首选对此类细菌有效的抗生素,然后根据细菌培养和抗生素敏感试验结果选用有效的抗生素。

(3)经皮肝穿刺脓肿置管引流术:适用于单个较大的脓肿。在 B 超引导下进行穿刺。

(4)手术治疗:对于较大的单个脓肿,估计有穿破可能,或已经穿破胸、腹腔;胆源性肝脓肿;位于肝左外叶脓肿,穿刺易污染腹腔;慢性肝脓肿,应施行经腹切开引流。病程长的慢性局限性厚壁脓肿,也可行肝叶切除或部分肝切除术。多发性小脓肿不宜行手术治疗,但对其中较大的脓肿,也可行切开引流。

(二)护理诊断及合作性问题

1.营养失调

低于机体需要量,与高代谢消耗或慢性消耗病程有关。

2.体温过高

其与感染有关。

3.急性疼痛

其与感染及脓肿内压力过高有关。

4.潜在并发症

急性腹膜炎、上消化道出血、感染性休克。

(三)护理目标

患者能维持适当营养,维持体温正常,疼痛减轻,无急性腹膜炎休克等并发症发生。

(四)护理措施

1.术前护理

(1)病情观察,配合抢救中毒性休克。

(2)高热护理:保持病室空气新鲜、通风、温湿度合适;物理降温;衣着适量,以及时更换汗湿衣。

(3)维持适当营养:对于非手术治疗和术前的患者,给予高蛋白、高热量饮食,纠正水、电解质平衡失调和低蛋白血症。

(4)遵医嘱正确应用抗生素。

2.术后护理

(1)经皮肝穿刺脓肿置管引流术术后护理:术前做术区皮肤准备,协助医师进行穿刺部位的准确定位。术后向医师询问术中情况及术后有无特殊观察和护理要求。患者返回病房后,观察引流管固定是否牢固,引流液性状,引流管道是否密闭。术后第二天或数天开始进行脓腔冲洗,冲洗液选用等渗盐水(或遵医嘱加用抗生素)。冲洗时速度缓慢,压力不宜过高,估算注入液与引出液的量。每次冲洗结束后,可遵医嘱向脓腔内注入抗生素。待到引流出或冲洗出的液体变清澈,B超检查脓腔直径<2 cm即可拔管。

(2)切开引流术术后护理:切开引流术术后护理遵循腹部手术术后护理的一般要求。除此之外,每天用生理盐水冲洗脓腔,记录引流液量<10 mL或脓腔容积<15 mL,即考虑拔除引流管,改凡士林纱布引流,致脓腔闭合。

3.健康指导

为了预防肝脓肿疾病的发生,应教育人们积极预防和治疗胆道疾病,以及时处理身体其他部位的化脓性感染。告知患者应用抗生素和放置引流管的目的和注意事项,取得患者的信任和配合。术后患者应加强营养和提高抵抗力,定期复查。

(五)护理评价

患者是否能维持适当营养,体温是否正常,疼痛是否减轻,有无急性腹膜炎、上消化道出血、感染性休克等并发症发生。

二、阿米巴肝脓肿患者的护理

阿米巴肝脓肿是阿米巴肠病的并发症,阿米巴原虫从结肠溃疡处经门静脉血液或淋巴管侵入肝内并发脓肿,常见于肝右叶顶部,多数为单发性。原虫产生溶解酶,导致肝细胞坏死、液化组织和血液、渗液形成脓肿。

(一)护理评估

1.健康史

注意询问有无阿米巴肠病病史。

2.身体状况

阿米巴肝脓肿有着与细菌性肝脓肿相似的表现,两者的区别详见表9-1。

表9-1 细菌性肝脓肿与阿米巴肝脓肿的鉴别

鉴别要点	细菌性肝脓肿	阿米巴肝脓肿
病史	继发于胆道感染或其他化脓性疾病	继发于阿米巴肠病后
症状	病情急骤严重,全身中毒症状明显,有寒战、高热	起病较缓慢,病程较长,可有高热,或不规则发热、盗汗
血液化验	白细胞计数及中性粒细胞可明显增加。血液细菌培养可阳性	白细胞计数可增加,如无继发细菌感染液细菌培养阴性。血清学阿米巴抗体检查阳性
粪便检查	无特殊表现	部分患者可找到阿米巴滋养体或结肠溃疡面(乙状结肠镜检)黏液或刮取涂片可找阿米巴滋养体或包囊
脓液	多为黄白色脓液,涂片和培养可发现细菌	大多为棕褐色脓液,无臭味,镜检有时可到阿米巴滋养体。若无混合感染,涂片和培养无细菌

续表

鉴别要点	细菌性肝脓肿	阿米巴肝脓肿
诊断性治疗	抗阿米巴药物治疗无效	抗阿米巴药物治疗有好转
脓肿	较小,常为多发性	较大,多为单发,多见于肝右叶

3.心理-社会状况

由于病程长、忍受较重的痛苦、担忧预后或经济拮据等原因,患者常有焦虑、悲伤或恐惧反应。

4.辅助检查

基本同细菌性肝脓肿。

5.治疗要点

阿米巴肝脓肿以非手术治疗为主。应用抗阿米巴药物、加强支持疗法、纠正低蛋白和贫血等,无效者穿刺置管闭式引流或手术切开引流,多可获得良好的疗效。

(二)护理诊断及合作性问题

(1)营养失调:低于机体需要量,与高代谢消耗或慢性消耗病程有关。

(2)急性疼痛:与脓肿内压力过高有关。

(3)潜在并发症:合并细菌感染。

(三)护理措施

1.非手术疗法和术前护理

(1)加强支持疗法:给予高蛋白、高热量和高维生素饮食,必要时少量多次输新鲜血、补充丙种球蛋白,增强抵抗力。

(2)正确使用抗阿米巴药物,注意观察药物的不良反应。

2.术后护理

除继续做好非手术治疗护理外,重点做好引流的护理。宜用无菌水封瓶闭式引流,每天更换消毒瓶,接口处保持无菌,防止继发细菌感染。如继发细菌感染,需使用抗生素。

(牛腾腾)

第二节 胆 石 症

胆石症是指胆道系统任何部位发生的结石,包括发生在胆囊和胆管内的结石,是胆道系统的最普遍疾病。其发病率随年龄增长而增高。在我国,胆石症的患病率为0.9%~10.1%,平均为5.6%,男女比例为1∶2.57。近年来,随着影像学(B超、CT及MRI等)检查的普及,在自然人群中,胆石症的发病率达10%左右,国内尸检结果报道,胆石症的发生率为7%。随着生活水平的提高及饮食习惯的改变,胆石症的发生率有逐年增高的趋势,我国的胆结石以胆管的胆色素结石为主逐渐转变为以胆囊的胆固醇结石为主。

一、胆囊结石

(一)定义

胆囊结石是指发生在胆囊内的结石,常与急性胆囊炎并存。胆囊结石是胆道系统的常见病、多发病。在我国,其患病率为7%～10%,其中70%～80%的胆囊结石为胆固醇结石,约25%为胆色素结石。多见于女性,男女比例为1∶(2～3)。40岁以后发病率随着年龄增长呈增高的趋势,随着年龄增长性别差异逐渐缩小,老年男女发病比例基本相等。

(二)临床表现

部分单发或多发的胆囊结石,在胆囊内自由存在,不易发生嵌顿,很少产生症状,被称为无症状胆囊结石。约30%的胆囊结石患者可终身无临床症状。仅于体检或手术时发现的结石称为静止性结石。单纯性胆囊结石未合并梗阻或感染时,在早期常无临床症状,大多数是在常规体检、手术或尸体解剖中偶然发现,或仅有轻微的消化系统症状被误认为是胃病而没有及时就诊。当结石嵌顿时,则可出现明显症状和体征。

1.症状

(1)胆绞痛:为典型的首发症状,表现为突发的右上腹、阵发性剧烈绞痛。临床症状也可在几小时后自行缓解。常发生于饱餐、进食油腻食物后或睡眠时,是由于油腻饮食后胆囊素大量分泌,胆囊平滑肌痉挛,收缩功能增强,引起胆囊内压力增高;加之胆汁酸刺激胆囊黏膜,胆囊壁充血、水肿、炎性物质渗出,导致急性胆囊炎发生;或由于睡眠时体位改变,导致结石移位并嵌顿于胆囊颈部,胆汁不能通过胆囊颈和胆囊管排出,导致胆囊内压力增高,胆囊强烈收缩所致。有部分患者可以在几小时后临床症状自行缓解。如果胆囊结石嵌顿持续不缓解,胆囊继续增大、积液,甚至合并感染,从而进展为急性胆囊炎。如果治疗不及时,少部分患者可以进展为急性化脓性胆囊炎或胆囊坏疽,严重时可发生胆囊穿孔,临床后果严重。多数患者有右肩部、肩胛部或背部放射性疼痛,常伴有恶心、呕吐、厌油、腹胀等消化不良症状。

(2)消化道症状:主要表现为上腹部或右上腹部闷胀不适、饱胀、嗳气、恶心、呕吐、厌食、呃逆等非特异性的消化道症状。大多数患者仅在进食后,特别是进食油腻食物后,胃肠道症状更明显,服用治胃病药物多可缓解,易被误诊。

2.体征

(1)腹部体征:有时可在右上腹部触及肿大的胆囊。可有右上腹胆囊区压痛,若继发感染,右上腹部可有明显压痛、肌紧张或反跳痛。检查者将左手平放于患者右肋部,拇指置于右腹直肌外缘于肋弓交界处,嘱患者缓慢深吸气,使肝脏下移,若患者因拇指触及肿大的胆囊引起疼痛而突然屏气,称为Murphy征阳性。

(2)黄疸:胆囊结石形成Mirizzi综合征时黄疸明显。黄疸时常有尿色变深、粪色变浅。

二、胆管结石

(一)定义

胆管结石为发生在肝内、外胆管的结石,又分为原发性和继发性胆管结石。原发于胆囊的结石迁徙到肝外胆管,称继发性胆管结石;不是来自胆囊,而是直接在肝外胆管生成的结石,称原发性胆管结石。因此,凡是不伴有胆囊结石者,可确认为原发性胆管结石。但伴有胆囊结石的胆管结石是原发性还是继发性,要具体分析。肝内胆管结石无论是否合并胆囊结石,均为原发性胆管结石。

（二）临床表现

临床表现取决于胆道有无梗阻、感染及其程度。当结石阻塞胆道并继发感染时，典型的表现是反复发作的腹痛、寒战高热和黄疸，称为Charcot三联征。

1.肝外胆管结石

（1）腹痛：多为剑突下或右上腹部阵发性绞痛，或持续性疼痛、阵发性加剧，呈阵发性刀割样疼痛，疼痛常向右肩背部放射。这是由于结石下移嵌顿于胆总管下端或壶腹部，刺激胆管平滑肌，引起奥迪括约肌痉挛收缩和胆道高压所致。

（2）寒战、高热：是结石阻塞胆管并继发感染后引起的全身性中毒症状。由于胆道梗阻，胆管内压升高，感染随胆管逆行扩散，细菌和毒素通过肝窦入肝静脉进入体循环，引起菌血症或毒血症。多发生于剧烈腹痛后，体温可高达39～40℃，呈弛张热，伴有寒战。

（3）黄疸：是胆管梗阻后胆红素逆流入血所致。胆管结石嵌于Vater壶腹部不缓解，1～2天后即可出现黄疸。患者首先表现为尿黄，接着出现巩膜黄染，然后出现皮肤黄染伴瘙痒。黄疸的程度取决于梗阻的程度及是否继发感染。若梗阻不完全或结石有松动，则黄疸程度轻，且呈波动性；若为完全性梗阻，则黄疸呈进行性加深。若梗阻性黄疸长期未得到解决，将会导致严重的肝功能损害。部分患者结石嵌顿不重，阻塞的胆管近端扩张，胆石可漂移上浮，或小结石通过壶腹部排入十二指肠，使上述症状缓解。间歇性黄疸是肝外胆管结石的特点。

（4）消化道症状：多数患者有恶心、腹胀、嗳气、厌食油腻食物等。

2.肝内胆管结石

肝内胆管结石常与肝外胆管结石并存，其临床表现与肝外胆管结石相似。一般没有肝外胆管结石那样典型和严重。位于周围胆管的小结石平时可无症状。当胆管梗阻和感染仅发生在部分肝叶、肝段胆管时，患者可无症状或仅有轻微的肝区和患侧背部胀痛。位于Ⅱ、Ⅲ级胆管的结石，平时只有肝区不适或轻微疼痛。结石位于Ⅰ、Ⅱ级胆管或整个肝内胆管充满结石，患者会有肝区胀痛，常无胆绞痛，一般无黄疸。若一侧肝内胆管结石合并感染而未能及时治疗，并发展为胆管积脓或肝脓肿时，则出现寒战、高热、轻度黄疸，甚至休克，称为急性梗阻性化脓性胆管炎。

三、护理评估

（一）一般评估

1.生命体征

胆石症患者如与细菌感染并存，可出现体温偏高，疼痛刺激可能会导致心率加快、呼吸频率加快、血压上升，应监测生命体征的变化。还要注意评估患者的神志、皮肤色泽、肢端循环、尿量等，以判断有无休克的发生。

2.患者主诉

腹痛、腹胀、恶心等不适症状，发病及诊治经过等。

3.相关记录

体重、体位、饮食、面容与表情、皮肤、出入量等。

（二）身体评估

1.视诊

面部表情、皮肤黏膜颜色（黄疸、贫血）、体态、体位、腹部外形等。

2.触诊

(1)腹部触诊:腹壁紧张度、压痛与反跳痛、腹腔内包块。

(2)胆囊触诊:胆囊肿大、Murphy 征等。

3.叩诊

胆囊叩击痛(胆囊炎的重要体征)。

4.听诊

一般无特殊。

(三)心理-社会评估

患者在疾病治疗过程中的心理反应与需求,家庭及社会支持情况,引导患者正确配合疾病的治疗与护理。

(四)辅助检查阳性结果评估

1.实验室检查

胆管结石血常规检查可见血白细胞计数和中性粒细胞比例明显升高;血清胆红素、转氨酶和碱性磷酸酶升高,凝血酶原时间延长。尿液检查显示尿胆红素升高,尿胆原降低甚至消失,粪便检查显示粪中尿胆原减少。

2.影像学检查

胆囊结石 B 超检查可显示胆囊内结石影;胆管结石可显示胆管内结石影,近端胆管扩张。经皮穿刺肝胆道成像、经内镜逆行胰胆管成像或磁共振胰胆管成像等检查可显示梗阻部位、程度、结石大小和数量等。

(五)治疗效果的评估

1.非手术治疗评估要点

生命体征平稳、疼痛缓解。

2.手术治疗评估要点

(1)患者自觉症状:有无腹痛、恶心、呕吐的情况。

(2)生命体征稳定,无腹部疼痛(术后伤口疼痛除外)。

(3)腹部及全身体征:腹部无阳性体征,肠鸣音恢复正常,皮肤无黄染及瘙痒等不适。

(4)伤口愈合情况:一期愈合。

(5)T 管引流的评估:引流液色泽正常、引流量逐渐减少。

(6)结合辅助检查:如胆道造影无结石残留或结合 B 超检查判断。

四、主要护理问题

(一)疼痛

疼痛与胆囊结石突然嵌顿、胆汁排空受阻致胆囊强烈收缩及手术后伤口疼痛有关。

(二)体温过高

体温过高与细菌感染致急性胆囊炎或胆管结石梗阻导致急性胆管炎有关。

(三)知识缺乏

知识缺乏与缺乏胆石症和腹腔镜手术相关知识、引流管及饮食保健知识有关。

(四)有体液不足的危险

有体液不足的危险与恶心、呕吐及感染性休克有关。

(五)营养失调

低于机体需要量与胆汁流动途径受阻有关。

(六)焦虑

焦虑与手术及不适有关。

(七)潜在并发症

(1)术后出血与术中结扎血管线脱落、肝断面渗血及凝血功能障碍有关。

(2)胆瘘与胆管损伤、胆总管下端梗阻、T管引流不畅等有关。

(3)胆道感染与腹部切口及多种置管(引流管、尿管、输液管)有关。

(4)胆道梗阻与手术及引流不畅有关。

(5)水、电解质平衡紊乱与患者恶心、呕吐、体液补充不足有关。

(6)皮肤受损与胆管梗阻、胆盐沉积致皮肤黄疸、瘙痒及术后胆汁渗漏有关。

五、主要护理措施

(一)减轻或控制疼痛

根据疼痛的程度,采取非药物或药物方法止痛。

1.加强观察

观察疼痛的程度、性质;发作的时间、诱因及缓解的相关因素;与饮食、体位、睡眠的关系;腹膜刺激征及 Murphy 征是否阳性等,为进一步治疗和护理提供依据。

2.卧床休息

协助患者采取舒适体位,指导其有节律的深呼吸,达到放松和减轻疼痛的效果。

3.合理饮食

根据病情指导患者进食清淡饮食,忌食油腻食物;病情严重者予以禁食、胃肠减压,以减轻腹胀和腹痛。

4.药物止痛

对诊断明确的剧烈疼痛者,可遵医嘱通过口服、注射等方式给予消炎利胆、解痉或止痛药,以缓解疼痛。

(二)降低体温

根据患者的体温情况,采取物理降温和/或药物降温的方法尽快降低患者的体温。遵医嘱应用足量有效的抗菌药,以有效控制感染,恢复患者正常体温。

(三)营养支持

对于梗阻未解除的禁食患者,通过胃肠外途径补充足够的热量、氨基酸、维生素、水、电解质等,以维持良好的营养状态。对梗阻已解除、进食量不足者,指导和鼓励患者进食高蛋白、高碳水化合物、高维生素和低脂饮食。

(四)皮肤护理

1.提供相关知识

胆道结石患者常因胆道梗阻致胆汁淤滞、胆盐沉积而引起皮肤瘙痒等,应告知患者相关知识,不可用手抓挠,防止抓破皮肤。

2.保持皮肤清洁

可用温水擦洗皮肤,减轻瘙痒。瘙痒剧烈者,遵医嘱使用外用药物和/或其他药物治疗。

3.注意引流管周围皮肤的护理

若术后放置引流管，应注意其周围皮肤的护理。若引流管周围见胆汁样渗出物，应及时更换被胆汁浸湿的敷料，局部皮肤涂氧化锌软膏，防止胆汁刺激和损伤皮肤。

(五)心理护理

关心体贴患者，使患者保持良好情绪，减轻焦虑，使患者安心接受治疗与护理。

(六)并发症的预防与护理

1.出血的预防和护理

术后早期出血的原因多由于术中结扎血管线脱落、肝断面渗血及凝血功能障碍所致，应加强预防和观察。

(1)卧床休息：肝部分切除术后的患者，术后应卧床3～5天，以防过早活动致肝断面出血。

(2)改善和纠正凝血功能：遵医嘱予以维生素K 110 mg肌内注射，每天2次，以纠正凝血机制障碍。

(3)加强观察：术后早期若患者腹腔引流管内引流出血性液体增多，每小时100 mL，持续3小时以上，或患者出现腹胀、腹围增大，伴面色苍白、脉搏细速、血压下降等表现时，提示患者可能有腹腔内出血，应立即报告医师，并配合医师进行相应的急救和护理。如经积极的保守治疗效果不佳，则应及时采用介入治疗或手术探查止血。

2.胆瘘的预防和护理

胆管损伤、胆总管下端梗阻、T管引流不畅等均可引起胆瘘。

(1)加强观察：术后患者若出现发热、腹胀、腹痛等腹膜炎的表现，或患者腹腔引流液呈黄绿色胆汁样，常提示患者发生胆瘘。应及时与医师联系，并配合进行相应处理。

(2)妥善固定引流管：无论是腹腔引流管还是T管，均应用缝线或胶布将其妥善固定于腹壁，避免将管道固定在床上，以防患者在翻身或活动时被牵拉而脱出，T管引流袋挂于床旁，应低于引流口平面。躁动及不合作的患者，应采取相应的防护措施，防止脱出。

(3)保持引流通畅：避免腹腔引流管或T管扭曲、折叠及受压，定期从引流管的近端向远端挤捏，以保持引流通畅，术后5～7天内，禁止加压冲洗引流管。

(4)观察引流情况：定期观察并记录引流管引出胆汁的量、颜色及性质。正常成人每天分泌胆汁的量为800～1 200 mL，呈黄绿色，清亮、无沉渣、有一定黏性。术后24小时内引流量为300～500 mL，恢复进食后，每天可有600～700 mL，以后逐渐减少至每天200 mL左右。术后1～2天胆汁的颜色可呈淡黄色、混浊状，以后逐渐加深、清亮。若胆汁突然减少甚至无胆汁引出，提示引流管阻塞、受压、扭曲、折叠或脱出，应及时查找原因和处理；若引出胆汁量较多，常提示胆管下端梗阻，应进一步检查，并采取相应的处理措施。

3.感染的预防和护理

(1)采取合适体位：病情允许时应采取半坐或斜坡卧位，以利于引流和防止腹腔内渗液积聚于膈肌下而发生感染；平卧时引流管的远端不可高于腋中线，坐位、站立或行走时不可高于腹部手术切口，以防止引流液和/或胆汁逆流而引起感染。

(2)加强皮肤护理：每天清洁、消毒腹壁引流管口周围皮肤，并覆盖无菌纱布，保持局部干燥，防止胆汁浸润皮肤而引起炎症反应。

(3)加强引流管护理：定期更换引流袋，并严格执行无菌技术操作。

(4)保持引流通畅：避免腹腔引流管或T管扭曲、折叠和滑脱，以免胆汁引流不畅、胆管内压力升高而致胆汁渗漏和腹腔内感染。

(七)T 管拔管的护理

若 T 管引流出的胆汁色泽正常，且引流量逐渐减少，可在术后 10 天左右，试行夹管 1～2 天，夹管期间应注意观察病情，患者若无发热、腹痛、黄疸等症状，可经 T 管做胆道造影，如造影无异常发现，在持续开放 T 管 24 小时充分引流造影剂后，再次夹管 2～3 天，患者仍无不适时即可拔管。拔管后残留窦道可用凡士林纱布填塞，1～2 天可自行闭合。若胆道造影发现有结石残留，则需保留 T 管 6 周以上，再做取石或其他处理。

六、健康指导

(1)告诉患者手术可能放置引流管及其重要性，带 T 管出院的患者解释 T 管的重要性，告知出院后注意事项。

(2)指导饮食，告诉患者理解低脂肪饮食的意义并能够执行。

(3)避免暴饮暴食，劳逸结合，保持良好心态。

(4)不适随诊，告诉患者胆囊切除术后常有大便次数的增多，数周、数月后逐渐减少。由于胆管结石复发率高，若出现腹痛、发热、黄疸等不适时应及时来医院复诊。

七、护理评价

(1)疼痛得到有效控制，无疼痛的症状和体征。

(2)体温恢复正常，感染得到有效控制。

(3)水、电解质、酸碱平衡紊乱纠正。

(4)心态平稳，能配合治疗和护理。

(5)营养改善，饮食、消化功能良好。

(牛腾腾)

第三节　小肠破裂

一、概述

小肠是消化管中最长的一段肌性管道，也是消化与吸收营养物质的重要场所。人类小肠全长3～9 m，平均 5～7 m，个体差异很大。其分为十二指肠、空肠和回肠三部分，十二指肠属上消化道，空肠及其以下肠段属下消化道。

各种外力的作用所致的小肠穿孔称为小肠破裂。小肠破裂较常见，多见于交通事故、工矿事故、生活事故，如坠落、挤压、刀伤和火器伤。小肠可因穿透性与闭合性损伤造成肠管破裂或肠系膜撕裂。小肠占满整个腹部，又无骨骼保护，因此易受到损伤。由于小肠壁厚，血运丰富，故无论是穿孔修补或肠段切除吻合术，其成功率均较高，发生肠瘘的机会少。

二、护理评估

(一)健康史

了解患者腹部损伤的时间、地点及致伤源、伤情、就诊前的急救措施、受伤至就诊之间的病情变化,如果患者神志不清,应询问目击人员。

(二)临床表现

小肠破裂后在早期即产生明显的腹膜炎的体征,这是因为肠管破裂使肠内容物溢出至腹腔所致。症状以腹痛为主,程度轻重不同,可伴有恶心、呕吐,腹部检查肠鸣音消失,腹膜刺激征明显。

小肠损伤初期一般均有轻重不等的休克症状,休克的深度除与损伤程度有关外,主要取决于内出血的多少,表现为面色苍白、烦躁不安、脉搏细速、血压下降、皮肤发冷等。若为多发性小肠损伤或肠系膜撕裂大出血,可迅速发生休克并进行性恶化。

(三)辅助检查

1.实验室检查

白细胞计数升高说明腹腔炎症;血红蛋白含量取决于内出血的程度,内出血少时变化不大。

2.X 线检查

行 X 线透视或摄片检查有无气腹与肠麻痹的征象,因为一般情况下小肠内气体很少,且损伤后伤口很快被封闭,不但膈下游离气体少见,且一部分患者早期症状隐匿。因此,阳性气腹有诊断价值,但阴性结果也不能排除小肠破裂。

3.腹部 B 超检查

对小肠及肠系膜血肿、腹水均有重要的诊断价值。

4.CT 或磁共振检查

对小肠损伤有一定诊断价值,而且可对其他脏器进行检查,有时可能发现一些未曾预料的损伤,有助于减少漏诊。

5.腹腔穿刺

有混浊的液体或胆汁色的液体说明有肠破裂,穿刺液中白细胞计数、淀粉酶含量均升高。

(四)治疗原则

小肠破裂一旦确诊,应立即进行手术治疗。手术方式以简单修补为主。肠管损伤严重时,则应做部分小肠切除吻合术。

(五)心理、社会因素

小肠损伤大多在意外情况下突然发生,加之伤口、出血及内脏脱出的视觉刺激和对预后的担忧,患者多表现为紧张、焦虑、恐惧。应了解其患病后的心理反应,对本病的认知程度和心理承受能力,家属及亲友对其支持情况、经济承受能力等。

三、护理问题

(一)有体液不足的危险

这与创伤致腹腔内出血、体液过量丢失、渗出及呕吐有关。

(二)焦虑、恐惧

这与意外创伤的刺激、疼痛、出血、内脏脱出的视觉刺激及担心疾病的预后等有关。

(三)体温过高

这与腹腔内感染毒素吸收和伤口感染等因素有关。

(四)疼痛

这与小肠破裂或手术有关。

(五)潜在并发症

腹腔感染、肠瘘、失血性休克。

(六)营养失调,低于机体需要量

这与消化道的吸收面积减少有关。

四、护理目标

(1)患者体液平衡得到维持,生命体征稳定。

(2)患者情绪稳定,焦虑或恐惧减轻,主动配合医护工作。

(3)患者体温维持正常。

(4)患者主诉疼痛有所缓解。

(5)护士密切观察病情变化,如发现异常,以及时报告医师,并配合处理。

(6)患者体重不下降。

五、护理措施

(一)一般护理

1.伤口处理

开放性腹部损伤者,应妥善处理伤口,以及时止血和包扎固定。若有肠管脱出,可用消毒或清洁器皿覆盖保护后再包扎,以免肠管受压、缺血而坏死。

2.病情观察

密切观察生命体征的变化,每 15 分钟测定脉搏、呼吸、血压 1 次。重视患者的主诉,若主诉心慌、脉快、出冷汗等,以及时报告医师。不注射止痛药(诊断明确者除外),以免掩盖伤情。不随意搬动伤者,以免加重病情。

3.腹部检查

每 30 分钟检查 1 次腹部体征,注意腹膜刺激征的程度和范围变化。

4.禁食和灌肠

禁食和灌肠可避免肠内容物进一步溢出,造成腹腔感染或加重病情。

5.补充液体和营养

注意纠正水、电解质及酸碱平衡失调,保证输液通畅。对伴有休克或重症腹膜炎的患者可进行中心静脉补液,这不仅可以保证及时大量的液体输入,而且有利于中心静脉压的监测。根据患者具体情况,适量补给全血、血浆或人血清蛋白,尽可能补给足够的热量、蛋白质、氨基酸及维生素等。

(二)心理护理

关心患者,加强交流,讲解相关病情、治疗方式及预后,使患者了解自己的病情,消除患者的焦虑和恐惧,保持良好的心理状态,并与其一起制订合适的应对机制,鼓励患者,增加治疗的信心。

(三)术后护理

1.妥善安置患者

麻醉清醒后取半卧位,有利于腹腔炎症的局限,改善呼吸状态。了解手术的过程,查看手术的部位,对引流管、输液管、胃管及氧气管等进行妥善固定,做好护理记录。

2.监测病情

观察患者血压、脉搏、呼吸、体温的变化。注意腹部体征的变化。适当应用止痛药,减轻患者的不适。若切口疼痛明显,应检查切口,排除感染。

3.引流管的护理

腹腔引流管保持通畅,准确记录引流液的性状及量。腹腔引流液应为少量血性液,若为绿色或褐色渣样物,应警惕腹腔内感染或肠瘘的发生。

4.饮食

继续禁食、胃肠减压,待肠功能逐渐恢复、肛门排气后,方可拔除胃肠减压管。拔除胃管当天可进清流质饮食,第 2 天进流质饮食,第 3 天进半流质饮食,逐渐过渡到普食。

5.营养支持

维持水、电解质和酸碱平衡,增加营养。维生素主要是在小肠被吸收,小肠部分切除后,要及时补充维生素 C、维生素 D、维生素 K 和复合维生素 B 等维生素,以及钙、镁等微量元素,可经静脉注射、肌内注射或口服进行补充,预防贫血,促进伤口愈合。

(四)健康教育

(1)注意饮食卫生,避免暴饮暴食,进食易消化食物,少食刺激性食物,避免腹部受凉和饭后剧烈活动,保持排便通畅。

(2)注意适当休息,加强锻炼,增加营养,特别是回肠切除的患者,要长期、定时补充维生素 B_{12} 等营养素。

(3)定期门诊随访。若有腹痛、腹胀、停止排便及伤口红、肿、热、痛等不适,应及时就诊。

(4)加强社会宣传,增进劳动保护、安全生产、安全行车、遵守交通规则等知识,避免损伤等意外的发生。

(5)普及各种急救知识,在发生意外损伤时,能进行简单的自救或急救。

(6)无论腹部损伤的轻重,都应经专业医务人员检查,以免贻误诊治。

(牛腾腾)

第十章 妇科护理

第一节 经前紧张综合征

经前紧张综合征是指妇女在月经来潮前出现的一系列异常现象，如头痛、乳房胀痛、失眠、情绪不稳定、抑郁、焦虑、全身水肿等。严重时影响正常的生活和社会活动。

一、护理评估

(一)病史

经前紧张综合征常发生于30～40岁的妇女，年轻女性很少出现。症状在排卵后即开始，月经来潮前几天达高峰，经血出现后消失。

(二)身心状况

主要表现为紧张、烦躁易怒、抑郁、焦虑、失眠、注意力不集中、疲乏无力、头痛等。有些妇女出现手足及面部水肿、乳房胀痛，少数妇女因肠黏膜水肿而出现腹泻现象。

(三)检查

盆腔检查及实验室检查均正常。

二、护理诊断

(一)焦虑

其与一系列精神症状及不被人理解有关。

(二)体液过多

其与水钠潴留有关。

三、护理目标

让患者正确认识经前紧张综合征，以减轻症状。

四、护理措施

(1)进行关于经前紧张综合征的有关知识的教育和指导，避免经前过度紧张，注意休息和充足的睡眠。

(2)帮助患者适当控制食盐和水的摄入。

(3)给患者服用适当的镇静药,也可服用谷维素来控制神经和精神症状,还可服用适当的利尿药减轻水肿,以改善头痛等不适。

(4)遵医嘱用孕激素或雄激素拮抗雌激素与醛固酮的作用。

五、评价

(1)患者能够了解经前紧张综合征的相关知识。

(2)患者症状减轻,自我控制能力增强。

(安艳萍)

第二节　围绝经期综合征

绝经是每一个妇女生命过程中必然发生的生理过程。绝经提示卵巢功能衰退、生殖功能终止。绝经过渡期是指围绕绝经前、后的一段时期,包括从绝经前出现与绝经有关的内分泌、生理学和临床特征起,至最后一次月经后一年的时间。

围绝经期综合征以往称为更年期综合征,是指妇女在绝经前、后由于卵巢功能衰退、雌激素水平波动或下降所致的以自主神经功能紊乱为主,伴有神经心理症状的一组综合征。多发生于45～55岁,约2/3的妇女出现不同程度的低雌激素血症引发的一系列症状。绝经分为自然绝经和人工绝经。自然绝经是指卵巢内卵泡生理性耗竭所致的绝经;人工绝经是指双侧卵巢经手术切除或受放射线损坏导致的绝经,后者更易发生围绝经期综合征。

一、护理评估

(一)健康史

了解患者的发病年龄、职业、文化水平及性格特征,询问月经情况及生育史,有无卵巢切除或盆腔肿瘤放疗史,有无心血管疾病及其他疾病病史。

(二)身体状况

1.月经紊乱

半数以上妇女出现2～8年无排卵性月经,表现为月经频发、不规则子宫出血、月经稀发(月经周期超过35天)甚至绝经,少数妇女可突然绝经。

2.雌激素下降相关征象

(1)血管舒缩症状:主要表现为潮热、出汗,是血管舒缩功能不稳定的表现,是围绝经期综合征最突出的特征性症状。潮热起自前胸,涌向头颈部,然后波及全身。在潮红的区域患者感到灼热、皮肤发红,紧接着大量出汗。持续数秒至数分钟。此种血管功能不稳定可历时1年,有时长达5年或更长。

(2)精神神经症状:常有焦虑、抑郁、激动、喜怒无常、脾气暴躁、记忆力下降、注意力不集中、失眠多梦等。

(3)泌尿生殖系统症状:出现阴道干燥、性交困难、老年性阴道炎及排尿困难、尿频、尿急、尿失禁,以及反复发作的尿路感染。

(4)心血管疾病:绝经后妇女冠心病、高血压和脑出血的发病率及死亡率逐渐增加。

(5)骨质疏松症:绝经后妇女约有25%患骨质疏松症、腰酸背痛、腿抽搐、肌肉关节疼痛等。

3.体格检查

全身检查注意血压、精神状态、皮肤、毛发、乳房改变及心脏功能,妇科检查注意生殖器官有无萎缩、炎症及张力性尿失禁。

(三)心理-社会状况

因家庭和社会环境的变化或绝经前曾有精神状态不稳定等,更易引起患者心情不畅、忧虑、多疑、孤独等。

(四)辅助检查

根据患者的具体情况不同,可选择血常规、尿常规、心电图、血脂检查、B超、宫颈刮片及诊断性刮宫等。

(五)处理要点

1.一般治疗

加强心理治疗及体育锻炼,补充钙剂,必要时选用镇静药、谷维素。

2.激素替代疗法

补充雌激素是关键,可改善症状、提高生活质量。

二、护理问题

(一)自我形象紊乱

自我形象紊乱与对疾病不正确认识及精神神经症状有关。

(二)知识缺乏

缺乏性激素治疗相关知识。

三、护理措施

(一)一般护理

改善饮食,摄入高蛋白质、高维生素、高钙饮食,必要时可补充钙剂,能延缓骨质疏松症的发生,达到抗衰老效果。

(二)病情观察

(1)观察月经改变情况,注意经量、周期、经期有无异常。

(2)观察面部潮红时间和程度。

(3)观察血压波动、心悸、胸闷及情绪变化。

(4)观察骨质疏松症的影响,如关节酸痛、行动不便等。

(5)观察情绪变化,如情绪不稳定、易怒、易激动、多言多语、记忆力降低。

(三)用药护理

指导应用性激素。

1.适应证

性激素主要用于治疗雌激素缺乏所致的潮热多汗、精神症状、老年性阴道炎、尿路感染,预防存在高危因素的心血管疾病、骨质疏松症等。

2.药物选择及用法

在医师指导下使用，尽量选用天然性激素，剂量个体化，以最小有效量为佳。

3.禁忌证

原因不明的子宫出血、肝胆疾病、血栓性静脉炎及乳腺癌等。

4.注意事项

(1)雌激素剂量过大可引起乳房胀痛、白带多、头痛、水肿、色素沉着、体重增加等，可酌情减量或改用雌三醇。

(2)用药期间可能发生异常子宫出血，多为突破性出血，但应排除子宫内膜癌。

(3)较长时间的口服用药可能影响肝功能，应定期复查肝功能。

(4)单一雌激素长期应用，可使子宫内膜癌危险性增加，雌、孕激素联合用药能够降低风险。坚持体育锻炼，多参加社会活动；定期健康体检，积极防治围绝经期妇女常见病。

(四)心理护理

使患者及其家属了解围绝经期是必然的生理过程，介绍减轻压力的方法，改变患者的认知、情绪和行为，使其正确评价自己。

(五)健康指导

(1)向围绝经期妇女及其家属介绍绝经是一个生理过程，绝经发生的原因及绝经前、后身体将发生的变化，帮助患者消除因绝经变化产生的恐惧心理，并对将发生的变化做好心理准备。

(2)介绍绝经前、后减轻症状的方法，适当的摄取钙质和维生素 D；坚持锻炼，如散步、骑自行车等。合理安排工作，注意劳逸结合。

(3)定期普查，更年期妇女最好半年至 1 年进行 1 次体格检查，包括妇科检查和防癌检查，有选择地做内分泌检查。

(4)绝经前行双侧卵巢切除术者，宜适时补充雌激素。

(朱　盼)

第三节　痛　　经

痛经是指在行经前、后或月经期出现下腹疼痛、坠胀伴腰酸及其他不适，严重影响生活和工作质量者。痛经分为原发性痛经与继发性痛经两类。前者指生殖器官无器质性病变的痛经，称功能性痛经；后者指盆腔器质性病变引起的痛经，如子宫内膜异位症等。本节仅叙述原发性痛经。

一、护理评估

(一)健康史

原发性痛经常见于青少年，多发生在有排卵的月经周期，精神紧张、恐惧、寒冷刺激及经期剧烈运动可加重疼痛。评估时需了解患者的年龄和月经史、疼痛特点及与月经的关系、伴随症状和缓解疼痛的方法等。

(二)身体状况

1.痛经

痛经是主要症状,多自月经来潮后开始,最早出现在月经来潮前 12 小时,月经第 1 天疼痛最剧烈,持续 2～3 天后逐渐缓解。疼痛呈痉挛性,多位于下腹正中,常放射至腰骶部、外阴与肛门,少数人的疼痛可放射至大腿内侧。可伴面色苍白、出冷汗、恶心、呕吐、腹泻、头晕、乏力等。痛经多于月经初潮后 1～2 年发病。

2.妇科检查

生殖器官无器质性病变。

(三)心理-社会状况

患者缺乏痛经的相关知识,担心痛经可能影响健康及婚后的生育能力,表现为情绪低落、烦躁、焦虑;伴随着月经的疼痛,常常使患者抱怨自己是女性。

(四)辅助检查

B 超检查生殖器官有无器质性病变。

(五)处理要点

以解痉、镇痛等对症治疗为主,并注意对患者的心理治疗。

二、护理问题

(一)急性疼痛

急性疼痛与经期宫缩有关。

(二)焦虑

焦虑与反复疼痛及缺乏相关知识有关。

三、护理措施

(一)一般护理

(1)下腹部局部可用热水袋热敷。

(2)鼓励患者多饮热茶、热汤。

(3)注意休息,避免紧张。

(二)病情观察

(1)观察疼痛的发生时间、性质、程度。

(2)观察疼痛时的伴随症状,如恶心、呕吐、腹泻。

(3)了解引起疼痛的精神因素。

(三)用药护理

遵医嘱给予解痉、镇痛药,常用药物有前列腺素合成酶抑制剂,如吲哚美辛、布洛芬等,亦可选用避孕药或中药治疗。

(四)心理护理

讲解有关痛经的知识及缓解疼痛的方法,使患者了解经期下腹坠胀、腰酸、头痛等轻度不适是生理反应。原发性痛经不影响生育,生育后痛经可缓解或消失,从而消除患者紧张、焦虑的情绪。

(五)健康指导

进行经期保健的教育,包括注意经期清洁卫生、保持精神愉快、加强经期保护、避免剧烈运动及过度劳累、防寒保暖等。疼痛难忍时一般选择非麻醉性镇痛药治疗。

(朱　盼)

第四节　闭　　经

闭经是妇科常见症状,分为原发性闭经和继发性闭经两类。原发性闭经指年龄超过16岁,第二性征已发育,或年龄超过14岁,第二性征尚未发育,且无月经来潮者;继发性闭经指正常月经建立后,因病理性原因月经停止6个月,或按自身原来月经周期计算停经3个周期以上者。青春期以前、妊娠期、哺乳期及绝经后的无月经均属生理现象。

一、护理评估

(一)健康史

原发性闭经较少见,常由于遗传性因素或先天性发育缺陷所致,评估时应注意患者生殖器官和第二性征发育情况及家族史。继发性闭经发病率高,病因复杂,评估时应详细询问患者月经史,已婚者应注意有无产后大出血、不孕及流产史。根据控制正常月经周期的四个环节,按病变部位将闭经分为下丘脑性闭经、垂体性闭经、卵巢性闭经及子宫性闭经。

1.下丘脑性闭经

下丘脑性闭经最常见,以功能性原因为主。

(1)精神因素:精神创伤、紧张忧虑、环境改变、过度劳累、盼子心切或畏惧妊娠等可使内分泌调节功能紊乱而发生闭经。闭经多为一时性,可自行恢复。

(2)剧烈运动、体重下降和神经性厌食:均可诱发闭经。因初潮发生和月经维持有赖于一定比例(17%～20%)的机体脂肪,中枢神经对体重下降极为敏感。

(3)药物:一般在停药后3～6个月月经恢复。

2.垂体性闭经

垂体器质性病变或功能失调可影响卵巢功能而引起闭经。

(1)垂体梗死:常见于产后出血使垂体缺血坏死,出现闭经、性欲减退、毛发脱落、第二性征衰退等症状。

(2)垂体肿瘤:可引起闭经溢乳综合征。

3.卵巢性闭经

因性激素水平低落,子宫内膜不发生周期性变化而导致闭经。

(1)卵巢功能早衰:40岁前绝经者称卵巢功能早衰,常伴有围绝经期综合征的表现。

(2)卵巢功能性肿瘤、卵巢切除或组织破坏。

(3)多囊卵巢综合征:表现为闭经、不孕、多毛、肥胖、双侧卵巢增大。

4.子宫性闭经

月经调节功能及第二性征发育正常,但子宫内膜受到破坏或对卵巢激素不能产生正常的反应而引起闭经。

(1)先天性子宫发育不良或子宫切除术后者。

(2)子宫内膜损伤:子宫腔放疗后、结核性子宫内膜炎、子宫腔粘连综合征,后者因人工流产刮宫过度,使子宫内膜损伤粘连而无月经产生。

5.其他内分泌功能异常

甲状腺功能减退或亢进、肾上腺皮质功能亢进、糖尿病等可引起闭经。

(二)身体状况

了解患者的闭经类型、时间及伴随症状。注意观察患者精神状态、智力发育、营养与健康状况;检查全身发育状况,测量身高、体重、四肢与躯干比例;第二性征如音调、毛发分布、乳房发育状况,挤压乳腺有无乳汁分泌;妇科检查生殖器官有无发育异常和肿瘤等。

(三)心理-社会状况

患者担心闭经对自己的健康、性生活及生育能力有影响,病程过长及治疗效果不佳会加重患者及其家属的心理压力,产生低落、焦虑情绪,反过来又加重闭经。

(四)辅助检查

1.子宫功能检查

(1)诊断性刮宫:适用于已婚妇女,必要时可在宫腔镜直视下检查。

(2)子宫输卵管碘油造影:了解子宫腔及输卵管情况。

(3)药物撤退试验:①孕激素试验可评估内源性雌激素水平;②雌、孕激素序贯疗法。

2.卵巢功能检查

通过B超检查、基础体温测定、宫颈黏液结晶检查、阴道脱落细胞检查、血清激素测定、诊断性刮宫,了解排卵情况及体内性激素水平。

3.垂体功能检查

如垂体兴奋试验等。

4.其他检查

B超检查、染色体检查及内分泌检查等。

(五)处理要点

1.全身治疗

积极治疗全身性疾病,增强体质,加强营养,保持正常体重。

2.心理治疗

精神因素所致闭经,应行心理疏导。

3.病因治疗

子宫腔粘连、先天畸形、卵巢及垂体肿瘤等采取相应手术治疗。

4.性激素替代疗法

根据病变部位及病因,给予相应激素治疗,常用雌激素替代疗法,雌、孕激素序贯疗法和雌、孕激素合并疗法。

5.诱发排卵

常用氯米芬、人绒毛膜促性腺激素。

二、护理问题

(一)焦虑

焦虑与担心闭经对健康、性生活及生育的影响有关。

(二)功能障碍性悲哀

功能障碍性悲哀与长期闭经、治疗效果不佳及担心丧失女性形象有关。

三、护理措施

(一)一般护理

1.鼓励患者增加营养

营养不良引起闭经时,应供给患者足够的营养。

2.保证睡眠

工作紧张引起闭经时,鼓励患者加强锻炼,增强体质,注意劳逸结合。如为肥胖引起的闭经,指导患者进低热量饮食,但需要富有维生素和矿物质,嘱咐患者适当增加运动量。

(二)病情观察

(1)观察患者情绪变化,有无引起闭经的精神因素,如工作、家庭、生活等情况。

(2)对有人工流产、剖宫产史的闭经患者,应监测阴道流血情况及月经变化。

(3)注意患者体重增加或减少的数据和时间,与闭经前、后的关系。

(4)观察患者甲状腺有无肿大、有无糖尿病症状。

(三)用药护理

指导患者合理使用性激素,说明性激素的作用、不良反应、用药方法及注意事项。

(四)心理护理

讲解月经的生理知识,使患者了解闭经与女性特征、生育及健康的关系,减轻心理压力,避免闭经加重。对原发性闭经者,特别是生殖器官畸形者进行心理疏导,保持心情舒畅,正确对待疾病,提高对自我形象的认识。

(五)健康指导

(1)告知患者要耐心坚持规范治疗,在医师的指导下接受全身系统检查。

(2)短期治疗效果可能不明显,要有心理准备,不要放弃治疗,树立战胜疾病的信心。

(朱　盼)

第五节　功能失调性子宫出血

功能失调性子宫出血为妇科常见病。它是由于调节生殖系统的神经内分泌机制失常引起的异常子宫出血,而全身及内、外生殖器官无器质性病变存在。常表现为月经周期长短不一、经期延长、经量过多或不规则阴道出血。功能失调性子宫出血可分为排卵性功能失调性子宫出血和无排卵性功能失调性子宫出血两类,约 85%的患者属无排卵性功能失调性子宫出血。功能失调性子宫出血可发生于月经初潮至绝经期间的任何年龄,约 50%的患者发生于绝经前期,育龄期约占30%,青春期约占20%。

一、护理评估

(一)健康史

1.无排卵性功能失调性子宫出血

(1)青春期:与下丘脑-垂体-卵巢轴调节功能未健全有关,过度劳累、精神紧张、恐惧、忧伤、环境及气候改变等应激刺激,以及肥胖、营养不良等因素易导致下丘脑-垂体-卵巢轴调节功能紊乱,卵巢不能排卵。

(2)绝经过渡期:因卵巢功能衰退,卵巢对促性腺激素敏感性降低,卵泡在发育过程中因退行性变而不能排卵。

(3)生育期:可因内、外环境改变,如劳累、应激、流产、手术或疾病等引起短暂无排卵。亦可因肥胖、多囊卵巢综合征、高催乳素血症等因素长期存在,引起持续无排卵。

2.排卵性功能失调性子宫出血

黄体功能不足原因在于神经内分泌调节功能紊乱,导致卵泡期卵泡刺激素缺乏,卵泡发育缓慢,雌激素分泌减少,正反馈作用不足,黄体生成素峰值不高,使黄体发育不全、功能不足。子宫内膜不规则脱落者,由于下丘脑-垂体-卵巢轴调节功能紊乱或黄体机制异常,引起萎缩过程延长。

评估时注意了解患者的发病年龄、月经史、婚育史及发病诱因,以及有无性激素治疗不当及全身性出血性疾病史。

(二)身体状况

1.月经紊乱

(1)无排卵性功能失调性子宫出血:最常见的症状是子宫不规则性出血,特点是月经周期紊乱,经期长短不一,经量多少不定。可先有数周或数月停经,然后阴道流血,量较多,持续2~3周或更长时间,不易自止,无腹痛或其他不适。

(2)排卵性功能失调性子宫出血:黄体功能不足者月经周期缩短,月经频发(月经周期短于21天),不易受孕或怀孕早期易流产;子宫内膜不规则脱落者月经周期正常,但经期延长,长达9~10天,多发生于产后或流产后。

2.贫血

因出血多或时间长,患者出现头晕、乏力、面色苍白等贫血征象。

3.体格检查

体格检查包括全身检查和妇科检查,排除全身性疾病及生殖器官器质性病变。

(三)心理-社会状况

青春期患者常因害羞而影响及时诊治,生育期患者担心影响生育而焦虑,围绝经期患者因治疗效果不佳或怀疑为恶性肿瘤而焦虑、紧张、恐惧。

(四)辅助检查

1.诊断性刮宫

诊断性刮宫可了解子宫内膜反应、子宫内膜病变,达到止血的目的。不规则流血者可随时刮宫,用以止血。确定有无排卵或黄体功能不足,于月经前一天或者月经来潮6小时内做诊断性刮宫,无排卵性功能失调性子宫出血的子宫内膜呈增生期改变,黄体功能不足显示子宫内膜分泌不

良。子宫内膜不规则脱落，于月经周期第 5～6 天进行诊断性刮宫，增生期与分泌期子宫内膜共存。

2.B 超检查

了解子宫内膜厚度及生殖器官有无器质性改变。

3.血常规及凝血功能检查

了解有无贫血、感染及凝血功能障碍。

4.宫腔镜检查

直接观察子宫内膜，选择病变区进行活检。

5.卵巢功能检查

判断卵巢有无排卵或黄体功能。

(五)处理要点

1.无排卵性功能失调性子宫出血

青春期和生育期患者以止血、调整周期、促排卵为原则。围绝经期患者以止血、防止子宫内膜癌变为原则。

2.排卵性功能失调性子宫出血

黄体功能不足的治疗原则是促进卵泡发育、刺激黄体功能及黄体功能替代疗法，分别应用氯米芬、人绒毛膜促性腺激素和黄体酮；子宫内膜不规则脱落的治疗原则是促使黄体及时萎缩，子宫内膜及时、完整脱落，常用药物有孕激素和人绒毛膜促性腺激素。

二、护理问题

(一)潜在并发症

贫血。

(二)知识缺乏

缺乏性激素治疗的知识。

(三)有感染的危险

有感染的危险与经期延长、机体抵抗力下降有关。

(四)焦虑

焦虑与性激素使用及药物不良反应有关。

三、护理措施

(一)一般护理

患者体质往往较差，应加强营养，改善全身情况，可补充铁剂、维生素 C 和蛋白质。成人体内大约每 100 mL 血中含 50 mg 铁，行经期妇女，每天从食物中吸收铁 0.7～2.0 mg，经量多者应额外补充铁。向患者推荐含铁较多的食物，如猪肝、胡萝卜、葡萄干等。按照患者的饮食习惯，为患者制订适合于个人的饮食计划，保证患者获得足够的营养。

(二)病情观察

观察并记录患者的生命体征、出量及入量，嘱患者保留出血期间使用的会阴垫及内裤，以便更准确地估计出血量，出血较多者，督促其卧床休息，避免过度疲劳和剧烈活动；贫血严重者，遵医嘱做好配血、输血、止血措施，执行治疗方案，维持患者正常血容量。

(三)对症护理

1.无排卵性功能失调性子宫出血

(1)止血:对大量出血患者,要求在性激素治疗 8 小时内见效,24～48 小时内出血基本停止,若 96 小时以上仍不止血者,应考虑有器质性病变存在。

性激素止血。①雌激素:应用大剂量雌激素可迅速提高血内雌激素浓度,促使子宫内膜生长,短期内修复创面而止血,主要用于青春期功能失调性子宫出血。目前多选用妊马雌酮2.5 mg或己烯雌酚1～2 mg。②孕激素:适用于体内已有一定水平雌激素的患者。常用药物如甲羟孕酮或炔诺酮,用药原则同雌激素。③雄激素:拮抗雌激素、增加子宫平滑肌及子宫血管张力而减少出血,主要用于围绝经期功能失调性子宫出血患者的辅助治疗,可随时停用。④联合用药:止血效果优于单一药物,可用三合激素或口服短效避孕药,止血后逐渐减量。

刮宫术:止血及排除子宫内膜癌变,适用于年龄>35 岁、药物治疗无效或存在子宫内膜癌高危因素的患者。

其他止血药:卡巴克洛和酚磺乙胺可减少微血管的通透性,氨基己酸、氨甲苯酸、氨甲环酸等可抑制纤维蛋白溶酶,有减少出血量的辅助作用,但不能赖以止血。

(2)调整月经周期:一般连续用药 3 个周期。在此过程中务必积极纠正贫血、加强营养,以改善体质。

雌、孕激素序贯疗法:人工周期,通过模拟自然月经周期中卵巢的内分泌变化,将雌、孕激素序贯应用,使子宫内膜发生相应变化,引起周期性脱落。适用于青春期功能失调性子宫出血或生育期功能失调性子宫出血者,可诱发卵巢自然排卵。雌激素自月经来潮第 5 天开始用药,妊马雌酮 1.25 mg 或己烯雌酚1 mg,每晚 1 次,连服 20 天,于服雌激素最后 10 天加用甲羟孕酮每天 10 mg,两药同时用完,停药后 3～7 天出血。于出血第 5 天重复用药,一般连续使用 3 个周期。用药 2～3 个周期后,患者常能自发排卵。

雌、孕激素联合疗法:可周期性口服短效避孕药,适用于生育期功能失调性子宫出血、内源性雌激素水平较高或绝经过渡期功能失调性子宫出血者。

后半周期疗法:于月经周期的后半周期开始(撤药性出血的第 16 天)服用甲羟孕酮,每天 10 mg,连服 10 天为 1 个周期,共 3 个周期为 1 个疗程。适用于青春期或绝经过渡期功能失调性子宫出血者。

(3)促排卵:适用于育龄期功能失调性子宫出血者。常用药物如氯米芬、人绒毛膜促性腺激素等。于月经第5 天开始每天口服氯米芬 50 mg,连续 5 天,以促进卵泡发育。B 超监测卵泡发育接近成熟时,可大剂量肌内注射人绒毛膜促性腺激素 5 000 U 以诱发排卵。青春期不提倡使用。

(4)手术治疗:以刮宫术最常用,既能明确诊断,又能迅速止血。绝经过渡期出血患者激素治疗前宜常规刮宫,最好在子宫镜下行分段诊断性刮宫,以排除子宫内细微器质性病变。对青春期功能失调性子宫出血者,刮宫应持慎重态度。必要时行子宫次全切除或子宫切除术。

2.排卵性功能失调性子宫出血

(1)黄体功能不足:药物治疗如下。①黄体功能替代疗法:自排卵后开始每天肌内注射黄体酮 10 mg,共 10～14 天,用以补充黄体分泌孕酮的不足。②黄体功能刺激疗法:通常应用人绒毛膜促性腺激素以促进及支持黄体功能。于基础体温上升后开始,隔天肌内注射人绒毛膜促性腺激素 1 000～2 000 U,共 5 次,可使血浆孕酮明显上升,随之正常月经周期恢复。③促进卵泡发育:于月经第5天开始,每晚口服氯米芬50 mg,共5天。

(2)子宫内膜不规则脱落:药物治疗如下。①孕激素:自排卵后第1～2天或下次月经前10～14天开始,每天口服甲羟孕酮10 mg,连续10天;有生育要求者,可肌内注射黄体酮。②人绒毛膜促性腺激素:用法同黄体功能不足。

3.性激素治疗的注意事项

(1)严格遵医嘱正确用药,不得随意停服或漏服,以免使用不当引起子宫出血。

(2)药物减量必须按规定在止血后开始,每3天减量1次,每次减量不超过原剂量的1/3,直至维持量,持续用至止血后20天停药。

(3)雌激素口服可能引起恶心、呕吐等胃肠道反应,可饭后或睡前服用;对存在血液高凝倾向或血栓性疾病史者禁忌使用。

(4)雄激素用量过大可能出现男性化不良反应。

(四)预防感染

(1)测体温、脉搏。

(2)指导患者保持会阴部清洁,出血期间禁止盆浴及性生活。

(3)注意有无腹痛等生殖器官感染征象。

(4)按医嘱使用抗生素。

(五)心理护理

注意情绪调节,避免过度紧张与精神刺激。特别是青春期少女,父母们不仅要关注女孩的学习状况与膳食状况,还要重视女孩的情绪变化,与其多沟通,了解其内心世界的变化,帮助其释放不良情绪,以使其保持相对稳定的精神-心理状态,避免情绪上的大起大落。

(六)健康指导

(1)宜清淡饮食,多食富含维生素C的新鲜瓜果、蔬菜。注意休息,保持心情舒畅。

(2)强调严格掌握雌激素的适应证,并合理使用,对更年期及绝经后妇女更应慎用,应用时间不宜过长,量不宜大,并应严密观察其反应。

(3)月经期避免剧烈运动,禁止盆浴及性生活,保持会阴部清洁。

(朱　盼)

第六节　外阴炎及阴道炎

一、外阴炎

外阴炎是妇科常见病,是外阴部的皮肤与黏膜的炎症,可发生于任何年龄,以生育期及绝经后妇女多见。

(一)护理评估

1.健康史

(1)病因评估:外阴炎主要指外阴部的皮肤与黏膜的炎症,以大、小阴唇为多见。由于外阴与尿道、肛门、阴道邻近且暴露,同时,阴道分泌物、经血、产后的恶露、尿液、粪便的刺激、糖尿病患者的糖尿的长期浸渍，均可引起外阴不同程度的炎症，此外，穿化纤内裤、紧身内裤、使用卫生巾使局部透气性差等，均可诱发外阴部的炎症。

(2)病史评估：评估有无外阴炎的因素存在，有无糖尿病、阴道炎病史。

2.身心状况

(1)症状：外阴瘙痒、疼痛、红、肿、灼热，性交及排尿时加重。

(2)体征：局部充血、肿胀、糜烂，常有抓痕，严重者形成溃疡或湿疹。慢性炎症者，外阴局部皮肤或黏膜增厚、粗糙、皲裂等。

(3)心理-社会状况：了解病程，了解患者对症状的反应，有无烦躁、不安等心理。

(二)护理诊断及合作性问题

(1)皮肤或黏膜完整性受损：与皮肤黏膜炎症有关。

(2)舒适改变：与外阴瘙痒、疼痛、分泌物增多有关。

(3)焦虑：与性交障碍、行动不便有关。

(三)护理目标

(1)患者皮肤与黏膜完整。

(2)患者病情缓解或好转，舒适感增加。

(3)患者情绪稳定，积极配合治疗与护理。

(四)护理措施

1.一般护理

炎症期间宜进食清淡且富含营养的食物，禁食辛辣、刺激性食物。

2.心理护理

患者常出现烦躁不安、焦虑紧张情绪，应帮助患者树立信心，减轻心理负担并告知患者应坚持治疗，讲究卫生。

3.病情监护

积极寻找病因，消除刺激因素。

4.治疗护理

(1)治疗原则：去除病因，积极治疗原发病，如阴道炎、尿瘘、粪瘘、糖尿病等。

(2)治疗配合：保持外阴清洁干燥，局部使用约 40 ℃的 1∶5 000 高锰酸钾溶液坐浴，每天 2 次，每次15～30分钟，5～10 次为 1 个疗程。如有破溃，可涂抗生素软膏或紫草油，急性期可用物理治疗。

(五)健康指导

(1)卫生宣教，指导妇女穿棉质内裤，减少分泌物刺激，对公共场所，如游泳池、公共浴室等谨慎出入，注意经期、孕期、产期及流产后的生殖道清洁，防止感染。

(2)定期妇科检查，积极参与普查与普治。

(3)指导用药方法及注意事项。

(4)加强性道德教育，纠正不良性行为。

(六)护理评价

(1)患者诉说外阴瘙痒症状减轻，舒适感增加。

(2)患者焦虑缓解或消失，掌握卫生保健常识，能养成良好卫生习惯。

二、前庭大腺炎

细菌侵入前庭大腺腺管内致腺管充血、水肿称为前庭大腺炎。

(一)护理评估

1.健康史

(1)病因评估:前庭大腺腺管开口位于小阴唇与处女膜之间,在性交、流产、分娩或其他情况污染外阴部时,病原体易侵入引起炎症,因此,以育龄妇女多见,主要病原体为葡萄球菌、链球菌、大肠埃希菌、淋病奈瑟菌及沙眼衣原体等。急性炎症发作时,细菌先侵犯腺管,腺管口因炎症肿胀阻塞,渗出物不能排出,积存而形成脓肿,称为前庭大腺脓肿(又称巴氏腺脓肿),多发于一侧。如急性炎症消退,腺管口粘连阻塞,分泌物不能外流,脓液转清,则形成前庭大腺囊肿,多为单侧,大小不等,可持续数年不增大。患者往往无自觉症状。

(2)病史评估:了解患者有无反复的外阴感染史及卫生习惯。

2.身心状况

(1)症状:初起时局部肿胀、疼痛、烧灼感,行走不便,可伴有大小便困难等。有时可出现发热等全身症状(表10-1)。

表10-1　前庭大腺炎临床类型及身体状况

临床类型	身体状况
急性期	(1)大阴唇下1/3处疼痛、肿胀,严重时行走受限。检查局部可见皮肤红、肿、热、压痛 (2)脓肿形成时,可触及波动感,脓肿直径可达5～6 cm,可自行破溃。如破口大,引流通畅,脓液流出后炎症消退;如破口小,引流欠佳,炎症持续不退或反复发作 (3)可出现全身不适、发热等全身症状
慢性期	慢性期囊肿形成,患者感到外阴部有坠胀感或性交不适。检查时局部可触及囊性肿物,大小不一,有时可反复急性发作

(2)体征:外阴部皮肤红肿、压痛明显。当脓肿形成时,疼痛加剧,并可触及波动感,脓肿直径可达5～6 cm。

(3)心理-社会状况:了解病程,了解患者对症状的反应,有无烦躁、不安等心理,患者常有因害羞或怕痛而未及时诊治的心理障碍。

(二)辅助检查

取前庭大腺开口处分泌物做细菌培养,确定病原体。

(三)护理诊断及合作性问题

(1)皮肤完整性受损:与脓肿自行破溃或手术切开引流有关。

(2)疼痛:与局部炎症刺激有关。

(四)护理目标

(1)患者皮肤保持完整。

(2)疼痛缓解或好转。

(五)护理措施

1.一般护理

急性期患者应卧床休息,饮食易消化,富含营养。

2.心理护理

患者常常烦躁不安、焦虑紧张，应尊重患者，为患者保密，以解除其忧虑，使其积极治疗，帮助其建立治愈疾病的信心和生活的勇气。

3.病情监护

观察患者的生命体征，重点观察体温变化，观察伤口愈合情况。

4.治病护理

(1)治疗原则：急性期局部热敷或坐浴，应用抗生素消炎治疗；脓肿形成或囊肿较大时，应切开引流或行囊肿造口术，保持腺体功能，防止复发。

(2)治疗配合：急性炎症发作时，取前庭大腺开口处分泌物做细菌培养，确定病原体。根据细菌培养结果和药物敏感试验选用抗生素口服或肌内注射。脓肿形成或囊肿较大时，切开引流或行囊肿造口术，并放置引流条。术后保持局部清洁，引流条每天更换 1 次，外阴用 1∶5 000 氯己定棉球擦拭，每天擦洗外阴2 次，也可用清热解毒中药热敷或坐浴，每天 2 次。

(六)健康指导

(1)向患者及家属讲解此病的病因及预防措施，指导患者注意外阴清洁卫生。

(2)告知患者及家属月经期、产褥期禁止性交；月经期应使用消毒卫生巾预防感染；术后注意事项及正确用药。告知患者相关卫生保健常识，养成良好卫生习惯。

(七)护理评价

(1)患者诉说外阴不适症状减轻，舒适感增加。

(2)患者接受医护人员指导，焦虑缓解或消失。

阴道炎是阴道黏膜及黏膜下结缔组织的炎症，是妇科常见病。正常健康妇女由于解剖结构、组织特点，阴道对病原体的侵入有自然防御功能。当各种因素导致自然防御功能降低、阴道内生态平衡遭到破坏时，病原体侵入导致阴道炎症。幼女及绝经后妇女由于雌激素缺乏、阴道上皮薄、阴道抵抗力低，比青春期及育龄期妇女更易受感染。

三、滴虫性阴道炎

滴虫性阴道炎是由阴道毛滴虫引起的最常见的阴道炎。阴道毛滴虫主要寄生于女性阴道，也可存在于尿道、尿道旁腺及膀胱。男性可存在于包皮皱襞、尿道及前列腺内。滴虫适宜生长在温度为 25～40 ℃，pH 为 5.2～6.6 的潮湿环境。月经前后，阴道内酸性减弱，接近中性，隐藏在腺体及阴道皱襞中的滴虫常得以繁殖，而发生滴虫性阴道炎。此病的传播途径有经性交的直接传播及经游泳池、浴盆、厕所、衣物、器械等途径的间接传播。

(一)护理评估

1.健康史

(1)病因评估：阴道毛滴虫呈梨形，体积为多核白细胞的 2～3 倍。滴虫顶端有 4 根鞭毛，体部有波动膜，后端尖并有轴柱凸出。活的滴虫透明无色，呈水滴状，鞭毛随波动膜的波动而活动(图 10-1)。阴道毛滴虫极易传播，pH 在 4.5 以下时便受到抑制甚至致死。pH 上升至 7.5 时，其繁殖可完全被抑制。在妊娠期和月经来潮前后，阴道 pH 升高，可使阴道毛滴虫的感染率和发病率升高。

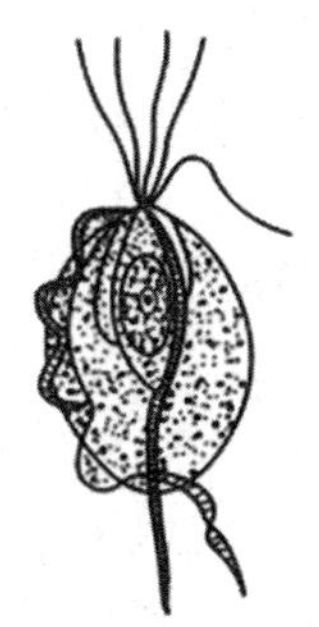

图 10-1　滴虫模式图

(2)病史评估：评估发作与月经周期的关系，既往阴道炎病史，个人卫生情况；分析感染经过；了解治疗经过。

2.身心状况

(1)症状：主要症状为白带呈稀薄泡沫状，量多及伴有外阴、阴道口瘙痒。如有其他细菌混合感染，白带可呈黄绿色、血性、脓性且有臭味。局部可有灼热、疼痛、性交痛。合并尿路感染时，可有尿频、尿痛、血尿。阴道毛滴虫能吞噬精子，阻碍乳酸生成，影响精子在阴道内存活，可致不孕。

(2)体征：妇科检查时可见阴道黏膜充血，严重时有散在的出血点。有时可见阴道后穹隆处有液性或脓性泡沫状分泌物。

(3)心理-社会状况：患者常因炎症反复发作而烦恼，出现无助感。

(二)辅助检查

1.悬滴法

在玻片上加 1 滴温生理盐水，自阴道后穹隆处取少许分泌物混于生理盐水中，用低倍镜检查，如有滴虫，可见其活动。阳性率可达 80%～90%。取分泌物检查前 24～48 小时，避免性交、阴道灌洗及阴道上药。

2.培养法

培养法适用于症状典型而悬滴法未见滴虫者，可用培养基培养，其准确率可达 98%。

(三)护理诊断及合作性问题

(1)知识缺乏：缺乏对疾病传染途径的认识及缺乏阴道炎治疗的知识。

(2)舒适改变：与外阴瘙痒、分泌物增多有关。

(3)组织完整性受损：与分泌物增多、外阴瘙痒、搔抓有关。

(四)护理目标

(1)患者能说出疾病传染的途径、阴道炎的治疗与日常防护知识。

(2)患者分泌物减少，舒适度提高。保持组织完整性、无破损。

(五)护理措施

1.一般护理

注意个人卫生，保持外阴部清洁、干燥，避免搔抓外阴导致皮肤破损。

2.心理护理

解除患者因疾病带来的烦恼，减轻其对确诊后的心理压力，增强治疗疾病的信心。告知患者夫妇滴虫性阴道炎的传播途径、临床表现、治疗方法和注意事项，减轻他们的焦虑心理，同时鼓励他们积极配合治疗。

3.病情观察

观察患者的外阴瘙痒症状、阴道分泌物的量及颜色等。

4.治疗护理

(1)治疗原则:杀灭阴道毛滴虫,保持阴道的自净作用,防止复发,夫妻双方要同时治疗,切断直接传染途径。

(2)治疗配合。①局部治疗:增强阴道酸性环境,用1%乳酸溶液、0.5%醋酸溶液或1∶5 000高锰酸钾溶液冲洗阴道后,每晚睡前用甲硝唑200 mg,置于阴道后穹隆,每天1次,10天为1个疗程。②全身治疗:甲硝唑每次200～400 mg,每天3次口服,10天为1个疗程。③指导患者正确用药,按疗程坚持用药,注意冲洗液的浓度、温度。④观察用药后反应:甲硝唑口服后偶见胃肠道反应,如食欲缺乏、恶心、呕吐及白细胞减少、皮疹等,一旦发现,应报告医师并停药。妊娠期、哺乳期妇女应慎用,因为药能通过胎盘进入胎儿体内,并可由乳汁排泄。

(六)健康指导

(1)做好卫生宣教,积极开展普查普治,消灭传染源,严格禁止滴虫阴道炎或带虫者进入游泳池。医疗单位做好消毒隔离,防止交叉感染。治疗期间勤换内裤,内裤、坐浴及洗涤用物应煮沸消毒5～10分钟以消灭病原体,禁止性生活,避免交叉或重复感染的机会。哺乳期妇女在用药期间或用药后24小时内不宜哺乳。经期暂停坐浴、阴道冲洗及阴道用药。

(2)夫妻应双双检查,男方若查出毛滴虫,夫妻应同治,有助于提高疗效,治疗期间应禁止性生活。

(3)治愈标准:治疗后应在每次月经干净后复查1次,连续3次均为阴性,方为治愈。

(七)护理评价

(1)患者自诉外阴不适症状减轻,舒适感增加,悬滴法试验连续3个周期复查为阴性。

(2)患者正确复述预防及治疗此疾病的相关知识。

四、外阴阴道假丝酵母菌病

外阴阴道假丝酵母菌病也称外阴阴道念珠菌病,是一种常见的外阴、阴道炎,80%～90%的病原体为白假丝酵母菌,其发病率仅次于滴虫阴道炎。白假丝酵母菌是真菌,不耐热,加热至60 ℃,持续1小时,即可死亡;但对干燥、日光、紫外线及化学制剂的抵抗力较强。

(一)护理评估

1.健康史

(1)病因评估:假丝酵母菌为条件致病菌,可存在口腔、肠道和阴道而不引起症状。当阴道内糖原增多、酸度增加、局部细胞免疫力下降时,假丝酵母菌可繁殖并引起炎症,故外阴阴道假丝酵母菌病多见于孕妇、糖尿病患者及接受大量雌激素治疗者。此外,长期应用抗生素、服用类固醇皮质激素或免疫缺陷综合征等,可以改变阴道内微生物之间的相互制约关系,易发生此病;穿紧身化纤内裤、肥胖可使会阴局部的温度及湿度增加,也易使假丝酵母菌得以繁殖而引起感染。

(2)传播途径评估:①内源性感染为主要感染,假丝酵母菌除寄生阴道外,还可寄生于人的口腔、肠道,这些部位的假丝酵母菌可互相传染。②通过性交直接传染。③通过接触感染的衣物等间接传染。

(3)病史评估:了解有无糖尿病及长期使用抗生素、雌激素、类固醇皮质激素病史,了解个人卫生习惯及有无不洁性生活史。

2.身心状况

(1)症状:外阴、阴道奇痒,坐卧不安,痛苦异常,可伴有尿痛、尿频、性交痛。阴道分泌物为干酪样或豆渣样。

(2)体征:妇科检查见小阴唇内侧、阴道黏膜红肿并附着白色块状薄膜,容易剥离,下面糜烂及溃疡。

(3)心理-社会状况:患者常因外阴瘙痒痛苦不堪,由于影响休息与睡眠,产生忧虑与烦躁,评估患者心理障碍及影响疾病治疗的原因。

3.辅助检查

(1)悬滴法:在玻片上加1滴温生理盐水,自阴道后穹隆处取少许分泌物混于生理盐水中,用低倍镜检查,若找到白假丝酵母菌的芽孢和假菌丝即可确诊。

(2)培养法:适用于症状典型而悬滴法未见白假丝酵母菌者,可用培养基培养。

(二)护理诊断及合作性问题

1.焦虑

焦虑与易复发,影响休息与睡眠有关。

2.组织完整性受损

组织完整性受损与分泌物增多、外阴瘙痒、搔抓有关。

(三)护理目标

(1)患者情绪稳定,积极配合治疗与护理。

(2)患者病情改善,舒适度提高。

(3)保持组织完整性,组织无破损。

(四)护理措施

1.一般护理

注意个人卫生,保持外阴部清洁、干燥,避免搔抓外阴以免皮肤破损。

2.心理护理

向患者讲解外阴阴道假丝酵母菌病的病因、治疗方法和注意事项等,消除患者的顾虑和焦虑心理,使其积极配合治疗。

3.病情观察

观察患者的外阴瘙痒症状、阴道分泌物的量及颜色等。

4.治疗护理

(1)治疗原则:消除诱因,改变阴道酸碱度,根据患者情况选择局部或全身应用抗真菌药杀灭致病菌。

(2)用药护理。①局部治疗:用2%～4%碳酸氢钠溶液冲洗阴道或坐浴,再选用制霉菌素栓剂、克霉唑栓剂、咪康唑栓剂等置于阴道内,一般7～10天为1个疗程。②全身用药:若局部用药效果较差或病情顽固者,可选用伊曲康唑、氟康唑、酮康唑等口服。③用药注意:孕妇要积极治疗,否则阴道分娩时新生儿易感染发生鹅口疮。妊娠期坚持局部治疗,禁用口服拉唑类药物。勤换内裤,内裤、坐浴及洗涤用物应煮沸消毒5～10分钟以消灭病原体,避免交叉和重复感染的机会。④用药护理:嘱阴道灌洗或坐浴应注意药液浓度和治疗时间,灌洗药物要充分溶化,温度一般为40 ℃,切忌过烫,以免烫伤皮肤。

(五)健康指导

(1)做好卫生宣教,养成良好的卫生习惯,每天洗外阴、换内裤。切忌搔抓。

(2)约15%男性与女性患者接触后患有龟头炎,对有症状男性也应进行检查与治疗。

(3)鼓励患者坚持用药,不随意中断疗程。

(4)嘱积极治疗糖尿病等疾病,正确使用抗生素、雌激素,以免诱发外阴阴道假丝酵母菌病。

(六)护理评价

(1)患者分泌物减少,性状转为正常,舒适感增加。

(2)患者正确复述预防及治疗此疾病的相关知识,做到积极配合并坚持治疗。

五、萎缩性阴道炎

萎缩性阴道炎属非特异性阴道炎,常见于绝经后及卵巢切除后或盆腔放疗者。绝经后的萎缩性阴道炎又称老年性阴道炎。

(一)护理评估

1.健康史

(1)病因评估:①妇女绝经后;②手术切除卵巢;③产后闭经;④药物假绝经治疗;⑤盆腔放疗后等。由于雌激素水平降低,阴道上皮萎缩变薄,上皮细胞内糖原减少,阴道内 pH 增高,阴道自净作用减弱,局部抵抗力降低,致病菌入侵后易繁殖引起炎症。

(2)病史评估:了解有无糖尿病及长期使用抗生素、雌激素、类固醇皮质激素病史;了解个人卫生习惯及有无不洁性生活史;了解有无进行盆腔放疗等。

2.身心状况

(1)症状:白带增多,多为黄水状,严重感染时可呈脓性,有臭味。黏膜有浅表溃疡时,分泌物可为血性,有的患者可有点滴出血,可伴有外阴瘙痒、灼热、尿频、尿痛、尿失禁等症状。

(2)体征:妇科检查可见阴道皱襞消失、上皮菲薄、黏膜出血,表面可有小出血点或片状出血点;严重时可形成浅表溃疡,阴道弹性消失、狭窄,慢性炎症、溃疡还可引起阴道粘连,导致阴道闭锁。

(3)心理-社会状况:老年人常因思想比较保守,不愿就医而出现无助感。其他患者常因知识缺乏而病急乱投医,因此,应注意评估影响患者不愿就医的因素及家庭支持系统。

3.辅助检查

取分泌物检查,悬滴法排除滴虫性阴道炎和外阴阴道假丝酵母菌病;有血性分泌物时,常需做宫颈刮片或分段诊刮排除宫颈癌和子宫内膜癌。

(二)护理诊断及合作性问题

(1)舒适改变:与外阴瘙痒、疼痛、分泌物增多有关。

(2)知识缺乏:与缺乏绝经后妇女预防保健知识有关。

(3)有感染的危险:与局部分泌物增多、破溃有关。

(三)护理目标

(1)患者分泌物减少,性状转为正常,舒适感增加。

(2)患者正确复述预防及治疗此疾病的相关知识,做到积极配合并坚持治疗。

(3)患者无感染发生或感染被及时发现和控制,体温、血常规正常。

(四)护理措施

1.一般护理

嘱患者保持外阴清洁,勤换内裤。穿棉质内裤,减少刺激等。

2.心理护理

使患者了解老年性阴道炎的病因和治疗方法,减轻其焦虑;对卵巢切除、放疗者给予心理安慰与相关医学知识解释,增强其治疗疾病的信心;解释雌激素替代疗法可缓解症状,帮助其建立治愈疾病的信心。

3.病情观察

观察白带性状、量、气味,有无外阴瘙痒、灼热及膀胱刺激症状等。

4.治疗护理

(1)治疗原则:增强阴道黏膜的抵抗力,抑制细菌生长繁殖。

(2)治疗配合。①增加阴道酸度:用 0.5%醋酸或 1%乳酸溶液冲洗阴道,每天 1 次。阴道冲洗后,将甲硝唑 200 mg 或氧氟沙星 200 mg,放入阴道深部,每天 1 次,7～10 天为 1 个疗程。②增加阴道抵抗力:针对病因给予雌激素制剂,可局部用药,也可全身用药。将己烯雌酚 0.125～0.25 mg,每晚放入阴道深部,7 天为 1 个疗程。③全身用药:可口服尼尔雌醇,首次 4 mg,以后每 2～4 周 1 次,每晚 2 mg,维持2～3 个月。

(五)健康指导

(1)对围绝经期、老年妇女进行健康教育,使其掌握预防老年性阴道炎的措施及技巧。

(2)指导患者及其家属阴道灌洗、上药的方法和注意事项。用药前洗净双手及会阴,减少感染的机会。自己用药有困难者,指导其家属协助用药或由医务人员帮助使用。

(3)告知使用雌激素治疗可出现的症状,嘱乳腺癌或子宫内膜癌患者慎用雌激素制剂。

(六)护理评价

(1)患者分泌物减少,性状转为正常,舒适感增加。

(2)患者正确复述预防及治疗此疾病的相关知识,做到积极配合并坚持治疗。

(朱　盼)

第七节　子 宫 颈 炎

子宫颈炎是指子宫颈发生的急性或慢性炎症。子宫颈炎是妇科常见疾病之一,包括宫颈阴道部炎症及宫颈管黏膜炎症。临床上分为急性子宫颈炎和慢性子宫颈炎。临床多见的子宫颈炎是急性子宫颈管黏膜炎,若急性子宫颈炎未经及时诊治或病原体持续存在,可导致慢性子宫颈炎症。

由于宫颈管黏膜上皮为单层柱状上皮,抗感染能力较差,当遇到多种病原体侵袭、物理化学因素刺激、机械性子宫颈损伤、子宫颈异物等,引起子宫颈局部充血、水肿,上皮变性、坏死,黏膜、黏膜下组织、腺体周围大量中性粒细胞浸润,或子宫颈间质内有大量淋巴细胞、浆细胞等慢性炎细胞浸润,可伴有子宫颈腺上皮及间质增生和鳞状上皮化生。因子宫颈阴道部鳞状上皮与阴道鳞状上皮相延续,亦可由阴道炎症引起宫颈阴道部炎症。

病原体种类。①性传播疾病的病原体：主要是淋病奈瑟菌及沙眼衣原体。②内源性病原体：与细菌性阴道病病原体、生殖道支原体感染有关。

一、护理评估

(一)健康史

1.一般资料

年龄、月经史、婚育史，是否处在妊娠期。

2.既往疾病史

详细了解有无阴道炎、性传播疾病及子宫颈炎症的病史，包括发病时间、病程经过、治疗方法及效果。

3.既往手术史

详细询问分娩手术史，了解阴道分娩时有无宫颈裂伤；是否做过妇科阴道手术操作及有无宫颈损伤、感染史。

4.个人生活史

了解个人卫生习惯，分析可能的感染途径。

(二)生理状况

1.症状

(1)急性子宫颈炎：阴道分泌物增多，呈黏液脓性，阴道分泌物的刺激可引起外阴瘙痒及灼热感；可出现月经间期出血、性交后出血等症状；常伴有尿道症状，如尿急、尿频、尿痛。

(2)慢性子宫颈炎：患者多无症状，少数患者可有阴道分泌物增多，呈淡黄色或脓性，偶有接触性出血、月经间期出血，偶有分泌物刺激引起外阴瘙痒或不适。

2.体征

(1)急性子宫颈炎：检查见脓性或黏液性分泌物从子宫颈管流出；用棉拭子擦拭子宫颈管时，容易诱发子宫颈管内出血。

(2)慢性子宫颈炎：检查可见宫颈呈糜烂样改变，或有黄色分泌物覆盖子宫颈口或从宫颈管流出，也可见子宫颈息肉或子宫颈肥大。

3.辅助检查

(1)实验室检查：分泌物涂片做革兰染色，中性粒细胞每高倍视野＞30个；阴道分泌物湿片检查白细胞每高倍视野＞10个；做淋菌奈瑟菌及沙眼衣原体检测，以明确病原体。

(2)宫腔镜检查：镜下可见血管充血，宫颈黏膜及黏膜下组织、腺体周围大量中性粒细胞浸润，腺腔内可见脓性分泌物。

(3)宫颈细胞学检查：行宫颈刮片、宫颈管吸片检查，与宫颈上皮瘤样病变或早期宫颈癌相鉴别。

(4)阴道镜及活检：必要时进行该检查，以明确诊断。

(三)高危因素

(1)性传播疾病，年龄＜25岁，多位性伴侣或新性伴侣且为无保护性交。

(2)细菌性阴道病。

(3)分娩、流产或手术致子宫颈损伤。

(4)卫生不良或雌激素缺乏，局部抗感染能力差。

(四)心理-社会因素

1.对健康问题的感受

是否存在因无明显症状而不重视或延误治疗。

2.对疾病的反应

是否因病变在宫颈,又涉及生殖器官与性,而不愿及时就诊;或因阴道分泌物增多引起不适;或治疗效果不明显而烦躁不安;或遇有白带带血或接触性出血时,担心疾病的严重程度,怀疑有癌变而恐惧、焦虑。

3.家庭、社会及经济状况

家人对患者是否关心,家庭经济状况及是否有医疗保险。

二、护理诊断

(一)皮肤完整性受损

其与宫颈上皮糜烂及炎性刺激有关。

(二)舒适的改变

其与白带增多有关。

(三)焦虑

其与害怕宫颈癌有关。

三、护理措施

(一)症状护理

1.阴道分泌物增多

观察阴道分泌物颜色、性状、气味及量,选择合适的药液进行阴道冲洗。在不清楚种类时,不可滥用冲洗液,指导患者勤换会阴垫及内裤,保持外阴清洁干燥。

2.外阴瘙痒与灼痛

嘱患者尽量避免搔抓,防止外阴部皮肤破损,减少活动,避免摩擦外阴。

(二)用药护理

药物治疗主要用于急性子宫颈炎患者的治疗。

1.遵医嘱用药

(1)经验性抗生素治疗:在未获得病原体检测结果前,采用针对衣原体的经验性抗生素治疗,阿奇霉素 1 g,单次顿服,或多西环素 100 mg,每天 2 次,连服 7 天。

(2)针对病原体的抗生素治疗:临床上除选用抗淋病奈瑟菌的药物外,同时应用抗衣原体感染的药物。对于单纯急性淋病奈瑟菌性子宫颈炎患者,常用药物有头孢菌素,如头孢曲松钠 250 mg,单次肌内注射,或头孢克肟 400 mg,单次口服等;对沙眼衣原体所致子宫颈炎患者,治疗药物有四环素类,如多西环素 100 mg,每天 2 次,连服 7 天。

2.用药观察

注意观察药物的不良反应,若出现不良反应,立即停药并通知医师。

3.用药注意事项

注意药物的半衰期及有效作用时间;注意药物的配伍禁忌;抗生素应现配现用。

4.用药指导

若病原体为沙眼衣原体及淋病奈瑟菌，应对性伴侣进行相应的检查和治疗。

(三)物理治疗及手术治疗的护理

1.宫颈糜烂样改变

若为无症状的生理性柱状上皮异位，无须处理；对伴有分泌物增多、乳头状增生或接触性出血，可给予局部物理治疗，包括激光、冷冻、微波等，也可以给予中药作为物理治疗前、后的辅助治疗。

2.慢性子宫颈黏膜炎

针对病因给予治疗，若病原体不清，可试用物理治疗，方法同上。

3.子宫颈息肉

配合医师行息肉摘除术。

4.子宫颈肥大

一般无须治疗。

(四)心理护理

(1)加强疾病知识宣传，引导患者正确认识疾病，以及时就诊，接受规范治疗。

(2)向患者解释疾病与健康的问题，鼓励患者表达自己的想法。对病程长、迁延不愈的患者，给予关心和耐心解说，告知疾病的过程及防治措施；对病理检查发现宫颈上皮有异常增生的患者，告知其通过密切监测、坚持治疗，可阻断癌变途径，以缓解焦虑心理，增加治疗的信心。

(3)与家属沟通，让其多关心患者、支持患者，让患者坚持治疗，促进其康复。

四、健康指导

(一)讲解疾病知识

向患者讲解子宫颈炎的疾病知识，告知及时就诊和规范治疗的重要性。

(二)个人卫生指导

嘱患者保持外阴清洁，每天清洗外阴 2 次，养成良好的卫生习惯，尤其是经期、孕产期及产褥期卫生，避免感染发生。

(三)随访指导

告知患者物理治疗后有分泌物增多，甚至有多量水样排液，在术后 1～2 周脱痂时可有少量出血，是创面愈合的过程，不必应诊；如出血量多于月经量则需到医院就诊处理；在物理治疗后 2 个月内禁止性生活、盆浴和阴道冲洗；治疗后经过 2 个月经周期，于月经干净后 3～7 天来院复查，评价治疗效果，效果欠佳者可进行第二次治疗。

(四)体检指导

坚持每 1～2 年做 1 次体检，以及早发现异常，以及早治疗。

五、注意事项

(1)治疗前应常规做宫颈刮片行细胞学检查。

(2)在急性生殖器炎症期不做物理治疗。

(3)治疗时间应选在月经干净后 3～7 天内进行。

(4)物理治疗后可出现阴道分泌物增多，甚至有大量水样排液，在术后 1～2 周脱痂时可有少

许出血。

(5)应告知患者，创面完全愈合时间为4～8周，期间禁盆浴、性交和阴道冲洗。

(6)物理治疗有引起术后出血、宫颈管狭窄、感染的可能，应定期复查，观察创面愈合情况直到痊愈，同时检查有无宫颈管狭窄。

（朱　盼）

第八节　盆腔炎性疾病

盆腔炎性疾病是指女性上生殖道的一组炎性疾病，主要包括子宫内膜炎、输卵管炎、输卵管卵巢脓肿、盆腔腹膜炎。最常见的是输卵管炎及输卵管卵巢脓肿。

女性生殖系统具有比较完善的自然防御功能，当自然防御功能遭到破坏，或机体免疫力降低、内分泌发生变化，或外源性病原体入侵而导致子宫内膜、输卵管、卵巢、盆腔腹膜、盆腔结缔组织发生炎症。感染严重时，可累及周围器官和组织，当病原体毒性强、数量多、患者抵抗力低时，常发生败血症及脓毒血症，若未得到及时治疗，可能发生盆腔炎性疾病后遗症。

一、护理评估

（一）健康史

(1)了解既往疾病史、用药史、月经史及药物过敏史。

(2)了解流产、分娩的时间、经过及处理方法。

(3)了解本次患病的起病时间、症状、疼痛性质、部位、有无全身症状。

（二）生理状况

1.症状

(1)轻者无症状或症状轻微不易被发现，常表现为持续性下腹痛，活动或性交后加重；发热、阴道分泌物增多等。

(2)重者可表现为寒战、高热、头痛、食欲减退；月经期发病者可表现为经量增多、经期延长；腹膜炎者出现消化道症状，如恶心、呕吐、腹胀等；若脓肿形成，可有下腹包块及局部刺激症状。

2.体征

(1)急性面容、体温升高、心率加快。

(2)下腹部压痛、反跳痛及肌紧张。

(3)检查见阴道充血；大量脓性臭味分泌物从宫颈口外流；穹隆有明显触痛；宫颈充血、水肿、举痛明显；子宫体增大、有压痛且活动受限；一侧或双侧附件增厚，有包块，压痛。

3.辅助检查

(1)实验室检查：宫颈黏液脓性分泌物，或阴道分泌物0.9%氯化钠溶液湿片中见到大量白细胞；红细胞沉降率升高；血C反应蛋白升高；宫颈分泌物培养或革兰染色涂片淋病奈瑟菌阳性或沙眼衣原体阳性。

(2)阴道超声检查：显示输卵管增粗、输卵管积液，伴或不伴有盆腔积液、输卵管卵巢肿块。

(3)腹腔镜检查：输卵管表面明显充血；输卵管壁水肿；输卵管伞端或浆膜面有脓性渗透物。

(4)子宫内膜活检证实子宫内膜炎。

(三)高危因素

1.年龄

盆腔炎性疾病高发年龄为15～25岁。

2.性活动及性卫生

初次性交年龄小、有多个性伴侣、性交过频及性伴侣有性传播疾病;使用不洁的月经垫、经期性交等。

3.下生殖道感染

性传播疾病,如淋病奈瑟菌性宫颈炎、衣原体性宫颈炎及细菌性阴道病。

4.子宫腔内手术操作后感染

刮宫术、输卵管通液术、子宫输卵管造影术、宫腔镜检查、人工流产、放置宫内节育器等手术时,消毒不严格或术前适应证选择不当,导致感染。

5.邻近器官炎症直接蔓延

如阑尾炎、腹膜炎等蔓延至盆腔。

6.复发

盆腔炎性疾病再次发作。

(四)心理-社会因素

1.对健康问题的感受

是否存在因无明显症状或症状轻,而不重视致延误治疗。

2.对疾病的反应

是否由于慢性疾病过程长,患者思想压力大而产生焦虑、烦躁情绪;若病情严重,则担心预后,患者往往有恐惧、无助感。

3.家庭、社会及经济状况

是否存在因炎症反复发作,严重影响妇女生殖健康甚至导致不孕,且增加家庭与社会经济负担。

二、护理诊断

(一)疼痛

其与感染症状有关。

(二)体温过高

其与盆腔急性炎症有关。

(三)睡眠形态紊乱

其与疼痛或心理障碍有关。

(四)焦虑

其与病程长、治疗效果不明显或不孕有关。

(五)知识缺乏

其与缺乏经期卫生知识有关。

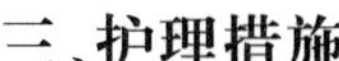

三、护理措施

(一)症状护理

1.密切观察

分泌物增多,观察阴道分泌物颜色、性状、气味及量,选择合适的药液进行阴道冲洗。在不清楚阴道炎的种类时,不可滥用冲洗液,指导患者勤换会阴垫及内裤,保持外阴清洁干燥。

2.支持疗法

卧床休息,取半卧位,有利于脓液积聚于直肠子宫陷凹处,使炎症局限;给高热量、高蛋白、高维生素饮食或半流质饮食,以及时补充丢失的液体;对出现高热的患者,采取物理降温,出汗时及时更衣,保持身体清洁舒服;若患者腹胀严重,应行胃肠减压。

3.症状观察

密切监测生命体征,测体温、脉搏、呼吸、血压,每 4 小时 1 次;物理降温后 30 分钟测体温,以观察降温效果。若患者突然出现腹痛加剧及出现寒战、高热、恶心、呕吐、腹胀,应立即报告医师,同时做好剖腹探查的准备。

(二)用药护理

1.门诊治疗

指导患者遵医嘱用药,了解用药方案并告知注意事项。常用方案:头孢西丁钠 2 g,单次肌内注射,同时口服丙磺舒 1 g,然后改为多西环素 100 mg,每天 2 次,连服 14 天,可同时加服甲硝唑 400 mg,每天 2～3 次,连服 14 天;或选用其他第三代头孢菌素与多西环素、甲硝唑合用。

2.住院治疗

严格遵医嘱用药,了解用药方案并密切观察用药反应。

(1)头孢霉素类或头孢菌素类药物:头孢西丁钠 2 g,静脉滴注,每 6 小时 1 次。头孢替坦二钠 2 g,静脉滴注,每 12 小时 1 次。加多西环素 100 mg,每 12 小时 1 次,静脉输注或口服。对不能耐受多西环素者,可用阿奇霉素替代,每次 500 mg,每天 1 次,连用 3 天。对输卵管卵巢脓肿患者,可加用克林霉素或甲硝唑。

(2)克林霉素与氨基糖苷类药物联合方案:克林霉素 900 mg,每 8 小时 1 次,静脉滴注;庆大霉素先给予负荷量(2 mg/kg),然后给予维持量(1.5 mg/kg),每 8 小时 1 次,静脉滴注;临床症状、体征改善后继续静脉应用 24～48 小时,克林霉素改口服,每次 450 mg,1 天4 次,连用 14 天;或多西环素 100 mg,每 12 小时1 次,连续用药 14 天。

3.观察药物疗效

若用药后 48～72 小时体温持续不降,患者症状加重,应及时报告医师处理。

4.中药治疗

主要为活血化瘀、清热解毒药物。可遵医嘱指导服中药或用中药外敷腹部,若需进行中药保留灌肠,按保留灌肠操作规程完成。

(三)手术护理

1.药物治疗无效

经药物治疗 48～72 小时体温持续不降,患者中毒症状加重或包块增大者。

2.脓肿持续存在

经药物治疗病情好转,继续控制炎症数天(2～3 周),包块仍未消失但已局限化。

3.脓肿破裂

突然腹痛加剧及出现寒战、高热、恶心、呕吐、腹胀，检查腹部拒按或有中毒性休克表现。

(四)心理护理

(1)关心患者，倾听患者诉说，鼓励患者表达内心感受，通过与患者进行交流，建立良好的护患关系，尽可能满足患者的合理需求。

(2)加强疾病知识宣传，解除患者思想顾虑，增加其对治疗的信心。

(3)与家属沟通，指导家属关心患者，与患者及家属共同探讨适合个人的治疗方案，取得家人的理解和帮助，减轻患者心理压力。

四、健康指导

(一)讲解疾病知识

向患者讲解盆腔炎性疾病的疾病知识，告知及时就诊和规范治疗的重要性。

(二)个人卫生指导

保持会阴清洁，做好经期、孕期及产褥期的卫生宣传。

(三)性生活指导及性伴侣治疗

注意性生活卫生，月经期禁止性交。

(四)饮食生活指导

给予高热量、高蛋白、高维生素饮食，增加营养，积极锻炼身体，注意劳逸结合，不断提高机体抵抗力。

(五)随访指导

对于抗生素治疗的患者，应在72小时内随诊，明确有无体温下降、反跳痛减轻等临床症状改善。若无改善，需做进一步检查。对沙眼衣原体及淋病奈瑟菌感染者，可在治疗后4～6周复查病原体。

五、注意事项

(一)倾听患者主诉

应仔细倾听患者主诉，全面了解患者疾病史，认真阅读治疗方案，制订相应的护理计划，配合完成相应治疗和处理。

(二)预防宣传

(1)注意性生活卫生，减少性传播疾病。

(2)及时治疗下生殖道感染。

(3)进行公共卫生教育，提高公民对生殖道感染的认识，明白预防感染的重要性。

(4)严格掌握妇科手术指征，做好术前准备，严格无菌操作，预防感染。

(5)及时治疗盆腔炎性疾病，防止后遗症发生。

(朱　盼)

第九节　子宫内膜异位症

子宫内膜异位症是指具有生长功能的子宫内膜生长在子宫腔内壁以外引起的症状和体征。异位的子宫内膜绝大多数局限在盆腔内的生殖器官和邻近器官的腹膜面，故临床上称为盆腔子宫内膜异位症。当子宫内膜生长在子宫肌层内称子宫腺肌病，部分患者两者可合并存在。

子宫内膜异位症的发病率近年来明显增高，是目前常见的妇科病之一。多见于30～40岁的妇女。本病为良性病变，但有远距离转移和种植能力。初潮前无发病者，绝经后异位的子宫内膜组织可逐渐萎缩吸收，妊娠或使用性激素抑制卵巢功能可暂时阻止本病的发展，因此，子宫内膜的发病与卵巢的周期性变化有关。也可发生周期性出血，引起周围组织纤维化、粘连，病变局部形成紫蓝色硬结或包块。卵巢的子宫内膜异位症最为常见，卵巢内的异位内膜因反复出血而形成多个囊肿，但以单个多见，故又称为卵巢子宫内膜异位囊肿。囊肿内含暗褐色黏稠的陈旧血，状似巧克力液体，故又称为卵巢巧克力囊肿。

一、护理评估

(一)病史

1.月经史

初潮年龄，月经周期、经期、经量是否正常，有无痛经或其他伴随症状。痛经的性质，是否为进行性加重。

2.婚育史

结婚年龄，婚次，夫妻性生活情况，有无经期性交，生育情况，足月产、早产、流产次数，现有子女数等。

3.既往病史

有无先天性生殖道畸形、子宫手术或经期盆腔检查等情况。

(二)身心状态

1.身体状态

(1)痛经：痛经是子宫内膜异位症的典型症状，其特点为继发性和进行性加重。疼痛多位于下腹部和腰骶部，可放射至阴道、会阴、肛门或大腿，常于月经来潮前1～2天开始，经期第一天最为剧烈，以后逐渐减轻，至月经干净时消失。

(2)月经失调：部分患者有经量增多和经期延长，少数出现经前期点滴出血。月经失调可能与卵巢无排卵、黄体功能不足等有关。

(3)性交痛：由于异位的内膜出现在子宫直肠陷凹处或病变导致子宫后倾固定，性交时子宫颈受到碰撞及子宫收缩和向上提升，可引起疼痛。

(4)不孕：占40%左右，其不孕的原因可能与盆腔内器官和组织广泛粘连和输卵管的蠕动减弱，影响卵子的排出、摄取和受精卵的运行有关。

2.心理状态

由于疼痛、不孕造成患者顾虑重重、心理压力大，需要手术的患者会有紧张、恐惧等心理问题。

(三)诊断性检查

1.妇科检查

典型者子宫后倾固定,盆腔检查可扪及盆腔内有触痛性结节或子宫旁有不活动的囊性包块。

2.辅助检查

(1)B超检查:可确定卵巢子宫内膜异位囊肿的位置、大小和形状。

(2)腹腔镜检查:可发现盆腔内器官或子宫直肠陷凹、子宫骶骨韧带等处有紫蓝色结节。

二、护理诊断

(一)焦虑

其与不孕和需要手术有关。

(二)知识缺乏

其与缺乏自我照顾及与手术相关的知识有关。

(三)舒适改变

其与痛经及手术后伤口有关。

三、护理目标

(1)患者能正确认识疾病的性质及发生原因,解除紧张、恐惧的心理,坚定治疗信心。

(2)患者自觉疼痛症状缓解。

四、护理措施

(1)心理护理:许多年轻患者因顽固的痛经、不孕等情况而焦虑。护理人员应多关心和理解患者,说明该病只要坚持用药或采取必要的手术便可改善症状,鼓励患者树立信心,积极配合治疗。对尚未生育的患者应给予指导和帮助,促使其尽早受孕。

(2)做好卫生宣传教育工作,防止经血逆流,如有先天性生殖道畸形或后天性炎性阴道狭窄、宫颈粘连等应及时手术。凡进入宫腔内的经腹手术,应保护腹壁切口和子宫切口,防止子宫内膜种植到腹壁切口或子宫切口。经期应避免盆腔检查和性交。

(3)使用激素治疗的患者,应介绍服药的注意事项及用后可能出现的反应(恶心、食欲缺乏、闭经、乏力或体重增加等),使其解除思想顾虑,提高治疗效果。

(4)用药期间注意有无卵巢子宫内膜异位囊肿破裂的征象,如出现急性腹痛,应及时通知医师,并做好剖腹探查的各项准备。

(5)对需要手术者,应按腹部手术做好术前准备和术后护理。

(6)出院健康教育,加强患者对病程及治疗的认识,指导伤口处理和康复教育,术后6周避免盆浴和性生活,6周后来院复查。

五、评价

(1)患者无焦虑的表现并对治疗充满信心。

(2)患者能按时服药并了解药物的反应。

(3)自觉症状缓解和消失。

(张桂艳)

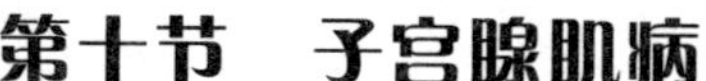

第十节　子宫腺肌病

子宫腺肌病是指当子宫内膜腺体和间质侵入子宫肌层时，形成弥漫或局限性的病变，是妇科常见病。多发生于30～50岁经产妇；约15%的患者同时合并子宫内膜异位症；约50%的患者合并子宫肌瘤；临床病理切片检查，发现患者中有10%～47%子宫肌层中有子宫内膜组织，但35%无临床症状。

多次妊娠及分娩、人工流产、慢性子宫内膜炎等造成子宫内膜基底层损伤，子宫内膜自基底层侵入子宫肌层内生长，可能是主要原因。此外，由于内膜基底层缺乏黏膜下层的保护，在解剖结构上子宫内膜易于侵入肌层。腺肌病常合并子宫肌瘤和子宫内膜增生，提示高水平雌、孕激素刺激也可能是促进内膜向肌层生长的原因之一。

应视患者症状、年龄、生育要求而定。药物治疗适用于症状较轻、有生育要求和接近绝经期的患者；年轻或希望生育的子宫腺肌瘤患者，可试行病灶挖除术；症状严重、无生育要求或药物治疗无效者，应行全子宫切除术。

一、护理评估

（一）健康史

了解患者年龄、婚姻、月经史、婚育史、生育史、出现典型症状的情况及对患者身心的影响，了解患者既往患病史。子宫腺肌病多发生于生育年龄的经产妇，常合并子宫内膜异位症和子宫肌瘤，有多次妊娠及分娩或过度刮宫史。生殖道阻塞，如单角子宫、宫颈阴道不通畅患者等常同时合并腺肌病。

（二）生理状况

1.症状

询问患者是否有经量过多、经期延长和逐渐加重的进行性痛经。

2.体征

妇科检查时子宫均匀性增大或局限性隆起、质硬且有压痛。

3.辅助检查

阴道B超提示子宫增大，肌层中不规则回声增强；盆腔MRI可协助诊断；宫腔镜下取子宫肌层活检，可确诊。

（三）高危因素

1.年龄

40岁以上的经产妇。

2.子宫损伤

多次妊娠、人工流产、慢性子宫内膜炎等造成子宫内膜基底层损伤。

3.先天不足

生殖道阻塞，如单角子宫、宫颈阴道不通、有子宫无阴道的先天畸形等。

4.卵巢功能失调

高水平雌、孕激素刺激者,如子宫肌瘤、子宫内膜增生患者。

(四)心理-社会因素

了解患者对疾病的认知,是否存在焦虑、恐惧等表现;了解患者家庭关系,是否因不孕或继发不孕影响夫妻、家庭关系;了解患者的经济水平等。

二、护理诊断

(一)焦虑

其与月经改变和痛经有关。

(二)知识缺乏

其与缺乏自我照顾及与手术相关的知识有关。

(三)舒适改变

其与痛经有关。

三、护理目标

(1)患者能正确认识疾病的性质及发生原因,解除紧张、恐惧的心理,坚定治疗信心。

(2)患者自觉疼痛症状缓解。

四、护理措施

(一)症状护理

1.月经改变

经量增多者,指导患者使用透气棉质卫生巾,保留卫生巾称重,以评估月经量;经期延长者,早晚用温开水清洗外阴各 1 次,以防逆行感染。若合并贫血,需指导患者遵医嘱服用药物,观察贫血的改善情况。

2.痛经

询问患者疼痛部位、性质、疼痛开始时间及持续时间。疼痛轻者,指导患者腹部热敷、卧床休息;疼痛重者,遵医嘱给予前列腺素合成酶抑制剂。

(二)用药护理

1.口服避孕药

其适用于轻度子宫内膜异位症患者,常用低剂量高效孕激素和炔雌醇复合制剂,用法为每天 1 片,连续用 6～9 个月,护士需观察药物疗效,观察有无恶心、呕吐等不良反应。

2.促性腺激素释放激素激动剂

常用药物:亮丙瑞林 3.75 mg,月经第 1 天皮下注射后,每隔28 天注射 1 次,共 3～6 次。需观察有无潮热、阴道干燥、性欲减退和骨质丢失等不良反应,停药后可消失。连续用药 3 个月以上者,需添加小剂量雌激素和孕激素,以防止骨质丢失。

3.左炔诺孕酮宫内节育器

治疗初期部分患者会出现淋漓出血、下移甚至脱落等,需加强随访。

(三)手术护理

1.保守手术

后再如小病灶挖除术或子宫肌壁楔形切除术,可明显减轻症状并增加妊娠概率。指导其术后6个月再受孕。

2.子宫切除术

年轻或未绝经的患者可保留卵巢;绝经后或合并严重子宫内膜异位症者,可行双卵巢切除术。

(四)心理护理

(1)痛经、月经改变及贫血影响生活质量时,患者常焦虑烦躁,向患者说明月经时轻度疼痛不适是生理反应,给予舒缓的音乐、舒适的环境,保证足够的休息和睡眠,患者及家属、护士共同制订规律而适度的锻炼计划,家属督促患者适度锻炼,可缓解患者的心理压力。

(2)手术患者担心预后和性生活,向患者说明子宫切除术后症状可基本消失,生活质量会得到改善。此外,子宫是月经来潮和孕育胎儿的器官,切除子宫不会男性化,增加对治疗的信心。

(五)健康指导

(1)指导患者随访:手术患者出院后3个月到门诊复查,了解术后康复情况。

(2)保守手术和子宫切除患者,术后休息1～3个月,3个月之内避免性生活及阴道冲洗,避免提举重物,防止正在愈合的腹部肌肉用力,并应逐渐加强腹部肌肉的力量。未经医护人员许可,避免从事可增加盆腔充血的活动,如跳舞、久站等。

(3)有生殖道阻塞疾病时,嘱患者积极治疗,实施整形手术。

(4)对实施保守手术治疗的患者,指导其术后6个月受孕。

(5)注意高危因素与妇科疾病的相关性,定期做好妇科病普查。

五、评估

(1)医务人员避免过度刮宫,减少内膜碎片进入肌层的机会。

(2)药物治疗过程中如出现严重的绝经期症状,可酌情进行药物治疗以提高雌激素水平,降低相关血管症状和骨质疏松的发生,也可提高患者的顺应性。

(李珍平)

第十一节　葡　萄　胎

葡萄胎是因妊娠后胎盘滋养细胞增生、间质高度水肿,出现大小不一的水疱,水疱间借蒂相连成串,形如葡萄而得名,也称水疱状胎块。葡萄胎分为完全性葡萄胎和部分性葡萄胎两类,其中大多数为完全性葡萄胎。其主要病理变化:完全性葡萄胎表现为水疱状胎块占满整个子宫腔,无胎儿及其附属物。镜下见绒毛体积增大、滋养细胞增生、间质高度水肿和间质内胎源性血管消失。部分性葡萄胎表现为仅部分绒毛变为水疱,常合并胚胎组织,胎儿多已死亡。镜下见部分绒毛水肿,滋养细胞轻度增生,间质内可见有核红细胞的胎源性血管,还可见胚胎和胎膜的组织结构。

一、护理评估

(一)健康史

了解患者有无导致葡萄胎的高危因素,如妊娠年龄、社会经济地位、营养状况等。了解患者及其家族的既往疾病史,包括滋养细胞疾病史、月经史、生育史等。

(二)身体状况

1.症状

(1)停经后阴道流血:为最常见症状,多在停经 8～12 周出现不规则阴道流血,量多少不定,呈反复性,有时血中可发现水疱状物。葡萄胎反复出血如不及时治疗,可导致贫血及继发感染。

(2)妊娠呕吐:较正常妊娠发生早,症状严重且持续时间长。

(3)妊娠期高血压疾病征象:可在妊娠 20 周前出现高血压、水肿和蛋白尿且症状严重。

(4)腹痛:由于葡萄胎生长迅速使子宫过度扩张所致,表现为阵发性下腹痛,一般不剧烈,能忍受。若发生黄素化囊肿扭转或破裂,可出现急腹症。

2.体征

(1)子宫异常增大、变软:大多数葡萄胎患者的子宫大于相应的停经月份的妊娠子宫,质地变软,并伴有血清人绒毛膜促性腺激素水平异常升高。

(2)卵巢黄素化囊肿:由于大量人绒毛膜促性腺激素刺激卵巢,卵泡内膜细胞发生黄素化而形成囊肿,称为卵巢黄素化囊肿。常为双侧,葡萄胎清除后 2～4 个月可自行消退。

(三)心理-社会状况

患者知情后会出现极大的情绪不安,担心疾病会恶变或对今后生育有影响,并表现出对清宫手术的恐惧和担心。

(四)辅助检查

1.人绒毛膜促性腺激素测定

葡萄胎因滋养细胞高度增生,产生大量人绒毛膜促性腺激素,患者血清、尿中的人绒毛膜促性腺激素均增高,且持续不降。

2.B 超检查

可见子宫大于相应孕周大小的子宫,无妊娠囊或胎心搏动,子宫腔内充满不均质密集状或短条状回声,呈“落雪状”,若水疱较大而形成大小不等的回声区,则呈“蜂窝状”。

(五)处理要点

1.清宫术

葡萄胎一经确诊,应及时清除子宫腔内容物。术后选取水疱小、贴近子宫壁的组织送病理检查。子宫大且一次刮净有困难时,可于 1 周后行第二次刮宫。

2.预防性化疗

下列情况可考虑采用预防性化疗:①清宫后人绒毛膜促性腺激素持续不降或下降缓慢者;②子宫明显大于相应孕周大小的子宫者;③黄素化囊肿直径＞6 cm 者;④年龄＞40 岁者;⑤无条件随访者。常选用甲氨蝶呤、氟尿嘧啶或放线菌素-D 单一药物化疗 1 个疗程。

3.子宫切除术

对于年龄＞40 岁、无生育要求者,可行全子宫切除术,保留双侧卵巢。但子宫切除不能防止转移,不能替代化疗。手术后仍需定期随访。

二、护理问题

(一)焦虑/恐惧

焦虑/恐惧与担心疾病预后有关。

(二)有感染的危险

有感染的危险与反复阴道流血及清宫术有关。

(三)知识缺乏

知识缺乏与缺乏疾病的信息和随访的相关知识有关。

三、护理措施

(一)一般护理

保持病房内空气清新、安静舒适,告知患者卧床休息。鼓励患者进食高热量、高蛋白质、高维生素、易消化的食物,以增强机体的抵抗力。

(二)病情观察

1.严密观察

观察阴道流血情况及排出物中有无水疱样组织,并嘱患者保留会阴垫,以便准确估计出血量。

2.监测生命体征

发现患者阴道大量流血及清宫术中大出血时,应立即报告医师,并严密观察患者面色、血压、脉搏、呼吸等征象。

(三)对症护理

(1)术前应建立静脉通路,补充血容量,吸氧,备好缩宫素、抢救药品及物品。

(2)保持外阴部清洁,每天擦洗。

(3)遵医嘱使用抗生素,复查血常规。

(四)心理护理

引导患者说出心理感受,评估患者对疾病的心理承受能力、接受清宫术的心理准备及目前存在的主要心理问题。多与患者沟通,解答患者疑问,解除不必要的思想顾虑。

(五)健康指导

葡萄胎患者作为高危人群,其随访有重要意义。通过定期随访,可早期发现妊娠滋养细胞肿瘤并及时治疗。随访应包括:①人绒毛膜促性腺激素定量测定,葡萄胎清宫术后每周测定 1 次,直至降低到正常水平。随后 3 个月内仍每周 1 次,此后 3 个月每 2 周 1 次,然后每月检查 1 次并持续半年,此后每半年 1 次,共随访 2 年。②在随访人绒毛膜促性腺激素的同时,应注意月经是否规则,有无异常阴道流血、咳嗽、咯血及其他转移灶症状,定时做妇科检查、盆腔 B 超检查及胸部 X 线检查。

葡萄胎随访期间必须严格避孕 1 年。首选避孕套,一般不选用宫内节育器或药物避孕,以免穿孔或混淆子宫出血的原因。

(张宗元)

第十二节 子宫肌瘤

子宫肌瘤是女性生殖器官中最常见的一种良性肿瘤。主要由子宫平滑肌组织增生而成，其间还有少量的纤维结缔组织。多见于30～50岁女性。由于肌瘤生长速度慢，对机体影响不大。所以，子宫肌瘤的临床报道发病率远比真实的要低。

一、病因

确切病因仍不清楚。子宫肌瘤好发于生育年龄女性，而且绝经后肌瘤停止生长，甚至萎缩、消失。发生子宫肌瘤的女性常伴发子宫内膜的增生。所以，绝大多数的人认为子宫肌瘤的发生与女性激素有关，特别是雌激素。雌激素可以使子宫内膜增生，使子宫肌纤维增生、肥大，肌层变厚，子宫增大，而且肌瘤组织经过检验，其中雌激素受体和雌二醇的含量比正常子宫肌组织高。所以，目前认为子宫肌瘤与长期和大量的雌激素刺激有关。

二、病理

(一)巨检

肌瘤为实质性球形结节，表面光滑，与周围肌组织有明显界限。外无包膜，但是肌瘤周围的肌层受压可形成假包膜。肌瘤切开后，切面呈漩涡状结构，颜色和质地与肌瘤成分有关，若含平滑肌较多，则肌瘤质地较软、颜色略红；若纤维结缔组织多，则质地较硬、颜色发白。

(二)镜检

肌瘤由皱纹状排列的平滑肌纤维相互交叉组成，切面呈漩涡状，其间有不等量的纤维结缔组织。细胞大小均匀，呈卵圆形或杆状，核染色质较深。

三、分类

(一)按肌瘤生长部位分类

子宫体肌瘤(90%)与子宫颈肌瘤(10%)。

(二)按肌瘤生长方向与子宫肌壁的关系分类

1.肌壁间肌瘤

肌壁间肌瘤最多见，占总数的60%～70%。肌瘤全部位于肌层内，四周均被肌层包围。

2.浆膜下肌瘤

浆膜下肌瘤占总数的20%。肌瘤向子宫浆膜面生长，突起于子宫表面，外面仅有一层浆膜包裹。这种肌瘤还可以继续向浆膜面生长，仅留一细蒂与子宫相连，成为带蒂的浆膜下肌瘤，活动度大。蒂内有供应肌瘤生长的血管，若因供血不足，肌瘤易变性、坏死；若发生蒂扭转，可出现急腹痛。若因扭转而造成断裂，肌瘤脱落至腹腔或盆腔，可形成游离性肌瘤。有些浆膜下肌瘤生长在宫体侧壁，突入阔韧带，形成阔韧带肌瘤。

3.黏膜下肌瘤

黏膜下肌瘤占总数的10%～15%。肌瘤向宫腔内生长，并突出于宫腔，仅由黏膜层覆盖，称

黏膜下肌瘤。黏膜下肌瘤使宫腔变形、增大，易形成蒂。在宫腔内就好像异物一样，可刺激子宫收缩，在宫缩的作用下，黏膜下肌瘤可被挤压出宫颈口外，或堵于宫颈口处，或脱垂于阴道。

各种类型的肌瘤可发生在同一子宫，称为多发性子宫肌瘤(图 10-2)。

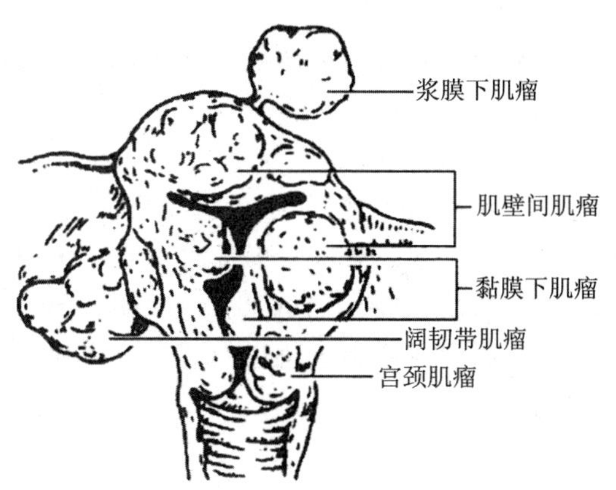

图 10-2　各型子宫肌瘤示意图

四、临床表现

(一)症状

多数患者无明显症状，只是偶尔在进行盆腔检查时发现。肌瘤临床表现的出现与肌瘤的部位、生长速度及是否发生变性有关，而与其数量及大小关系不大。

1.月经改变

月经改变为最常见的症状。主要表现为月经周期缩短、经期延长、经量过多、不规则阴道出血。其中以黏膜下肌瘤最常见，其次是肌壁间肌瘤。浆膜下肌瘤及小的肌壁间肌瘤对月经影响不明显。若肌瘤发生坏死、溃疡、感染，则可出现持续或不规则阴道流血或脓血性白带。

2.腹部包块

腹部包块常为患者就诊的主诉。当肌瘤增大超过妊娠 3 个月子宫大小时，可在下腹部扪及肿块，质硬，无压痛，清晨膀胱充盈将子宫推向上方时更加清楚。

3.白带增多

子宫肌瘤使宫腔面积增大，内膜腺体分泌增多，加之盆腔充血，致使患者白带增多。若为黏膜下肌瘤脱垂于阴道，则表面易感染、坏死，产生大量脓血性液体及腐肉样组织，伴臭味。

4.腰酸、腹痛、下腹坠胀

患者常有腰酸或下腹坠胀，经期症状加重。通常无腹痛，只是在发生一些意外情况时才会出现，如浆膜下肌瘤蒂扭转时，可出现急性腹痛；妊娠期肌瘤发生红色变性时，可出现腹痛剧烈伴发热、恶心；黏膜下肌瘤被挤出宫腔时，可因宫缩引起痉挛性疼痛。

5.压迫症状

大的子宫肌瘤使子宫体积增大，可对周围的组织器官产生一定的压迫症状。如前壁肌瘤压迫膀胱可出现尿频、尿急；宫颈肌瘤可引起排尿困难、尿潴留；后壁肌瘤可压迫直肠引起便秘、里急后重；较大的阔韧带肌瘤压迫输尿管可致肾盂积水。

6.不孕或流产

肌瘤压迫输卵管使其扭曲管腔不通，或使宫腔变形，影响受精或受精卵着床，导致不孕、流产。

7.继发性贫血

长期月经过多、不规则出血，部分患者可出现继发性贫血，严重时全身乏力、面色苍白、气短、心悸。

（二）体征

肌瘤较大时，可在腹部触及质硬、表面不规则、结节状物质。妇科检查时，肌壁间肌瘤子宫增大，表面不规则，有单个或多个结节状突起。浆膜下肌瘤外面仅包裹一层浆膜，所以质地坚硬，呈球形块状物，与子宫有细蒂相连，可活动；黏膜下肌瘤突出于宫腔，像孕卵一样，所以整个子宫均匀增大，有时宫口扩张，肌瘤位于宫口内或脱出于阴道，呈红色、实质、表面光滑，若感染则表面有渗出液覆盖或溃疡形成，排液有臭味。

五、治疗原则

根据患者的年龄、症状、有无生育要求及肌瘤的大小等情况综合考虑。

（一）随访观察

若肌瘤小（子宫＜孕 2 月）且无症状，通常不需治疗，尤其近绝经年龄患者，雌激素水平低落，肌瘤可自然萎缩或消失，每 3～6 个月随访 1 次；随访期间若发现肌瘤增大或症状明显时，再考虑进一步治疗。

（二）药物治疗（保守治疗）

肌瘤在 2 个月妊娠子宫大小以内，症状不明显或较轻，近绝经年龄及全身情况不能手术者，均可给予药物对症治疗。

1.雄性激素

雄性激素常用药物有丙酸睾酮。可对抗雌激素，使子宫内膜萎缩，直接作用于平滑肌，使其收缩而减少出血，并使近绝经期的患者提早绝经。

2.促性腺激素释放激素类似物

促性腺激素释放激素类似物常用药物有亮丙瑞林或戈舍瑞林。可抑制垂体及卵巢的功能，降低雌激素水平，使肌瘤缩小或消失。适用于肌瘤较小、经量增多或周期缩短、围绝经期患者。不宜长期使用，以免因雌激素缺乏导致骨质疏松。

3.其他药物

常用药物有米非司酮。作为术前用药或提前绝经使用。但不宜长期使用，以防其拮抗糖皮质激素的不良反应。

（三）手术治疗

手术治疗为子宫肌瘤的主要治疗方法。若肌瘤≥2.5 个月妊娠子宫大小或症状明显出现贫血者，应手术治疗。

1.肌瘤切除术

肌瘤切除术适用于年轻要求保留生育功能的患者，可经腹或腹腔镜切除肌瘤，突出宫内或脱出于阴道内的带蒂的黏膜下肌瘤也可经阴道或经宫腔镜下摘除。

2.子宫切除术

肌瘤较大且多发，症状明显，年龄较大，无生育要求或已有恶变者可行子宫全切。50岁以下且卵巢外观正常者，可保留卵巢。

六、护理评估

（一）健康史

了解患者一般情况，评估月经史、婚育史，是否有不孕、流产史；询问有无长期使用雌激素类药物。如果接受过治疗，还应了解治疗的方法及所用药物的名称、剂量、用法及用药后的反应等。

（二）身体状况

1.症状

了解有无月经异常、腹部肿块、白带增多或贫血、腹痛等临床表现，了解出现症状的时间及具体表现。

2.体征

了解妇科检查结果，子宫是否均匀或不规则增大、变硬，阴道有无子宫肌瘤脱出等情况。了解B超检查所示结果中肌瘤的大小、个数及部位等。

（三）心理社会状况

患者及家属对子宫肌瘤缺乏认识，担心肿瘤为恶性，对治疗方案的选择犹豫不决，对需要手术治疗而焦虑不安，担心手术切除子宫可能会影响其女性特征，影响夫妻生活。

七、护理诊断

（1）营养失调，低于机体需要量：与月经改变、长期出血导致贫血有关。

（2）知识缺乏：缺乏子宫肌瘤疾病发生、发展、治疗及护理知识。

（3）焦虑：与月经异常，影响正常生活有关。

（4）自我形象紊乱：与手术切除子宫有关。

八、护理目标

（1）患者获得子宫肌瘤及其健康保健知识。

（2）患者贫血得到纠正，营养状况改善。

（3）患者出院时，不适症状缓解。

九、护理措施

（一）心理护理

评估患者对疾病的认知程度，尊重患者，耐心解答患者提出的问题，告知患者和家属子宫肌瘤是妇科最常见的良性肿瘤，手术或药物治疗都不会影响今后日常生活和工作，让患者消除顾虑，纠正错误认识，配合治疗。

（二）缓解症状

对出血多需住院的患者，护士应严密观察并记录其生命体征变化情况，协助医师完成血常规及凝血功能检查、备血、核对血型、交叉配血等。注意收集会阴垫，评估出血量。按医嘱给予止血药和子宫收缩药，必要时输血、补液、抗感染或刮宫止血。巨大子宫肌瘤者常出现局部压迫症状，如排尿不畅者应予以导尿;便秘者可用缓泻剂缓解不适症状。带蒂的浆膜下肌瘤发生扭转或肌瘤红色变性时应评估腹痛的程度、部位、性质,有无恶心、呕吐、体温升高征象。需剖腹探查时,护士应迅速做好急诊手术前准备和术中、术后护理。保持患者的外阴清洁干燥,如黏膜下肌瘤脱出宫颈口者,应保持其局部清洁,预防感染,为经阴道摘取肌瘤者做好术前准备。

(三)手术护理

经腹或腹腔镜下行肌瘤切除或子宫切除术的患者按腹部手术患者的一般护理,并要特别注意观察术后阴道流血情况。经阴道黏膜下肌瘤摘除术常在蒂部留置止血钳 24～48 小时,取出止血钳后需继续观察阴道流血情况,按阴道手术患者进行护理。

(四)健康教育

1.保守治疗的患者

需定期随访,护士要告知患者随访的目的、意义和随访时间。应 3～6 个月定期复查,期间监测肌瘤生长状况、了解患者症状的变化,如有异常及时和医师联系,修正治疗方案。对应用激素治疗的患者,护士要向患者讲解用药的相关知识,使患者了解药物的治疗作用、使用剂量、服用时间、方法、不良反应及应对措施,避免擅自停药和服药过量引起撤退性出血和男性化。

2.手术后的患者

出院后 1 个月门诊复查,了解患者术后康复情况,并给予术后性生活、自我保健、日常工作恢复等健康指导。任何时候出现不适或异常症状,需及时随诊。

十、结果评价

(1)患者能叙述子宫肌瘤保守治疗的注意事项或术后自我护理措施。

(2)患者面色红润,无疲倦感。

(3)患者出院时,能列举康复期随访时间及注意问题。

(张宗元)

第十三节 子宫颈癌

子宫颈癌是除乳腺癌以外最常见的妇科恶性肿瘤。虽然它的发病率很高,但是宫颈癌有较长的癌前病变阶段,加上近年来国内外已经普遍开展宫颈细胞防癌普查,使宫颈癌和癌前病变得以早期诊断和早期治疗,宫颈癌的发病率和死亡率也随之不断下降。

一、分类及病理

宫颈癌的好发部位是位于宫颈外口处的鳞-柱上皮交界区。根据发生癌变的组织不同,宫颈癌可分为:鳞状细胞浸润癌,占宫颈癌的 80%～85%;腺癌,占宫颈癌的 15%～20%;鳞腺癌,由鳞癌和腺癌混合构成,占宫颈癌的 3%～5%,少见,但恶性度最高,预后最差。

本节原位癌、浸润癌指的都是鳞癌。鳞癌与腺癌在外观上并无特殊差别,因为鳞状细胞与柱状细胞都可侵入对方领域,所以,两者均可发生在宫颈阴道部或宫颈管内。

（一）巨检

在发展为浸润癌以前，鳞癌肉眼观察无特殊异常，类似一般的宫颈糜烂（主要是环绕宫颈外口有较粗糙的颗粒状糜烂区，或有不规则的溃破面，触之易出血），随着浸润癌的出现，子宫颈可以表现为以下4种不同类型（图10-3）。

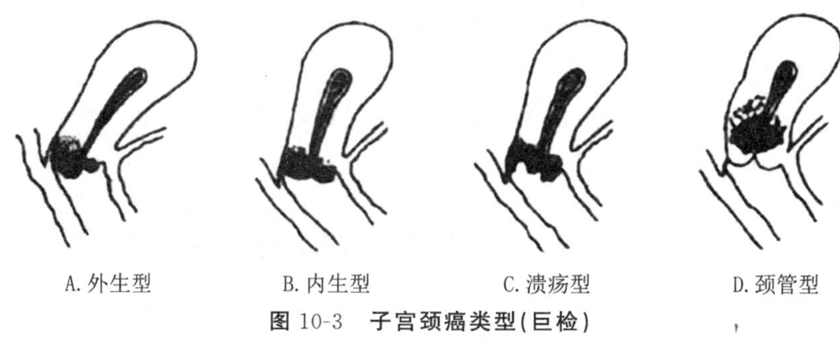

图10-3　子宫颈癌类型（巨检）

1.外生型

外生型又称增生型或菜花型，癌组织开始向外生长，最初呈息肉样或乳头状隆起，继而又发展为向阴道内突出的大小不等的菜花状赘生物，质地脆，易出血。

2.内生型

内生型又称浸润型，癌组织向宫颈深部组织浸润，宫颈变得肥大而硬，甚至整个宫颈段膨大像直筒一样。但宫颈表面比较光滑或是仅有浅表溃疡。

3.溃疡型

不论外生型还是内生型，当癌进一步发展时，肿瘤组织发生坏死、脱落，可形成凹陷性溃疡，有时整个子宫颈都为空洞所代替，形如火山口样。

4.颈管型

癌灶发生在宫颈外口内，隐蔽在宫颈管，侵入宫颈、子宫峡部供血层，以及转移到盆壁的淋巴结。不同于内生型，后者是由特殊的浸润性生长扩散到宫颈管。

（二）显微镜检

1.宫颈上皮内瘤变

在移行带区形成过程中，未分化的化生鳞状上皮代谢活跃，在一些物质（精子、精液组蛋白、人乳头瘤病毒等）的刺激下，可发生细胞分化不良、排列紊乱，细胞核异常、有丝分裂增加，形成宫颈上皮内瘤变，包括宫颈不典型增生和宫颈原位癌。这两种病变是子宫颈癌的癌前病变。

通过显微镜下的观察，宫颈癌的进展可分为以下几个阶段（图10-4）。

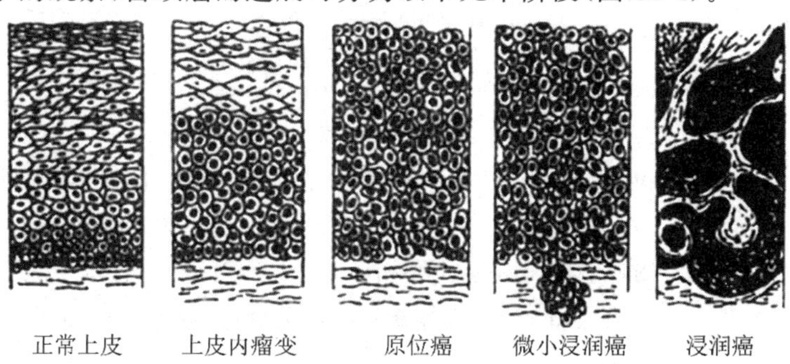

图10-4　宫颈正常上皮-上皮内瘤变-浸润癌

(1)宫颈不典型增生:指上皮底层细胞增生活跃、分化不良,从正常的1～2层增生至多层,甚至占据了大部分上皮组织,而且细胞排列紊乱,细胞核增大、染色加深、染色质分布不均,出现很多核异质改变,称为不典型增生。又可分为轻、中、重3种不同程度。重度时与原位癌不易区别。

(2)宫颈原位癌:鳞状上皮全层发生癌变,但是基膜仍然保持完整,称原位癌。不典型增生和原位癌均局限于上皮内,所以合称宫颈上皮内瘤变。

2.宫颈早期浸润癌

原位癌继续发展,已有癌细胞穿过鳞状上皮基底层进入间质,但浸润不深(<5 mm),并未侵犯血管及淋巴管,癌灶之间孤立,未出现融合。

3.子宫颈癌

癌继续发展,浸润深度>5 mm,且侵犯血管及淋巴管,癌灶之间呈网状或团块状融合。

二、转移途径

以直接蔓延和淋巴转移为主,血行转移极少见。

(一)直接蔓延

直接蔓延最常见。癌组织直接侵犯邻近组织和器官,向下蔓延至阴道壁。向上累及到子宫腔;向两侧扩散至主韧带、阴道旁组织直至骨盆壁;向前、后可侵犯膀胱、直肠、盆壁等。

(二)淋巴转移

癌组织局部浸润后侵入淋巴管形成瘤栓,随淋巴液引流进入局部淋巴结,在淋巴管内扩散。淋巴转移一级组包括宫旁、宫颈旁、闭孔、髂内、髂外、髂总、骶前淋巴结;二级组包括腹股沟深浅淋巴结、腹主动脉旁淋巴结。

(三)血行转移

血行转移极少见,晚期可转移至肺、肝或骨骼等。

三、临床分期

采用国际妇产科联盟(FIGO,2000年)修订的宫颈癌临床分期,大体分为5期(表10-2,图10-5)。

表10-2 子宫颈癌的临床分期(FIGO,2000年)

期别	肿瘤累及范围
0期	原位癌(浸润前癌)
Ⅰ期	癌灶局限于宫颈(包括累及宫体)
$Ⅰ_a$期	肉眼未见癌灶,仅在显微镜下可见浸润癌
$Ⅰ_{a1}$期	间质浸润深度≤3 mm,宽度≤7 mm
$Ⅰ_{a2}$期	间质浸润深度>3至≤5 mm,宽度≤7 mm
$Ⅰ_b$期	肉眼可见癌灶局限于宫颈,或显微镜下可见病变>$Ⅰ_{a2}$期
$Ⅰ_{b1}$期	肉眼可见癌灶最大直径≤4 cm
$Ⅰ_{b2}$期	肉眼可见癌灶最大直径>4 cm
Ⅱ期	癌灶已超出宫颈,但未达盆壁。癌累及阴道,但未达阴道下1/3
$Ⅱ_a$期	无宫旁浸润

续表

期别	肿瘤累及范围
Ⅱ$_b$期	有宫旁浸润
Ⅲ期	肿瘤扩散至盆壁和/或累及阴道下1/3,导致肾盂积水或无功能肾
Ⅲ$_a$期	癌累及阴道下1/3,但未达盆壁
Ⅲ$_b$期	癌已达盆壁,或有肾盂积水或无功能肾
Ⅳ期	癌播散超出真骨盆,或癌浸润膀胱黏膜及直肠黏膜
Ⅳ$_a$期	癌播散超出真骨盆或癌浸润膀胱黏膜或直肠黏膜
Ⅳ$_b$期	远处转移

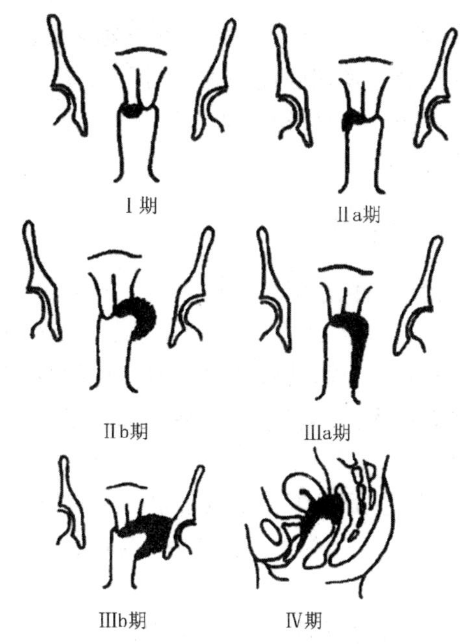

图10-5 子宫颈癌临床分期示意图

四、临床表现

(一)症状

早期,可无症状;随着癌细胞的进展,可出现以下表现。

1.阴道流血

阴道流血由癌灶浸润间质内血管所致,出血量根据病灶大小、受累间质内血管的情况而定。年轻患者常表现为接触性出血,即性生活后或妇科检查后少量出血。也有表现为经期延长、周期缩短、经量增多等。年老患者常表现为绝经后不规则阴道流血。

一般外生型癌出血较早,量多;内生型癌出血较晚,量少。一旦侵犯较大血管可引起致命大出血。

2.阴道排液

阴道排液一般发生在阴道出血之后,呈白色或血性,稀薄如水样或米泔样。初期量不多、有腥臭;晚期癌组织坏死、破溃,继发感染则出现大量脓性或米汤样恶臭白带。

3.疼痛

疼痛为癌晚期症状。当宫旁组织明显浸润,并已累及盆壁、神经,可引起严重的腰骶部或坐骨神经痛。盆腔病变严重时,可以导致下肢静脉回流受阻,引起下肢肿胀和疼痛。

4.其他

(1)邻近器官受累症状。①压迫或侵犯膀胱、尿道及输尿管:排尿困难、尿痛、尿频、血尿、尿闭、膀胱阴道瘘、肾盂积水、尿毒症等。②累及直肠:里急后重、便血、排便困难、便秘或肠梗阻、直肠阴道瘘。③宫旁组织受侵:组织增厚、变硬、弹性消失,可直达盆壁,子宫固定不动,可形成“冰冻盆腔”。

(2)恶病质:晚期癌症,长期消耗,出现身心交瘁、贫血、低热、消瘦、虚弱等全身衰竭表现。

(二)体征

早期宫颈癌局部无明显病灶,宫颈光滑或轻度糜烂,与一般宫颈炎肉眼难以区别。随着病变的发展,类型不同,体征也不同。外生型宫颈上有赘生物呈菜花状、乳头状,质脆易出血。内生型宫颈肥大、质硬,如桶状,表面可光滑。晚期癌组织坏死、脱落可形成溃疡或空洞。阴道受累时,阴道壁变硬、弹性减退,有赘生物生长。若侵犯宫旁组织,三合诊检查可扪及宫颈旁组织增厚、变硬、呈结节状,甚至形成“冰冻骨盆”。

五、治疗原则

治疗以手术治疗为主,配合放疗和化疗。

(一)手术治疗

手术治疗适用于Ⅰa期~Ⅱa期无手术禁忌证的患者。根据临床分期不同,可选择全子宫切除术、子宫根治术和盆腔淋巴结清扫术。年轻患者可保留卵巢及阴道。

(二)放疗

放疗适用于各期患者,主要是年老、严重并发症或Ⅲ期以上不能手术的患者。分为腔内放疗和体外放疗两种方法。早期以腔内放疗为主、体外放疗为辅;晚期则以体外放疗为主、腔内放疗为辅。

(三)手术加放疗

手术加放疗适用于癌灶较大的患者,可先行放疗局限病灶后再行手术治疗;或手术后怀疑有淋巴或宫旁组织转移者,放疗作为手术的补充治疗。

(四)化疗

化疗用于晚期或有复发转移的患者,也可用于手术或放疗的辅助治疗,目前多主张联合化疗方案。

六、护理评估

(一)健康史

详细了解年轻患者有无接触性出血、年老患者绝经后阴道不规则流血情况。评估患者有无患病的高危因素存在,如慢性宫颈炎的病史及是否有人乳头瘤病毒、巨细胞病毒等的感染;婚育史、性生活史、高危男子性接触史等。

(二)身体状况

1.症状

详细了解患者阴道流血的时间、量、质、色等,有无妇科检查或性生活后的接触性出血;阴道排液的性状、气味;有无邻近器官受累的症状;有无疼痛,疼痛的部位、性质、持续时间等。全身有无贫血、消瘦、乏力等恶病质的表现。

2.体征

评估妇科检查的结果,如宫颈有无异常,有无糜烂和赘生物;宫颈是否出血、肥大、质硬、宫颈管外形呈桶状等。

(三)心理社会状况

子宫颈癌确诊早期,患者常因无症状或症状轻微,往往对诊断表示怀疑和震惊而四处求医,希望否定癌症诊断;当诊断明确,患者会感到恐惧和绝望,害怕疼痛和死亡,迫切要求治疗,以减轻痛苦、延长寿命。另外,恶性肿瘤对患者身体的折磨会给患者带来巨大的心理应激,而且手术范围大,留置尿管的时间长,疾病和手术对身体的损伤大,恢复时间长,患者很长时间不能正常地生活、工作。

(四)辅助检查

宫颈癌发展过程长,尤其是癌前病变阶段,所以应该积极开展防癌普查,提倡“早发现、早诊断、早治疗”。早期宫颈癌因无明显症状和体征,需采用以下辅助检查。

1.宫颈刮片细胞学检查

普查宫颈癌的主要方法,也是早期发现宫颈癌的主要方法之一。注意在宫颈外口鳞-柱上皮交界处取材,防癌涂片用巴氏染色。结果分 5 级:Ⅰ级提示正常、Ⅱ级提示炎症、Ⅲ级提示可疑癌、Ⅳ级提示高度可疑癌、Ⅴ级提示癌。巴氏Ⅲ级及以上需行活检。

2.碘试验

将碘溶液涂于宫颈和阴道壁,观察其着色情况。正常宫颈阴道部和阴道鳞状上皮含糖原丰富,被碘溶液染成棕色或深赤褐色。若不染色为阳性,说明鳞状上皮不含糖原。瘢痕、囊肿、宫颈炎或宫颈癌等鳞状上皮不含糖原或缺乏糖原,均不染色,所以本试验对癌无特异性。碘试验主要识别宫颈病变危险区,以便确定活检取材部位,提高诊断率。

3.阴道镜检查

宫颈刮片细胞学检查Ⅲ级或以上者,应行阴道镜检查,观察宫颈表面上皮及血管变化,发现病变部位,指导活检取材,提高诊断率。

4.宫颈和宫颈管活检

宫颈和宫颈管活检是确诊宫颈癌和癌前病变的“金标准”。可在宫颈外口鳞-柱上皮交界处 3、6、9、12 点 4 处取材或碘试验不着色区、阴道镜病变可疑区取材做病理检查。宫颈活检阴性时,可用小刮匙刮取宫颈管组织送病理检查。

七、护理诊断

(1)排尿异常:与宫颈癌根治术后对膀胱功能影响有关。

(2)营养失调:与长期的阴道流血造成的贫血及癌症的消耗有关。

(3)焦虑:与子宫颈癌确诊带来的心理应激有关。

(4)恐惧:与宫颈癌的不良预后有关。

(5)自我形象紊乱:与阴道流恶臭液体及较长时间留置尿管有关。

八、护理目标

(1)患者能接受诊断,配合各种检查、治疗。

(2)出院时患者排尿功能恢复良好。

(3)患者能接受现实,适应术后生活方式。

九、护理措施

(一)心理护理

多陪伴患者,经常与患者沟通,了解其心理特点,与患者、家属一起寻找引起不良心理反应的原因,教会患者缓解心理应激的措施,学会用积极的应对方法,如寻求他人的支持和帮助、向他人倾诉内心的感受等,使患者能以最佳的心态接受并积极配合治疗。

(二)饮食与营养

根据患者的营养状况、饮食习惯协助制订营养食谱,鼓励患者进食高能量、高维生素及营养素全面的饮食,以满足机体的需要。

(三)阴道、肠道准备

术前 3 天需每天行阴道冲洗 2 次,冲洗时动作应轻柔,以免损伤子宫颈脆性癌组织引起阴道大出血。肠道按清洁灌肠来准备。另外,术前教会患者进行肛门、阴道肌肉的缩紧与舒张练习,掌握锻炼盆底肌肉的方法。

(四)术后帮助膀胱功能恢复

由于手术范围大,可能损伤支配膀胱的神经,膀胱功能恢复缓慢,因此,一般留置尿管 7～14 天,甚至 21 天。

1.盆底肌肉的锻炼

术前教会患者进行盆底肌肉的缩紧与舒张练习,术后第 2 天开始锻炼,术后第 4 天开始锻炼腹部肌肉,如抬腿、仰卧起坐等。有资料还报道改变体位的肌肉锻炼有利于排尿功能的恢复,锻炼的强度应逐渐增加。

2.膀胱肌肉的锻炼

在拔除尿管前 3 天开始定时开放尿管,每 2～3 小时放尿 1 次,锻炼膀胱功能,促进排尿功能的恢复。

3.导残余尿

在膀胱充盈的情况下拔除尿管,让患者立即排尿,排尿后,导残余尿,每天 1 次。如残余尿连续 3 次在 100 mL 以下,证明膀胱功能恢复尚可,不需再留置尿管;如残余尿超过 100 mL,应及时给患者再留置尿管,保留 3～5 天后再行拔管,导残余尿,直至低于 100 mL 以下。

(五)保持负压引流管的通畅

手术创面大、渗出多,同时淋巴回流受阻,术后常在盆腔放置引流管,应密切注意引流管是否通畅,以及引流液的量、色、质,一般引流管于 48～72 小时后拔除。

(六)出院指导

(1)定期随访:护士应向出院患者和家属说明随访的重要性及随访要求。第 1 年内,出院后 1 个月首次随访,以后每 2～3 个月随访 1 次;第 2 年每 3～6 个月随访 1 次;第 3～5 年每半年随访 1 次;第 6 年开始每年随访 1 次。如有不适随时就诊。

(2)少数患者出院时尿管未拔，应教会患者留置尿管的护理，强调多饮水、外阴清洁的重要性，勿将尿袋高于膀胱口，避免尿液倒流，继续锻炼盆底肌肉、膀胱功能，以及时到医院拔尿管、导残余尿。

(3)康复后应逐步增加活动强度，适当参加社交活动及正常的工作等，以便恢复原来的角色功能。

十、结果评价

(1)患者住院期间能以积极态度配合诊治全过程。

(2)出院时，患者无尿路感染症状，拔管后已经恢复正常排尿功能。

(3)患者能正常与人交往，正确树立自我形象。

(张宗元)

第十四节　子宫内膜癌

子宫内膜癌发生于子宫体的内膜层，又称子宫体癌。绝大多数为腺癌，故亦称子宫内膜腺癌。多见于老年妇女，是女性生殖器三大恶性肿瘤之一，仅次于子宫颈癌，居第二位，近年来我国该病的发病率有上升趋势。腺癌是一种生长缓慢、发生转移较晚的恶性肿瘤。但是，一旦蔓延至子宫颈，侵犯子宫肌层或子宫外，其预后极差。

一、病因

确切病因尚不清楚，可能与下列因素相关。

(一)体质因素

易发生于肥胖、高血压、糖尿病、绝经延迟、未孕或不育的妇女。这些因素是子宫内膜癌的高危因素。

(二)长期持续的雌激素刺激

在长期持续雌激素刺激而又无孕激素拮抗的情况下，可发生子宫内膜增生(单纯型或复杂型，伴或不伴有不典型增生)，子宫内膜癌发病的危险性增高。临床常见于无排卵性疾病、卵巢女性化肿瘤等。

(三)遗传因素

约 20%的患者有家族史。

二、病理

(一)巨检

病变多发生于子宫底部内膜，尤其是两侧宫角。根据病变形态及范围分为两种类型。

1.局限型

肿瘤局限于部分子宫内膜，常发生在宫底部或宫角部，呈息肉状或菜花状，表面有溃疡，容易出血，易侵犯肌层。

2.弥漫型

肿瘤累及大部分或全部子宫内膜，呈菜花状，可充满宫腔或脱出子宫颈口外。癌组织表面呈灰白色或淡黄色。质脆，易出血、坏死或有溃疡形成，较少侵入肌层。晚期癌灶可侵入深肌层或宫颈，若阻塞宫颈管可引起宫腔积脓。

(二)镜检

1.内膜样腺癌

内膜样腺癌最常见，占子宫内膜癌的80%～90%，腺体异常增生，癌细胞大而不规则，核大深染。分裂活跃。

2.腺癌伴鳞状上皮分化

腺癌中含成团的分化良好的良性鳞状上皮称为腺角化癌，恶性则称为鳞腺癌，介于两者之间为腺癌伴鳞状上皮不典型增生。

3.浆液性腺癌

浆液性腺癌占子宫内膜癌的10%。具有复杂乳头样结构、裂隙样腺体、明显的细胞复层、芽状结构形成和核异型。恶性程度很高，常见于年老的晚期患者。

4.透明细胞癌

肿瘤呈管状结构，镜下见多量大小不等、背靠背排列的小管，内衬透明的鞋钉状细胞。

三、转移途径

多数生长缓慢，局限于内膜或宫腔内时间较长，也有极少数发展较快，短期内出现转移。

(一)直接蔓延

癌灶沿子宫内膜向上蔓延生长，经子宫角达输卵管，向下蔓延累及宫颈、阴道；向肌层浸润，可穿透浆膜而延及输卵管、卵巢，并广泛种植于盆腔腹膜、子宫直肠陷凹及大网膜。

(二)淋巴转移

淋巴转移为内膜癌的主要转移途径。其转移途径与肿瘤生长的部位有关。宫底部的癌灶可沿阔韧带上部的淋巴管网转移到卵巢，再向上到腹主动脉旁淋巴结。子宫角及前壁的病灶可经圆韧带转移到腹股沟淋巴结。子宫后壁的病灶可沿骶韧带至直肠淋巴结。子宫下段及宫颈管的病灶与宫颈癌的淋巴转移途径相同。

(三)血行转移

血行转移少见，出现较晚，主要转移到肺、肝、骨等处。

四、临床分期

现广泛采用国际妇产科联盟(FIGO，2000)规定的手术病理分期(表10-3)。

表10-3 子宫内膜癌临床分期(FIGO，2000)

期别	肿瘤累及范围
0期	原位癌(浸润前癌)
Ⅰ期	癌局限于宫体
$Ⅰ_a$	癌局限于子宫内膜
$Ⅰ_b$	癌侵犯肌层≤1/2

续表

期别	肿瘤累及范围
Ⅰc	癌侵犯肌层＞1/2
Ⅱ期	癌累及宫颈，无子宫外病变
Ⅱa	仅宫颈黏膜腺体受累
Ⅱb	宫颈间质受累
Ⅲ期	癌扩散于子宫外的盆腔内，但未累及膀胱、直肠
Ⅲa	癌累及浆膜和/或附件和/或腹腔细胞学检查阳性
Ⅲb	阴道转移
Ⅲc	盆腔淋巴结和/或腹主动脉淋巴结转移
Ⅳ期	癌累及膀胱及直肠（黏膜明显受累），或有盆腔外远处转移
Ⅳa	癌累及膀胱和/或直肠黏膜
Ⅳb	远处转移，包括腹腔内转移和/或腹股沟淋巴结转移

五、临床表现

（一）症状

极早期的患者无明显症状，随着病程进展后出现下列症状。

1.阴道流血

不规则阴道流血为最常见的症状，量一般不多。绝经后患者主要表现为间歇性或持续性出血，量不多；未绝经者则表现为月经紊乱：经量增多、经期延长或经间期出血。

2.阴道排液

少数患者诉阴道排液增多，为肿瘤渗出液或感染坏死所致。早期多为浆液性或浆液血性白带，晚期合并感染则为脓性或脓血性，有恶臭。

3.疼痛

通常不引起疼痛。晚期肿瘤侵犯盆腔或压迫神经，可引起下腹部及腰骶部疼痛，并向下肢放射。若肿瘤累及宫颈，堵塞宫颈管致使宫腔积脓时，可出现下腹胀痛或痉挛样疼痛。

4.全身症状

晚期可出现贫血、消瘦、乏力、发热、恶病质、全身衰竭等症状。

（二）体征

早期妇科检查无明显异常。随着病情发展，可有子宫增大、质地变软。有时可见癌组织自宫颈口脱出，质脆，易出血。若并发宫腔积脓，子宫明显增大、有压痛。若周围有浸润，子宫常固定，宫旁、盆腔内可触及不规则结节状物。

六、治疗原则

主要治疗方法为手术、放疗及药物治疗。早期以手术为主，晚期则采用放疗、药物等综合治疗。

七、护理评估

（一）健康史

了解患者一般情况，评估高危因素，如老年、肥胖、高血压、糖尿病、不孕不育、绝经期推迟及用雌激素替代治疗等，了解有无家族肿瘤史；了解患者疾病诊疗过程及用药情况。

(二)身体状况

1.症状

评估阴道流血、排液、疼痛及有无肿瘤转移的临床表现。

2.体征

了解妇科检查的结果，如有子宫增大、变软，是否可以触及转移性结节或肿块，有无明显触痛等情况。

(三)心理社会状况

子宫内膜癌多发生于绝经后妇女，因子女工作忙，疏于对患者的关心，使患者在精神上有较强的失落感；或因未婚、婚后不孕等易产生孤独感；加上恶性肿瘤的发生，更增加了患者的恐惧心理。

(四)辅助检查

根据病史、临床表现及辅助检查作出诊断。

1.分段诊刮

分段诊刮确诊子宫内膜癌最可靠的方法。先刮宫颈管，再刮宫腔，刮出物分瓶标记送病理检查。刮宫时操作要轻柔，特别是刮出豆渣样组织时，应立即停止操作，以免子宫穿孔或肿瘤扩散。

2.B 超

子宫增大，宫腔内可见实质不均的回声区，形态不规则，宫腔线消失。若肌层中有不规则回声紊乱区，则提示肌层有浸润。

3.宫腔镜检查

宫腔镜检查可直接观察病变大小、形态，并取活检。

4.细胞学检查

用宫腔吸管或宫腔刷取宫腔分泌物找癌细胞，阳性率可达 90％。

5.其他

CT、MRI、淋巴造影检查及血清 CA125 检查等。

八、护理诊断

(一)焦虑

焦虑与住院及手术有关。

(二)知识缺乏

缺乏了宫内膜癌相关的治疗、护理知识。

九、护理目标

(1)患者获得有关子宫内膜癌的治疗、护理知识。

(2)患者焦虑减轻，主动参与诊治过程。

十、护理措施

(一)心理护理

帮助患者熟悉医院环境，为患者提供安静、舒适的休息环境。告知患者子宫内膜癌的病程发展慢，是女性生殖系统恶性肿瘤预后较好的一种，以缓解或消除心理压力，增强治病的信心。

（二）生活护理

（1）卧床休息，注意保暖。鼓励患者进食高蛋白、高热量、高维生素、易消化饮食。进食不足或营养状况极差者，遵医嘱静脉补充营养。

（2）严密观察生命体征、腹痛、手术切口、血常规变化；保持会阴清洁，每天用 0.1%苯扎溴铵溶液会阴冲洗，正确使用消毒会阴垫，发现感染征象及时报告医师，并遵医嘱及时使用抗生素和其他药物。

（三）治疗配合

对于采用不同治疗方法的患者，实施相应的护理措施。手术患者注意术后病情观察，记录阴道残端出血的情况，指导患者适度活动。孕激素治疗过程中注意药物的不良反应，指导患者坚持用药。化疗患者要注意骨髓抑制现象，做好支持护理。

（四）健康教育

1.普及防癌知识

大力宣传定期防癌普查的重要性，定期进行防癌检查；正确掌握使用雌激素的指征；绝经过渡期妇女月经紊乱或不规则流血者，应先除外子宫内膜癌；绝经后妇女出现阴道流血者，警惕子宫内膜癌的可能；注意高危因素，重视高危患者。

2.定期随访

手术、放疗、化疗患者应定期随访。随访时间：术后 2 年内，每 3～6 个月 1 次；术后 3～5 年内，每6～12个月 1 次。随访中注意有无复发病灶，并根据患者康复情况调整随访时间。随访内容：盆腔检查、阴道脱落细胞学检查、胸片（6 个月至 1 年）。

十一、结果评价

（1）患者能叙述子宫内膜癌治疗和护理的有关知识。

（2）患者睡眠良好，焦虑缓解。

（张宗元）

第十一章 产科护理

第一节 正常分娩

影响分娩的 4 个因素包括产力、产道、胎儿及待产妇的精神心理因素。若各因素均正常并能相互适应，胎儿顺利经阴道自然娩出，称为正常分娩。从规律宫缩开始，至胎儿及胎盘完全娩出为止的全过程称为总产程。临床上分为 3 个产程。

一、第一产程妇女的护理

第一产程又称宫颈扩张期。从规律宫缩到宫口开全。初产妇需 11～12 小时，经产妇需 6～8 小时。

(一)临床表现

1.一般情况

体温、脉搏、呼吸无明显异常。宫缩时血压可能上升 0.5～1.3 kPa(4～10 mmHg)。

2.子宫收缩

产程开始时，子宫收缩力弱，持续时间较短(约 30 秒)、间歇时间较长(5～6 分钟)。随着产程进展，宫缩强度不断增加，持续时间不断延长(50～60 秒)，间歇期逐渐缩短(2～3 分钟)。当宫口近开全时，宫缩持续时间可长达 1 分钟或以上，间歇期仅 1～2 分钟。随着宫缩的加强，产妇有腰酸、腰骶部和腹部胀痛、疼痛的感觉逐渐加重。

3.宫颈扩张和胎头下降

由于子宫肌纤维的缩复作用，子宫颈管逐渐缩短直至展平，宫口逐渐扩张，宫口近开全时(10 cm)，仅能摸到部分子宫颈边缘，开全后则摸不到子宫颈边缘。随产程进展，胎头沿产道下降。

4.胎膜破裂

随着产程的进展，子宫收缩力的增强，子宫羊膜腔内压力升高，当压力升高到一定程度时胎膜自然破裂，破膜多发生在宫口临近开全时。

5.焦虑、恐惧

第一产程的初产妇由于产程长，环境陌生及宫缩所致的疼痛，产妇可能出现焦虑或者恐惧心理，表现为不能放松、哭泣、急躁、喊叫、不配合等。家属也随着产程的进展焦急不安。

(二)护理措施

1.入院护理

介绍环境，采集病史，测量生命体征，了解宫缩情况、胎位、胎心、有无破膜、子宫颈口扩张及胎先露下降程度、骨软产道情况等。在评估中如遇异常情况，以及时与医师联系。

2.促进舒适

(1)提供良好环境：尽量采用自然光线，室内保持安静或播放轻音乐，避免操作时发出金属碰撞声，减少不良刺激。

(2)饮食：鼓励和帮助产妇少量多次进食，可给予高热量、易消化、清淡而富有营养的饮食，保证液体的摄入量，以适应分娩时的体力消耗。

(3)活动与休息：宫缩不强且未破膜者，可在室内活动，有助于产程进展。如初产妇宫口近开全或经产妇宫口扩张 4 cm 时，胎位异常或有合并症时应卧床休息，协助产妇经常改变体位，以促进身体舒适和放松。

(4)排尿及排便：临产后每 2～4 小时排尿 1 次，以免膀胱充盈影响宫缩及胎头下降，如排尿困难者，应考虑有无头盆不称，必要时导尿。鼓励产妇排便，但要注意与宫口开全产生的排便感相鉴别。

(5)清洁卫生：协助产妇擦汗、更衣、更换床单等，保持外阴清洁，增进产妇的舒适感。

(6)减轻疼痛：采用非药物性或药物性分娩镇痛方法，减轻分娩的疼痛。

3.产程中的观察

(1)生命体征：每 4～6 小时测量脉搏、呼吸、血压 1 次，对有高血压及子痫患者应增加测量次数，有异常通知医师并给予相应处理。

(2)胎心：用胎心多普勒仪或听诊器于宫缩间歇期听胎心，每 1～2 小时 1 次，宫缩频繁时应每 15～30 分钟 1 次，每次听 1 分钟，并注意心率、心律、心音强弱，做好记录。如胎心率超过 160 次/分或低于 120 次/分，提示胎儿窘迫，立即给产妇吸氧并通知医师做进一步处理。可使用胎心监护仪，将探头放于胎心音最响亮的部位并固定，观察胎心音的变化及与宫缩、胎动的关系。

(3)子宫收缩：用腹部触诊或胎儿监护仪观察宫缩。一般需连续观察至少 3 次收缩，观察子宫收缩持续时间、间歇时间、强度及频率，认真记录。

(4)宫颈扩张和胎头下降程度：根据宫缩情况和产妇的临床表现，适当地增减肛查的次数，一般临产初期每 4 小时查 1 次，经产妇及宫缩频者缩短检查时间。每次检查的结果应记录。目前，多采用产程图来连续描记和反映宫口扩张程度及先露下降程度。

(5)胎膜破裂：一旦胎膜破裂应马上听胎心，观察羊水颜色、性状及流出量，有无脐带脱垂的征象，记录破膜时间。破膜后，要注意保持外阴清洁，超过 12 小时尚未分娩者，给予抗生素预防感染。

4.心理护理

护理人员应安慰产妇，以亲切的语言、良好的态度向产妇讲解分娩是自然的生理过程，向产妇介绍医师、护理人员及产房的环境，消除对环境的陌生感；以支持者、照顾者、信息提供者的角色与产妇建立良好的护患关系，与产妇一起完成分娩；教会产妇减轻疼痛的方法，用语言或者非语言的沟通技巧对产妇的行为加以赞赏，树立阴道分娩的信心。

二、第二产程妇女的护理

第二产程又称胎儿娩出期。从宫口开全到胎儿娩出。初产妇需 1～2 小时，经产妇通常数分钟即可完成。

(一)临床表现

1.子宫收缩增强

第二产程中，宫缩的强度及频率都达到高峰，宫缩持续约 1 分钟甚至更长时间，间隔仅 1～2 分钟。此时胎头抵达盆底，压迫肛提肌，产妇于宫缩时不由自主地向下屏气用力，主动增加腹压，使胎儿下降直至娩出。

2.胎儿下降及娩出

随着产程进展，会阴渐膨隆变薄，胎头在宫缩时露出阴道口，在间歇时又缩回阴道内，称为“拨露”。如胎头双顶径已越过骨盆出口，宫缩间歇时胎头不回缩，称为“着冠”。产程继续进展，胎头枕骨于耻骨弓下露出，随后胎头仰伸、复位、外旋转，肩与身体娩出，并伴有后羊水排出。

3.产妇心理表现

在第二产程中，产妇的恐惧、急躁情绪比第一产程加剧，表现为烦躁不安、精疲力竭。

(二)护理措施

1.心理护理

第二产程期间助产士应陪伴在产妇身旁，提供信息，给予产妇安慰和支持，缓解或消除其紧张和恐惧，做好饮食、清洁等生活护理。

2.观察产程进展

密切监测胎心，观察有无胎儿急性缺氧情况，每 5～10 分钟测听 1 次胎心或用胎儿监护仪持续监护。若有异常及时通知医师，尽快结束分娩，避免胎头长时间受压。

3.指导产妇正确使用腹压

宫口开全后，指导产妇双腿屈曲，双足蹬在产床上，两手分别拉住产床旁把手，宫缩时，先深吸一口气，然后缓慢持久地向下屏气用力以增加腹压，宫缩间歇时，双手和全身肌肉放松，安静休息。

4.接产准备

经产妇宫口开大 4 cm 或初产妇宫口开全时应做好接产的准备工作，给予产妇外阴清洁和消毒，铺消毒巾于臀下。接产者洗手、戴手套、穿手术衣、打开产包、铺消毒巾，准备接产。

5.接产

注意保护会阴，协助胎头俯屈、仰伸、复位、外旋转，正确地娩出胎肩，指导产妇与接产者密切配合，必要时行会阴切开术。双肩娩出后，右手方可离开会阴，双手协助胎体及下肢娩出，记录胎儿娩出时间。

三、第三产程妇女的护理

第三产程又称胎盘娩出期。从胎儿娩出到胎盘娩出。需 5～15 分钟，不应超过 30 分钟。

(一)临床表现

(1)胎盘剥离：胎儿娩出后，宫底降至脐部，产妇感到轻松，宫缩暂停数分钟后又重出现。由于子宫腔容积明显缩小，胎盘不能相应的缩小与子宫壁发生错位而剥离。剥离面出血形成血肿。

随着子宫收缩，不断增大剥离面积，直至完全剥离后排出。

(2)子宫收缩及阴道流血：胎儿娩出以后宫缩暂停数分钟后再次出现，宫底降至脐下 1～2 cm。收缩好的子宫硬，似球形。正常分娩阴道流血量一般不超过 300 mL，出血多者可能由宫缩乏力或软组织损伤引起。

(3)产妇的心理：胎儿娩出后，产妇一般会有如释重负的轻松感，情绪稳定。如果新生儿有异常或性别、健康、外形不理想，产妇不能接纳自己的孩子则会产生焦虑、烦躁，甚至憎恨的情绪。

(4)新生儿娩出、啼哭。

(二)护理措施

1.协助胎盘娩出

接产者切忌在胎盘尚未完全剥离时牵拉脐带，以免胎盘部分剥离出血或拉断脐带。当确认胎盘已完全剥离时，于子宫收缩时左手握住宫底并按压，右手轻拉脐带，使胎盘娩出。当胎盘娩出至阴道口时，接产者用双手垫纱布托住胎盘，向一个方向旋转同时向外牵拉，直至胎膜全部娩出。若胎膜有部分断裂，用血管钳夹住胎膜断端，继续向同一方向旋转，直至完全娩出。立即检查胎盘、胎膜是否完整。胎盘娩出后按摩子宫使其收缩，减少出血，同时观察并测量出血量。

2.预防产后出血

胎盘娩出后 2 小时内应注意子宫底的高度、子宫的硬度及会阴切口状况，观察血压、脉搏等。如在产房观察 2 小时无异常者，将产妇送回母婴同室。

3.新生儿护理

(1)清理呼吸道：尽量在胎儿啼哭前进行。胎儿一娩出，立即用吸痰管将咽部、鼻腔的黏液和羊水吸出，避免引起新生儿吸入性肺炎。对呼吸道黏液已吸出而未啼哭的新生儿应进行足底刺激。

(2)Apgar 评分：新生儿评分 7 分以上只需进行一般处理，低于 7 分的新生儿应进行抢救。4～7 分缺氧较严重，需进行清理呼吸道、人工呼吸、吸氧、用药；4 分以下需在喉镜直视下气管内插管并给氧。

(3)脐带处理：在胎儿娩出后 1～2 分钟内断扎脐带，距脐带根部约 15 mm 处分别用两把止血钳夹住脐带，在两钳之间剪断脐带，用 20%高锰酸钾溶液烧灼脐带断端，脐带可选用丝线、气门芯、脐带夹等方法结扎。药液不可接触新生儿皮肤，以免发生皮肤灼伤。处理脐带时应注意新生儿保暖。脐带处理后，让产妇看清新生儿的性别。

(4)新生儿身份标记：擦干皮肤，擦净足底胎脂，将足印印于新生儿病历上，为新生儿戴上能识别身份的腕带、胸带。腕带、胸带上应记录母亲的姓名、住院号、新生儿的出生时间和性别等内容。

(5)早接触、早吸吮：新生儿如果无异常在半小时内将其抱给母亲，进行皮肤接触和乳房的早吸吮，以增进母子感情，促进母乳喂养的成功。

(褚艳娥)

第二节　早　产

早产是指妊娠满 28 周至不足 37 周(196～258 天)间分娩者。此时娩出的新生儿称为早产儿,体重为 1 000～2 499 g。各器官发育尚不够健全,出生孕周越小,体重越轻,预后越差。国内早产占分娩总数的 5%～15%。约 15%早产儿于新生儿期死亡。近年由于早产儿治疗学及监护手段的进步,其生存率明显提高,伤残率下降,国外学者建议将早产定义时间上限提前到妊娠 20 周。

一、病因

诱发早产的常见原因有:①胎膜早破、绒毛膜羊膜炎最常见,30%～40%早产与此有关;②下生殖道及泌尿道感染,如 B 族溶血性链球菌、沙眼衣原体、支原体感染、急性肾盂肾炎等;③妊娠并发症与并发症,如妊娠期高血压疾病、妊娠期肝内胆汁淤积症,妊娠合并心脏病、慢性肾小球肾炎、病毒性肝炎、急性肾盂肾炎、急性阑尾炎、严重贫血、重度营养不良等;④子宫过度膨胀及胎盘因素,如羊水过多、多胎妊娠、前置胎盘、胎盘早剥、胎盘功能减退等;⑤子宫畸形,如纵隔子宫、双角子宫等;⑥宫颈内口松弛;⑦每天吸烟＞10 支,酗酒。

二、临床表现

早产的主要临床表现是子宫收缩,最初为不规则宫缩,常伴有少许阴道流血或血性分泌物,以后可发展为规则宫缩,其过程与足月临产相似,胎膜早破较足月临产多见。宫颈管先逐渐消退,然后扩张。妊娠满 28 周至不足 37 周出现至少 10 分钟 1 次的规则宫缩,伴宫颈管缩短,可诊断先兆早产。妊娠满 28 周至不足 37 周出现规则宫缩(20 分钟≥4 次,或 60 分钟≥8 次,持续＞30 秒),伴宫颈缩短≥80%,宫颈扩张 1 cm 以上。诊断为早产临产。部分患者可伴有少量阴道流血或阴道流液。以往有晚期流产、早产史及产伤史的孕妇容易发生早产。诊断早产一般并不困难,但应与妊娠晚期出现的生理性子宫收缩相区别。生理性子宫收缩一般不规则、无痛感,且不伴有宫颈管消退和宫口扩张等改变。

三、处理原则

若胎膜未破,胎儿存活、无胎儿窘迫,无严重妊娠并发症及并发症时,应设法抑制宫缩,尽可能延长孕周;若胎膜已破,早产不可避免时,应设法提高早产儿存活率。

四、护理

(一)护理评估

1.病史

详细评估可致早产的高危因素,如孕妇以往有流产、早产史或本次妊娠期有阴道流血史,则发生早产的可能性大,应详细询问并记录患者既往出现的症状及接受治疗的情况。

2.身心诊断

妊娠晚期者子宫收缩规律(20 分钟≥4 次),伴以宫颈管消退≥75%,以及进行性宫颈扩张2 cm以上时,可诊断为早产者临产。

早产已不可避免时,孕妇常会不自觉地把一些相关的事情与早产联系起来而产生自责感;由于孕妇对结果的不可预知,恐惧、焦虑、猜测也是早产孕妇常见的情绪反应。

3.辅助检查

通过全身检查及产科检查,结合阴道分泌物的生化指标检测,核实孕周,评估胎儿成熟度、胎方位等;观察产程进展,确定早产的进程。

(二)可能的护理诊断

1.有新生儿受伤的危险

有新生儿受伤的危险与早产儿发育不成熟有关。

2.焦虑

焦虑与担心早产儿预后有关。

(三)预期目标

(1)新生儿不存在因护理不当而产生的并发症。

(2)患者能平静地面对事实,接受治疗及护理。

(四)护理措施

1.预防早产

孕妇良好的身心状况可减少早产的发生,突发的精神创伤亦可诱发早产。因此,应做好孕期保健工作,指导孕妇加强营养,保持平静心情。避免诱发宫缩的活动,如抬举重物、性生活等。高危孕妇必须多卧床休息,以左侧卧位为宜,以增加子宫血液循环,改善胎儿供氧,慎做肛查和引导检查等,积极治疗并发症。宫颈内口松弛者应于孕 14～18 周或更早些时间做预防性宫颈环扎术,防止早产的产生。

2.药物治疗的护理

先兆早产的主要治疗为抑制宫缩,与此同时,还要积极控制感染治疗并发症和并发症。护理人员应能明确具体药物的作用和用法,并能识别药物的不良反应,以避免毒性作用的发生,同时,应对患者做相应的健康教育。常用抑制宫缩的药物有以下几类。

(1)β 肾上腺素受体激动素:其作用为激动子宫平滑肌 β 受体,从而抑制宫缩。此类药物的不良反应为心跳加快、血压下降、血糖增高、血钾降低、恶心、出汗、头痛等。常用药物有利托君、沙丁胺醇等。

(2)硫酸镁:镁离子直接作用于肌细胞,使平滑肌松弛,抑制子宫收缩。一般采用 25%硫酸镁 20 mL 加于 5%葡萄糖液 100～250 mL 中,在 30～60 分钟缓慢静脉滴注,然后用 25%硫酸镁 10～20 mL 加于 5%葡萄糖液 100～250 mL 中,以每小时 1～2 g 的速度缓慢静脉滴注,直至宫缩停止。

(3)钙通道阻滞剂:阻滞钙离子进入细胞而抑制宫缩。常刚硝苯地平 5～10 mg,舌下含服,每天3 次。用药时必须密切注意孕妇及血压的变化,若合并使用硫酸镁时更应慎重。

(4)前列腺素合成酶抑制剂:前列腺素有刺激子宫收缩和软化宫颈的作用,其抑制剂则有减少前列腺素合成的作用,从而抑制宫缩。常用药物有吲哚美辛及阿司匹林等。但此类药物可抑制胎儿前列腺素的合成和释放,使胎儿体内前列腺素减少,而前列腺素有药物可通过胎盘抑制胎儿前列腺素的合成和释放，使胎儿体内前列腺素减少，而前列腺素有维持胎儿动脉导管开放的作用，缺乏时导管可能过早关闭而致胎儿血液循环障碍。因此，临床已较少应用，必要时仅能短期(不超过1周)服用。

3.预防新生儿并发症的发生

在保胎过程中，应每天行胎心监护，教会患者自数胎动，有异常时及时采用应对措施。在分娩前按医嘱给孕妇糖皮质激素如地塞米松、倍他米松等，可促胎肺成熟，是避免发生新生儿呼吸窘迫综合征的有效步骤。

4.为分娩做准备

如早产已不可避免，应尽早决定合理分娩的方式，如臀位、横位，估计胎儿成熟度低：而产程又需较长时间者，可选用剖宫产术结束分娩；经阴道分娩者，应考虑使用产钳和会阴切开术以缩短产程，从而减少分娩过程中对胎头的压迫。同时，充分做好早产儿保暖和复苏的准备，临产后慎用镇静药，避免发生新生儿呼吸抑制的情况；产程中应给孕妇吸氧；新生儿出生后，立即结扎脐带，防止过多母血进入胎儿循环，造成循环系统负荷过载。

5.为孕妇提供心理支持

安排时间与孕妇进行开放式的讨论，让患者了解早产的发生并非她的过错，有时甚至是无缘由的。也要避免为减轻孕妇的负疚感而给予过于乐观的保证。由于早产是出乎意料的，孕妇多没有精神和物质准备，对产程的孤独无助感尤为敏感，因此，丈夫、家人和护士在身旁提供支持较足月分娩更显重要，并能帮助孕妇重建自尊，以良好的心态承担早产儿母亲的角色。

(五)护理评价

(1)患者能积极配合医护措施。

(2)母婴顺利经历全过程。

(褚艳娥)

第三节 过期妊娠

平时月经周期规则，妊娠达到或超过42周(＞294天)尚未分娩者，称为过期妊娠。其发生率占妊娠总数的3%～15%。过期妊娠使胎儿窘迫、胎粪吸入综合征、过熟综合征、新生儿窒息、围产儿死亡、巨大儿及难产等不良结局发生率增高，并随妊娠期延长而增加。

一、病因

过期妊娠可能与下列因素有关。

(一)雌、孕激素比例失调

内源性前列腺素和雌二醇分泌不足而孕酮水平增高，导致孕激素优势.抑制前列腺素和缩宫素的作用，延迟分娩发动。导致过期妊娠。

(二)头盆不称

部分过期妊娠胎儿较大，导致头盆不称和胎位异常，使胎先露部不能紧贴子宫下段及宫颈内口，反射性子宫收缩减少，容易发生过期妊娠。

(三)胎儿畸形

如无脑儿,由于无下丘脑,垂体肾上腺轴发育不良或缺如,促肾上腺皮质激素产生不足,胎儿肾上腺皮质萎缩,使雌激素的前身物质16α-羟基硫酸脱氢表雄酮不足,从而雌激素分泌减少;小而不规则的胎儿不能紧贴子宫下段及宫颈内口诱发宫缩,导致过期妊娠。

(四)遗传因素

某家族、某个体常反复发生过期妊娠,提示过期妊娠可能与遗传因素有关。胎盘硫酸酯酶缺乏症是一种罕见的伴性隐性遗传病,可导致过期妊娠。其发生机制是因胎盘缺乏硫酸酯酶,胎儿肾上腺与肝脏产生的16α-羟基硫酸脱氢表雄酮不能脱去硫酸根转变为雌二醇及雌三醇,从而使血雌二醇及雌三醇明显减少,降低子宫对缩宫素的敏感性,使分娩难以启动。

二、临床表现

(一)胎盘

过期妊娠的胎盘病理有两种类型:一种是胎盘功能正常,除重量略有增加外。胎盘外观和镜检均与妊娠足月胎盘相似;另一种是胎盘功能减退,肉眼观察胎盘母体面呈片状或多灶性梗死及钙化,胎儿面及胎膜常被胎粪污染,呈黄绿色。

(二)羊水

正常妊娠38周后,羊水量随妊娠推延逐渐减少,妊娠42周后羊水减少迅速,约30%减至300 mL以下;羊水粪染率明显增高,是足月妊娠的2～3倍,若同时伴有羊水过少,羊水粪染率达71%。

(三)胎儿

过期妊娠胎儿生长模式与胎盘功能有关,可分以下3种。

1.正常生长及巨大儿

胎盘功能正常者,能维持胎儿继续生长,约25%成为巨大儿,其中1.4%胎儿出生体重>4 500 g。

2.胎儿成熟障碍

10%～20%过期妊娠并发胎儿成熟障碍。胎盘功能减退与胎盘血流灌注不足、胎儿缺氧及营养缺乏等有关。由于胎盘合成、代谢、运输及交换等功能障碍,胎儿不易再继续生长发育。临床分为3期:第Ⅰ期为过度成熟期,表现为胎脂消失、皮下脂肪减少、皮肤干燥松弛多皱褶,头发浓密,指(趾)甲长,身体瘦长,容貌似“小老人”。第Ⅱ期为胎儿缺氧期,肛门括约肌松弛,有胎粪排出,羊水及胎儿皮肤黄染,羊膜和脐带绿染,同胎儿患病率及围产儿死亡率最高。第Ⅲ期为胎儿全身因粪染历时较长广泛黄染,指(趾)甲和皮肤呈黄色,脐带和胎膜呈黄绿色,此期胎儿已经历和渡过第Ⅱ期危险阶段,其预后反较第Ⅱ期好。

3.胎儿生长受限

小样儿可与过期妊娠共存,后者更增加胎儿的危险性,约1/3过期妊娠死产儿为生长受限小样儿。

三、处理原则

应根据胎盘功能、胎儿大小、宫颈成熟度综合分析,以确诊过期妊娠,并选择恰当的分娩方式终止妊娠,在产程中密切观察羊水情况、胎心监护,出现胎儿窘迫征象,行剖宫产尽快结束分娩。

四、护理

(一)护理评估

1.病史

准确核实孕周,确定胎盘功能是否正常是关键。诊断过期妊娠之前必须准确核实孕周。

2.身心诊断

平时月经周期规则,妊娠达到或超过42周(>294天)未分娩者,可诊断为过期妊娠。由于孕妇结果的不可预知、恐惧、焦虑、猜测是过期妊娠孕妇常见的情绪反应。

3.诊断检查

实验室检查:①根据B超检查确定孕周,妊娠20周内,B超检查对确定孕周有重要意义。妊娠5～12周内以胎儿顶臀径推算孕周较准确,妊娠12～20周以内以胎儿双顶径、股骨长度推算预产期较好。②根据妊娠初期血、尿人绒毛膜促性腺激素(HCG)增高的时间推算孕周。

(二)可能的护理诊断

1.有新生儿受伤的危险

与过期胎儿生长受限有关。

2.焦虑

与担心分娩方式、过期胎儿预后有关。

(三)预期目标

(1)新生儿不存在因护理不当而产生的并发症。

(2)患者能平静地面对事实,接受治疗和护理。

(四)护理措施

1.预防过期妊娠

(1)加强孕期宣教,使孕妇及家属认识过期妊娠的危害性。

(2)定期进行产前检查,适时结束妊娠。

2.加强监测,判断胎儿在宫内情况

(1)教会孕妇进行胎动计数:妊娠超过40周的孕妇,通过计数胎动进行自我监测尤为重要。胎动计数>30次/12小时为正常,<10次/12小时或逐日下降,超过50%,应视为胎盘功能减退,提示胎儿宫内缺氧。

(2)胎儿电子监护仪检测:无应激试验每周2次,胎动减少时应增加检测次数;住院后需每天1次监测胎心变化。应激试验无反应型需进一步做缩宫素激惹试验,若多次反复相互现胎心晚期减速,提示胎盘功能减退、胎儿明显缺氧。因应激试验存在较高假阳性率,需结合B超检查,估计胎儿安危。

3.终止妊娠应根据胎盘功能、胎儿大小、宫颈成熟度综合分析,选择恰当的分娩方式

(1)终止妊娠的指征:已确诊过期妊娠,严格掌握终止妊娠的指征有:①宫颈条件成熟;②胎儿体重>4 000 g或胎儿生长受限;③12小时内胎动<10次或应激试验为无反应型,缩宫素激惹试验可疑;④尿E/C比值持续低值;⑤羊水过少(羊水暗区<3 cm)和/或羊水粪染;⑥并发重度子痫前期或子痫。终止妊娠的方法应酌情而定。

(2)引产:宫颈条件成熟、Bishop评分>7分者,应予引产;胎头已衔接者,通常采用人工破膜,破膜时羊水多而清者,可静脉滴注缩宫素。在严密监视下经阴道分娩。对羊水Ⅱ度污染者,

若阴道分娩，要求在胎肩娩出前用负压吸管或吸痰管吸净胎儿鼻咽部黏液。

(3)剖宫产：出现胎盘功能减退或胎儿窘迫征象，不论宫颈条件成熟与否，均应行剖宫产尽快结束分娩。过期妊娠时，胎儿虽有足够储备力，但临产后宫缩应激力的显著增加超过其储备力，出现隐性胎儿窘迫，对此应有足够认识。最好应用胎儿监护仪，以及时发现问题，采取应急措施，适时选择剖宫产挽救胎儿。进入产程后。应鼓励产妇左侧卧位、吸氧。产程中最好连续监测胎心，注意羊水性状，必要时取胎儿头皮血测 pH，以及早发现胎儿窘迫，并及时处理。过期妊娠时，常伴有胎儿窘迫、羊水粪染，分娩时应做相应准备。胎儿娩出后立即在直接喉镜指引下行气管插管吸出气管内容物，以减少胎粪吸入综合征的发生。过期儿患病率和死亡率均增高，应及时发现和处理新生儿窒息、脱水、低血容量及代谢性酸中毒等并发症。

(五)护理评价

(1)患者能积极配合医护措施。

(2)新生儿未发生窒息。

(褚艳娥)

第四节　异位妊娠

受精卵在于子宫体腔以外着床称为异位妊娠，习称宫外孕。异位妊娠依受精卵在子宫体腔外种植部位不同分为输卵管妊娠、卵巢妊娠、腹腔妊娠、阔韧带妊娠和宫颈妊娠(图 11-1)。

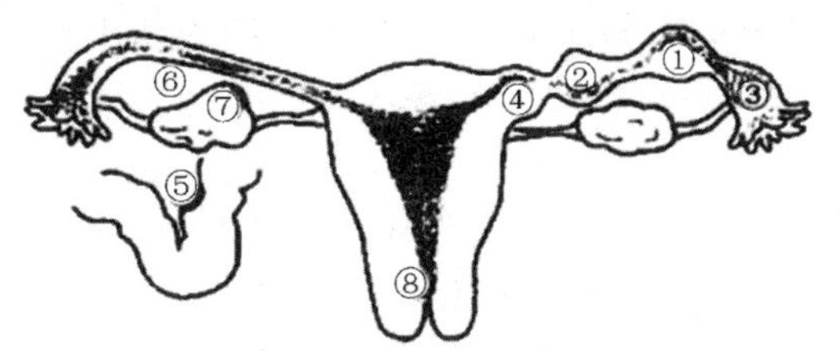

①输卵管壶腹部妊娠；②输卵管峡部妊娠；③输卵管伞部妊娠；④输卵管间质部妊娠；⑤腹腔妊娠；⑥阔韧带妊娠；⑦卵巢妊娠；⑧宫颈妊娠

图 11-1　异位妊娠的发生部位

异位妊娠是妇产科常见的急腹症，发病率约 1%，是孕产妇的主要死亡原因之一。以输卵管妊娠最常见。输卵管妊娠占异位妊娠 95%左右，其中壶腹部妊娠最多见，约占 78%，其次为峡部、伞部、间质部妊娠较少见。

一、病因

(一)输卵管炎症

此是异位妊娠的主要病因。可分为输卵管黏膜炎和输卵管周围炎。输卵管黏膜炎轻者可发生黏膜皱褶粘连、管腔变窄。或使纤毛功能受损，从而导致受精卵在输卵管内运行受阻并于该处着床；输卵管周围炎病变主要在输卵管浆膜层或浆肌层，常造成输卵管周围粘连、输卵管扭曲、管腔狭窄、蠕动减弱而影响受精卵运行。

(二)输卵管手术史输卵管绝育史及手术史者

输卵管妊娠的发生率为10%～20%。尤其是腹腔镜下电凝输卵管及硅胶环套术绝育,可因输卵管瘘或再通而导致输卵管妊娠。曾经接受输卵管粘连分离术、输卵管成形术(输卵管吻合术或输卵管造口术)者,在再次妊娠时输卵管妊娠的可能性亦增加。

(三)输卵管发育不良或功能异常

输卵管过长、肌层发育差、黏膜纤毛缺乏、双输卵管、输卵管憩室或有输卵管副伞等,均可造成输卵管妊娠。输卵管功能(包括蠕动、纤毛活动及上皮细胞分泌)受雌、孕激素调节。若调节失败,可影响受精卵正常运行。

(四)辅助生殖技术

近年,由于辅助生育技术的应用,使输卵管妊娠发生率增加,既往少见的异位妊娠,如卵巢妊娠、宫颈妊娠、腹腔妊娠的发生率增加。1998年,美国报道因助孕技术应用所致输卵管妊娠的发生率为2.8%。

(五)避孕失败

宫内节育器避孕失败,发生异位妊娠的机会较大。

(六)其他

子宫肌瘤或卵巢肿瘤压迫输卵管,影响输卵管管腔通畅,使受精卵运行受阻。输卵管子宫内膜异位可增加受精卵着床于输卵管的可能性。

二、病理

(一)输卵管妊娠的特点

输卵管管腔狭小,管壁薄且缺乏黏膜下组织,其肌层远不如子宫肌壁厚与坚韧,妊娠时不能形成完好的蜕膜,不利于胚胎的生长发育,常发生以下结局。

1.输卵管妊娠流产

输卵管妊娠流产多见于妊娠8～12周输卵管壶腹部妊娠。受精卵种植在输卵管黏膜皱襞内,由于蜕膜形成不完整,发育中的胚泡常向管腔突出,最终突破包膜而出血,胚泡与管壁分离,若整个胚泡剥离落入管腔,刺激输卵管逆蠕动经伞端排出到腹腔,形成输卵管妊娠完全流产,出血一般不多。若胚泡剥离不完整,妊娠产物部分排出到腹腔,部分尚附着于输卵管壁,形成输卵管妊娠不全流产,滋养细胞继续侵蚀输卵管壁,导致反复出血,形成输卵管血肿或输卵管周围血肿,血液不断流出并积聚在直肠子宫陷窝形成盆腔血肿,量多时甚至流入腹腔。

2.输卵管妊娠破裂

输卵管妊娠破裂多见于妊娠6周左右输卵管峡部妊娠。受精卵着床于输卵管黏膜皱襞间,胚泡生长发育时绒毛向管壁方向侵蚀肌层及浆膜,最终穿破浆膜,形成输卵管妊娠破裂。输卵管肌层血管丰富。短期内可发生大量腹腔内出血,使患者出现休克。其出血量远较输卵管妊娠流产多,腹痛剧烈;也可反复出血,在盆腔与腹腔内形成血肿。孕囊可自破裂口排出,种植于任何部位。若胚泡较小则可被吸收;若过大则可在直肠子宫陷凹内形成包块或钙化为石胎。

输卵管间质部妊娠虽少见,但后果严重,其结局几乎均为输卵管妊娠破裂。由于输卵管间质部管腔周围肌层较厚、血运丰富,因此破裂常发生于孕12～16周。其破裂犹如子宫破裂,症状较严重,往往在短时间内出现失血性休克症状。

3.陈旧性宫外孕

输卵管妊娠流产或破裂，若长期反复内出血形成的盆腔血肿不消散，血肿机化变硬并与周围组织粘连，临床上称为陈旧性宫外孕。

4.继发性腹腔妊娠

无论输卵管妊娠流产或破裂，胚胎从输卵管排入腹腔内或阔韧带内，多数死亡，偶尔也有存活者。若存活胚胎的绒毛组织附着于原位或排至腹腔后重新种植而获得营养，可继续生长发育，形成继发性腹腔妊娠。

(二)子宫的变化

输卵管妊娠和正常妊娠一样，合体滋养细胞产生 HCG 维持黄体生长，使类固醇激素分泌增加，致使月经停止来潮、子宫增大变软、子宫内膜出现蜕膜反应。若胚胎受损或死亡，滋养细胞活力消失，蜕膜子宫壁剥离而发生阴道流血。有时蜕膜可完整剥离，随阴道流血排出三角形蜕膜管型；有时呈碎片排出。排出的组织见不到绒毛，组织学检查无滋养细胞，此时血 β-HCG 下降。子宫内膜形态学改变呈多样性，若胚胎死亡已久，内膜可呈增生期改变，有时可见 Arias-Stella (A-S)反应，镜检见内膜腺体上皮细胞增生、增大，细胞边界不清，腺细胞排列成团突入腺腔，细胞极性消失，细胞核肥大、深染，细胞质有空泡。这种子宫内膜过度增生和分泌反应，可能为类固醇激素过度刺激所引起；若胚胎死亡后部分深入肌层的绒毛仍存活，黄体退化迟缓，内膜仍可呈分泌反应。

三、临床表现

输卵管妊娠的临床表现与受精卵着床部位、有无流产或破裂，以及出血量多少与时间长短等有关。

(一)症状

典型症状为停经后腹痛与阴道流血。

1.停经

除输卵管间质部妊娠停经时间较长外，多有 6～8 周停经史。有 20%～30%患者无停经史，将异位妊娠时出现的不规则阴道流血误认为月经。或由于月经过期仅数天而不认为是停经。

2.腹痛

腹痛是输卵管妊娠患者的主要症状。在输卵管妊娠发生流产或破裂之前，由于胚胎在输卵管内逐渐增大，常表现为一侧下腹部隐痛或酸胀感。当发生输卵管妊娠流产或破裂时，突感一侧下腹部撕裂样疼痛，常伴有恶心、呕吐。若血液局限于病变区，主要表现为下腹部疼痛，当血液积聚于直肠子宫陷凹时，可出现肛门坠胀感。随着血液由下腹部流向全腹，疼痛可由下腹部向全腹部扩散，血液刺激膈肌，可引起肩胛部放射性疼痛及胸部疼痛。

3.阴道流血

胚胎死亡后。常有不规则阴道流血，色暗红或深褐，量少呈点滴状，一般不超过月经量，少数患者阴道流血量较多，类似月经。阴道流血可伴有蜕膜管型或蜕膜碎片排出，为子宫蜕膜剥离所致。阴道流血一般常在病灶去除后方能停止。

4.晕厥与休克

由于腹腔内出血及剧烈腹痛，轻者出现晕厥，严重者出现失血性休克。出血量越多越快，症状出现越迅速越严重，但与阴道流血量不成正比。

5.腹部包块

输卵管妊娠流产或破裂时所形成的血肿时间较久者，由于血液凝固并与周围组织或器官（如子宫、输卵管、卵巢、肠管或大网膜等）发生粘连形成包块，包块较大或位置较高者，腹部可扪及。

（二）体征

根据患者内出血的情况，患者可呈贫血貌。腹部检查：下腹压痛、反跳痛明显，出血多时，叩诊有移动性浊音。

四、处理原则

处理原则以手术治疗为主，其次是药物治疗。

（一）药物治疗

1.化疗

化疗主要适用于早期输卵管妊娠、要求保存生育能力的年轻患者。符合下列条件可采用此法：①无药物治疗的禁忌证；②输卵管妊娠未发生破裂或流产；③输卵管妊娠包块直径≤4 cm；④血 β-HCG<2 000 U/L；⑤无明显内出血，常用甲氨蝶呤，治疗机制是抑制滋养细胞增生，破坏绒毛，使胚胎组织坏死、脱落、吸收。但在治疗中若病情无改善，甚至发生急性腹痛或输卵管破裂症状，则应立即进行手术治疗。

2.中医药治疗

中医学认为本病属血瘀少腹，不通则痛的实证。以活血化瘀、消癥为治则，但应严格掌握指征。

（二）手术治疗

手术治疗分为保守手术和根治手术。保守手术为保留患侧输卵管，根治手术为切除患侧输卵管。手术治疗适用于：①生命体征不稳定或有腹腔内出血征象者；②诊断不明确者；③异位妊娠有进展者（如血β-HCG处于高水平，附件区大包块等）；④随诊不可靠者；⑤药物治疗禁忌证者或无效者。

1.保守手术

此适用于有生育要求的年轻妇女，特别是对侧输卵管已切除或有明显病变者。

2.根治手术

此适用于无生育要求的输卵管妊娠内出血并发休克的急症患者。

3.腹腔镜手术

这是近年治疗异位妊娠的主要方法。

五、护理

（一）护理评估

1.病史

应仔细询问月经史，以准确推断停经时间。注意不要将不规则阴道流血误认为末次月经，或由于月经仅过期几天，不认为是停经。此外，对不孕、放置宫内节育器、绝育术、输卵管复通术、盆腔炎等与发病相关的高危因素应予高度重视。

2.身心状况

输卵管妊娠发生流产或破裂前，症状及体征不明显。当患者腹腔内出血较多时呈贫血貌，严

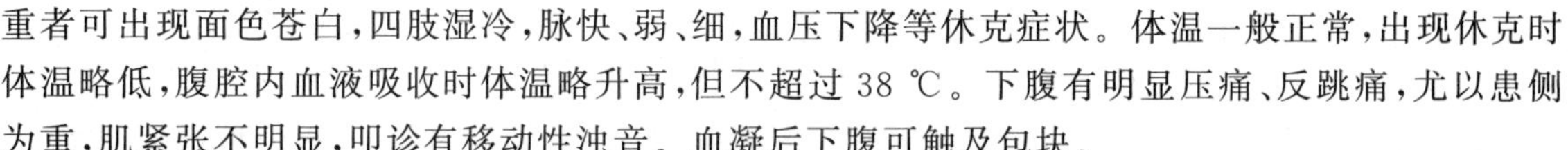

重者可出现面色苍白，四肢湿冷，脉快、弱、细，血压下降等休克症状。体温一般正常，出现休克时体温略低，腹腔内血液吸收时体温略升高，但不超过 38 ℃。下腹有明显压痛、反跳痛，尤以患侧为重，肌紧张不明显，叩诊有移动性浊音。血凝后下腹可触及包块。

由于输卵管妊娠流产或破裂后，腹腔内急性大量出血及剧烈腹痛，以及妊娠终止的现实都将使孕妇出现较为激烈的情绪反应。可表现为哭泣、自责、无助、抑郁和恐惧等行为。

3.诊断检查

(1)腹部检查：输卵管妊娠流产或破裂者，下腹部有明显压痛或反跳痛，尤以患侧为甚，轻度腹肌紧张；出血多时，叩诊有移动性浊音；如出血时间较长，形成血凝块，在下腹可触及软性肿块。

(2)盆腔检查：输卵管妊娠未发生流产或破裂者，除子宫略大较软外，仔细检查可能触及胀大的输卵管并有轻度压痛。输卵管妊娠流产或破裂者，阴道后穹隆饱满，有触痛。将宫颈轻轻上抬或左右摇动时引起剧烈疼痛，称为宫颈抬举痛或摇摆痛，是输卵管妊娠的主要体征之一。子宫稍大而软，腹腔内出血多时子宫检查呈漂浮感。

(3)阴道后穹隆穿刺：是一种简单、可靠的诊断方法，适用于疑有腹腔内出血的患者。由于腹腔内血液易积聚于子宫直肠陷凹，抽出暗红色不凝血为阳性，说明存在血腹症。无内出血、内出血量少、血肿位置较高或子宫直肠陷凹有粘连者，可能抽不出血液，因而穿刺阴性不能排除输卵管妊娠存在。如有移动性浊音，可做腹腔穿刺。

(4)妊娠试验：放射免疫法测血中 HCG，尤其是 β-HCG 阳性有助诊断。虽然此方法灵敏度高，异位妊娠的阳性率一般可达 80%～90%，但 β-HCG 阴性者仍不能完全排除异位妊娠。

(5)血清孕酮测定：对判断正常妊娠胚胎的发育情况有帮助，血清孕酮值＜5 ng/mL 应考虑宫内妊娠流产或异位妊娠。

(6)超声检查：B 超显像有助于诊断异位妊娠。阴道 B 超检查较腹部 B 超检查准确性高。诊断早期异位妊娠。单凭 B 超现象有时可能会误诊。若能结合临床表现及β-HCG测定等，对诊断的帮助很大。

(7)腹腔镜检查：适用于输卵管妊娠尚未流产或破裂的早期患者和诊断有困难的患者，腹腔内有大量出血或伴有休克者，禁做腹腔镜检查。在早期异位妊娠患者，腹腔镜可见一侧输卵管肿大，表面紫蓝色，腹腔内无出血或有少量出血。

(8)子宫内膜病理检查：诊刮仅适用于阴道流血量较多的患者，目的在于排除宫内妊娠流产。将宫腔排出物或刮出物做病理检查，切片中见到绒毛，可诊断为宫内妊娠，仅见蜕膜未见绒毛者有助于诊断异位妊娠。现已经很少依靠诊断性刮宫协助诊断。

(二)护理诊断

1.潜在并发症

出血性休克。

2.恐惧

恐惧与担心手术失败有关。

(三)预期目标

(1)患者休克症状得及时发现并缓解。

(2)患者能以正常心态接受此次妊娠失败的事实。

(四)护理措施

1.接受手术治疗患者的护理

(1)护士在严密监测患者生命体征的同时,配合医师积极纠正患者休克症状,做好术前准备。手术治疗是输卵管异位妊娠的主要处理原则。对于严重内出血并发休克的患者,护士应立即开放静脉,交叉配血,做好输血输液的准备。以便配合医师积极纠正休克,补充血容量,并按急症手术要求迅速做好手术准备。

(2)加强心理护理:护士于术前简洁明了地向患者及家属讲明手术的必要性,并以亲切的态度和切实的行动赢得患者及家属的信任,保持周围环境的安静、有序,减少和消除患者的紧张、恐惧心理,协助患者接受手术治疗方案。术后,护士应帮助患者以正常的心态接受此次妊娠失败的现实,向她们讲述异位妊娠的有关知识,一方面可以减少因害怕再次发生移位妊娠而抵触妊娠的不良情绪,另一方面也可以增加和提高患者的自我保健意识。

2.接受非手术治疗患者的护理

对于接受非手术治疗方案的患者,护士应从以下几方面加强护理。

(1)护士需密切观察患者的一般情况、生命体征,并重视患者的主诉,尤应注意阴道流血量与腹腔内出血量不成比例,当阴道流血量不多时,不要误认为腹腔内出血量亦很少。

(2)护士应告诉患者病情发展的一些指征,如出血增多、腹痛加剧、肛门坠胀感明显等,以便当患者病情发展时,医患均能及时发现,给予相应处理。

(3)患者应卧床休息,避免腹部压力增大,从而减少异位妊娠破裂的机会。在患者卧床期间,护士需提供相应的生活护理。

(4)护士应协助正确留取血标本,以检测治疗效果。

(5)护士应指导患者摄取足够的营养物质,尤其是富含铁蛋白的食物,如动物肝脏、肉类、豆类、绿叶蔬菜及黑木耳等,以促进血红蛋白的增加,增强患者的抵抗力。

3.出院指导

输卵管妊娠的预后在于防治输卵管的损伤和感染,因此护士应做好妇女的健康保健工作,防止发生盆腔感染。教育患者保持良好的卫生习惯,勤洗浴、勤换衣,性伴侣稳定。发生盆腔炎后须立即彻底治疗,以免延误病情。另外,由于输卵管妊娠者中约有10%的再发生率和50%~60%的不孕率。因此,护士需告诫患者,下次妊娠时要及时就医,并且不宜轻易终止妊娠。

(五)护理评价

(1)患者的休克症状得及时发现并纠正。

(2)患者消除了恐惧心理愿意接受手术治疗。

(张宗元)

第五节　妊娠剧吐

妊娠剧吐是指妊娠期恶心,频繁呕吐,不能进食,导致脱水、酸碱平衡失调及水、电解质紊乱,甚至肝肾功能损害,严重可危及孕妇生命。其发生率为0.3%~1%。

一、病因

尚未明确，可能与下列因素有关。

(一)HCG 水平增高

因早孕反应的出现和消失的时间与孕妇血清 HCG 值上升、下降的时间一致；另外多胎妊娠、葡萄胎患者 HCG 值，显著增高，发生妊娠剧吐的比率也增高；而终止妊娠后，呕吐消失。但症状的轻重与血 HCG 水平并不一定呈正相关。

(二)精神及社会因素

恐惧妊娠、精神紧张、情绪不稳、经济条件差的孕妇易患妊娠剧吐。

(三)幽门螺杆菌感染

近年研究发现妊娠剧吐的患者与同孕周无症状孕妇相比，血清抗幽门螺杆菌的 IgG 浓度升高。

(四)其他因素

维生素缺乏，尤其是维生素 B_6 缺乏可导致妊娠剧吐；变态反应；研究发现几种组织胺受体亚型与呕吐有关，临床上抗组胺治疗呕吐有效。

二、病理生理

(1)频繁呕吐导致失水、血容量不足、血液浓缩、细胞外液减少，钾、钠等离子丢失使电解质平衡失调。

(2)不能进食，热量摄入不足，发生负氮平衡，使血浆尿素氮及尿酸升高；由于机体动用脂肪组织供给热量，脂肪氧化不全，导致丙酮、乙酰乙酸及 β-羟丁酸聚集，产生代谢性酸中毒。

(3)由于脱水、缺氧血转氨酶值升高，严重时血胆红素升高。机体血液浓缩及血管通透性增加，另外，钠盐丢失，不仅尿量减少，尿中可出现蛋白及管型。肾脏继发性损害，肾小管有退行性变，部分细胞坏死，肾小管的正常排泄功能减退，终致血浆中非蛋白氮、肌酐、尿酸的浓度迅速增加。肾功能受损和酸中毒使细胞内钾离子较多地移到细胞外，出现高钾血症，严重时心脏停搏。

(4)病程长达数周者，可致严重营养缺乏，由于维生素 C 缺乏，血管脆性增加，可致视网膜出血。

三、临床表现

(一)恶心、呕吐

恶心、呕吐多见于年轻初孕妇，一般停经 6 周左右出现恶心、呕吐，逐渐加重直至频繁呕吐不能进食。

(二)水、电解质紊乱

严重呕吐、不能进食导致失水、电解质紊乱，使氢、钠、钾离子大量丢失，出现低钾血症。营养摄入不足可致负氮平衡，使血浆尿素氮及尿素增高。

(三)酸、碱平衡失调

机体动用脂肪组织供给能量，使脂肪代谢中间产物酮体增多，引起代谢性酸中毒。病情发展，可出现意识模糊。

(四)维生素缺乏

频繁呕吐、不能进食可引起维生素 B_1 缺乏，导致 Wernicke-Korsakoff 综合征。维生素 K 缺乏，可致凝血功能障碍，常伴血浆蛋白及纤维蛋白原减少，增加孕妇出血倾向。

四、辅助检查

(一)尿液检查

患者尿比重增加，尿酮体阳性，肾功能受损时，尿中可出现蛋白和管型。

(二)血液检查

血液浓缩，红细胞计数增多，血细胞比容上升，血红蛋白值增高；血酮体可为阳性，二氧化碳结合力降低；肝、肾功能受损害时胆红素、转氨酶、肌酐和尿素氮升高。

(三)眼底检查

严重者出现眼底出血。

五、诊断及鉴别诊断

根据病史、临床表现及妇科检查，诊断并不困难。可用 B 超检查排除滋养叶细胞疾病，此外尚需与可引起呕吐的疾病，如急性病毒性肝炎、胃肠炎、胰腺炎、胆管疾病、脑膜炎、脑血管意外及脑肿瘤等鉴别。

六、并发症

(一)Wernicke-Korsakoff 综合征

发病率为妊娠剧吐患者的 10%，是由于妊娠剧吐长期不能进食，导致维生素 B_1 缺乏引起的中枢系统疾病，Wernicke 脑病和 Korsakoff 综合征是一个病程中的先后阶段。

维生素 B_1 是糖代谢的重要辅酶，参与糖代谢的氧化脱羧代谢，维生素 B_1 缺乏时，体内丙酮酸及乳酸堆积，发生糖代谢的三羧酸循环障碍，使得主要靠糖代谢供给能量的神经组织、骨骼肌和心肌代谢出现严重障碍。病理变化主要发生在丘脑、下丘脑的脑室旁区域、中脑导水管的周围区灰质、乳头体、第四脑室底部，迷走神经运动背核，可出现不同程度的神经细胞和神经纤维轴索或髓鞘的丧失，伴有星形细胞和小胶质细胞的增生。毛细血管扩张，血管的外膜和内皮细胞明显增生，有散在小出血灶。

Wernicke 脑病表现为眼球震颤、眼肌麻痹等眼部症状，躯干性共济失调及精神障碍，可同时出现，但大多数患者精神症状迟发。Korsakoff 综合征表现为严重的近事记忆障碍，表情呆滞、缺乏主动性，产生虚构与错构。部分伴有周围神经病变。严重时发展为永久性的精神、神经功能障碍，出现神经错乱、昏迷甚至死亡。

(二)Mallory-Weis 综合征

胃-食管连接处的纵向黏膜撕裂出血，引起呕血和黑便。严重时，可使食管穿孔，表现为胸痛、剧吐、呕血，需急症手术治疗。

七、治疗与护理

治疗原则：休息，适当禁食，计出入量，纠正脱水、酸中毒及电解质紊乱，补充营养，并需要良好的心理支持。

(一)补液治疗

每天应补充葡萄糖液、生理盐水、平衡液,总量 3 000 mL 左右,加维生素 B_6 100 mg。维生素 C 2～3 g,维持每天尿量≥1 000 mL,肌内注射维生素 B_1,每天 100 mg。为了更好地利用输入的葡萄糖,可适当加用胰岛素。根据血钾、血钠情况决定补充剂量。根据二氧化碳结合力值或血气分析结果,予以静脉滴注碳酸氢钠溶液。

一般经上述治疗 2～3 天后,病情大多迅速好转,症状缓解。待呕吐停止后,可试进少量流食,以后逐渐增加进食量,调整静脉输液量。

(二)终止妊娠

经上述治疗后,若病情不见好转,反而出现下列情况,应迅速终止妊娠:①持续黄疸。②持续尿蛋白;③体温升高,持续在 38 ℃以上。④心率大于 120 次/分。⑤多发性神经炎及神经性体征。⑥出现 Wernicke-Korsakoff 综合征。

(三)妊娠剧吐并发 Wernicke-Korsakoff 综合征的治疗

如不紧急治疗,该综合征的病死率高达 50%,即使积极处理,病死率约 17%。在未补给足量维生素 B_1 前,静脉滴注葡萄糖会进一步加重三羧酸循环障碍,使病情加重,导致患者昏迷甚至死亡。对长期不能进食的患者应给维生素 B_1,400～600 mg 分次肌内注射,以后每天 100 mg 肌内注射至能正常进食为止,然后改口服,并给予多种维生素。同时应对其内分泌及神经状态进行评价,对病情严重者及时终止妊娠。早期大量维生素 B_1 治疗,上述症状可在数天至数周内有不同程度的恢复,但仍有 60%患者不能得到完全恢复,特别是记忆恢复往往需要 1 年左右的时间。

八、预后

绝大多数妊娠剧吐患者预后良好,仅少数病例因病情严重而需终止妊娠。然而对胎儿方面,曾有报道妊娠剧吐发生酮症者,所生后代的智商较低。

(张宗元)

第六节　子宫破裂

子宫破裂是指在分娩期或妊娠晚期子宫体部或子宫下段发生破裂。是产科严重的并发症,若不及时诊治,可随时威胁母儿生命。

根据子宫破裂发生的时间可分为妊娠期破裂和分娩期破裂;根据子宫破裂发生的部位可分为子宫体部破裂和子宫下段破裂;根据子宫破裂发生的程度可分为完全性破裂和不完全性破裂。完全破裂是指子宫壁的全层破裂,导致宫腔内容物进入腹腔,破裂常发生于子宫下段。不完全破裂是指子宫内膜、肌层部分或全部破裂,而浆膜层完整,常发生于子宫下段,宫腔与腹腔不相通,而往往在破裂侧进入阔韧带之间,形成阔韧带血肿。

一、病因

(一)梗阻性难产

它是引起子宫破裂最常见的原因。骨盆狭窄、头盆不称、软产道阻塞(发育畸形、瘢痕或肿瘤等),胎位异常(肩先露、额先露),胎儿异常(巨大胎儿、胎儿畸形)等,均可以导致胎先露部下降受阻,子宫上段为克服产道阻力而强烈收缩,使子宫下段过分伸展变薄超过最大限度,而发生子宫破裂。

(二)瘢痕子宫

剖宫产、子宫修补术、子宫肌瘤剔除术等都会使术后子宫肌壁留有瘢痕,于妊娠晚期或者临产后因子宫收缩牵拉及宫腔内压力增高而致子宫瘢痕破裂。宫体部瘢痕多于妊娠晚期发生自发破裂,多为完全破裂;子宫下段瘢痕破裂多发生于临产后,为不完全破裂。前次手术后伴感染或愈合不良者,发生子宫破裂概率更大。

(三)宫缩剂使用不当

分娩前肌内注射缩宫素或过量静脉滴注缩宫素,使用前列腺素栓剂及其他子宫收缩药物使用不当,均可导致子宫收缩过强,造成子宫破裂。多产、高龄、子宫畸形或发育不良、多次刮宫史、宫腔感染等都会增加子宫破裂的概率。

(四)手术创伤

多发生于不适当或粗暴的阴道助产手术,如宫颈口未开全时行产钳或臀牵引术,强行剥离植入性胎盘或严重粘连胎盘,行毁胎术、穿颅术时器械、胎儿骨片伤及子宫等情况均可导致子宫破裂。

二、临床表现

子宫破裂多发生于分娩期,通常是个逐渐发展的过程,可分为先兆子宫破裂和子宫破裂两个阶段。其症状与破裂发生的时间、部位、范围、出血量、胎儿及子宫肌肉收缩情况有关。

(一)先兆子宫破裂

子宫病理性缩复环形成、下腹部压痛、胎心率异常、血尿,是先兆子宫破裂的四大主要表现。

1.症状

常见于产程长、有梗阻性难产因素的产妇。产妇通常在临产过程中,当宫缩越强。但胎儿下降受阻,产妇表现为烦躁不安、疼痛难忍、下腹部拒按、呼吸急促、脉搏加快,同时膀胱受压充血,出现排尿困难及血尿。

2.体征

因胎先露部下降受阻,子宫收缩过强,子宫体部肌肉增厚变短,子宫下段肌肉变薄拉长,在两者间形成环状凹陷,称为病理性缩复环。可见该环逐渐上升至脐平或脐上,压痛明显(图 11-2)。因子宫收缩过强过频,胎儿可能触不清,胎心率先加快后减慢或听不清,胎动频繁。

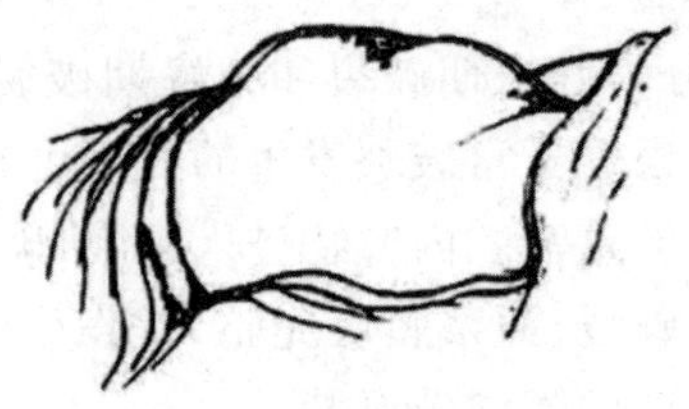

图 11-2 病理性缩复环

(二)子宫破裂

1.症状

产妇突感下腹部撕裂样剧痛,子宫收缩停止,腹部稍感舒适。后因血液、羊水进入腹腔,出现

全腹持续性疼痛，伴有面色苍白、冷汗淋漓、脉搏细速、呼吸急促等现象。

2.体征

产妇全腹压痛、反跳痛，腹壁下可扪及胎体，子宫位于侧方，胎心胎动消失。阴道出血可见鲜血流出，下降中的胎儿先露部消失，扩张的宫颈口回缩，部分产妇可扪及子宫下段裂口及宫颈。若为子宫不完全破裂者，上述体征不明显，仅在不全破裂处有压痛、腹痛，若破裂口累及两侧子宫血管，可致急性大出血或形成阔韧带内血肿，查体时可在子宫一侧扪及逐渐增大且有压痛的包块。

三、处理原则

(一)先兆子宫破裂

立即抑制宫缩，使用麻醉药物或者肌内注射哌替啶，即刻行剖宫产终止妊娠。

(二)子宫破裂

在输血、输液、吸氧等抢救休克的同时，无论胎儿是否存活，都尽快做好剖宫产的准备，进行手术治疗。根据产妇全身状况、破裂的部位和程度、破裂的时间、有无感染征象等决定手术方法。

四、护理

(一)护理评估

1.病史

收集产妇既往有无与子宫破裂相关的病史，如子宫手术瘢痕、剖宫产史；此次妊娠有无出现高危因素，如胎位不正、头盆不称等；临产期间有无滥用缩宫素。

2.身心状况

评估产妇目前的临床表现和生命体征、情绪变化。如宫缩的强度、间隔时间、腹部疼痛的性质，有无排尿困难、有无血尿、有无出现病理性缩复环，同时监测胎儿宫内情况，了解有无出现胎儿窘迫征象。产妇精神状态有无烦躁不安、恐惧、焦虑、衰竭等现象。

3.辅助检查

(1)腹部检查：可了解产妇腹部疼痛的部位和体征，从而判断子宫破裂的阶段。

(2)实验室检查：血常规检查可了解有无白细胞计数升高、血红蛋白下降等感染、出血征象；同时尿常规检查可了解有无肉眼血尿。

(3)超声检查：可协助发现子宫破裂的部位和胎儿的位置。

(二)护理诊断

1.疼痛

与产妇出现强直行宫缩、子宫破裂有关。

2.组织灌注无效

与子宫破裂后出血量多有关。

3.预感性悲哀

与担心自身预后和胎儿可能死亡有关。

(三)护理目标

(1)及时补充血容量，产妇低血容量予以纠正。

(2)能够抑制强直性子宫收缩，产妇疼痛略有缓解。

(3)产妇情绪能够得到安抚和平稳。

(四)护理措施

1.预防子宫破裂

向孕产妇宣教,做好计划生育工作,避免多次人工流产,减少多产。认真做好产前检查,如有瘢痕子宫、产道异常者提前入院待产。正确处理产程,严密观察产程进展,尽早发现先兆子宫破裂的征象并进行及时处理。严格掌握使用缩宫素的指征和禁忌证,避免滥用,滴注缩宫素时应有专人看护并记录,从小剂量起,逐渐增加,严防发生过强宫缩。

2.先兆子宫破裂的护理

密切观察产程进展,注意胎儿心率变化。待产时,如果宫缩过强过频,下腹部压痛明显,或出现病理性缩复环时,以及时报告医师,停止缩宫素等一切操作,严密监测产妇生命体征,根据医嘱使用抑制宫缩药物。

3.子宫破裂的护理

迅速开放静脉通路,短时间内补充液体、输血,补足血容量,同时吸氧、保暖,纠正酸中毒,进行抗休克处理,根据医嘱做好手术前各项准备,严密监测产妇生命体征、24 小时出入量,各种实验室检查结果,评估出血量,根据医嘱使用抗生素防止感染。

4.心理支持

协助医师根据产妇的情况,向产妇及家属解释病情治疗计划,取得家属的支持和产妇的配合。如果出现胎儿死亡的产妇,要努力开解其悲伤的心情,鼓励其说出内心感受,为其提供安静的环境,同时给予关心和生活上的护理,努力帮助其接受现实,调整情绪,为产妇提供相应的产褥期休养计划,做好关于其康复的各种宣教。

(张宗元)

第七节 胎膜早破

胎膜早破是指在临产前胎膜自然破裂。它是常见的分娩期并发症,妊娠满 37 周的发生率为 10%,妊娠不满 37 周的发生率为 2%~3.5%。胎膜早破可引起早产及围产儿病死率增加,亦可导致孕产妇宫内感染率和产褥期感染率增加。

一、病因

一般认为胎膜早破与以下因素有关,常为多因素所致。

(一)上行感染

可由生殖道病原微生物上行感染,引起胎膜炎,使胎膜局部张力下降而破裂。

(二)羊膜腔压力增高

羊膜腔压力增高常见于多胎妊娠、羊水过多等。

(三)胎膜受力不均

胎先露高浮、头盆不称、胎位异常可使胎膜受压不均导致破裂。

(四)营养因素

缺乏维生素C、锌及铜,可使胎膜张力下降而破裂。

(五)宫颈内口松弛

常因手术创伤或先天性宫颈组织薄弱,宫颈内口松弛,胎膜进入扩张的宫颈或阴道内,导致感染或受力不均,而使胎膜破裂。

(六)细胞因子

IL-1、IL-6、IL-8、肿瘤坏死因子-α升高,可激活溶酶体酶,破坏羊膜组织,导致胎膜早破。

(七)机械性刺激

创伤或妊娠后期性交也可导致胎膜早破。

二、临床表现

(一)症状

孕妇突感有较多液体自阴道流出,有时可混有胎脂及胎粪,无腹痛等其他产兆,当咳嗽、打喷嚏等腹压增加时,羊水可少量间断性排出。

(二)体征

肛诊或阴检时,触不到羊膜囊,上推胎儿先露部可见到羊水流出。如伴羊膜腔感染时,可有臭味,并伴有发热、母儿心率增快、子宫压痛,以及白细胞计数增多、C反应蛋白升高。

三、对母儿的影响

(一)对母亲的影响

胎膜早破后,生殖道病原微生物易上行感染,通常感染程度与破膜时间有关。羊膜腔感染易发生产后出血。

(二)对胎儿的影响

胎膜早破经常诱发早产,早产儿易发生呼吸窘迫综合征。羊膜腔感染时,可引起新生儿吸入性肺炎,严重者发生败血症、颅内感染等。脐带受压、脐带脱垂时可致胎儿窘迫。胎膜早破发生的孕周越小,胎肺发育不良发生率越高,围产儿病死率越高。

四、处理原则

预防感染和脐带脱垂,如有感染、胎儿窘迫征象,以及时行剖宫产终止妊娠。

五、护理

(一)护理评估

1.病史

询问病史,了解是否有发生胎膜早破的病因,确定具体的胎膜早破的时间、妊娠周数,是否有宫缩、见红等临产征兆,是否出现感染征象,是否出现胎儿窘迫现象。

2.身心状况

观察孕妇阴道流液的色、质、量,是否有气味。孕妇常可能因为不了解胎膜早破的原因,而对不可自控的阴道流液形成恐慌,可能担心自身与胎儿的安危。

3.辅助检查

(1)阴道流液的 pH 测定:正常阴道液 pH 为 4.5～5.5,羊水 pH 为 7.0～7.5。若 pH＞6.5,提示胎膜早破,准确率 90%。

(2)肛查或阴道窥阴器检查:肛查时未触到羊膜囊,上推胎儿先露部,有羊水流出。阴道窥阴器检查时见液体自宫口流出或可见阴道后穹隆有较多混有胎脂和胎粪的液体。

(3)阴道液涂片检查:阴道液置于载玻片上,干燥后镜检可见羊齿植物叶状结晶为羊水,准确率 95%。

(4)羊膜镜检查:可直视胎先露部,看不到前羊膜囊,即可诊断。

(5)胎儿纤维结合蛋白测定:纤维结合蛋白是胎膜分泌的细胞外基质蛋白。当宫颈及阴道分泌物内纤维结合蛋白含量＞0.05 mg/L 时,胎膜抗张能力下降,易发生胎膜早破。

(6)超声检查:羊水量减少可协助诊断,但不可确诊。

(二)护理诊断

1.有感染的危险

有感染的危险与胎膜破裂后,生殖道病原微生物上行感染有关。

2.知识缺乏

缺乏预防和处理胎膜早破的知识。

3.有胎儿受伤的危险

有胎儿受伤的危险与脐带脱垂、早产儿肺部发育不成熟有关。

(三)护理目标

(1)孕妇无感染征象发生。

(2)孕妇了解胎膜早破的知识如突然发生胎膜早破,能够及时进行初步应对。

(3)胎儿无并发症发生。

(四)护理措施

1.预防脐带脱垂的护理

胎膜早破并胎先露未衔接的孕妇绝对卧床休息,多采用左侧卧位,注意抬高臀部防止脐带脱垂造成胎儿宫内窘迫。注意监测胎心变化,进行肛查或阴检时,确定有无隐性脐带脱垂,一旦发生,立即通知医师,并于数分钟内结束分娩。

2.预防感染

保持床单位清洁。使用无菌的会阴垫于外阴处,勤于更换,保持清洁干燥,防止上行感染。更换会阴垫时观察羊水的色、质、量、气味等。嘱孕妇保持外阴清洁,每天对其会阴擦洗 2 次。同时观察产妇的生命体征,血生化指标,了解是否存在感染征象。按医嘱一般破膜,大于 12 小时给了抗生素防止感染。

3.监测胎儿宫内情况

密切观察胎心率的变化,嘱孕妇自测胎动。如有混有胎粪的羊水流出,即为胎儿宫内缺氧的表现,应及时予以吸氧,左侧卧位,并根据医嘱做好相应的护理。

若胎膜早破孕周小于 35 周者。根据医嘱予地塞米松促进胎肺成熟。若孕周小于 37 周并已临产,或孕周大于 37 周。胎膜早破大于 12 小时后仍未临产者,可根据医嘱尽快结束分娩。

4.健康教育

孕期时为孕妇讲解胎膜早破的定义与原因,并强调孕期卫生保健的重要性。指导孕妇,如出

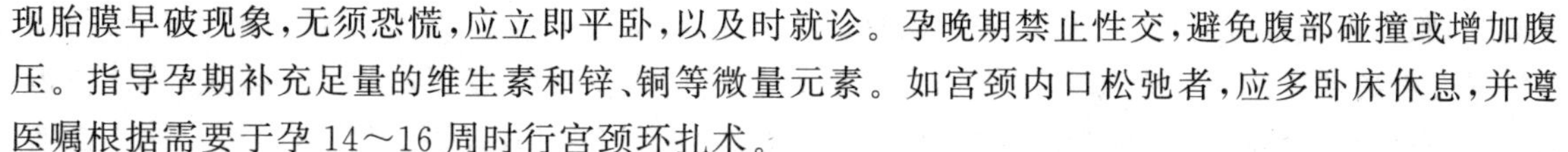

现胎膜早破现象，无须恐慌，应立即平卧，以及时就诊。孕晚期禁止性交，避免腹部碰撞或增加腹压。指导孕期补充足量的维生素和锌、铜等微量元素。如宫颈内口松弛者，应多卧床休息，并遵医嘱根据需要于孕 14～16 周时行宫颈环扎术。

（张宗元）

第八节　胎盘早剥

妊娠 20 周以后或分娩期正常位置的胎盘在胎儿娩出前部分或全部从子宫壁剥离，称为胎盘早剥。胎盘早剥是妊娠晚期严重并发症，具有起病急、发展快特点，若处理不及时可危及母儿生命。胎盘早剥的发病率：国外 1%～2%，国内 0.46%～2.1%。

一、病因

胎盘早剥确切的原因及发病机制尚不清楚，可能与下述因素有关。

(一)孕妇血管病变

孕妇患严重妊娠期高血压疾病、慢性高血压、慢性肾脏疾病或全身血管病变时，胎盘早剥的发生率增高。妊娠合并上述疾病时，底蜕膜螺旋小动脉痉挛或硬化，引起远端毛细血管变性坏死甚至破裂出血，血液流至底蜕膜层与胎盘之间形成胎盘后血肿。致使胎盘与子宫壁分离。

(二)机械性因素

外伤尤其是腹部直接受到撞击或挤压；脐带过短（<30 cm）或脐带围绕颈、绕体相对过短时，分娩过程中胎儿下降牵拉脐带造成胎盘剥离；羊膜穿刺时刺破前壁胎盘附着处，血管破裂出血引起胎盘剥离。

(三)宫腔内压力骤减

双胎妊娠分娩时，第一胎儿娩出过速；羊水过多时，人工破膜后羊水流出过快，均可使宫腔内压力骤减，子宫骤然收缩，胎盘与子宫壁发生错位剥离。

(四)子宫静脉压突然升高

妊娠晚期或临产后，孕妇长时间仰卧位，巨大妊娠子宫压迫下腔静脉，回心血量减少，血压下降。此时子宫静脉淤血、静脉压增高、蜕膜静脉床淤血或破裂，形成胎盘后血肿，导致部分或全部胎盘剥离。

(五)其他一些高危因素

如高龄孕妇、吸烟、可卡因滥用、孕妇代谢异常、孕妇有血栓形成倾向、子宫肌瘤（尤其是胎盘附着部位肌瘤）等与胎盘早剥发生有关。有胎盘早剥史的孕妇再次发生胎盘早剥的危险性比无胎盘早剥史者高 10 倍。

二、分类及病理变化

胎盘早剥主要病理改变是底蜕膜出血并形成血肿，使胎盘从附着处分离。按病理类型，胎盘早剥可分为显性、隐性及混合性 3 种（图 11-3）。若底蜕膜出血量少，出血很快停止，多无明显的临床表现，仅在产后检查胎盘时发现胎盘母体面有凝血块及压迹。若底蜕膜继续出血，形成胎盘后血肿，胎盘剥离面随之扩大，血液冲开胎盘边缘并沿胎膜与子宫壁之间经过宫颈管向外流出，称为显性剥离或外出血。若胎盘边缘仍附着于子宫壁或由于胎先露部固定于骨盆入口，使血液积聚于胎盘与子宫壁之间，称为隐性剥离或内出血。由于子宫内有妊娠产物存在，子宫肌不能有效收缩，以压迫破裂的血窦而止血，血液不能外流，胎盘后血肿越积越大，子宫底随之升高。当出血达到一定程度时，血液终会冲开胎盘边缘及胎膜外流，称为混合型出血。偶有出血穿破胎膜溢入羊水中成为血性羊水。

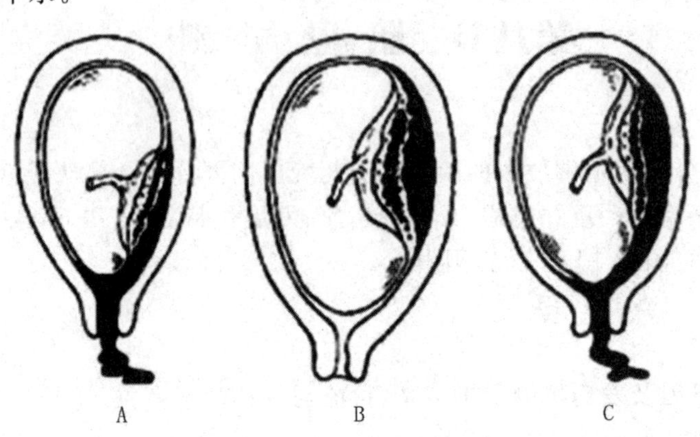

图 11-3 胎盘早剥类型

A.显性剥离；B.隐性剥离；C.混合性剥离

胎盘早剥发生内出血时，血液积聚于胎盘与子宫壁之间，随着胎盘后血肿压力的增加，血液浸入子宫肌层，引起肌纤维分离、断裂甚至变性，当血液渗透至子宫浆膜层时，子宫表面现紫蓝色瘀斑，称为子宫胎盘卒中，又称为库弗莱尔子。有时血液还可渗入输卵管系膜、卵巢生发上皮下、阔韧带内。子宫肌层由于血液浸润、收缩力减弱，造成产后出血。

严重的胎盘早剥可以引发一系列病理生理改变。从剥离处的胎盘绒毛和蜕膜中释放大量组织凝血活酶，进入母体血液循环，激活凝血系统，导致弥散性血管内凝血，肺、肾等脏器的毛细血管内微血栓形成，造成脏器缺血和功能障碍。胎盘早剥持续时间越长，促凝物质不断进入母血，激活纤维蛋白溶解系统，产生大量的纤维蛋白降解产物，引起继发性纤溶亢进。发生胎盘早剥后，消耗大量凝血因子，并产生高浓度纤维蛋白降解产物，最终导致凝血功能障碍。

三、临床表现

根据病情严重程度，将胎盘早剥分为 3 度。

(一) Ⅰ度

Ⅰ度多见于分娩期，胎盘剥离面积小，患者常无腹痛或腹痛轻微，贫血体征不明显。腹部检查见子宫软，大小与妊娠周数相符，胎位清楚，胎心率正常。产后检查见胎盘母体面有凝血块及压迹即可诊断。

(二) Ⅱ度

胎盘剥离面为胎盘面积 1/3 左右。主要症状为突然发生持续性腹痛、腰酸或腰背痛，疼痛程度与胎盘后积血量成正比。无阴道流血或流血量不多，贫血程度与阴道流血量不相符。腹部检查见子宫大于妊娠周数，子宫底随胎盘后血肿增大而升高。胎盘附着处压痛明显(胎盘位于后壁则不明显)，宫缩有间歇，胎位可扪及，胎儿存活。

(三)Ⅲ度

胎盘剥离面超过胎盘面积1/2。临床表现较Ⅱ度重。患者可出现恶心、呕吐、面色苍白、四肢湿冷、脉搏细数、血压下降等休克症状，且休克程度大多与阴道流血量不成正比。腹部检查见子宫硬如板状，宫缩间歇时不能松弛，胎位扪不清，胎心消失。

四、处理原则

纠正休克、及时终止妊娠是处理胎盘早剥的原则。患者入院时，情况危重、处于休克状态，应积极补充血容量，以及时输入新鲜血液，尽快改善患者状况。胎盘早剥一旦确诊，必须及时终止妊娠。终止妊娠的方法根据胎次、早剥的严重程度、胎儿宫内状况及宫口开大等情况而定。此外，对并发症如凝血功能障碍、产后出血和急性肾衰竭等进行紧急处理。

五、护理

(一)护理评估

1.病史

孕妇在妊娠晚期或临产时突然发生腹部剧痛，有急性贫血或休克现象，应引起高度重视。护士需结合有无妊娠期高血压疾病或高血压病史、胎盘早剥史、慢性肾小球肾炎史、仰卧位低血压综合征史及外伤史，进行全面评估。

2.身心状况

胎盘早剥孕妇发生内出血时，严重者常表现为急性贫血和休克症状，而无阴道流血或有少量阴道流血。因此对胎盘早剥孕妇除进行阴道流血的量、色评估外，应重点评估腹痛的程度、性质，孕妇的生命体征和一般情况，以及时、准确地了解孕妇的身体状况。胎盘早剥孕妇入院时情况危急，孕妇及其家属常常感到高度紧张和恐惧。

3.诊断检查

(1)产科检查：通过四步触诊判断胎方位、胎心情况、宫高变化、腹部压痛范围和程度等。

(2)B超检查：正常胎盘B超图像应紧贴子宫体部后壁、前壁或侧壁，若胎盘与子宫体之间有血肿时，在胎盘后方出现液性低回声区，暗区常不止一个，并见胎盘增厚。若胎盘后血肿较大时，能见到胎盘胎儿面凸向羊膜腔，甚至能使子宫内的胎儿偏向对侧。若血液渗入羊水中，见羊水回声增强、增多，为羊水混浊所致。当胎盘边缘已与子宫壁分离，未形成胎盘后血肿，则见不到上述图像，故B超检查诊断胎盘早剥有一定的局限性。重胎盘早剥时常伴胎心、胎动消失。

(3)实验室检查：主要了解患者贫血程度及凝血功能。重型胎盘早剥患者应检查肾功能与二氧化碳结合力。若并发弥散性血管内凝血时进行筛选试验(血小板计数、凝血酶原时间、纤维蛋白原测定)，结果可疑者可做纤溶确诊试验(凝血酶时间、优球蛋白溶解时间、血浆鱼精蛋白副凝时间)。

(二)可能的护理诊断

1.潜在并发症

弥散性血管内凝血。

2.恐惧

恐惧与胎盘早剥引起的起病急、进展快，危及母儿生命有关。

3.预感性悲哀

预感性悲哀与死产、切除子宫有关。

(三)预期目标

(1)孕妇出血性休克症状得到控制。

(2)患者未出现凝血功能障碍、产后出血和急性肾衰竭等并发症。

(四)护理措施

胎盘早剥是一种妊娠晚期严重危及母儿生命的并发症,积极预防非常重要。护士应使孕妇接受产前检查,预防和及时治疗妊娠期高血压疾病、慢性高血压、慢性肾病等;妊娠晚期避免仰卧位及腹部外伤;施行外倒转术时动作要轻柔;处理羊水过多和双胎者时,避免子宫腔压力下降过快等。对于已诊断为胎盘早剥的患者,护理措施如下。

1.纠正休克

改善患者的一般情况护士应迅速开放静脉,积极补充其血容量,以及时输入新鲜输血。既能补充血容量,又可补充凝血因子。同时密切监测胎儿状态。

2.严密观察病情变化

及时发现并发症凝血功能障碍表现为皮下、黏膜或注射部位出血,子宫出血不凝,有时有尿血、咯血及呕血等现象;急性肾衰竭可表现为尿少或无尿。护士应高度重视上述症状,一旦发现,以及时报告医师并配合处理。

3.为终止妊娠做好准备

一旦确诊,应及时终止妊娠,以孕妇病情轻重、胎儿宫内状况、产程进展、胎产式等具体状态决定分娩方式,护士需为此做好相应准备。

4.预防产后出血

胎盘早剥的产妇胎儿娩出后易发生产后出血,因此分娩后应及时给予宫缩剂,并配合按摩子宫,必要时按医嘱做切除子宫的术前准备。未发生出血者,产后仍应加强生命体征观察,预防晚期产后出血的发生。

5.产褥期的处理

患者在产褥期应注意加强营养,纠正贫血。更换消毒会阴垫,保持会阴清洁,预防感染。根据孕妇身体情况给予母乳指导。死产者及时给予退乳措施,可在分娩后 24 小时内尽早服用大剂量雌激素,同时紧束双乳,少进汤类;水煎生麦芽当茶饮;针刺足临泣、悬钟等穴位等。

(五)护理评价

(1)母亲分娩顺利,婴儿平安出生。

(2)患者未出现并发症。

(张宗元)

第九节 前置胎盘

妊娠 28 周后胎盘附着于子宫下段,甚至胎盘下缘达到或覆盖宫颈内口,其位置低于胎先露部,称为前置胎盘。前置胎盘是妊娠晚期严重并发症,也是妊娠晚期阴道流血最常见的原因。其

发病率国外报道为0.5%，国内报道为0.24%～1.57%。

一、病因

目前尚不清楚，高龄初产妇(年龄>35岁)、经产妇及多产妇、吸烟或吸毒妇女为高危人群。其病因可能与下述因素有关。

(一)子宫内膜病变或损伤

多次刮宫、分娩、子宫手术史等是前置胎盘的高危因素。上述情况可损伤子宫内膜，引起子宫内膜炎或萎缩性病变，再次受孕时子宫蜕膜血管形成不良、胎盘血供不足，刺激胎盘面积增大延伸到子宫下段。前次剖宫产手术瘢痕可妨碍胎盘在妊娠晚期向上迁移。增加前置胎盘的可能性。据统计发生前置胎盘的孕妇，85%～95%为经产妇。

(二)胎盘异常

双胎妊娠时胎盘面积过大，前置胎盘发生率较单胎妊娠高1倍；胎盘位置正常而副胎盘位于子宫下段接近宫颈内口；膜状胎盘大而薄，扩展到子宫下段，均可发生前置胎盘。

(三)受精卵滋养层发育迟缓

受精卵到达子宫腔后，滋养层尚未发育到可以着床的阶段，继续向下游走到达子宫下段，并在该处着床而发育成前置胎盘。

二、分类

根据胎盘下缘与宫颈内口的关系，将前置胎盘分为3类(图11-4)。

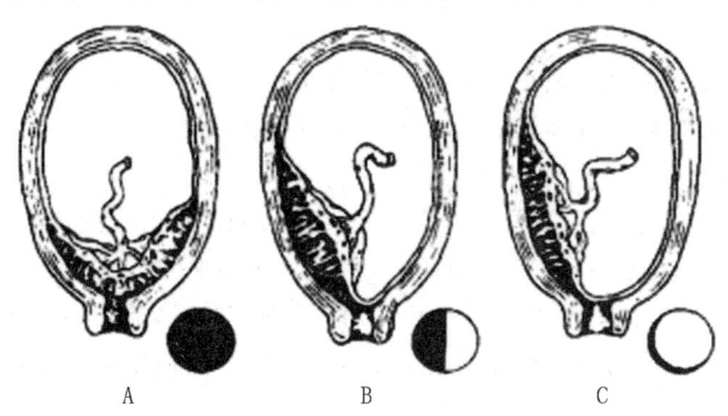

图11-4　前置胎盘的类型

A.完全性前置胎盘；B.部分性前置胎盘；C.边缘性前置胎盘

(1)完全性前置胎盘又称中央性前置胎盘，胎盘组织完全覆盖宫颈内口。

(2)部分性前置胎盘宫颈内口部分为胎盘组织所覆盖。

(3)边缘性前置胎盘胎盘附着于子宫下段，胎盘边缘到达宫颈内口，未覆盖宫颈内口。

胎盘位于子宫下段，与胎盘边缘极为接近，但未达到宫颈内口，称为低置胎盘。胎盘下缘与宫颈内口的关系可因宫颈管消失、宫口扩张而改变。前置胎盘类型可因诊断时期不同而改变，如临产前为完全性前置胎盘，临产后因口扩张而成为部分性前置胎盘。目前临床上均依据处理前最后一次检查结果来决定其分类。

三、临床表现

(一)症状

前置胎盘的典型症状是妊娠晚期或临产时,发生无诱因、无痛性反复阴道流血。妊娠晚期子宫下段逐渐伸展,牵拉宫颈内口,宫颈管缩短;临产后规律宫缩使宫颈管消失成为软产道的一部分。宫颈外口扩张,附着于子宫下段及宫颈内口的胎盘前置部分不能相应伸展而与其附着处分离,血窦破裂出血。前置胎盘出血前无明显诱因,初次出血量一般不多,剥离处血液凝固后,出血自然停止;也有初次即发生致命性大出血而导致休克的。由于子宫下段不断伸展,前置胎盘出血常反复发生,出血量也越来越多。阴道流血发生的迟早、反复发生次数、出血量多少与前置胎盘类型有关。完全性前置胎盘初次出血时间早,多在妊娠 28 周左右,称为"警戒性出血"。边缘性前置胎盘出血多发生于妊娠晚期或临产后,出血量较少。部分性前置胎盘的初次出血时间、出血量及反复出血次数,介于两者之间。

(二)体征

患者一般情况与出血量有关,大量出血呈现面色苍白、脉搏增快微弱、血压下降等休克表现。腹部检查:子宫软,无压痛,大小与妊娠周数相符。由于子宫下段有胎盘占据,影响胎先露部入盆,故胎先露高浮,易并发胎位异常。反复出血或一次出血量过多,使胎儿宫内缺氧,严重者胎死宫内。当前置胎盘附着于子宫前壁时,可在耻骨联合上方听到胎盘杂音。临产时检查见宫缩为阵发性,间歇期子宫完全松弛。

四、处理原则

处理原则是抑制宫缩、止血、纠正贫血和预防感染。根据阴道流血量、有无休克、妊娠周数、胎位、胎儿是否存活、是否临产及前置胎盘类型等综合作出决定。

(一)期待疗法

应在保证孕妇安全的前提下尽可能延长孕周,以提高围产儿存活率。适用于妊娠<34 周、胎儿体重<2 000 g、胎儿存活、阴道流血量不多、一般情况良好的孕妇。

尽管国外有资料证明,前置胎盘孕妇的妊娠结局住院与门诊治疗并无明显差异,但我国仍应强调住院治疗。住院期间密切观察病情变化,为孕妇提供全面优质护理是期待疗法的关键措施。

(二)终止妊娠

1.终止妊娠指征

孕妇反复发生多量出血甚至休克者,无论胎儿成熟与否,为了母亲安全应终止妊娠;期待疗法中发生大出血或出血量虽少,但胎龄达孕 36 周以上,胎儿成熟度检查提示胎儿肺成熟者;胎龄未达孕 36 周,出现胎儿窘迫征象,或胎儿电子监护发现胎心异常者;出血量多。危及胎儿;胎儿已死亡或出现难以存活的畸形,如无脑儿。

2.剖宫产

剖宫产可在短时间内娩出胎儿,迅速结束分娩,对母儿相对安全,是处理前置胎盘的主要手段。剖宫产指征应包括:完全性前置胎盘,持续大量阴道流血;部分性和边缘性前置胎盘出血量较多,先露高浮,短时间内不能结束分娩;胎心异常。术前应积极纠正贫血、预防感染等,备血,做好处理产后出血和抢救新生的准备。

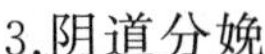

3.阴道分娩

边缘性前置胎盘、枕先露、阴道流血不多、无头盆不称和胎位异常，估计在短时间内能结束分娩者，可予试产。

五、护理

(一)护理评估

1.病史

除个人健康史外，在孕产史中尤其注意识别有无剖宫产术、人工流产术及子宫内膜炎等前置胎盘的易发因素。此外妊娠中特别是孕 28 周后，是否出现无痛性、无诱因、反复阴道流血症状，并详细记录具体经过及医疗处理情况。

2.身心状况

患者的一般情况与出血量的多少密切相关。大量出血时可见面色苍白、脉搏细速、血压下降等休克症状。孕妇及其家属可因突然阴道流血而感到恐惧或焦虑，既担心孕妇的健康，更担心胎儿的安危，可能显得恐慌、紧张、手足无措。

3.诊断检查

(1)产科检查：子宫大小与停经月份一致，胎儿方位清楚，先露高浮，胎心可以正常，也可因孕妇失血过多致胎心异常或消失。前置胎盘位于子宫下段前壁时，可于耻骨联合上方听见胎盘血管杂音。临产后检查，宫缩为阵发性，间歇期子宫肌肉可以完全放松。

(2)超声波检查：B 超断层相可清楚看到子宫壁、胎头、宫颈和胎盘的位置，胎盘定位准确率达 95%以上，可反复检查，是目前最安全、有效的首选检查方法。

(3)阴道检查：目前一般不主张应用。只有在近临产期出血不多时，终止妊娠前为除外其他出血原因或明确诊断决定分娩方式前考虑采用。要求阴道检查操作必须在输血、输液和做好手术准备的情况下方可进行。怀疑前置胎盘的个案，切忌肛查。

(4)术后检查胎盘及胎膜：胎盘的前置部分可见陈旧血块附着呈黑紫色或暗红色，如这些改变位于胎盘的边缘，而且胎膜破口处距胎盘边缘＜7 cm，则为部分性前置胎盘。如行剖宫产术，术中可直接了解胎盘附着的部分并确立诊断。

(二)护理诊断

1.潜在并发症

出血性休克。

2.有感染的危险

有感染的危险与前置胎盘剥离面靠近子宫颈口、细菌易经阴道上行感染有关。

(三)预期目标

(1)接受期待疗法的孕妇血红蛋白不再继续下降，胎龄可达或更接近足月。

(2)产妇产后未发生产后出血或产后感染。

(四)护理措施

根据病情须立即接受终止妊娠的孕妇，立即安排孕妇去枕侧卧位，开放静脉，配血，做好输血准备。在抢救休克的同时，按腹部手术患者的护理进行术前准备，并做好母儿生命体征监护及抢救准备工作。接受期待疗法的孕妇的护理措施如下。

1.保证休息

减少刺激孕妇需住院观察,绝对卧床休息,尤以左侧卧位为佳,并定时间断吸氧,每天3次,每次1小时,以提高胎儿血氧供应。此外,还需避免各种刺激,以减少出血可能。医护人员进行腹部检查时动作要轻柔,禁做阴道检查和肛查。

2.纠正贫血

除采取口服硫酸亚铁、输血等措施外,还应加强饮食营养指导,建议孕妇多食高蛋白及含铁丰富的食物,如动物肝脏、绿叶蔬菜和豆类等,一方面有助于纠正贫血,另一方面还可以增强机体抵抗力,同时也促进胎儿发育。

3.监测生命体征

及时发现病情变化严密观察并记录孕妇生命体征,阴道流血的量、色,流血事件及一般状况,检测胎儿宫内状态。按医嘱及时完成实验室检查项目,并交叉配血备用。发现异常及时报告医师并配合处理。

4.预防产后出血和感染

(1)产妇回病房休息时严密观察产妇的生命体征及阴道流血情况,发现异常及时报告医师处理,以防止或减少产后出血。

(2)及时更换会阴垫,以保持会阴部清洁、干燥。

(3)胎儿分娩后,以及早使用宫缩剂,以预防产后大出血;对新生儿严格按照高危儿处理。

5.健康教育

护士应加强对孕妇的管理和宣教。指导围孕期妇女避免吸烟、酗酒等不良行为,避免多次刮宫、引产或宫内感染,防止多产,减少子宫内膜损伤或子宫内膜炎。对妊娠期出血,无论量多少均应就医,做到及时诊断、正确处理。

(五)护理评价

(1)接受期待疗法的孕妇胎龄接近(或达到)足月时终止妊娠。

(2)产妇产后未出现产后出血和感染。

(朱　盼)

第十节　胎位异常

一、概要

胎位异常是造成难产的常见因素之一。最常见的异常胎位为臀位,占3%～4%。本节仅介绍持续性枕后位、枕横位、臀先露、肩先露。

(一)持续性枕后位、枕横住

在分娩过程中,胎头以枕后位或枕横位衔接。在下降过程中,胎头枕部因强有力宫缩绝大多数能向前转,转成枕前位自然分娩。仅有5%～10%胎头枕骨持续不能转向前方,直至分娩后期仍位于母体骨盆后方或侧方,致使分娩发生困难者,称持续性枕后位或持续性枕横位。国外报道发病率均为5%左右。

(二)臀先露

臀先露是最常见的异常胎位，占妊娠足月分娩总数的 3%～4%，多见于经产妇。臀先露以骶骨为指示点，有骶左前、骶左横、骶左后、骶右前、骶右横、骶右后 6 种胎位。根据胎儿两下肢所取姿势，分为 3 类：单臀先露或腿直臀先露，最多见；完全臀先露或混合臀先露，较多见；不完全臀先露或足位，较少见。

(三)肩先露

胎体纵轴与母体纵轴相垂直为横产式。胎体横卧于骨盆入口之上，先露部为肩，称肩先露，又称横位，占妊娠足月分娩总数的 0.25%，是一种对母儿最不利的胎位。胎儿极小或死胎浸软极度折叠后才能自然娩出外，正常大小的足月胎儿不可能从阴道自产。根据胎头在母体左或右侧和胎儿肩胛朝向母体前或后方，有肩左前、肩左后、肩右前、肩右后 4 种胎位。

二、护理评估

(一)病史

骨盆形态、大小异常是发生持续性枕后位、枕横位的重要原因。胎头俯屈不良、子宫收缩乏力、头盆不称、前置胎盘、膀胱充盈、子宫下段宫颈肌瘤等均可影响胎头内旋转，形成持续性枕横位或枕后位。

肩先露与臀先露发生原因相似有：①胎儿在宫腔内活动范围过大，如羊水过多、经产妇腹壁松弛及早产儿羊水相对过多，胎儿容易在宫腔内自由活动形成臀先露。②胎儿在宫腔内活动范围受限，如子宫畸形、胎儿畸形等。③胎头衔接受阻，如狭窄骨盆，前置胎盘易发生。

(二)身心状况与检查

1.持续性枕后位、枕横位

(1)表现：临产后胎头衔接较晚及俯屈不良，常导致协调性宫缩乏力及宫口扩张缓慢，产妇自觉肛门坠胀及排便感，致使宫口尚未开全时过早使用腹压。持续性枕后位常致活跃期晚期及第二产程延长。

(2)腹部检查：在宫底部触及胎臀，胎背偏向母体后方或侧方，在对侧明显触及胎儿肢体。若胎头已衔接，有时可在胎儿肢体侧耻骨联合上方扪到胎儿颏部。胎心在脐下一侧偏外方听得最响亮，枕后位时因胎背伸直，前胸贴近母体腹壁，胎心在胎儿肢体侧的胎胸部位也能听到。

(3)肛门检查或阴道检查：当肛查宫口部分扩张或开全时，若为枕后位，感到盆腔后部空虚，查明胎头矢状缝位于骨盆斜径上。前囟在骨盆右前方，后囟(枕部)在骨盆左后方则为枕左后位，反之为枕右后位。查明胎头矢状缝位于骨盆横径上，后囟在骨盆左侧方，则为枕左横位，反之为枕右横位。当出现胎头水肿，颅骨重叠，囟门触不清时，需行阴道检查借助胎儿耳郭及耳屏位置及方向判定胎位，若耳郭朝向骨盆后方，诊断为枕后位；若耳郭朝向骨盆侧方，诊断为枕横位。

(4)B 超检查：根据胎头颜面及枕部位置，能准确探清胎头位置以明确诊断。

(5)危害。①对产妇的影响：胎位异常导致继发性宫缩乏力，使产程延长，常需手术助产，容易发生软产道损伤，增加产后出血及感染机会。若胎头长时间压迫软产道，可发生缺血坏死脱落，形成生殖道瘘。②对胎儿的影响：第二产程延长和手术助产机会增多，常出现胎儿窘迫和新生儿窒息，使围产儿病死率增高。

2.臀先露

(1)表现：孕妇常感肋下有圆而硬的胎头。常致宫缩乏力，宫口扩张缓慢，产程延长。

(2)腹部检查:子宫呈纵椭圆形,胎体纵轴与母体纵轴一致。在宫底部可触到圆而硬,按压时有浮球感的胎头。若未衔接,在耻骨联合上方触到不规则,软而宽的胎臀,胎心在脐左(或右)上方听得最清楚。衔接后,胎臀位于耻骨联合之下,胎心听诊以脐下最明显。

(3)肛门检查及阴道检查:肛门检查时,触及软而不规则的胎臀或触到胎足、胎膝(图 11-5、图 11-6)。

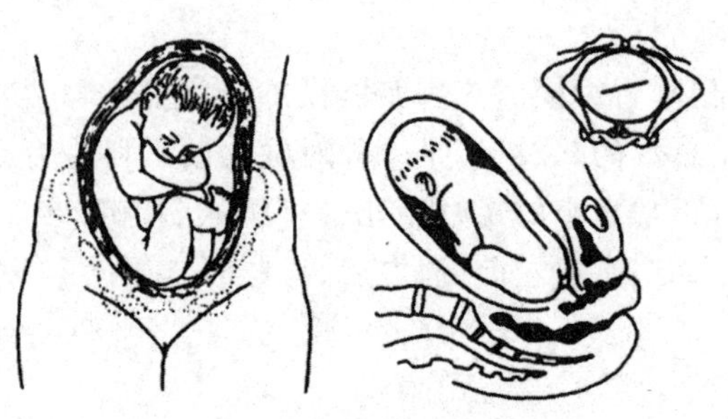

图 11-5 臀先露检查示意图

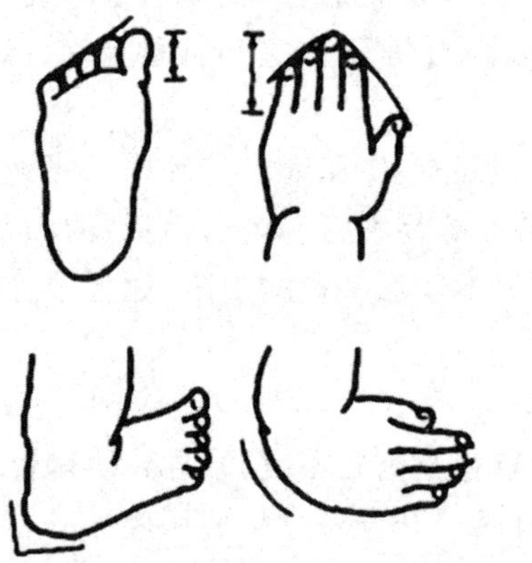

图 11-6 胎手与胎足的鉴别

(4)B 超检查:可明确诊断,能准确探清臀先露类型及胎儿大小、胎头姿势等。

(5)危害。①对产妇的影响:容易发生胎膜早破或继发性宫缩乏力,使产后出血与产褥感染的机会增多,容易造成宫颈撕裂甚至延及子宫下段。②对胎儿及新生儿的影响:胎臀高低不平,对前羊膜囊压力不均匀,常致胎膜早破,发生脐带脱垂是头先露的 10 倍,脐带受压可致胎儿窘迫甚至死亡;胎膜早破,使早产儿及低体重儿增多。后出胎头牵出困难,常发生新生儿窒息,臂丛神经损伤及颅内出血。

3.肩先露

(1)表现:分娩初期,因先露部高,不能紧贴子宫下段及宫颈内口,缺乏直接刺激,容易发生宫缩乏力;由于先露部不能紧贴骨盆入口,致前后羊水沟通,当宫缩时,宫颈口处胎膜所承受的压力很大,胎肩对宫颈压力不均,容易发生胎膜破裂及脐带脱垂。破膜后羊水迅速外流,胎儿上肢或脐带容易脱出,导致胎儿窘迫甚至死亡。羊水流出后,胎体紧贴宫壁,宫缩转强,胎肩被挤入盆腔,胎臂可脱出于阴道口外,而胎头和胎体则被阻于骨盆入口之上,称为“忽略性横位”。此时由于羊水流失殆尽,子宫不断收缩,上段越来越厚,下段异常伸展变薄,出现“病理性缩复环”,可导致子宫破裂。由于失血、感染及水、电解质发生紊乱等,可严重威胁产妇生命,多数胎儿因缺氧而死亡。有时破膜后，分娩受阻，子宫呈麻痹状态，产程延长，常并发严重宫腔感染。

(2)腹部检查：外形呈横椭圆形，子宫底部较低，耻骨联合上方空虚，在腹部一侧可触到大而硬的胎头，对侧为臀，胎心在脐周两旁最清晰。子宫呈横椭圆形，子宫长度低于妊娠周数，子宫横径宽。宫底部及耻骨联合上方较空虚，在母体腹部一侧触到胎头，另侧触到胎臀。肩前位时，胎背朝向母体腹壁，触之宽大平坦；肩后位时，胎儿肢体朝向母体腹壁，触及不规则的小肢体。胎心在脐周两侧最清楚。根据腹部检查多能确定胎位。

(3)肛门检查或阴道检查：在临产初期，先露部较高，不易触及，当宫口已扩开。由于先露部不能紧贴骨盆入口，致前后羊水沟通，当宫缩时，宫颈口处胎膜所承受的压力很大，易发生胎膜破裂及脐带或胎臂脱垂。胎膜未破者，因胎先露部浮动于骨盆入口上方，肛查不易触及胎先露部。若胎膜已破，宫口已扩张者，阴道检查可触到肩胛骨或肩峰，肋骨及腋窝。肩胛骨朝向母体前或后方，可决定肩前位或肩后位。例如，胎头在母体右侧，肩胛骨朝向后方，则为肩右后位。胎手若已脱出于阴道口外，可用握手法鉴别是胎儿左手或右手。

(4)B 超检查：能准确探清肩先露，并能确定具体胎位。

三、护理诊断

(一)恐惧

恐惧与分娩结果未知及手术有关。

(二)有新生儿受伤的危险

有新生儿受伤的危险与胎儿缺氧及手术产有关。

(三)有感染的危险

有感染的危险与胎膜早破有关。

(四)潜在并发症

产后出血、子宫破裂、胎儿窘迫。

四、护理目标

(1)产妇恐惧感减轻，积极配合医护工作。

(2)孕产妇及新生儿未出现因护理不当引起并发症。

(3)产妇与家属对胎儿夭折能正确面对。

五、护理措施

(一)及早发现异常并纠正

妊娠期加强围产期保健，宣传产前检查，妊娠发现胎位异常者，配合医师进行纠正。28 周以前臀位多能自行转成头位，可不予处理。30 周以后仍为臀位者，应设法纠正。常用的矫正方法有以下几种。

1.胸膝卧位

让孕妇排空膀胱，松解裤带，做胸膝卧位姿势，每天 2 次，每次 15 分钟，使胎臀离开骨盆腔，有助于自然转正。为了方便进行早晚各做 1 次为宜，连做 1 周后复查。

2.激光照射或艾灸至阴穴

激光照射至阴穴，左右两侧各照射 10 分钟，每天 1 次，7 次为 1 个疗程，有良好效果。也可用艾灸条，每天1次，每次15～20分钟，5次为1个疗程。1周后复查B超。

3.外转胎位术

现已少用。腹壁较松子宫壁不太敏感者，可试外倒转术，将臀位转为头位。倒转时切勿用力过猛，亦不宜勉强进行，以免造成胎盘早剥。倒转前后均应仔细听胎心音。

（二）执行医嘱，协助做好不同方式分娩的一切准备

1.持续性枕后位、枕横位

在骨盆无异常，胎儿不大时，可以试产。试产时应严密观察产程，注意胎头下降，宫口扩张程度，宫缩强弱及胎心有无改变。

（1）第一产程。①潜伏期：需保证产妇充分营养与休息。若有情绪紧张，睡眠不好可给予哌替啶或地西泮。②活跃期宫口开大3～4 cm，产程停滞除外头盆不称可行人工破膜；若产力欠佳，静脉滴注缩宫素。在试产过程中，出现胎儿窘迫征象，应行剖宫产术结束分娩。

（2）第二产程：若第二产程进展缓慢，初产妇已近2小时，经产妇已近1小时，应行阴道检查。当胎头双顶径已达坐骨棘平面或更低时，可先行徒手将胎头枕部转向前方；若转成枕前位有困难时，也可向后转成正枕后位，再以产钳助产。若以枕后位娩出时，需做较大的会阴后一斜切开。若胎头位置较高，疑有头盆不称，需行剖宫产术，中位产钳禁止使用。

（3）第三产程：因产程延长，容易发生产后宫缩乏力，胎盘娩出后应立即静脉注射或肌内注射子宫收缩剂，以防发生产后出血。有软产道裂伤者，应及时修补。新生儿应重点监护。产后应给予抗生素预防感染。

2.臀先露

臀位分娩的关键在于胎头能否顺利娩出，胎头娩出的难易与胎儿和骨盆的大小，以及宫颈是否完全扩张有直接关系。对疑有头盆不称、高龄初产妇及经产妇屡有难产史者，均应仔细检查骨盆及胎儿的大小，常规做B超以进一步判断胎儿大小，排除胎儿畸形。未发现异常者，可从阴道分娩，如有骨盆狭窄或相对头盆不称（估计胎儿体重≥3 500 g），或足先露、胎膜早破、胎儿宫内窘迫、脐带脱垂者，以剖宫取胎为宜。因此应根据产妇年龄、胎产次、骨盆类型、胎儿大小、胎儿是否存活、臀先露类型及有无合并症，于临产初期作出正确判断，决定分娩方式。

（1）择期剖宫产的指征：狭窄骨盆，软产道异常，胎儿体重≥3 500 g，胎儿窘迫，高龄初产，有难产史，不完全臀先露等，均应行剖宫产术结束分娩。

（2）决定经阴道分娩的处理。

1）第一产程：待产时应耐心等待，做好产妇的思想工作，以解除顾虑，产妇应侧卧，不宜站立走动，少做肛查，不灌肠，尽量避免胎膜破裂。勤听胎心音，一旦破膜，应立即听胎心。若胎心变慢或变快，应行肛查，必要时行阴道检查，了解有无脐带脱垂。若有脐带脱垂，胎心尚好，宫口未开全，为抢救胎儿，需立即行剖宫产术。若无脐带脱垂，可严密观察胎心及产程进展。若出现协调性宫缩乏力，应设法加强宫缩。

臀位接产的关键在于儿头的顺利娩出，而儿头的顺利娩出有赖于产道，特别是宫颈是否充分扩张。胎膜破裂后，当宫口开大4～5 cm时，儿臀或儿足出现于阴道口时，消毒外阴之后，用一消毒巾盖住，每次阵缩用手掌紧紧按住使之不能立即娩出，使用“堵”外阴方法。此法有利于后出胎头的顺利娩出。在“堵”的过程中，应每隔10～15分钟听胎心1次，并注意宫口是否开全。宫口已开全再堵易引起胎儿窘迫或子宫破裂。宫口近开全时，要做好接产和抢救新生儿窒息的准备。“堵”时用力要适当，忌用暴力，直到胎臀显露于阴道口，检查宫口确已开全为止。“堵”的时间一般需 0.5～1 小时，初产妇有时需堵 2～3 小时。

2)第二产程：臀位阴道分娩，有自然娩出、臀位助产及臀位牵引 3 种方式。自然分娩为胎儿自行娩出；臀位助产为胎臀及胎足自行娩出后，胎肩及胎头由助产者牵出；臀位牵引为胎儿全部由助产者牵引娩出，为手术的一种，应有一定适应证。后者对胎儿威胁较大。接产前，应导尿排空膀胱。初产妇应做会阴切开术。3 种分娩方式分述如下。①自然分娩：胎儿自然娩出，不做任何牵拉。极少见，仅见于经产妇，胎儿小，宫缩强，骨盆腔宽大者。②臀助产术：当胎臀自然娩出至脐部后，胎肩及后出胎头由接产者协助娩出。脐部娩出后，一般应在 2～3 分钟娩出胎头，最长不能超过 8 分钟。后出胎头娩出有主张用单叶产钳，效果佳。③臀牵引术：胎儿全部由接产者牵拉娩出，此种手术对胎儿损伤大，一般情况下应禁止使用。

3)第三产程：产程延长易并发子宫收缩乏力性出血。胎盘娩出后，应肌内注射缩宫素或麦角新碱，防止产后出血。行手术操作及有软产道损伤者，应及时检查并缝合，给予抗生素预防感染。

3.肩先露

妊娠期发现肩先露应及时矫正。可采用胸膝卧位，激光照射(或艾灸)至阴穴。上述矫正方法无效，应试行外转胎位术转成头先露，并包扎腹部以固定胎头。若行外转胎位术失败，应提前住院决定分娩方式。

分娩期应根据产妇年龄、胎产次、胎儿大小、骨盆有无狭窄、胎膜是否破裂、羊水留存量、宫缩强弱、宫颈口扩张程度、胎儿是否存活、有无并发感染及子宫先兆破裂等决定分娩方式。

(1)足月活胎，对于有骨盆狭窄、经产妇有难产史、初产妇横位估计经阴道分娩有困难者，应于临产前行择期剖宫产术结束分娩。

(2)初产妇，足月活胎，临产后应行剖宫产术。如为经产妇，宫缩不紧，胎膜未破，仍可试外倒转术，若外倒转失败，也可考虑剖宫产。

(3)破膜后，立即做阴道检查，了解宫颈口扩张情况、胎方位及有无脐带脱垂等。如胎心好，宫颈口扩张不大，特别是初产妇有脐带脱垂，估计短时期内不可能分娩者，应即剖宫取胎。如系经产妇，宫颈口已扩张至 5 cm 以上，胎膜破裂不久，可在全麻麻醉下试做内倒转术，使横位变为臀位，待宫口开全后再行臀位牵引术。如宫口已近开全或开全，倒转后即可做臀牵引。

(4)破膜时间过久，羊水流尽，子宫壁紧贴胎儿，胎儿存活，已形成忽略性横位时，应立即剖宫取胎。如胎儿已死，可在宫颈口开全后做断头术，出现先兆子宫破裂或子宫破裂征象，无论胎儿死活，均应立即行剖宫产术。如宫腔感染严重，应同时切除子宫。

(5)胎儿已死，无先兆子宫破裂征象，若宫口近开全，在全麻下行断头术或碎胎术。

(6)胎盘娩出后应常规检查阴道、宫颈及子宫下段有无裂伤，并及时做必要的处理。如有血尿，应放置导尿管，以防尿瘘形成。产后用抗生素预防感染。

(7)临时发现横位产及无条件就地处理者，可给予哌替啶 100 mg 或氯丙嗪 50 mg，设法立即转院，途中尽量减少颠簸，以防子宫破裂。

(朱　盼)

第十一节 胎儿窘迫

胎儿窘迫是指孕妇、胎儿、胎盘等各种原因引起的胎儿宫内缺氧，影响胎儿健康甚至危及生命。胎儿窘迫是一种综合征，主要发生在临产过程。也可发生在妊娠后期。发生在临产过程者，可以是妊娠后期的延续和加重。

一、病因

胎儿窘迫的病因涉及多方面，可归纳为3类。

(一)母体因素

妊娠妇女患有高血压疾病、慢性肾小球肾炎、妊娠高血压综合征、重度贫血、心脏病、肺源性心脏病、高热、吸烟、产前出血性疾病和创伤、急产或子宫不协调性收缩、缩宫素使用不当、产程延长、子宫过度膨胀、胎膜早破等；或者产妇长期仰卧位，镇静药、麻醉药使用不当等。

(二)胎儿因素

胎儿心血管系统功能障碍、胎儿畸形，如严重的先天性心血管疾病、母婴血型不合引起的胎儿溶血、胎儿贫血、胎儿宫内感染等。

(三)脐带、胎盘因素

脐带因素有长度异常、缠绕、打结、扭转、狭窄、血肿、帆状附着；胎盘因素有植入异常、形状异常、发育障碍、循环障碍等。

二、病理生理

胎儿窘迫的基本病理生理变化是缺血、缺氧引起的一系列变化。缺氧早期或者一过性缺氧时。机体主要通过减少胎盘和自身耗氧量代偿，胎儿则通过减少对肾与下肢血供等方式来保证心脑血流量，不产生严重的代偿障碍及器官损害。缺氧严重则可引起严重的并发症。缺氧初期通过自主神经反射兴奋交感神经，使肾上腺儿茶酚胺及皮质醇分泌增多，引起血压上升及心率加快。此时胎儿的大脑、肾上腺、心脏及胎盘血流增加，而肾、肺、消化系统等血流减少，出现羊水减少、胎儿发育迟缓等。若缺氧继续加重，则转为兴奋迷走神经，血管扩张，有效循环血量减少，主要器官的功能由于血流不能保证而受损，于是胎心率减慢。缺氧继续发展下去可引起严重的器官功能损害，尤其可以引起缺血缺氧性脑病甚至胎死宫内。此过程基本是低氧血症至缺氧，然后至代谢性酸中毒，主要表现为胎动减少、羊水少、胎心监护基线变异差、出现晚期减速甚至呼吸抑制。由于缺氧时肠蠕动加快，肛门括约肌松弛引起胎粪排出。此过程可以形成恶性循环，更加重母体及胎儿的危险。不同原因引起的胎儿窘迫表现过程可以不完全一致，所以应加强监护、积极评价、及时发现高危征象并积极处理。

三、临床表现

胎儿窘迫的主要表现为胎心音改变、胎动异常及羊水胎粪污染或羊水过少，严重者胎动消失。根据其临床表现，胎儿窘迫可以分为急性胎儿窘迫和慢性胎儿窘迫。急性胎儿窘迫多发生在分娩期，主要表现为胎心率加快或减慢；宫缩应激试验或者缩宫素激惹试验等出现频繁的晚期减速或变异减速；羊水胎粪污染和胎儿头皮血 pH 下降，出现酸中毒。羊水胎粪污染可以分为三度：Ⅰ度羊水呈浅绿色；Ⅱ度羊水呈黄绿色，浑浊；Ⅲ度羊水呈棕黄色，稠厚。慢性胎儿窘迫发生在妊娠末期，常延续至临产并加重，主要表现为胎动减少或消失、应激试验基线平直、胎儿发育受限、胎盘功能减退、羊水胎粪污染等。

四、处理原则

急性胎儿窘迫者，应积极寻找原因并给予及时纠正。若宫颈未完全扩张、胎儿窘迫情况不严重者，给予吸氧，嘱产妇左侧卧位，若胎心率变为正常，可继续观察；若宫口开全、胎先露部已达坐骨棘平面以下3 cm者，应尽快助产经阴道娩出胎儿；若因缩宫素使宫缩过强造成胎心率减慢者。应立即停止使用，继续观察，病情紧迫或经上述处理无效者立即剖宫产结束分娩。慢性胎儿窘迫者，应根据妊娠周、胎儿成熟度和窘迫程度决定处理方案。首先应指导妊娠妇女采取左侧卧位，间断吸氧，积极治疗各种并发症或并发症，密切监护病情变化。若无法改善，则应在促使胎儿成熟后迅速终止妊娠。

五、护理评估

(一)健康史

了解妊娠妇女的年龄、生育史、内科疾病史如高血压疾病、慢性肾小球肾炎、心脏病等；本次妊娠经过，如妊娠高血压综合征、胎膜早破、子宫过度膨胀(如羊水过多和多胎妊娠)；分娩经过，如产程延长(特别是第二产程延长)、缩宫素使用不当。了解有无胎儿畸形、胎盘功能的情况。

(二)身心状况

胎儿窘迫时，妊娠妇女自感胎动增加或停止。在窘迫的早期可表现为胎动过频(每 24 小时大于20 次)；若缺氧未纠正或加重，则胎动转弱且次数减少，进而消失。胎儿轻微或慢性缺氧时，胎心率加快(>160 次/分)；若长时间或严重缺氧。则会使胎心率减慢。若胎心率<100 次/分则提示胎儿危险。胎儿窘迫时主要评估羊水量和性状。

孕产妇夫妇因为胎儿的生命遭遇危险而产生焦虑，对需要手术结束分娩产生犹豫、无助感。对于胎儿不幸死亡的孕产妇夫妇，其感情上受到强烈的创伤，通常会经历否认、愤怒、抑郁、接受的过程。

(三)辅助检查

1.胎盘功能检查

出现胎儿窘迫的妊娠妇女一般 24 小时尿 E_3 值急骤减少 30%～40%，或于妊娠末期连续多次测定在每 24 小时 10 mg 以下。

2.胎心监测

胎动时胎心率加速不明显，基线变异率<3 次/分，出现晚期减速、变异减速等。

3.胎儿头皮血气分析

pH<7.20。

六、护理诊断/诊断问题

(一)气体交换受损(胎儿)

气体交换受损(胎儿)与胎盘子宫的血流改变、血流中断(脐带受压)或血流速度减慢(子宫-

胎盘功能不良)有关。

(二)焦虑

焦虑与胎儿宫内窘迫有关。

(三)预期性悲哀

预期性悲哀与胎儿可能死亡有关。

七、预期目标

(1)胎儿情况改善,胎心率在 120～160 次/分。

(2)妊娠妇女能运用有效的应对机制控制焦虑。

(3)产妇能够接受胎儿死亡的现实。

八、护理措施

(1)妊娠妇女左侧卧位,间断吸氧。严密监测胎心变化,一般每 15 分钟听 1 次胎心或进行胎心监护,注意胎心变化。

(2)为手术者做好术前准备,如宫口开全、胎先露部已达坐骨棘平面以下 3 cm 者,应尽快阴道助产娩出胎儿。

(3)做好新生儿抢救和复苏的准备。

(4)心理护理:①向孕产妇提供相关信息,包括医疗措施的目的、操作过程、预期结果及孕产妇需做的配合;将真实情况告知孕产妇,有助于其减轻焦虑,也可帮助产妇面对现实。必要时陪伴产妇,对产妇的疑虑给予适当的解释。②对于胎儿不幸死亡的父母亲,护理人员可安排一个远离其他婴儿和产妇的单人房间,陪伴他们或安排家人陪伴他们,勿让其独处;鼓励其诉说悲伤,接纳其哭泣及抑郁的情绪,陪伴在旁提供支持及关怀;若他们愿意,护理人员可让他们看看死婴并同意他们为死产婴儿做一些事情,包括沐浴、更衣、命名、拍照或举行丧礼,但事先应向他们描述死婴的情况,使之有心理准备。解除“否认”的态度而进入下一个阶段,提供足印卡、床头卡等作为纪念,帮助他们使用适合自己的压力应对技巧和方法。

九、结果评价

(1)胎儿情况改善,胎心率在 120～160 次/分。

(2)妊娠妇女能运用有效的应对机制来控制焦虑,叙述心理和生理上的感受。

(3)产妇能够接受胎儿死亡的现实。

(朱　盼)

第十二节　羊水栓塞

羊水栓塞是指在分娩过程中,羊水突然进入母体血液循环而引起的急性肺栓塞、休克和弥散性血管内凝血、肾衰竭和猝死的严重分娩并发症。其起病急、病情凶险,是造成孕产妇死亡的重要原因之一,发生于足月分娩者死亡率高达 70%～80%。也可发生在妊娠早、中期的流产,但病情较轻,死亡率较低。

一、病因

羊水栓塞是由污染羊水中的有形物质(胎儿毳毛、角化上皮、胎脂、胎粪)进入母体血液循环引起。通常有以下几个原因:

(1)羊膜腔内压力增高(子宫收缩过强),胎膜与宫颈壁分离或宫颈口扩张引起宫颈黏膜损伤时,静脉血窦开放,羊水进入母体血液循环。

(2)宫颈裂伤、子宫破裂、前置胎盘、胎盘早剥或剖宫产术中羊水通过病理性开放的子宫血窦进入母体血液循环。

(3)羊膜腔穿刺或钳刮术时子宫壁损伤处静脉窦也可以成为羊水进入母体通道。

二、病理生理

近年来研究认为,羊水栓塞主要是变态反应。羊水进入母体循环后,通过阻塞肺小血管,引起变态反应而导致凝血机制异常,使机体发生一系列的病理生理变化。

(一)肺动脉高压

羊水内的有形物质如胎儿毳毛、胎脂、胎粪、角化上皮细胞等直接形成栓子。一方面,羊水的有形物质激活凝血系统,使小血管内形成广泛的血栓而阻塞肺小血管,反射性引起迷走神经兴奋,使肺小血管痉挛加重。另一方面,羊水内有形物质经肺动脉进入肺循环,阻塞小血管,引起肺内小支气管痉挛,支气管内分泌物增加,使肺通气、换气量减少,反射性地引起肺小血管痉挛,肺小管阻塞而引起肺动脉压增高,导致急性右心衰竭,继而发生呼吸和循环功能衰竭、休克,甚至死亡。

(二)过敏性休克

羊水中有形物质成为致敏原,作用于母体,引起变态反应所导致的过敏性休克,多在羊水栓塞后立即出现血压骤降甚至消失,甚至心、肺功能衰竭的表现。

(三)弥散性血管内凝血

妊娠时母体血液呈高凝状态。羊水中含有大量促凝物质可激活母体凝血系统,进入母体血液循环后,在血管内产生大量的微血栓,消耗大量的凝血因子和纤维蛋白原,从而导致弥散性血管内凝血。同时纤维蛋白原下降时,可激活纤溶系统,由于大量凝血物质的消耗和纤溶系统的激活,产妇血液系统由高凝状态转变为纤溶亢进,血液不凝固,极易发生严重的产后出血及失血性休克。

(四)急性肾衰竭

由于休克和弥散性血管内凝血,导致肾脏急剧缺血,进一步发生肾衰竭。

三、临床表现

(一)症状

羊水栓塞起病急骤、来势凶险,多发生于分娩过程中,尤其发生在胎儿娩出前后的短时间内。临床经过可分为以下 3 个阶段。

1.急性休克期

在分娩过程中。尤其是刚破膜不久,产妇突感寒战、烦躁不安、气急、恶心、呕吐等先兆症状,继而出现呛咳、呼吸困难、发绀、抽搐、昏迷，迅速出现循环衰竭，进入休克或昏迷状态。病情严重者仅在数分钟内死亡。

2.出血期

患者渡过呼吸、循环衰竭和休克而进入凝血功能障碍阶段，表现为难以控制的大量出血，血液不凝，身体其他部位出血如切口渗血、全身皮肤黏膜出血、血尿、消化道大出血或肾脏出血，产妇可死于出血性休克。

3.急性肾衰竭

后期存活的患者出现少尿、无尿和尿毒症的症状。主要为循环功能衰竭引起的肾脏缺血，弥散性血管内凝血早期形成的血栓堵塞肾内小血管，引起肾脏缺血、缺氧，导致肾脏器质性损害。

(二)体征

心率增快，血压骤降，肺部听诊可闻及湿啰音。全身皮肤黏膜有出血点及瘀斑，阴道流血不止，切口渗血不凝。

四、处理原则

及时处理，立即抢救，抗过敏，纠正呼吸、循环系统衰竭和改善低氧血症，抗休克，防止弥散性血管内凝血和肾衰竭的发生。

五、护理

(一)护理评估

1.病史

评估发生羊水栓塞临床表现的各种诱因，有无胎膜早破或人工破膜，前置胎盘或胎盘早剥，宫缩过强或强直性宫缩，中期妊娠引产或钳刮术，羊膜腔穿刺术等病史。

2.身心状况

胎膜破裂后，胎儿娩出后或手术中产妇突然出现寒战、呛咳、气急、烦躁不安、尖叫、呼吸困难、发绀、抽搐、出血不凝、不明原因休克等症状和体征，血压下降或消失，应考虑为羊水栓塞，立即进行抢救。

3.辅助检查

(1)血涂片查找羊水有形物质：采集下腔静脉血，镜检见到羊水有形成分可确诊。

(2)床旁胸部X线摄片：可见肺部双侧弥漫性点状、片状浸润影，沿肺门分布，伴轻度肺不张和右心扩大。

(3)床旁心电图或心脏彩色多普勒超声检查：提示有心房、有心室扩大，ST段下降。

(4)若患者死亡，行尸检时，可见肺水肿、肺泡出血。心内血液查到有羊水有形物质，肺小动脉或毛细血管有羊水有形成分栓塞，子宫或阔韧带血管内查到羊水有形物质。

(二)护理诊断

(1)气体交换受损：与肺血管阻力增加、肺动脉高压、肺水肿有关。

(2)组织灌注无效：与弥散性血管内凝血及失血有关。

(3)有胎儿窘迫的危险：与羊水栓塞、母体血液循环受阻有关。

(三)护理目标

(1)实施抢救后，患者胸闷、气急、呼吸困难等症状有所改善。

(2)患者心率、血压恢复正常,出血量减少,肾功能恢复正常。

(3)新生儿无生命危险。

(四)护理措施

1.羊水栓塞的预防

加强产前检查,以及时注意有无诱发因素,以及时发现前置胎盘、胎盘早剥等并发症并予以积极处理。严密观察产程进展情况,正确掌握缩宫素的使用方法,防止宫缩过强。严格掌握人工破膜的指征和时间,宜在宫缩间歇期行人工破膜术,破口要小,并注意控制羊水流出的速度。

2.配合医师,并积极抢救患者

(1)吸氧:最初阶段是纠正缺氧。给予患者半卧位,加压给氧,必要时给予气管插管或者气管切开,减轻肺水肿,改善脑缺氧。

(2)抗过敏:根据医嘱,尽快给予大剂量肾上腺糖皮质激素抗过敏、解除痉挛,保护细胞。可予地塞米松 20～40 mg 静脉推注,以后根据病情可静脉滴注维持。氢化可的松 100～200 mg 加入 5%～10%葡萄糖注射液 50～100 mL 快速静脉滴注,后予 300～800 mg 加入 5%葡萄糖注射液 250～500 mL 静脉滴注,日用上限可达 500～1 000 mg。

(3)缓解肺动脉高压:解痉药物能改善肺血流灌注,预防右心衰竭所致的呼吸循环衰竭。首选盐酸罂粟碱,30～90 mg 加入 25%葡萄糖注射液 20 mL 缓慢推注,能松弛平滑肌,扩张冠状动脉、肺和脑动脉,降低小血管阻力。与阿托品合用扩张小动脉效果更佳。其次使用阿托品,阿托品能阻断迷走神经反射所导致的肺血管和支气管痉挛。1 mg 阿托品加入 10%～25%葡萄糖注射液 10 mL,每 15～30 分钟静脉推注1 次。直至症状缓解,微循环改善为止。第三,使用氨茶碱。氨茶碱具有松弛支气管平滑肌、解除肺血管痉挛的作用,250 mg 氨茶碱加入 25%葡萄糖注射液 20 mL 缓慢推注。第四,酚妥拉明为 α 肾上腺素能抑制剂,能解除肺血管痉挛,降低肺动脉阻力,消除肺动脉高压。可用 5～10 mg 加入 10%葡萄糖注射液100 mL静脉滴注。

(4)抗休克:①补充血容量、使用升压药物:扩容常使用右旋糖酐-40 静脉滴注,并且补充新鲜的血液和血浆。在抢救过程中,监测中心静脉压,了解心脏负荷情况,并据此调节输液量和输液速度。升压药物可用多巴胺 20 mg 加入 5%葡萄糖溶液 250 mL 静脉滴注,随时根据血压调节滴速。②纠正酸中毒:根据血氧分析和血清电解质结果,判断是否存在酸中毒。一旦发现,5%碳酸氢钠 250 mL 静脉滴注。及时应用可纠正休克和代谢失调,并根据血清电解质,以及时纠正电解质紊乱。③纠正心力衰竭消除肺水肿:使用毛花苷 C 或毒毛花苷 K 静脉滴注。同时使用呋塞米静脉推注,有利于消除肺水肿,防止急性肾衰竭。

(5)防治弥散性血管内凝血:弥散性血管内凝血阶段应早期抗凝,补充凝血因子,以及时输注新鲜血液和血浆、纤维蛋白原等;应用肝素,尤其在羊水栓塞时其血液呈高凝状态时短期内使用。用药过程中监测出凝血时间,如使用肝素过量(凝血时间＞30 分钟),则出现出血倾向,如伤口渗血、血肿、阴道流血不止等,可用鱼精蛋白对抗。

弥散性血管内凝血晚期纤溶时期,抗纤溶可使用氨基己酸、氨甲苯酸、氨甲环酸抑制纤溶激活酶,使纤溶酶原不被激活,从而抑制纤维蛋白溶解。抗纤溶的同时补充纤维蛋白原和凝血因子,防止大出血。

(6)预防肾衰竭:抢救的同时注意尿量,如补足血容量后仍然少尿或无尿,需要及时使用呋塞米等利尿剂,预防与治疗肾衰竭。

(7)预防感染:使用肾毒性较小的抗生素防止感染。

(8)产科处理:第一产程发病的产妇应立即考虑行剖宫产终止妊娠,去除病因。第二产程发病者,以及时行阴道助产结束分娩,并且密切观察出血量、出凝血时间等,如果发生产后出血不止,应及时配合医师,做好子宫切除术的准备。

3.提供心理支持

如果在发病抢救过程中,产妇神志清醒,应给予产妇鼓励,安抚其紧张和恐惧的心理,使其配合医师抢救;对于家属要表示理解和抚慰,向家属解释产妇的病情,争取家属的支持和配合。在产妇病情稳定的情况下,可允许家属探视并且陪伴产妇,同时,病情稳定的康复期,可与产妇和家属一起制订康复计划,适时地给予相应的健康教育。

(朱　盼)

第十三节　产力异常

一、疾病概要

产力是以子宫收缩力为主,子宫收缩力贯穿于分娩全过程。在分娩过程中,子宫收缩的节律性、对称性及极性不正常或强度、频率发生改变时,称产力异常。子宫收缩力异常临床上分为子宫收缩乏力和子宫收缩过强两类,每类又分为协调性子宫收缩和不协调收缩性子宫收缩,具体分类见图 11-7。

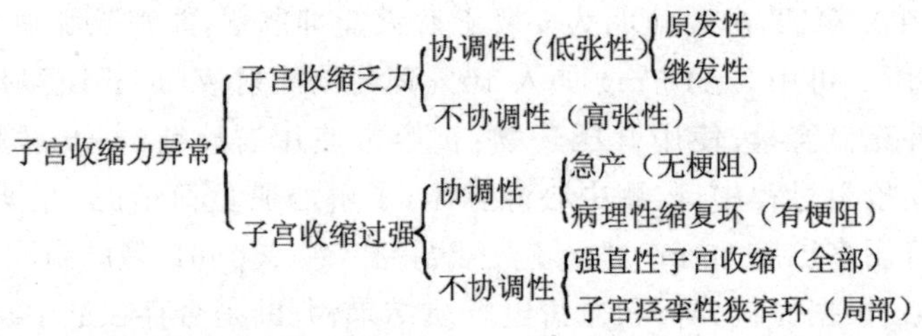

图 11-7　子宫收缩力异常的分类

二、子宫收缩乏力

(一)护理评估

1.病史

有头盆不称或胎位异常;胎儿先露部下降受阻;子宫壁过度伸展;多产妇子宫肌纤维变性;子宫发育不良或畸形;产妇精神紧张及过度疲劳;内分泌失调产妇体内雌激素、缩宫素、前列腺素、乙酰胆碱等分泌不足;过多应用镇静药或麻醉药等因素。

2.身心状况

(1)宫缩乏力:有原发性和继发性两种。原发性宫缩乏力是指产程开始就出现宫缩乏力,宫口不能如期扩张,胎先露部不能如期下降,导致产程延长;继发性宫缩乏力是指产程开始子宫收缩正常,只是在产程较晚阶段(多在活跃期后期或第二产程),子宫收缩转弱,产程进展缓慢甚至停滞。

协调性宫缩乏力(低张性宫缩乏力):子宫收缩具有正常的节律性、对称性和极性,但收缩力弱,宫腔内压力低,表现为持续时间短,间歇期长且不规律,宫缩<2 次/10 分钟。此种宫缩乏力,多属继发性宫缩乏力。协调性宫缩乏力时由于宫腔内压力低,对胎儿影响不大。

不协调性宫缩乏力(高张性宫缩乏力):子宫收缩的极性倒置,宫缩的兴奋点不是起自两侧宫角部,而是来自子宫下段的一处或多处冲动,子宫收缩波由下向上扩散,收缩波小而不规律,频率高,节律不协调;宫腔内压力虽高,但宫缩时宫底部不强,而是子宫下段强,宫缩间歇期子宫壁也不完全松弛,表现为子宫收缩不协调,宫缩不能使宫口扩张,不能使胎先露部下降,属无效宫缩。

(2)产程延长:通过肛查或阴道检查,发现宫缩乏力导致异常(图 11-8)。产程延长有以下 7 种。

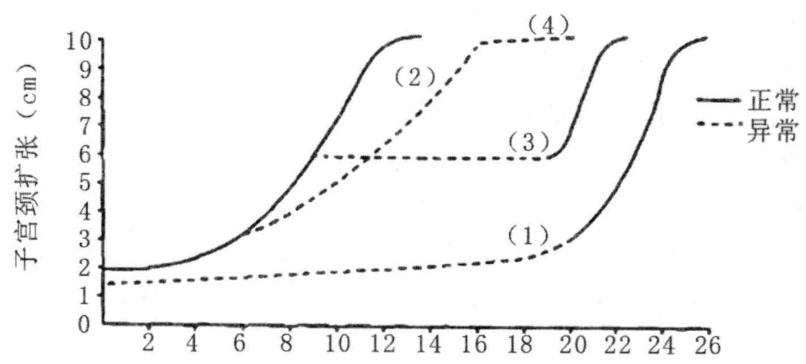

(1)潜伏期延长;(2)活跃期延长;(3)活跃期停滞;(4)第二产程延长

图 11-8　产程异常示意图

潜伏期延长:从临产规律宫缩开始至宫口扩张 3 cm 称潜伏期。初产妇潜伏期正常约需 8 小时,最大时限 16 小时,超过 16 小时称潜伏期延长。

活跃期延长:从宫口扩张 3 cm 开始至宫口开全称活跃期。初产妇活跃期正常约需 4 小时,最大时限 8 小时,超过 8 小时称活跃期延长。

活跃期停滞:进入活跃期后,宫口扩张无进展达 2 小时以上,称活跃期停滞。

第二产程延长:第二产程初产妇超过 2 小时,经产妇超过 1 小时尚未分娩,称第二产程延长。

第二产程停滞:第二产程达 1 小时胎头下降无进展,称第二产程停滞。

胎头下降延缓:活跃期晚期至宫口扩张 9～10 cm,胎头下降速度每小时少于 1 cm,称胎头下降延缓。

胎头下降停滞:活跃期晚期胎头停留在原处不下降达 1 小时以上,称胎头下降停滞。

以上 7 种产程进展异常,可以单独存在,也可以合并存在。当总产程超过 24 小时称滞产。

(3)对产妇的影响:由于产程延长可出现疲乏无力,肠胀气,排尿困难等,影响子宫收缩,严重时可引起脱水,酸中毒,低钾血症;由于第二产程延长,可导致组织缺血、水肿、坏死,形成膀胱阴道瘘或尿道阴道瘘;胎膜早破及多次肛查或阴道检查增加感染机会;产后宫缩乏力影响胎盘剥离,娩出和子宫壁的血窦关闭,容易引起产后出血。

(4)对胎儿的影响:协调性宫缩乏力容易造成胎头在盆腔内旋转异常,使产程延长,增加手术产机会,对胎儿不利。不协调性宫缩乏力,不能使子宫壁完全放松,对子宫胎盘循环影响大,胎儿在子宫内缺氧,容易发生胎儿窘迫。胎膜早破易造成脐带受压或脱垂,造成胎儿窘迫甚至胎死宫内。

(二)护理诊断

1.疼痛

腹痛,与不协调性子宫收缩有关。

2.有感染的危险

与产程延长、胎膜破裂时间延长有关。

3.焦虑

与担心自身和胎儿健康有关。

4.潜在并发症

胎儿窘迫,产后出血。

(三)护理目标

(1)疼痛减轻,焦虑减轻,情绪稳定。

(2)未发生软产道损伤、产后出血和胎儿缺氧。

(3)新生儿健康。

(四)护理措施

首先配合医师寻找原因,估计不能经阴道分娩者遵医嘱做好剖宫产术准备。或阴道分娩过程中应做好助产的准备。估计能经阴道分娩者应实施下列护理措施。

1.加强产时监护,改善产妇全身状况

加强产程观察,持续胎儿电子监护。第一产程应鼓励产妇多进食,必要时静脉补充营养;避免过多使用镇静药物,注意及时排空直肠和膀胱。

2.协助医师加强宫缩

(1)协调性宫缩乏力应实施下列措施。①人工破膜:宫口扩张 3 cm 或 3 cm 以上,无头盆不称,胎头已衔接者,可行人工破膜。②缩宫素静脉滴注:适用于协调性宫缩乏力,宫口扩张3 cm,胎心良好,胎位正常,头盆相称者。使用方法和注意事项如下:取缩宫素 2.5 U 加入 5%葡萄糖液 500 mL 内,使每滴糖液含缩宫素 0.33 mU,从 4～5 滴/分即 12～15 mU/分,根据宫缩强弱进行调整,通常不超过 30～40 滴,维持宫缩为间歇时间 2～3 分钟,持续时间 40～60 秒。对于宫缩仍弱者,应考虑到酌情增加缩宫素剂量。在使用缩宫素时,必须有专人守护,严密观察,应注意观察产程进展,监测宫缩、听胎心率及测量血压。

(2)不协调性宫缩乏力应调节子宫收缩,恢复其极性。要点是:①给予强镇静药哌替啶 100 mg,或安定 10 mg 静脉推注,不协调性宫缩多能恢复为协调性宫缩。②在宫缩恢复为协调性之前,严禁应用缩宫素。③若经处理,不协调性宫缩未能得到纠正,或伴有胎儿窘迫征象,或伴有头盆不称,均应行剖宫产术。④若不协调性宫缩已被控制,但宫缩仍弱时,可用协调性宫缩乏力时加强宫缩的各种方法处理。

3.预防产后出血及感染

破膜 12 小时以上应给予抗生素预防感染。当胎儿前肩娩出时,给予缩宫素 10～20 U 静脉滴注,使宫缩增强,促使胎盘剥离与娩出及子宫血窦关闭。

4.详尽评估新生儿

详尽评估新生儿各项指标。

(五)护理教育

应对孕妇进行产前教育,使孕妇了解分娩是生理过程,增强其对分娩的信心。分娩前鼓励多

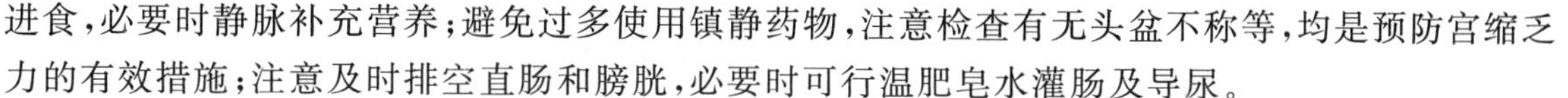

进食，必要时静脉补充营养；避免过多使用镇静药物，注意检查有无头盆不称等，均是预防宫缩乏力的有效措施；注意及时排空直肠和膀胱，必要时可行温肥皂水灌肠及导尿。

三、子宫收缩过强

（一）护理评估

1.协调性子宫收缩过强（急产）

子宫收缩的节律性，对称性和极性均正常，仅子宫收缩力过强、过频。若产道无阻力，宫口迅速开全，分娩在短时间内结束，总产程不足 3 小时，称急产。经产妇多见。

对产妇及胎儿新生儿的影响：宫缩过强过频，产程过快，可致初产妇宫颈、阴道及会阴撕裂伤；接产时来不及消毒可致产褥感染；胎儿娩出后子宫肌纤维缩复不良，易发生胎盘滞留或产后出血；宫缩过强，过频影响子宫胎盘血液循环，胎儿在宫内缺氧，易发生胎儿窘迫，新生儿窒息甚至死亡；胎儿娩出过快，胎头在产道内受到的压力突然解除，可致新生儿颅内出血；接产时来不及消毒，新生儿易发生感染；若坠地可致骨折、外伤。

2.不协调性子宫收缩过强

由于分娩发生梗阻或不适当地应用缩宫素，粗暴地进行阴道内操作或胎盘早剥血液浸润子宫肌层等因素造成。引起宫颈内口以上部分的子宫肌层出现强直性痉挛性收缩，宫缩间歇期短或无间歇。产妇烦躁不安，持续性腹痛，拒按。胎位触不清，胎心听不清。有时可出现病理缩复环，血尿等先兆子宫破裂征象。子宫壁局部肌肉呈痉挛性不协调性收缩形成的环状狭窄，持续不放松，称子宫痉挛性狭窄环。狭窄环可发生在宫颈，宫体的任何部分，多在子宫上下段交界处，也可在胎体某一狭窄部，以胎颈，胎腰处常见。

（二）护理措施

（1）有急产史的孕妇，在预产期前 1～2 周不应外出远走，以免发生意外，有条件应提前住院待产。临产后不应灌肠，提前做好接产及抢救新生儿窒息的准备。胎儿娩出时，勿使产妇向下屏气。若急产来不及消毒及新生儿坠地者，新生儿应肌内注射维生素 K_1 10 mg 预防颅内出血，并尽早肌内注射精制破伤风抗毒素1 500 U。产后仔细检查软产道，若有撕裂应及时缝合。若属未消毒的接产，应给予抗生素预防感染。

（2）确诊为强直性宫缩，应及时给予宫缩抑制剂，如 25％硫酸镁 20 mL 加入 5％葡萄糖液 20 mL内缓慢静脉推注（不少于 5 分钟）。若属梗阻性原因，应立即行剖宫产术。若仍不能缓解强直性宫缩，应行剖宫产术。

（3）子宫痉挛性狭窄环，应认真寻找导致子宫痉挛性狭窄环的原因，以及时纠正，停止一切刺激，如禁止阴道内操作，停用缩宫素等。若无胎儿窘迫征象，给予镇静药，也可给予宫缩抑制剂，一般可消除异常宫缩。

（4）经上述处理，子宫痉挛性狭窄环不能缓解，宫口未开全，胎先露部高，或伴有胎儿窘迫征象，均应立即行剖宫产术。若胎死宫内，宫口已开全，可行乙醚麻醉，经阴道分娩。

（朱　盼）

第十四节 产后出血

产后出血是指胎儿娩出后 24 小时内失血量超过 500 mL。它是分娩期的严重并发症。居我国产妇死亡原因首位。其发病率占分娩总数 2%～3%,其中 80%以上在产后 2 小时内发生产后出血。

一、病因

临床上产后出血的主要原因有子宫收缩乏力、胎盘因素、软产道裂伤及凝血功能障碍等,这些病因可单一存在,也可互相影响,共同并存。

(一)子宫收缩乏力

子宫收缩乏力是产后出血的最主要、最常见的病因,占产后出血总数的 70%～80%。

1.全身因素

产妇对分娩有恐惧心理,精神高度紧张;产程过长,造成产妇体力衰竭;产妇合并慢性全身性疾病;临产后过多地使用镇静药、麻醉药或子宫收缩抑制剂。

2.局部因素

(1)子宫过度膨胀,肌纤维过度伸展:多胎妊娠、巨大儿、羊水过多等。

(2)子宫肌水肿或渗血:前置胎盘、胎盘早剥、妊娠期高血压、宫腔感染等。

(3)宫肌壁损伤:剖宫产史、子宫肌瘤剔除术后、急产等。

(4)子宫病变:子宫肌瘤、子宫畸形等。

(二)胎盘因素

1.胎盘滞留

胎盘大多在胎儿娩出后 15 分钟内娩出,如 30 分钟后胎盘仍不娩出,胎盘剥离面血窦不能关闭而导致产后出血。常见于膀胱充盈,使已剥离的胎盘滞留宫腔;宫缩剂使用不当,使剥离后的胎盘嵌顿于宫腔内;第三产程时过早牵拉脐带或挤压宫底,影响胎盘正常剥离。胎盘剥离不全部位血窦开放而出血。

2.胎盘粘连或胎盘植入

胎盘绒毛仅穿入子宫壁表层为胎盘粘连。胎盘绒毛穿入子宫壁肌层为胎盘植入。部分性胎盘粘连或植入表现为胎盘部分剥离,部分未剥离,导致子宫收缩不良,已剥离面的血窦开放而致出血。完全性胎盘粘连或植入因胎盘未剥离而无出血。

3.胎盘部分残留

当部分胎盘小叶、胎膜或副胎盘残留于宫腔时,影响子宫收缩而出血。

(三)软产道裂伤

常因为急产、子宫收缩过强、产程进展过快、软产道未经充分扩张、软产道组织弹性差、巨大儿分娩、会阴助产不当、未做会阴侧切或会阴侧切切口过小等,在胎儿娩出时可致软产道撕裂。

(四)凝血功能障碍

任何原因引起的凝血功能异常均可导致产后出血。

(1)妊娠合并凝血功能障碍性疾病:如血小板减少症、白血病、再生障碍性贫血、重症肝炎等。

(2)妊娠并发症导致凝血功能障碍:如重度妊娠期高血压疾病、胎盘早剥、死胎、羊水栓塞等均可影响凝血功能,从而发生弥散性血管内凝血,导致子宫大量出血。

二、临床表现

产后出血主要表现为阴道大量流血及失血性休克导致的相关症状和体征。

(一)症状

产后出血产妇会出现休克症状,面色苍白、冷汗淋漓、口渴、心慌、头晕、烦躁、畏寒、寒战,甚至表情淡漠、呼吸急促,很快会陷入昏迷状态。

胎儿娩出后立即出现鲜红色的阴道流血,应为软产道裂伤;胎儿娩出数分钟后出现暗红色阴道流血,可能是胎盘因素引起;胎盘娩出后见阴道流血较多,可能为子宫收缩乏力或胎盘、胎膜残留:胎儿娩出后阴道持续流血并且有出血不凝的现象,可能发生凝血功能障碍;如果产妇休克症状明显,但阴道流血量不多,可能发生软产道裂伤而造成阴道壁血肿,此类产妇会有尿频或明显的肛门坠胀感。

(二)体征

产妇会出现脉压缩小、血压下降、脉搏细速,子宫收缩乏力和胎盘因素所致产后出血的产妇,子宫轮廓不清、触不到宫底,按摩后子宫可收缩变硬,停止按摩子宫又变软,按摩子宫时会有大量出血。如有宫腔积血或胎盘滞留,宫底可升高,按摩子宫并挤压宫底部等刺激宫缩时,可使胎盘或者积血排出。若腹部检查宫缩较好、子宫轮廓清晰,但阴道流血不止,可考虑为软产道裂伤或凝血功能障碍所致。

三、处理原则

针对出血原因,迅速止血,补充血容量。纠正失血性休克。同时防止感染。

四、护理评估

(一)病史

评估产妇有无与产后出血相关的病史。例如,孕前有无出血性疾病,有无重症肝炎,有无子宫肌壁损伤史,有无多次人流史,有无产后出血史。孕期产妇有无妊娠合并妊娠期高血压疾病、前置胎盘、胎盘早剥、多胎妊娠,产妇有无合并内科疾病。分娩期产妇有无过多使用镇静药,情绪是否稳定,是否产程过长或者急产,有无产妇衰竭、有无软产道裂伤等情况。

(二)身心状况

评估产妇产后出血所导致症状和体征的严重程度。产后出血发生初期,产妇有代偿功能,症状、体征可能不明显,待机体出现失代偿情况,可能很快进入休克期,并且容易发生感染。当产妇合并有内科疾病时,可能出血不多,也会很快进入休克状态。

(三)辅助检查

1.评估产后出血量

注意阴道流血是否凝固,同时估计出血量。通常有以下 3 种方法。①称重法:失血量(mL)=[胎儿娩出后所有使用纱布、敷料总重(g)-使用前纱布、敷料总重(g)]/1.05(血液比重g/mL)。②容积法:用产后接血容器收集血液后,放入量杯测量失血量。③面积法:可按接血纱布血湿面积粗略估计失血量。

2.测量生命体征和中心静脉压

观察血压下降的情况;呼吸短促,脉搏细速,体温开始低于正常后升高,通过观察体温情况来判断有无感染征象。中心静脉压测定结果若低于 1.96×10^{-2} kPa 提示右心房充盈压力不足,即血容量不足。

3.实验室检查

抽取产妇血进行生化指标化验,如血常规、出凝血时间、凝血酶原时间、纤维蛋白原测定等。

五、护理诊断

(一)潜在并发症

出血性休克。

(二)有感染的危险

有感染的危险与出血过多、机体抵抗力下降有关。

(三)恐惧

恐惧与出血过多、产妇担心自身预后有关。

六、护理目标

(1)及时补充血容量,产妇生命体征尽快恢复平稳。

(2)产妇无感染症状发生,体温、血常规指标等正常。

(3)产妇能理解病情,并且预后无异常。

七、护理措施

(一)预防产后出血

1.妊娠期

加强孕前及孕期保健,如有凝血功能障碍等相关疾病的产妇,应积极治疗后再孕,定期接受产检,以及时治疗高危妊娠。对有产后出血危险的高危妊娠者,应提早入院,住院待产。

2.分娩期

第一产程严密观察产妇的产程进展,鼓励产妇进食和休息,防止疲劳和产妇衰竭,同时合理使用宫缩剂,防止产程延长或急产,适当使用镇静药以保证产妇休息。第二产程严格执行无菌技术,指导产妇正确使用腹压;严格掌握会阴切开的时机,保护会阴,避免胎儿娩出过快,胎儿娩出后立即使用宫缩剂,以加强子宫收缩,减少出血。第三产程时,不可过早牵拉脐带,挤压子宫,待胎盘剥离征象出现后及时协助胎盘娩出,并仔细检查胎盘、胎膜,软产道有无裂伤或血肿。若阴道出血量多,应查明原因,以及时处理。

3.产后观察

产后 2 小时产妇仍于产房观察,80%的产后出血发生在这一期间。注意观察产妇子宫收缩,恶露的色、质、量,会阴切口处有无血肿,定时测量产妇的生命体征,发现异常,以及时处理。督促产妇及时排空膀胱,以免因膀胱充盈影响宫缩致产后出血。尽可能进行早接触、早吸吮,可刺激子宫收缩,减少阴道出血量。重视产妇主诉,同时对有高危因素的产妇,保持静脉通畅。做好随时急救的准备。

(二)针对出血原因,积极止血,纠正失血性休克,防止感染

1.子宫收缩乏力

子宫收缩乏力所致产后出血,可加强子宫收缩,通过使用宫缩剂、按摩子宫、宫腔填塞或结扎血管等方法止血。

(1)使用宫缩剂:胎儿、胎盘娩出后即刻使用宫缩剂促进子宫收缩。可用缩宫素肌内注射或静脉滴注,卡前列甲酯栓纳肛、地诺前列酮宫肌内注射射等均可促进子宫收缩,用药前注意产妇有无禁忌证。

(2)按摩子宫:胎盘娩出后。一手置于产妇腹部。触摸子宫底部,拇指在前,其余四指在后,均匀而有节律地按摩子宫,促使子宫收缩,直至子宫收缩正常为止(图 11-9)。如效果不佳,可采用腹部-阴道双手压迫子宫方法。一手在子宫体部按摩子宫体后壁。另一手戴无菌手套深入阴道握拳置于阴道前穹隆处,顶住子宫前壁,两手相对紧压子宫,均匀而有节律地按摩,不仅可以刺激子宫收缩且可压迫子宫内血窦,减少出血(图 11-10)。

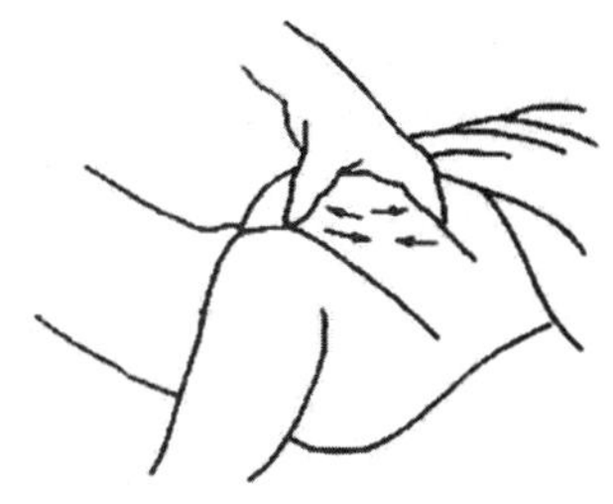

图 11-9　按摩子宫

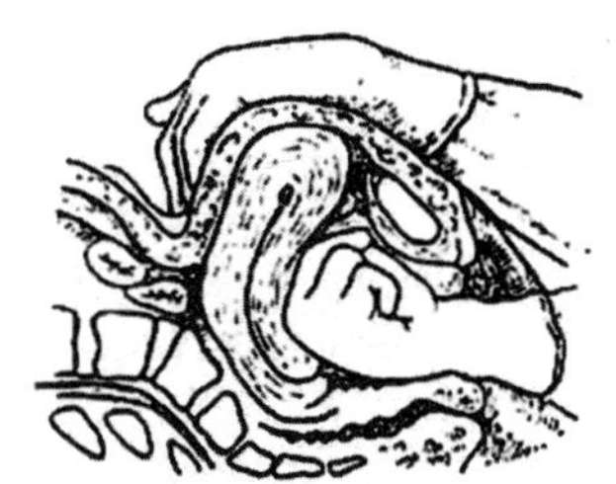

图 11-10　腹部-阴道双手压迫子宫

(3)宫腔填塞:一种是宫腔纱条填塞法:应用无菌纱布条填塞宫腔,有明显的局部止血作用,适用于子宫全部松弛无力及经过子宫按摩、应用宫缩剂仍然无效者。术者用卵圆钳将无菌纱布条送入宫腔内,自宫底由内向外填紧宫腔。压迫止血,助手在腹部固定子宫。一般于 24 小时后取出纱条,填塞纱条后要严密观察子宫收缩情况,观察生命体征,警惕填塞不紧,若留有空隙,可造成隐匿性出血及宫腔内继续出血、积血而阴道不流血的假象。24 小时后取出纱条,取出前应先使用宫缩剂。另一种是宫腔填塞气囊(图 11-11)。宫腔纱布条填塞可能会造成填塞不均匀、填塞不紧等情况而造成隐性出血,纱条填塞无效时或可直接使用宫腔气囊填塞。在气泵的作用下向气球囊充气配合止血辅料对子宫腔进行迅速止血,它对宫腔加压均匀,并且止血效果较好,操作简单,便于抢救时能及时使用。

(4)结扎盆腔血管:如遇子宫收缩乏力、前置胎盘等严重产后出血的产妇,上述处理无效时,可经阴道结扎子宫动脉上行支或结扎髂内动脉。

(5)动脉栓塞:在超声提示下,行股动脉穿刺插入导管至髂内动脉或子宫动脉,注入吸收性明胶海绵栓塞动脉。栓塞剂可于 2～3 周自行吸收,血管恢复畅通,但需要在产妇生命体征平稳时进行。

(6)子宫切除:如经积极抢救无效者,危及产妇生命,根据医嘱做好全子宫切除术的术前准备。

2.胎盘因素

怀疑有胎盘滞留时应立即做阴道检查或宫腔探查,做好必要的刮宫准备。胎盘已剥离者,可协助产妇排空膀胱,牵拉脐带,按压宫底,协助胎盘娩出。若胎盘部分剥离、部分粘连时,可徒手进入宫腔,协助剥离胎盘后取出。若胎盘部分残留者。徒手不能取出胎盘,使用大刮匙刮取残留胎盘;胎盘植入者,不可强行剥离,做好子宫切除的准备。

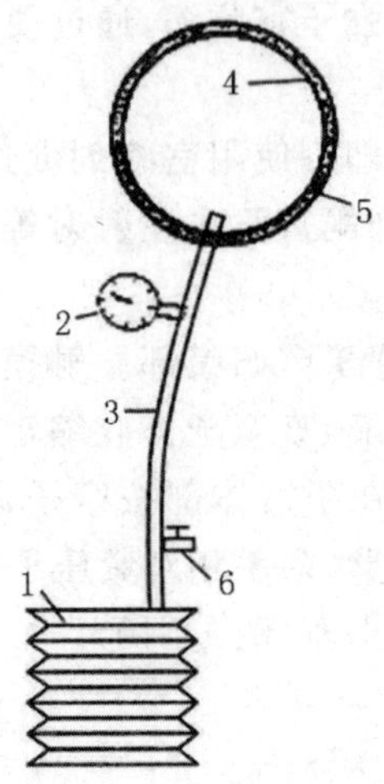

气囊球 4 外球面上设置有止血敷料 5,硅胶管 3 一端固定连接气球囊 4,
另一端连接气泵 1,硅胶管 3 上设置有压力显示表 2 和放气开关 6

图 11-11　宫腔填塞气囊

3.软产道裂伤

应及时准确地进行修复缝合。如果出现血肿,则需要切开血肿、清除积血、缝合止血,同时补充血容量,必要时可置橡皮引流。

4.凝血功能障碍

排除以上各种因素后,根据血生化报告,针对不同病因治疗,以及时补充新鲜全血,补充血小板、纤维蛋白原,或凝血酶原复合物、凝血因子等。如果发生弥散性血管内凝血应进行抗凝与抗纤溶治疗。积极抢救。

5.失血性休克

对失血量多的产妇,其休克程度与出血量、出血速度和产妇自身状况有关。在抢救的同时,尽可能正确地判断出血量,判断出血程度,并补充相同的血量为原则,止血治疗的同时进行休克抢救。建立有效的静脉通路,测量中心静脉压,根据医嘱补充晶体和胶体,纠正低血压。给予产妇安静的环境,平卧,吸氧并保暖,纠正酸中毒,同时观察产妇的意识状态、皮肤颜色、生命体征和尿量。根据医嘱使用广谱抗生素防止感染。

(三)健康指导

(1)产后出血后,产妇抵抗力下降、活动无耐力,医护人员应主动给予产妇关心,使其增加安全感,并且帮助产妇进行生活护理,鼓励产妇说出内心感受,针对产妇的情况,逐步改善饮食,纠正贫血,逐步增加活动量,促进预后。

(2)指导产妇加强营养和适度活动等自我保健知识,同时宣教关于自我观察子宫复旧和恶露情况,自我护理会阴伤口、功能锻炼等方法,指导其定时产后检查,随时根据医师的检查结果调节产后自我恢复的方案。向产妇提供产后避孕指导,产褥期禁止盆浴,禁止性生活。晚期产后出血可能发生于分娩 24 小时之后,于产褥期发生大量出血,也可能发生于产后 1～2 周,应予以高度警惕。

(朱　盼)

第十二章 儿科护理

第一节 惊　厥

惊厥的病理生理基础是脑神经元的异常放电和过度兴奋，是由多种原因所致的大脑神经元暂时性功能紊乱的一种表现。发作时全身或局部肌群突然发生阵挛或强直性收缩，多伴有不同程度的意识障碍。惊厥是小儿最常见的急症，有5%～6%的小儿曾发生过高热惊厥。

一、病因

小儿惊厥可由众多因素引起，凡能造成脑神经元兴奋性功能紊乱的因素，如脑缺氧、缺血、低血糖、脑炎症、水肿、中毒变性、坏死等，均可导致惊厥的发生。将其病因归纳为以下几类。

(一)感染性疾病

1.颅内感染性疾病

(1)细菌性脑膜炎、脑血管炎、颅内静脉窦炎。

(2)病毒性脑炎、脑膜脑炎。

(3)脑寄生虫病，如脑型肺吸虫病、脑型血吸虫病、脑囊虫病、脑棘球蚴病、脑型疟疾等。

(4)各种真菌性脑膜炎。

2.颅外感染性疾病

(1)呼吸系统感染性疾病。

(2)消化系统感染性疾病。

(3)泌尿系统感染性疾病。

(4)全身性感染性疾病及某些传染病。

(5)感染性病毒性脑病，脑病合并内脏脂肪变性综合征。

(二)非感染性疾病

1.颅内非感染性疾病

(1)癫痫。

(2)颅内创伤，出血。

(3)颅内占位性病变。

(4)中枢神经系统畸形。

(5)脑血管病。

(6)神经皮肤综合征。

(7)中枢神经系统脱髓鞘病和变性疾病。

2.颅外非感染性疾病

(1)中毒:如有毒动植物,氰化钠、铅、汞中毒,急性酒精中毒及各种药物中毒等。

(2)缺氧:如新生儿窒息、溺水、麻醉意外、一氧化碳中毒、心源性脑缺血综合征等。

(3)先天性代谢异常疾病:如苯酮尿症、黏多糖病、半乳糖血症、肝豆状核变性、尼曼-匹克病等。

(4)水电解质紊乱及酸碱失衡:如低血钙、低血钠、高血钠及严重代谢性酸中毒等。

(5)全身及其他系统疾病并发症:如系统性红斑狼疮、风湿病、肾性高血压脑病、尿毒症、肝昏迷、糖尿病、低血糖、胆红素脑病等。

(6)维生素缺乏症:如维生素 B_6 缺乏症、维生素 B_6 依赖症、维生素 B_1 缺乏性脑型脚气病等。

二、临床表现

(一)惊厥发作形式

1.强直-阵挛发作

其发作时突然意识丧失,摔倒,全身强直,呼吸暂停,角弓反张,牙关紧闭,面色发绀,持续10～20秒,转入阵挛期;不同肌群交替收缩,致肢体及躯干有节律地抽动,口吐白沫(若咬破舌头可吐血沫);呼吸恢复,但不规则,数分钟后肌肉松弛而缓解,可有尿失禁,然后入睡,醒后可有头痛、疲乏,对发作不能回忆。

2.肌阵挛发作

这是由肢体或躯干的某些肌群突然收缩(或称电击样抽动),表现为头、颈、躯干或某个肢体快速抽搐。

3.强直发作

强直发作表现为肌肉突然强直性收缩,肢体可固定在某种不自然的位置持续数秒钟,躯干四肢姿势可不对称,面部强直表情,眼及头偏向一侧,睁眼或闭眼,瞳孔散大,可伴呼吸暂停,意识丧失,发作后意识较快恢复,不出现发作后嗜睡。

4.阵挛性发作

其发作时全身性肌肉抽动,左右可不对称,肌张力可增高或减低,有短暂意识丧失。

5.局限性运动性发作

此发作时无意识丧失,常表现为下列形式。

(1)某个肢体或面部抽搐:由于口、眼、手指在脑皮质运动区所代表的面积最大,因而这些部位最易受累。

(2)杰克逊癫痫发作:发作时大脑皮质运动区异常放电灶逐渐扩展到相邻的皮质区。抽搐也按皮质运动区对躯干支配的顺序扩展,如从面部抽搐开始→手→前臂→上肢→躯干→下肢;若进一步发展,可成为全身性抽搐,此时可有意识丧失;常提示颅内有器质性病变。

(3)旋转性发作:发作时头和眼转向一侧,躯干也随之强直性旋转,或一侧上肢上举,另一侧上肢伸直、躯干扭转等。

6.新生儿轻微惊厥

这是新生儿期常见的一种惊厥形式，发作时呼吸暂停，两眼斜视，眼睑抽搐，频频的眨眼动作，伴流涎，吸吮或咀嚼样动作，有时还出现上下肢类似游泳或蹬自行车样的动作。

（二）惊厥的伴随症状及体征

1.发热

发热为小儿惊厥最常见的伴随症状，如为单纯性或复杂性高热惊厥患儿，于惊厥发作前均有38.5 ℃，甚至40 ℃以上高热。由上呼吸道感染引起者，还可有咳嗽、流涕、咽痛、咽部出血、扁桃体肿大等表现。如为其他器官或系统感染所致惊厥，绝大多数均有发热及其相关的症状和体征。

2.头痛及呕吐

此为小儿惊厥常见的伴随症状之一，年长儿能正确叙述头痛的部位、性质和程度，婴儿常表现为烦躁、哭闹、摇头、抓耳或拍打头部。多伴有频繁喷射状呕吐，常见于颅内疾病及全身性疾病，如各种脑膜炎、脑炎、中毒性脑病、瑞氏综合征、颅内占位性病变等。同时还可出现程度不等的意识障碍，颈项抵抗，前囟饱满，颅神经麻痹，肌张力增高或减弱，克氏征、布鲁津斯基征及巴宾斯基征阳性等体征。

3.腹泻

如遇重度腹泻病，可致水电解质紊乱及酸碱失衡，出现严重低钠或高钠血症，低钙、低镁血症，以及由于补液不当，造成水中毒也可出现惊厥。

4.黄疸

新生儿溶血症，当出现胆红素脑病时，不仅皮肤巩膜高度黄染，还可有频繁性惊厥；重症肝炎患儿，当肝衰竭，出现惊厥前即可见到明显黄疸；在瑞氏综合征、肝豆状核变性等病程中，均可出现不等的黄疸，此类疾病初期或中末期均能出现惊厥。

5.水肿、少尿

水肿、少尿是各类肾炎或肾病为儿童时期常见多发病，水肿、少尿为该类疾病的首起表现，当其中部分患儿出现急、慢性肾衰竭，或肾性高血压脑病时，均可有惊厥。

6.智力低下

智力低下常见于新生儿窒息所致缺氧、缺血性脑病，颅内出血患儿，病初即有频繁惊厥，其后有不同程度的智力低下。智力低下亦见于先天性代谢异常疾病，如苯酮尿症、糖尿症等氨基酸代谢异常病。

三、诊断依据

（一）病史

了解惊厥的发作形式，持续时间，有无意识丧失，伴随症状，诱发因素及有关的家族史。

（二）体检

全面的体格检查，尤其神经系统的检查，如神志、头颅、头围、囟门、颅缝、脑神经、瞳孔、眼底、颈抵抗、病理反射、肌力、肌张力、四肢活动等。

（三）实验室及其他检查

1.血尿粪常规

血白细胞显著增高，通常提示细菌感染。红细胞血色素很低，网织红细胞增高，提示急性溶血。尿蛋白及细胞数增高，提示肾小球肾炎或肾盂肾炎。大便镜检，除外痢疾。

2.血生化等检验

除常规查肝肾功能、电解质外,应根据病情选择有关检验。

3.脑脊液检查

凡疑有颅内病变惊厥患儿,尤其是颅内感染时,均应做脑脊液常规、生化、培养或有关的特殊化验。

4.脑电图

脑电图阳性率可达80%~90%,小儿惊厥,尤其无热惊厥,其中不少为小儿癫痫。脑电图上可表现为阵发性棘波、尖波、棘慢波、多棘慢波等多种波形。

5.CT检查

疑有颅内器质性病变惊厥患儿,应做脑CT扫描,高密度影见于钙化、出血、血肿及某些肿瘤;低密度影常见于水肿、脑软化、脑脓肿、脱髓鞘病变及某些肿瘤。

6.MRI检查

MRI对脑、脊髓结构异常反应较CT更敏捷,能更准确反映脑内病灶。

7.单光子反射计算机体层成像(SPECT)

其可显示脑内不同断面的核素分布图像,对癫痫病灶、肿瘤定位及脑血管疾病提供诊断依据。

四、治疗

(一)止痉治疗

1.地西泮

每次0.25~0.50 mg/kg,最大剂量≤10 mg,缓慢静脉注射,1分钟≤1 mg。必要时可在15~30分钟后重复静脉注射1次,以后可口服维持。

2.苯巴比妥钠

新生儿首次剂量15~20 mg静脉注射,维持量3~5 mg/(kg·d),婴儿、儿童首次剂量为5~10 mg/kg,静脉注射或肌内注射,维持量5~8 mg/(kg·d)。

3.水合氯醛

每次50 mg/kg,加水稀释成5%~10%溶液,保留灌肠。惊厥停止后改用其他镇静药、止痉药维持。

4.氯丙嗪

剂量为每次1~2 mg/kg,静脉注射或肌内注射,2~3小时后可重复1次。

5.苯妥英钠

每次5~10 mg/kg,肌内注射或静脉注射。遇有“癫痫持续状态”时可给予15~20 mg/kg,速度不超过1 mg/(kg·min)。

6.硫苯妥钠

催眠,大剂量有麻醉作用。每次10~20 mg/kg,稀释成2.5%溶液肌内注射;也可缓慢静脉注射,边注射边观察,痉止即停止注射。

(二)降温处理

1.物理降温

物理降温可用30%~50%乙醇擦浴,头部、颈、腋下、腹股沟等处可放置冰袋,亦可用冷盐水灌肠，或用低于体温 3～4 ℃的温水擦浴。

2.药物降温

一般用安乃近 1 次 5～10 mg/kg，肌内注射；亦可用其滴鼻，>3 岁患儿，每次 2～4 滴。

（三）降低颅内压

惊厥持续发作时，引起脑缺氧、缺血，易致脑水肿；如惊厥由颅内感染炎症引起，疾病本身即有脑组织充血水肿，颅内压增高，因而及时应用脱水降颅内压治疗。常用 20%甘露醇溶液 5～10 mL/(kg·次)，静脉注射或快速静脉滴注(10 mL/min)，6～8 小时重复使用。

（四）纠正酸中毒

惊厥频繁，或持续发作过久，可致代谢性酸中毒，如血气分析发现血 pH<7.2，BE 为 15 mmol/L时，可用 5%碳酸氢钠 3～5 mL/kg，稀释成 1.4%的等张液静脉滴注。

（五）病因治疗

对惊厥患儿应通过病史了解，全面体检及必要的化验检查，争取尽快地明确病因，给予相应治疗。对可能反复发作的病例，还应制订预防复发的防治措施。

五、护理

（一）护理诊断

(1)有窒息的危险。

(2)有受伤的危险。

(3)潜在并发症：脑水肿。

(4)潜在并发症：酸中毒。

(5)潜在并发症：呼吸、循环衰竭。

(6)知识缺乏。

（二）护理目标

(1)不发生误吸或窒息，适当加以保护防止受伤。

(2)保护呼吸功能，预防并发症。

(3)患儿家长情绪稳定，能掌握止痉、降温等应急措施。

（三）护理措施

1.一般护理

(1)将患儿平放于床上，取头侧位。保持安静，治疗操作应尽量集中进行，动作轻柔敏捷，禁止一切不必要的刺激。

(2)保持呼吸道通畅：头侧向一边，以及时清除呼吸道分泌物。有发绀者供给氧气，窒息时施行人工呼吸。

(3)控制高热：物理降温可用温水或冷水毛巾湿敷额头部，5～10 分钟更换 1 次，必要时用冰袋放在额部或枕部。

(4)注意安全，预防损伤，清理好周围物品，防止坠床和碰伤。

(5)协助做好各项检查，以及时明确病因。根据病情需要，于惊厥停止后，配合医师做血糖、血钙或腰椎穿刺、血气分析及血电解质等针对性检查。

(6)加强皮肤护理：保持皮肤清洁干燥，衣、被、床单清洁、干燥、平整，以防皮肤感染及压疮的发生。

(7)心理护理:关心体贴患儿,处置操作熟练、准确,以取得患儿信任,消除其恐惧心理。说服患儿及家长主动配合各项检查及治疗,使诊疗工作顺利进行。

2.临床观察内容

(1)惊厥发作时,观察惊厥患儿抽搐的时间和部位,有无其他伴随症状。

(2)观察病情变化,尤其随时观察呼吸、面色、脉搏、血压、心音、心率、瞳孔大小、对光反射等重要的生命体征,发现异常及时通报医师,以便采取紧急抢救措施。

(3)观察体温变化,如有高热,以及时做好物理降温及药物降温;如体温正常,应注意保暖。

3.药物观察内容

(1)观察止痉药物的疗效。

(2)使用地西泮、苯巴比妥钠等止痉药物时,注意观察患儿呼吸及血压的变化。

4.预见性观察

若惊厥持续时间长、频繁发作,应警惕有无脑水肿、颅内压增高的表现,如收缩压升高、脉率减慢、呼吸节律慢而不规则,则提示颅内压增高。如未及时处理,可进一步发生脑疝,表现为瞳孔不等大、对光反射消失、昏迷加重、呼吸节律不整甚至骤停。

六、康复与健康指导

(1)做好患儿的病情观察准备好急救物品,教会家属正确的退热方法,提高家长的急救知识和技能。

(2)加强患儿营养与体育锻炼,做好基础护理等。

(3)向家长详细交代患儿的病情、惊厥的病因和诱因,指导家长掌握预防惊厥的措施。

(鲍琳琳)

第二节　先天性心脏病

先天性心脏病简称“先心病”,是胎儿时期心脏血管发育异常而致的畸形,是小儿时期最常见的心脏病。根据左右心腔或大血管间有无直接分流和临床有无青紫,可将先心病分为三大类:①左向右分流型(潜伏青紫型),常见有室间隔缺损、房间隔缺损、动脉导管未闭。②右向左分流型(青紫型),常见有法洛四联症和大动脉错位。③无分流型(无青紫型),常见有主动脉缩窄和肺动脉狭窄。

小儿先天性心脏病中最常见的是室间隔缺损、房间隔缺损、动脉导管未闭、肺动脉狭窄、法洛四联症和大动脉错位。

一、临床特点

(一)室间隔缺损

室间隔缺损为小儿最常见的先天性心脏病,缺损可单独存在,亦可为其他畸形的一部分。按缺损部位可分为室上嵴上方、室上嵴下方、三尖瓣后方、室间隔肌部四种类型。临床症状与缺损大小及肺血管阻力有关。大型室间隔缺损(缺损 1～3 cm 者)可继发肺动脉高压,当肺动脉压超过主动脉压时，造成右向左分流而产生发绀，称为艾森曼格综合征。

1.症状

小型室间隔缺损可无症状；中型室间隔缺损易患呼吸道感染，或在剧烈运动时发生呼吸急促，生长发育多为正常，偶有心力衰竭；大型室间隔缺损在婴幼儿时期由于缺损较大，左向右分流量多超过肺循环量的 50%，使体循环内血量显著减少，而肺循环内明显充血，可于生后 1～3 个月即发生充血性心力衰竭，平时反复呼吸道感染、肺炎、哭声嘶哑、喂养困难、乏力、多汗等，并有生长发育迟缓。

2.体征

心前区隆起；胸骨左缘 3～4 肋间可闻及Ⅲ～Ⅳ/6 级全收缩期杂音，在心前区广泛传导；肺动脉第二心音显著增强或亢进。

3.辅助检查

(1)X 线检查：肺充血，心脏左心室或左、右心室大；肺动脉段突出，主动脉结缩小。

(2)心电图：小型室间隔缺损，心电图多数正常；中等大小室间隔缺损示左心室增大或左右心室增大；大型室间隔缺损或有肺动脉高压时，心电图示左、右心室增大。

(3)超声心动图：室间隔回声中断征象，左、右心室增大。

(二)房间隔缺损

房间隔缺损按病理解剖分为继发孔(第二孔)缺损和原发孔(第一孔)缺损，以继发孔缺损为多见。继发孔缺损为较常见的先天性心脏病之一，以女性较多见，缺损位于房间隔中部卵圆窝处，血流动力学特点为右心室舒张期负荷过重。原发孔缺损位于房间隔下端，是心内膜垫发育障碍未能与第一房间隔融合，常合并二尖瓣裂缺。

1.症状

在初生后及婴儿期大多无症状，偶有暂时性青紫。年龄稍大，症状渐渐明显，患儿发育迟缓，体格瘦小，易反复呼吸道感染，活动耐力减低，有劳累后气促、咳嗽等症状。左胸部常隆起，一般无青紫或杵状指(趾)。

2.体征

胸骨左缘第 2～3 肋间闻及柔和的喷射性收缩期杂音，肺动脉瓣区第二心音可增强或亢进、固定分裂。

3.辅助检查

(1)X 线检查：右心房、右心室扩大，主动脉结缩小，肺动脉段突出，肺血管纹理增多，肺门舞蹈。

(2)心电图：电轴右偏，完全性或不完全性右束支传导阻滞，右心房、右心室增大；原发孔房间隔缺损常见电轴左偏及心室肥大。

(3)超声心动图：右心房、右心室增大，右心室流出道增宽，室间隔与左心室后壁呈同向运动。二维切面可显示房间隔缺损的位置及大小。

(三)动脉导管未闭

动脉导管未闭是临床较常见的先天性心脏病，女性多于男性。开放的动脉导管位于肺总动脉分叉与主动脉之间，有管型、漏斗型和窗型，以漏斗型为多见。

1.症状

导管较细时，临床无症状。导管较粗时临床表现为反复呼吸道感染、肺炎，发育迟缓，早期即可发生心力衰竭。重症病例常有呼吸急促、心悸。临床无青紫，但若合并肺动脉高压，即出现青紫。

2.体征

胸骨左缘第2肋间可闻及粗糙、响亮、机器样的连续性杂音，向心前区、颈部及左肩部传导，肺动脉第二音亢进。脉压增宽，出现股动脉枪击音、毛细血管搏动和水冲脉。

3.辅助检查

(1)X线检查：分流量小者，心影正常；分流量大者，多见左心房、左心室增大，主动脉结增宽，可有漏斗征，肺动脉段突出，肺血增多，重症病例左右心室均肥大。

(2)心电图：左心房、左心室增大或双心室肥大。

(3)超声心动图：左心房、左心室大，肺动脉与降主动脉之间有交通。

(四)法洛四联症

法洛四联症是临床上最常见的发绀型先天性心脏病，病变包括肺动脉狭窄、室间隔缺损、主动脉骑跨及右心室肥大，其中肺动脉狭窄程度是决定病情严重程度的主要因素。主动脉骑跨及室间隔缺损存在使体循环血液中混有静脉血，临床上出现发绀与缺氧，并代偿性引起红细胞增多现象。

1.症状

发绀是主要症状，它出现的时间早、晚和程度与肺动脉狭窄程度有关，多见于毛细血管丰富的浅表部位，如唇、指(趾)甲床、球结膜等。患儿活动后有气促、易疲劳、蹲踞等；并常有缺氧发作，表现为呼吸加快、加深，烦躁不安，发绀加重，持续数分钟至数小时，严重者可表现为神志不清，惊厥或偏瘫，死亡。发作多在清晨、哭闹、吸乳或用力后诱发，发绀严重者常有鼻出血和咯血。

2.体征

生长发育落后，全身发绀，眼结膜充血，杵状指(趾)；多有行走不远自动蹲踞姿势或膝胸位。胸骨左缘第2～4肋间闻及粗糙收缩期杂音；肺动脉第二心音减弱。

3.辅助检查

(1)X线检查：心影呈靴形，上纵隔增宽，肺动脉段凹陷，心尖上翘，肺纹理减少，右心房、右心室肥厚。

(2)心电图：电轴右偏，右心房、右心室肥大。

(3)超声心动图：显示主动脉骑跨及室间隔缺损，右心室流出道、肺动脉狭窄，右心室内径增大，左心室内径缩小。

(4)血常规：血红细胞增多，一般在$(5.0\sim9.0)\times10^{12}/L$，血红蛋白170～200 g/L，红细胞容积60%～80%。当有相对性贫血时，血红蛋白低于150 g/L。

二、护理评估

(一)健康史

了解母亲妊娠史，在孕期最初3个月内有无病毒感染、放射线接触和服用过影响胎儿发育的药物，孕母是否有代谢性疾病。患儿出生有无缺氧、心脏杂音，出生后各阶段的生长发育状况。是否有下列常见表现：喂养困难，哭声嘶哑，易气促、咳嗽，青紫，蹲踞现象，突发性晕厥。

(二)症状、体征

评估患儿的一般情况，生长发育是否正常，皮肤发绀程度，有无气急、缺氧、杵状指(趾)，有无哭声嘶哑，有无蹲踞现象，胸廓有无畸形。听诊心脏杂音位置、性质、程度，尤其要注意肺动脉第二心音的变化。评估有无肺部啰音及心力衰竭的表现。

（三）社会、心理

评估家长对疾病的认知程度和对治疗的信心。

（四）辅助检查

了解并分析X线、心电图、超声心动图、血液等检查结果。较复杂的畸形者还应了解心导管检查和心血管造影的结果。

三、常见护理问题

（一）活动无耐力

与氧的供需失调有关。

（二）有感染的危险

与机体免疫力低下有关。

（三）营养失调

低于机体需要量，与缺氧使胃肠功能障碍、喂养困难有关。

（四）焦虑

与疾病严重，花费大，预后难以估计有关。

（五）合作性问题

脑血栓、脑脓肿、心力衰竭、感染性心内膜炎、晕厥。

四、护理措施

（1）休息：制订适合患儿活动的生活制度，轻症无症状者与正常儿童一样生活，但要避免剧烈活动；有症状患儿应限制活动，避免情绪激动和剧烈哭闹；重症患儿应卧床休息，给予妥善的生活照顾。

（2）饮食护理：给予高蛋白、高热量、高维生素饮食，适当限制食盐摄入，并给予适量的蔬菜类粗纤维食品，以保证大便通畅。重症患儿喂养困难，应有耐心，少量多餐，以免导致呛咳、气促、呼吸困难等，必要时从静脉补充营养。

（3）预防感染：病室空气清新，穿着衣服冷热要适中，防止受凉，应避免与感染性疾病患儿接触。

（4）注意心率、心律、呼吸、血压变化，必要时使用监护仪监测。

（5）防止法洛四联症患儿因哭闹、进食、活动、排便等引起缺氧发作，一旦发生可立即置于胸膝卧位，吸氧，遵医嘱应用普萘洛尔、吗啡和纠正酸中毒。

（6）青紫型先天性心脏病患儿由于血液黏稠度高，暑天、发热、吐泻时体液量减少，加重血液浓缩，易形成血栓，有造成重要器官栓塞的危险，因此应注意多饮水，必要时静脉输液。

（7）合并贫血者可加重缺氧，导致心力衰竭，须及时纠正。

（8）合并心力衰竭者按心力衰竭护理。

（9）做好心理护理关心患儿，建立良好护患关系，充分理解家长及患儿对检查、治疗、预后的期望心理，介绍疾病的有关知识、诊疗计划、检查过程、病室环境，消除恐惧心理。

（10）健康教育：①向家长讲述疾病的相关护理知识和各种检查的必要性，以取得配合。②指导患儿及家长掌握活动种类和强度。③告知家长如何观察病情变化，一旦发现异常（婴儿哭声无力，呕吐，不肯进食，手脚发软，皮肤出现花纹，较大患儿自诉头晕等），应立即呼叫。④向患儿及家长讲述重要药物如地高辛的作用及注意事项。

五、出院指导

(1)饮食宜高营养、易消化，少量多餐。人工喂养儿用柔软的奶头孔稍大的奶嘴，每次喂奶时间不宜过长。

(2)休息根据耐受力确立适宜的活动，以不出现乏力、气短为度，重者应卧床休息。

(3)避免感染居室空气新鲜，经常通风，不去公共场所、人群集中的地方。注意气候变化及时添减衣服，预防感冒。按时预防接种。

(4)发热、出汗时要给足水分，呕吐、腹泻时应到医院就诊补液，以免血液黏稠而发生脑血栓。

(5)保证休息，避免哭闹，减少外界刺激以预防晕厥的发生。当患儿在吃奶、哭闹或活动后出现气急、青紫加重或年长儿诉头痛、头晕时应立即将患儿取胸膝卧位并送医院。

（鲍琳琳）

第三节　原发性心肌病

原发性心肌病是指病因不明，病变局限于心肌的一组疾病。依据临床和病理改变可分为扩张性心肌病、肥厚性心肌病、限制性心肌病，以前两类常见。临床上以缓慢进展的心脏增大、心律失常及心功能不全为主要表现，病因尚不清楚，可能与遗传因素、免疫因素及感染因素有关，个别柯萨奇病毒所致心肌炎可转化为心肌病。本病预后不良，常并发心力衰竭而死亡。

一、临床特点

（一）扩张性心肌病

扩张性心肌病又称充血型心肌病，主要表现为慢性充血性心力衰竭。

1.症状与体征

较大儿童表现为乏力、食欲缺乏、不爱活动、腹痛，活动后呼吸困难及心动过速，尿少、水肿。婴儿出现喂养困难、体质量不增、吮奶时呼吸困难、多汗、烦躁不安、食量减少。约10%患儿会发生晕厥。体检时心率、呼吸加快，脉搏细弱，血压正常或偏低，有的可有奔马律，可闻及Ⅱ～Ⅲ/6级收缩期杂音，肝脏增大，下肢水肿。

2.辅助检查

(1)X线检查：心脏增大，并以左心室为主或普遍性增大，呈球形。心搏减弱，肺淤血明显。

(2)心电图：左心肥厚，各种心律失常及非特异性ST-T改变。

(3)超声心电图：左心房、左心室明显扩大，左心室流出道增宽，心室壁活动减弱。

（二）肥厚性心肌病

肥厚性心肌病是一种遗传性疾病，其特征为心室肥厚，心腔无扩大。临床表现具有多变性。

1.症状与体征

婴儿常见症状有呼吸困难，心动过速，喂养困难。较重者发生心力衰竭，伴随发绀。儿童多无明显症状，常因心脏杂音而首次就诊。少数儿童有呼吸加快、乏力、心绞痛、晕厥，并可于活动后发生猝死。体检有的可听到奔马律，有的在胸骨左缘下端及心尖部可听到Ⅰ～Ⅲ/6级收缩期杂音。

2.辅助检查

(1)X线检查：左心室轻到中度增大。

(2)心电图：左心室肥厚伴劳损，可有ST-T改变及病理性Q波及各种心律失常。

(3)超声心动图：室间隔非对称性肥厚，室间隔厚度与左心室后壁厚度之比≥1.3。左心室流出道狭窄。

(三)限制性心肌病

限制性心肌病又称闭塞性心肌病，常见于儿童及青少年，预后不良。

1.症状与体征

起病缓慢，表现为原因不明的心力衰竭。右心病变主要表现为静脉压升高、颈静脉曲张、肝大、腹水及下肢水肿，很像缩窄性心包炎。左心病变有呼吸困难、咳嗽、咯血、胸痛，有时伴有肺动脉高压的表现。

2.辅助检查

(1)X线检查：心影扩大，肺血减少。

(2)心电图：心房肥大、房性期前收缩、心房颤动、ST-T改变、P-R间期延长及低电压。

(3)超声心动图：左右心房明显扩大(左心房尤为明显)、左右心室腔正常或变小。

二、护理评估

(一)健康史

询问患儿发病前有无感染的病史及其家族史。

(二)症状、体征

测量生命体征，评估心率、心律、呼吸、血压、心功能。

(三)社会、心理

了解患儿及其家长对疾病的性质、预后的认识程度和心理需求。

(四)辅助检查

了解分析X线、心电图、超声等各种检查结果。

三、常见护理问题

(一)心排血量减少

心排血量减少与心室扩大、肥厚致心肌收缩力减弱有关。

(二)体液过多

体液过多与肾灌注量减少、水钠潴留、尿量排出减少有关。

(三)有感染的危险

有感染的危险与机体抵抗力降低有关。

(四)合作性问题

合作性问题为猝死。

四、护理措施

(一)限制活动

卧床休息,让患儿保持稳定、愉悦的心情。

(二)饮食护理

低盐饮食,增加维生素、蛋白质、微量元素的摄入,对服用利尿剂者应鼓励多进食含钾丰富的食物,如香蕉、橘子等。

(三)供氧

根据缺氧程度可给予鼻导管或面罩吸氧。

(四)密切观察病情

监测患儿血压、脉搏、呼吸、心律、尿量及意识状态。注意观察心力衰竭的早期表现,有无心律失常及栓塞症状。

(五)用药护理

应用强心药、利尿剂、扩血管药物时要观察其疗效及不良反应,尤其是扩张性心肌病因其对洋地黄耐受性差,故尤应警惕发生中毒。

(六)预防诱因

心力衰竭者应避免过度劳累。饮食清淡,忌暴饮暴食,预防便秘,以免用力大便诱发心力衰竭。控制输液速度,保持病室安静、整洁、舒适,保证充足睡眠,保持室内空气新鲜和温度适宜,防止呼吸道感染。

(七)健康教育

(1)向家长解释该病病程长及本病预后等情况,需要长期调整生活及精神状况。

(2)合理安排活动与休息时间。

(3)当患儿出现心悸、呼吸困难时应立即停止活动,并取平卧位,必要时予以吸氧。

五、出院指导

(1)调整情绪,促进身心健康。

(2)饮食要易消化、低盐、高维生素、少量多餐。

(3)扩张性心肌病患儿应避免劳累,宜长期卧床休息,减轻与延缓心脏扩大,促进心功能的恢复;肥厚性心肌病患儿要避免剧烈运动,情绪激动,突然用力或提取重物致猝死。

(4)本病进展缓慢,应定期复查及指导合理用药。

(5)避免感染居室空气清新,经常通风,不去人群集中的公共场所,注意气候变化,以及时增减衣服,避免受凉而引发感冒。

(鲍琳琳)

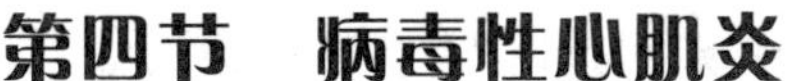

第四节 病毒性心肌炎

一、概述

病毒性心肌炎是由多种病毒侵犯心脏，引起局灶性或弥漫性心肌间质炎性渗出和心肌纤维变性、坏死或溶解的疾病，有的可伴有心包或心内膜炎症改变。可导致心肌损伤、心功能障碍、心律失常和周身症状。可发生于任何年龄，近年来发生率有增多的趋势，是儿科常见的心脏疾病之一。据全国九省市“病毒性心肌炎协作组”调查，其发病率占住院患儿总数的5.97％，占门诊患者总数的0.14％。

（一）病因

近年来由于病毒学及免疫病理学的迅速发展，通过大量动物试验及临床观察，证明多种病毒皆可引起心肌炎。其中柯萨奇病毒 B_6（1～6 型）最常见，其他如柯萨奇病毒 A、脊髓灰质炎病毒、流感及副流感病毒、腮腺炎病毒、水痘病毒、单纯疱疹病毒、带状疱疹病毒及肝炎病毒等也可能致病。由于柯萨奇病毒具有高度亲心肌性和流行性，据报道在很多原因不明的心肌炎和心包炎中，约 39％由柯萨奇病毒 B 所致。

尽管罹患病毒感染的机会很多，而多数不发生心肌炎，在一定条件下才发病。例如当机体由于继发细菌感染（特别是链球菌感染）、发热、缺氧、营养不良、接受类固醇或放疗等，而抵抗力低下时，可诱发发病。

病毒性心肌炎的发病原理至今未完全了解，目前提出病毒学说、免疫学说、生化机制等几种学说。

（二）病理

病毒性心肌炎病理改变轻重不等。轻者常以局灶性病变为主，而重者则多呈弥漫性病变。局灶性病变的心肌外观正常，而弥漫性者则心肌苍白、松软，心脏呈不同程度的扩大、增重。镜检可见病变部位的心肌纤维变性或断裂，心肌细胞溶解、水肿、坏死。间质有不同程度水肿及淋巴细胞、单核细胞和少数多核细胞浸润。病变以左心室及室间隔最显著，可波及心包、心内膜及传导系统。

慢性病例心脏扩大，心肌间质炎症浸润及心肌纤维化并有瘢痕组织形成，心内膜呈弥漫性或局限性增厚，血管内皮肿胀等变化。

二、临床表现

病情轻重悬殊。轻症可无明显自觉症状，仅有心电图改变。重型可出现严重的心律失常、充血性心力衰竭、心源性休克，甚至个别患者因此而死亡。1/3 以上病例在发病前 1～3 周或发病同时呼吸道或消化道病毒感染，同时伴有发热、咳嗽、咽痛、周身不适、腹泻、皮疹等症状，继而出现心脏症状如年长儿常诉心悸、气短、胸部及心前区不适或疼痛、疲乏感等。发病初期常有腹痛、食欲缺乏、恶心、呕吐、头晕、头痛等表现。3 个月以内婴儿有拒乳、苍白、发绀、四肢凉、两眼凝视等症状。心力衰竭者，呼吸急促、突然腹痛、发绀、水肿等；心源性休克者，烦躁不安，面色苍白、皮肤发花、四肢厥冷或末梢发绀等;发生窦性停搏或心室纤颤时可突然死亡;高度房室传导阻滞在心室自身节律未建立前,由于脑缺氧而引起抽搐、昏迷称心脑综合征。如病情拖延至慢性期。常表现为进行性充血心力衰竭、全心扩大,可伴有各种心律失常。

体格检查:多数心尖区第一音低钝。一般无器质性杂音,仅在胸前或心尖区闻及Ⅰ~Ⅱ级吹风样收缩期杂音。有时可闻及奔马律或心包摩擦音。心律失常多见如阵发性心动过速、异位搏动、心房纤颤、心室扑动、停搏等。严重者心脏扩大,脉细数,颈静脉曲张,肝大和压痛,肺部啰音等;或面色苍白、四肢厥冷、皮肤发花、指(趾)发绀、血压下降等。

三、辅助检查

(一)实验室检查

(1)白细胞总数(10.0~20.0)$\times 10^9$/L,中性粒细胞偏高。血沉、抗链“O”大多数正常。

(2)血清肌酸磷酸激酶、乳酸脱氢酶及其同工酶、谷草转氨酶在病程早期可增高。超氧化歧化酶急性期降低。

(3)若从心包、心肌或心内膜分离到病毒,或用免疫荧光抗体检查找到心肌中有特异的病毒抗原,电镜检查心肌发现有病毒颗粒,可以确定诊断;咽洗液、粪便、血液、心包液中分离出病毒,同时结合恢复期血清中同型病毒中和抗体滴度较第 1 份血清升高或下降 4 倍以上,则有助于病原诊断。

(4)补体结合抗体的测定及用分子杂交法或聚合酶链反应检测心肌细胞内的病毒核酸也有助于病原诊断。部分病毒性心肌炎患者可有抗心肌抗体出现,一般于短期内恢复,如持续提高,表示心肌炎病变处于活动期。

(二)心电图检查

心电图在急性期有多变与易变的特点,对可疑病例应反复检查,以助诊断。其主要变化为 ST-T 改变,各种心律失常和传导阻滞。恢复期以各种类型的期前收缩为多见。少数为慢性期患儿可有房室肥厚的改变。

(三)X 线检查

心影正常或不同程度的增大,多数为轻度增大。若反复迁延不愈或合并心力衰竭,心脏扩大明显。后者可见心搏动减弱,伴肺淤血、肺水肿或胸腔少量积液。有心包炎时,有积液征。

(四)心内膜心肌活检

心导管法心内膜心肌活检,在成人患者中早已开展,小儿患者仅是近年才有报道,为心肌炎诊断提供了病理学依据。据报道:原因不明的心律失常、充血性心力衰竭患者,经心内膜心肌活检证明约 40%为心肌炎;临床表现和组织学相关性较差。原因是 EMB 取材很小且局限,以及取材时不一定是最佳机会;心内膜心肌活检本身可导致心肌细胞收缩,而出现一些病理性伪迹。因此,对于心内膜心肌活检病理无心肌炎表现者不一定代表心脏无心肌炎,此时临床医师不能忽视临床诊断。此项检查一般医院尚难开展,不作为常规检查项目。

四、诊断与鉴别诊断

(一)诊断要点

1.病原学诊断依据

(1)确诊指标:自患儿心内膜、心肌、心包(活检、病理)或心包穿刺液检查,发现以下之一者可确诊心肌炎由病毒引起。①分离到病毒。②用病毒核酸探针查到病毒核酸。③特异性病毒抗体阳性。

(2)参考依据:有以下之一者结合临床表现可考虑心肌炎由病毒引起。①自患儿粪便、咽拭子或血液中分离到病毒,且恢复期血清同抗体滴度较第一份血清升高或降低4倍以上。②病程早期患儿血中特异性免疫球蛋白M抗体阳性。③用病毒核酸探针自患儿血中查到病毒核酸。

2.临床诊断依据

(1)心功能不全、心源性休克或心脑综合征。

(2)心脏扩大(X线、超声心动图检查具有表现之一)。

(3)心电图改变以R波为主的2个或2个以上主要导联(Ⅰ、Ⅱ、aVF、V_5)的ST-T改变持续4天以上伴动态变化,窦房传导阻滞,房室传导阻滞,完全性右或左束支阻滞,成联律、多形、多源、成对或并行性期前收缩,非房室结及房室折返引起的异位性心动过速,低电压(新生儿除外)及异常Q波。

(4)肌酸激酶同工酶升高或心肌肌钙蛋白阳性。

3.确诊依据

(1)具备临床诊断依据2项,可临床诊断为心肌炎。发病同时或发病前1～3周有病毒感染的证据支持诊断者。

(2)同时具备病原学确诊依据之一,可确诊为病毒性心肌炎,具备病原学参考依据之一,可临床诊断为病毒性心肌炎。

(3)凡不具备确诊依据,应给予必要的治疗或随诊,根据病情变化,确诊或除外心肌炎。

(4)应除外风湿性心肌炎、中毒性心肌炎、先天性心脏病、结缔组织病及代谢性疾病的心肌损害、甲状腺功能亢进症、原发性心肌病、原发性心内膜弹力纤维增生症、先天性房室传导阻滞、心脏自主神经功能异常、β受体功能亢进及药物引起的心电图改变。

4.临床分期

(1)急性期:新发病,症状及检查阳性发现明显且多变,一般病程在半年以内。

(2)迁延期:临床症状反复出现,客观检查指标迁延不愈,病程多在半年以上。

(3)慢性期:进行性心脏增大,反复心力衰竭或心律失常,病情时轻时重,病程在1年以上。

(二)鉴别诊断

在考虑九省市心肌炎协作组制定的心肌炎诊断标准时,应首先除外其他疾病,包括风湿性心肌炎、中毒性心肌炎,结核性心包炎、先天性心脏病、结缔组织病或代谢性疾病或代谢性疾病的心肌损害(包括维生素B_1缺乏症)、原发性心肌病、先天性房室传导阻滞、高原性心脏病、克山病、川崎病、良性期前收缩和神经功能紊乱、电解质紊乱及药物等引起的心电图改变。

五、治疗、预防、预后

本症尚无特殊治疗。应结合患儿病情采取有效的综合措施,可使大部患儿痊愈或好转。

(一)一般治疗

1.休息

急性期应卧床休息至热退3～4周,有心功能不全或心脏扩大者,更应强调绝对卧床休息,以减轻心脏负荷及减少心肌耗氧量。

2.抗生素

虽对引起心肌炎的病毒无直接作用，但因细菌感染是病毒性心肌炎的重要条件因子，故在开始治疗时，均主张适当使用抗生素。一般应用青霉素肌内注射 1～2 周，以清除链球菌和其他敏感细菌。

3.保护心肌

大剂量维生素 C，具有增加冠状血管血流量、心肌糖原、心肌收缩力、改善心功能、清除自由基、修复心肌损伤的作用。剂量为 100～200 mg/(kg·d)，溶于 10%～25%葡萄糖液 10～30 mL内静脉注射，每天1 次，15～30 天为 1 个疗程；抢救心源性休克时，第 1 天可用 3～4 次。

至于极化液、能量合剂及 ATP 等均因难进入心肌细胞内，故疗效差，近年来多推荐：①辅酶 Q_{10} 1 mg/(kg·d)，口服，可连用 1～3 个月。②1,6-二磷酸果糖 0.7～1.6 mL/kg 静脉注射，最大量不超过2.5 mL/kg(75 mg/mL)，静脉注射速度 10 mL/min，每天 1 次，10～15 天为 1 个疗程。

（二）激素治疗

肾上腺皮质激素可用于抢救危重病例及其他治疗无效的病例。口服泼尼松 1.0～1.5 mg/(kg·d)，用3～4 周，症状缓解后逐渐减量停药。对反复发作或病情迁延者，依据近年来对本病发病机制研究的进展，可考虑较长期的激素治疗，疗程不少于半年，对于急重抢救病例可采用大剂量，如地塞米松0.3～0.6 mg/(kg·d)，或氢化可的松 15～20 mg/(kg·d)，静脉滴注。

（三）免疫治疗

动物及临床研究均发现丙种球蛋白对心肌有保护作用。从 1990 年开始，在美国波士顿及洛杉矶儿童医院已将静脉注射丙种球蛋白作为病毒性心肌炎治疗的常规用药。

（四）抗病毒治疗

动物试验中联合应用利巴韦林和干扰素可提高生存率，目前欧洲正在进行干扰素治疗心肌炎的临床试验，其疗效尚待确定。环孢霉素 A、环磷酰胺目前尚无肯定疗效。

（五）控制心力衰竭

心肌炎患者对洋地黄耐受性差，易出现中毒而发生心律失常，故应选用快速作用的洋地黄制剂如毛花苷 C 或地高辛。病重者用地高辛静脉滴注，一般病例用地高辛口服，饱和量用常规的 1/2～2/3 量，心力衰竭不重，发展不快者，可用每天口服维持量法。利尿剂应早用和少用，同时注意补钾，否则易导致心律失常。注意供氧，保持安静。若烦躁不安，可给镇静药。发生急性左心功能不全时，除短期内并用毛花苷 C、利尿剂、镇静药、氧气吸入外，应给予血管扩张剂如酚妥拉明 0.5～1.0 mg/kg 加入 10%葡萄糖液 50～100 mL 内快速静脉滴注。紧急情况下，可先用半量以 10%葡萄糖液稀释静脉缓慢注射，然后将其余半量静脉滴注。

（六）抢救心源性休克

镇静、吸氧、大剂量维生素 C、扩容、激素、升压药、改善心功能及心肌代谢等。

近年来，应用血管扩张剂硝普钠取得良好疗效，常用剂量 5～10 mg，溶于 5%葡萄糖 100 mL 中，开始 0.2 μg/(kg·min)滴注，以后每隔 5 分钟增加 0.1 μg/kg，直到获得疗效或血压降低，最大剂量不超过每分钟 4～5 μg/kg。

（七）纠正严重心律失常

心律失常的纠正在于心肌病变的吸收或修复。一般轻度心律失常如期前收缩、一度房室传导阻滞等，多不用药物纠正，而主要是针对心肌炎本身进行综合治疗。若发生严重心律失常如快速心律失常、严重传导阻滞都应迅速及时纠正，否则威胁生命。

六、护理

(一)护理诊断

(1)活动无耐力:与心肌功能受损、组织器官供血不足有关。

(2)舒适的改变——胸闷:与心肌炎症有关。

(3)潜在并发症——心力衰竭、心律失常、心源性休克。

(二)护理目标

(1)患儿活动量得到适当控制、休息得到保证。

(2)患儿胸闷缓解或消失。

(3)患儿无并发症发生或有并发症时能被及时发现和适当处理。

(三)护理措施

1.休息

(1)急性期卧床休息至热退后3~4周,以后根据心功能恢复情况逐渐增加活动量。

(2)有心功能不全者或心脏扩大者应绝对卧床休息。

(3)总的休息时间不少于3个月。

(4)创造良好的休息环境,合理安排患儿的休息时间,保证患儿的睡眠时间。

(5)主动提供服务,满足患儿的生活需要。

2.胸闷的观察与护理

(1)观察患儿的胸闷情况,注意诱发和缓解因素,必要时给予吸氧。

(2)遵医嘱给予心肌营养药,促进心肌恢复正常。

(3)保证休息,减少活动。

(4)控制输液速度和输液总量,减轻心肌负担。

3.并发症的观察与护理

(1)密切注意心率、心律、呼吸、血压和面色改变,有心力衰竭时给予吸氧、镇静、强心等处理,应用洋地黄制剂时要密切观察患儿有无洋地黄中毒表现,如出现新的心律失常、心动过缓等。

(2)注意有无心律失常的发生,警惕危险性心律失常的发生,如频发室早、多源室早、二度以上房室传导阻滞房颤、室颤等。一旦发生,需及时通知医师并给予相应处理。如高度房室传导阻滞者给异丙肾上腺素和阿托品提升心率。

(3)警惕心源性休克,注意血压、脉搏、尿量、面色等变化,一旦出现心源性休克,立即取平卧位,配合医师给予大剂量维生素C或肾上腺皮质激素治疗。

(四)康复与健康指导

(1)讲解病毒性心肌炎的病因、病理、发病机制、临床特点及诊断、治疗措施。

(2)强调休息的重要性,指导患儿控制活动量,建立合理的休息制度。

(3)讲解本病的预防知识,如预防上呼吸道感染和肠道感染等。

(4)有高度房室传导阻滞者讲解安装心脏起搏器的必要性。

七、展望

近年来,由于对心肌炎的病原学进一步了解和诊断方法的改进,心肌炎已成为常见心脏病之一,对人类健康构成了不同程度的威胁,因而对此病的诊治研究也正日益受到重视。其中,胸闷、心悸常可提示心脏波及，心脏扩大、心律失常或心力衰竭为心脏明显受损的表现，心电图 ST-T 改变与异位心律或传导阻滞反映心肌病变的存在。但对于怀疑为病毒性心肌炎的患者，提倡进行心脏活检以行病理学检查。

但分离病毒检查或特异性荧光抗体检查存在以下几个问题。①患者不宜接受。②炎性组织在心肌中呈灶状分布，由于活检标本小而致病灶标本不一定取到。③提取 RNA 的质量和检测方法的敏感性不同。④心脏上有病毒存在，而血液中不一定有抗原或抗体检出；心脏上无病毒存在，而心脏中有抗原或抗体检出；即使二者构成阳性反应也不足以证实有病毒性心肌炎存在；只有当感染某种病毒并引起相应的心脏损害时，心脏和血液检查呈阳性反应才有意义。在检查血液中抗原或抗体时，也会因检测试剂、检查方法、操作技术的不同而使结果迥异。

因此，病毒性心肌炎的确诊相当困难。由于抗病毒药物的疗效不显著，目前建议采用中西医结合疗法。有人用黄芪、牛磺酸及一般抗心律失常等药物为主的中西医结合方法治疗病毒感染性心肌炎，取得了比较满意的效果，如中药黄芪除具有抗病毒、调节免疫、保护心肌的作用，还可拮抗病毒感染心肌细胞对L 形钙离子通道的增加，抑制内向钠钙交换电流，改善部分心电活动，清除氧自由基，而广泛应用于临床。牛磺酸是心肌游离氨基酸的重要成分，也可通过抑制病毒复制，抑制病毒感染心肌细胞引起的钙电流增加，使受感染而降低的最大钙电流膜电压及外向钾电流趋于正常，使心肌细胞钙内流减少，在病毒性心肌炎动物模型及临床病毒性心肌炎患者中，具有保护心肌、改善临床症状等作用。

（鲍琳琳）

第五节 心 包 炎

心包炎可分感染和非感染性两类，且多为其他疾病（婴儿常见于败血症、肺炎、脓胸，学龄儿童多见于结核病、风湿病）的一种表现。

一、临床特点

（一）症状

较大儿童常有心前区刺痛，平卧时加重，坐位或前倾位可减轻，疼痛可向肩背及腹部放射；婴儿则表现为烦躁不安。同时有原发病的症状表现，常有呼吸困难、咳嗽、发热等。

（二）体征

早期可听到心包摩擦音，多在胸骨左缘第 3～4 肋间最清晰，但多为一过性。有心包积液时心音遥远、低钝，出现奇脉。当心包积液达一定量时，心包舒张受限，出现颈静脉曲张、肝脏增大、肝颈反流征阳性、下肢水肿、心动过速、脉压变小。

（三）辅助检查

1.X 线检查

心影呈烧瓶样增大而肺血大多正常。

2.心电图

窦性心动过速，低电压，广泛 ST 段、T 波改变。

3.超声心动图

超声心动图能提示心包积液的部位、量。

4.实验室检查

血沉增快，C反应蛋白增高，血常规白细胞、中性粒细胞增高。

二、护理评估

(一)病史

了解患儿近期有无感染性疾病及有无结核、风湿热病史。

(二)症状、体征

评估患儿有无发热、胸痛，胸痛与体位的关系，评估有无心脏压塞症状，如呼吸困难、心率加快、颈静脉曲张、肝大、水肿、心音遥远及奇脉。听诊心脏，注意有无心包摩擦音。

(三)社会、心理

评估家长对疾病的了解程度和态度。

(四)辅助检查

了解并分析胸片、心电图、超声心动图等检查结果。

三、常见护理问题

(一)疼痛

疼痛与心包炎性渗出有关。

(二)体温异常

体温异常与炎症有关。

(三)气体交换受损

气体交换受损与心包积液、心脏受压有关。

(四)合作性问题

合作性问题为急性心脏压塞。

四、护理措施

(一)休息与卧位

患儿应卧床休息，宜取半卧位。

(二)饮食

给予高热量、高蛋白、高维生素、易消化的半流质或软食，限制钠盐摄入，少食易产气的食物，如薯类，多食芹菜、海带等富含纤维素的食物，以防止肠内产气过多引起腹胀及便秘而导致膈肌上抬。

(三)高热护理

及时做好降温处理，测定并及时记录体温。

(四)吸氧

胸闷、气急严重者给予氧气吸入。

(五)对症护理

有心包积液者，护理人员应做好患儿的解释工作，协助医师进行心包穿刺，操作过程中仔细观察生命体征的变化，记录抽出液体性质和量，穿刺完毕后局部加压数分钟后无菌包扎，送回病床后继续观察有无渗液、渗血，必要时局部沙袋加压。

(六)病情观察

(1)呼吸困难为急性心包炎和慢性缩窄性心包炎最主要突出症状，应密切观察呼吸频率和节律。

(2)当患儿出现静脉压升高，面色苍白、发绀，烦躁不安，肝脏在短期内增大，应及时报告医师并做好心包穿刺准备。

(七)心理护理

对患儿疼痛的描述予以肯定，并设法分散和减轻其不适感觉。

(八)健康教育

(1)向家长讲解舒适的体位、安静休息和充足的营养供给是治疗本病的良好措施。

(2)若需要进行心包穿刺时，应向家长说明必须配合和注意的事宜。

五、出院指导

(1)遵医嘱及时、准确使用药物并定期随访。

(2)由于心包炎患儿机体抵抗力减弱，出院后仍应坚持休息半年左右，并加强营养，以利心功能的恢复。

(鲍琳琳)

第六节　急性感染性喉炎

急性感染性喉炎是由病毒或细菌等引起的喉部黏膜的急性炎症，多见于5岁以下的儿童，冬、春季发病较多。由于小儿喉腔狭小、黏膜下血管淋巴组织丰富、声门下组织疏松等解剖特点，患儿易出现犬吠样咳嗽、声音嘶哑、吸气性喉鸣伴呼吸困难，严重时出现喉梗阻症状，若处理不及时，可危及生命。

一、临床特点

(一)症状

1.发热

患儿可有不同程度的发热，严重时体温可高达40 ℃以上并伴有中毒症状。

2.咳嗽

轻者为刺激性咳嗽，伴有声音嘶哑，较重的有犬吠样咳嗽。

3.喉梗阻症状

呈吸气性喉鸣、三凹征，重者迅速出现烦躁不安、吸气性呼吸困难、发绀、心率加快等缺氧症状。临床将喉梗阻分为4度。

(1)Ⅰ度喉梗阻：安静时如常人，但活动(或受刺激)后可出现喉鸣及吸气性呼吸困难。胸部听诊呼吸音清晰，心率无改变。

(2)Ⅱ度喉梗阻:即使在安静状态下也有喉鸣和吸气性呼吸困难。听诊可闻喉鸣传导或气管呼吸音,呼吸音强度大致正常。心率稍快,一般状况尚好。

(3)Ⅲ度喉梗阻:吸气性呼吸困难严重,除上述表现外,还因缺氧严重而出现明显发绀,患儿常极度不安、躁动、恐惧、大汗,胸廓塌陷,呼吸音明显减低。心率增快,常>140 次/分,心音低钝。

(4)Ⅳ度喉梗阻:由于呼吸衰竭及逐渐体力耗竭,患儿极度衰竭,呈昏睡状或进入昏迷,三凹征反而不明显,呼吸微弱,呼吸音几乎消失,胸廓塌陷明显,心率或慢或快,心律不齐,心音微弱,面色由发绀变成苍白或灰白。

(二)体征

咽部充血,肺部无湿性啰音。直达喉镜检查可见黏膜充血肿胀,声门下黏膜呈梭状肿胀,黏膜表面有时附有黏稠性分泌物。

二、护理评估

(一)健康史

询问发病情况,病前有无上呼吸道感染现象。

(二)症状、体征

检查患儿有无发热、声音嘶哑、咳嗽、气促、三凹征。

(三)社会、心理

评估患儿及家长的心理状态,对疾病的了解程度,家庭环境及经济情况,了解患儿有无住院的经历。

(四)辅助检查

了解病原学及血常规检查结果。

三、常见护理问题

(一)低效性呼吸形态

与喉头水肿有关。

(二)舒适的改变

舒适的改变与咳嗽、呼吸困难有关。

(三)有窒息的危险

有窒息的危险与喉梗阻有关。

(四)体温过高

体温过高与感染有关。

四、护理措施

(一)改善呼吸功能,保持呼吸道通畅

(1)保持室内空气清新,每天定时通风 2 次,保持室内湿度在 60%左右,以缓解喉肌痉挛,湿化气道。

(2)适当抬高患儿颈肩部,怀抱小儿使头部稍后仰以保持气道通畅,体位舒适。

(3)Ⅱ度以上喉梗阻患儿应给予吸氧。

(4)吸入用布地奈德混悬液+肾上腺素用生理盐水稀释后雾化吸入,每天3～4次。以消除喉水肿,恢复气道通畅。

(5)指导较大患儿进行有效的咳嗽,当患儿剧烈咳嗽时,可嘱患儿深呼吸以抑制咳嗽。

(二)密切观察病情变化

根据患儿三凹征、喉鸣、发绀及烦躁的表现来判断缺氧的程度,以及时发现喉梗阻,积极处理,避免窒息。如有喉梗阻先兆,立即通知医师,备好抢救物品,积极配合抢救。

(三)发热护理

监测体温变化,发热时给温水擦浴,解热贴敷前额,必要时按医嘱给予药物降温。

(四)提高患儿的舒适度

卧床休息,减少活动,各种护理操作尽量集中进行,避免哭闹。一般情况下不用镇静药,若患儿过度烦躁不安,可遵医嘱用地西泮、苯巴比妥肌内注射或10%水合氯醛灌肠。因氯丙嗪及吗啡有抑制呼吸的作用,不宜应用。

五、健康教育

(1)向患儿家长讲解疾病的有关知识和护理要点,指导家长耐心细致地喂养,进食易消化的流质或半流质,多饮水,不吃有刺激性的食物,避免患儿进食时发生呛咳。

(2)向家长说明雾化吸入的重要性,鼓励患儿配合治疗。

(3)避免哭闹时间过长,吸入有害气体或进食辛辣食物,刺激损伤喉部。

六、出院指导

(1)注意锻炼身体,合理喂养,增强机体抵抗力。

(2)养成良好卫生生活习惯,饭后漱口,多饮水,保持口腔清洁。

(3)一旦发生痉挛性喉炎(出现呼吸紧促如犬吠,喉鸣,吸气困难,胸廓塌陷,唇色发绀)应立即送医院治疗,并保持气道通畅(患儿头向后仰,解开衣领)。

(鲍琳琳)

第七节　急性上呼吸道感染

急性上呼吸道感染是小儿最常见的疾病,主要侵犯鼻、鼻咽和咽部,常诊断为“急性鼻咽炎(普通感冒)”“急性咽炎”“急性扁桃体炎”等,也可统称为上呼吸道感染。

一、病因

各种病毒和细菌都可引起上呼吸道感染,尤以病毒为多见,占上呼吸道感染发病病原体的60%甚至90%以上,常见有鼻病毒、腺病毒、副流感病毒、流感病毒、呼吸道合胞病毒等,其他病毒如冠状病毒、肠道病毒、单纯疱疹病毒、EB病毒等也可引起。细菌感染常继发于病毒感染之后,其中溶血性链球菌占重要地位,其次为肺炎链球菌、葡萄球菌、嗜血流感杆菌,偶尔也有革兰阴性杆菌。亦有报道肺炎支原体菌亦可引起上呼吸道感染。

二、病理改变

病变部位早期表现为毛细血管和淋巴管扩张，黏膜充血水肿、腺体及杯状细胞分泌增加及单核细胞和吞噬细胞浸润、以后转为中性粒细胞浸润，上皮细胞和纤毛上细胞坏死脱落。恢复期上皮细胞新生、黏膜修复、恢复正常。

三、临床表现

本病多为散发，偶然亦见流行。婴幼儿患病症状较重，年长儿较轻。婴幼儿患病时可有或无流涕、鼻塞、打喷嚏等呼吸道症状，常突发高热、呕吐、腹泻，甚至因高热而引起惊厥。年长儿患者常有流涕、鼻塞、打喷嚏、咽部不适、发热等症状，可伴有轻度咳嗽与声嘶。部分患儿发病早期可出现脐周围阵痛、咽炎、咽痛等症状，咽黏膜充血，若咽侧索也受累，则在咽两外侧壁上各见一纵行条索状肿块突出。疱疹性咽峡炎，在咽弓、软腭、悬雍垂黏膜上可见数个或数十个灰白色小疱疹，直径 1～3 mm，周围有红晕，1～2 天破溃成溃疡。咽结合膜热患者，临床特点为发热 39 ℃左右，咽炎及结膜炎同时存在，而有别于其他类型的上呼吸道感染。急性扁桃体炎除了发热咽痛外，扁桃体可见明显红肿，表面有黄白色脓点，可融合成假膜状。

四、实验室检查

病毒感染时白细胞计数多偏低或正常，粒细胞不增高。病因诊断除病毒分离与血清反应外，近年来广泛利用免疫荧光、酶联免疫等方法开展病毒学的早期诊断，对初步鉴别诊断有一定帮助。细菌感染时白细胞计数及中性粒细胞可增高；由链球菌引起者血清抗链球菌溶血素“O”滴度增高，咽拭子培养可有致病菌生长。

五、诊断

急性上呼吸道感染具有典型症状，如发热、鼻塞、咽痛、扁桃体肿大等全身和局部症状，结合季节、流行病学特点等，临床诊断并不困难，但对病原学的诊断则需依靠病毒学和细菌学检查。

六、鉴别诊断

(1)症状中以高热惊厥和腹痛严重者，须与中枢神经系统感染和急腹症等疾病相鉴别。

(2)很多急性传染病早期，也有上呼吸道感染的症状，虽然现在预防接种比较普遍及传染病发病率明显下降，但在传染病流行季节要仔细询问麻疹、猩红热、腮腺炎、百日咳、流感及脊髓灰质炎的流行接触史。当夏季时尤要注意和中毒性疾病的早期相鉴别。

(3)如有高热、流涎、拒食、咽后壁及扁桃体周围有小疱疹及小溃疡者，可诊断为疱疹性咽峡炎；如高热、咽红伴眼结膜充血，可诊为咽结膜热；扁桃体红肿且有渗出者为急性扁桃体炎或化脓性扁桃体炎；如有明显流行史、高热、四肢酸痛、头痛等全身症状而较鼻咽部症状更重时，要考虑为流行性感冒。

七、治疗

(一)一般治疗

充分休息，多饮水，注意隔离，预防并发症。世界卫生组织在急性呼吸道感染的防治纲要中指出，关于感冒的治疗主要是家庭护理和对症处理。

（二）对症治疗

1.高热

高热时口服阿司匹林类，剂量为1次10 mg/kg，持续高热可4小时口服1次；亦可用对乙酰氨基酚，剂量为1次5～10 mg/kg，市场上多为糖浆剂，便于小儿服用。高热时还可用赖氨酸阿司匹林或复方氨林巴比妥等肌内注射，同时亦可用冷敷、温湿敷、乙醇擦浴等物理方法降温。

2.高热惊厥

出现高热惊厥可针刺人中、十宣等穴位或肌内注射苯巴比妥钠1次4～6 mg/kg，有高热惊厥史的小儿可在服退热剂同时服用苯巴比妥等镇静药。

3.鼻塞

乳儿鼻塞妨碍喂奶时，可在喂奶前用0.5%麻黄碱1～2滴滴鼻，年长儿亦可加用氯苯那敏等脱敏剂。

4.咽痛

疱疹性咽峡炎时可用冰硼酸、锡类散、金霉素鱼肝油或碘甘油涂抹口腔内疱疹或溃疡处；年长儿可口含碘喉片及其他中药利咽喉片，如华素片、度米芬、四季润喉片、草珊瑚、西瓜霜润喉片等。

（三）病因治疗

如诊断为病毒感染，目前常用1%利巴韦林滴鼻，2～3小时双鼻孔各滴2～3滴，或口服利巴韦林口服液（威乐星），或用利巴韦林口含片。亦有用口服金刚烷胺、吗啉胍片，但疗效不肯定。如明确腺病毒或单纯性溃疡病毒感染亦有用碘苷、阿糖胞苷。近年来有报道用干扰素治疗重症病毒性感染取得较好疗效。如诊断为细菌感染，大多合并有中耳炎、鼻窦炎、化脓性扁桃体炎、淋巴结炎及下呼吸道炎症时，可选用复方新诺明、氨苄西林、阿莫西林或其他抗生素。但多数上呼吸道感染病例不应滥用抗生素。

（四）风热两型

风热两型治法以清热解表为主，常用中成药有银翘解毒片、桑菊感冒片、感冒退热冲剂、板蓝根冲剂及双黄连口服液等。

八、预防

减少上呼吸道感染的根本办法在于预防。平时要多户外活动，增强体质，要避免交叉感染，特别是在感冒流行季节要少去公共场所或串门；注意气候骤变，以及时添减衣服；对体弱儿及反复呼吸道感染儿可服玉屏风散或左旋咪唑，0.25～3 mg/(kg・d)，每周服2天停5天，3个月为1个疗程，亦可口服卡慢舒。这些治疗目的多是增强机体抵抗力，预防呼吸道感染复发。

九、并发症

正常5岁以下小儿平均每年患急性呼吸道感染4～6次。但有的患儿患呼吸道感染的次数过于频繁，可称为反复呼吸道感染，简称复感儿。

（一）影响因素

由于小儿正处在生长发育之中，身体的免疫系统还未发育完善，缺乏抵御微生物侵入的能力，故很容易患急性呼吸道感染，但有的患儿由于环境或机体本身条件比一般小儿更易患急性呼

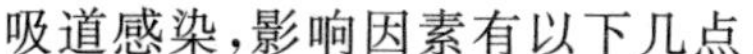

吸道感染，影响因素有以下几点。

1.机体条件

如患儿长期营养不良，婴儿母乳不足又未及时添加辅食，体内缺乏必需的蛋白质、脂肪及热量不足，影响器官组织的正常发育致抵抗力低下；也有的家庭经济条件并不差，但父母缺乏科学育儿知识，偏食或喂养不合理，特别是只喝牛奶、巧克力，缺乏多种维生素和微量元素如铁、锌等，也会对免疫系统造成损害，抗病能力下降而易患病。

2.环境因素

环境因素特别是大气污染或被动吸烟。如冬天屋内生炉子，空气中大量烟雾、粉尘及有害物质进入小儿呼吸道；同样被动吸烟也是。这些有害物质不但损伤呼吸道正常黏膜，而且还可降低抵抗力，诱发呼吸道感染。有报道在吸烟家庭中生长的婴儿比无吸烟家庭的小儿患急性呼吸道感染的机会大数倍至近 10 倍。

3.先天因素

小儿患有先天的免疫缺陷病或暂时性免疫低下也可造成反复呼吸道感染。

(二)诊断

根据 1987 年全国小儿呼吸道疾病学术会议讨论标准作出诊断(表 12-1)。

表 12-1　小儿反复呼吸道疾病诊断标准

年龄(岁)	上呼吸道感染(次/年)	下呼吸道感染(次/年)
0～2	7	3
3～5	5	2
6～12	5	2

(三)治疗

急性感染可参照上述方法外，还要针对引起反复上呼吸道感染的原因，如增加营养、改善环境因素。应该指出患先天性免疫缺陷的小儿是极少数，大部分还是护理问题，因此，增强患儿体质是治疗及预防的根本。加强体育锻炼及注意户外活动，使患儿增强适应外界环境及气候变化的能力；同时注意对反复呼吸道感染患儿的生活护理，随气候变化增减衣服，切忌过捂过饱，这些都是治疗反复呼吸道感染的关键。

十、护理评估

(一)健康史

询问发病情况，注意有无受凉史，或当地有无类似疾病的流行，患儿发热开始时间、程度，伴随症状及用药情况；了解患儿有无营养不良、贫血等病史。

(二)身体状况

观察患儿精神状态，注意有无鼻塞、呼吸困难，测量体温，检查咽部有无充血和疱疹，扁桃体及颈部淋巴结是否肿大，结合咽喉膜有无充血，皮肤有无皮疹，腹痛及支气管、肺受累的表现。了解血常规等实验室检查结果。

(三)心理社会状况

了解患儿及家长的心理状态和对该病因、预防及护理知识的认识程度；评估患儿家庭环境及经济情况，注意疾病流行趋势。

十一、常见护理诊断与合作性问题

(一)体温过高

体温过高与上呼吸道感染有关。

(二)潜在并发症(惊厥)

其与高热有关。

(三)有外伤的危险

发生外伤与发生高热惊厥时抽搐有关。

(四)有窒息的危险

窒息与发生高热惊厥时胃内容物反流或痰液阻塞有关。

(五)有体液不足的危险

其与高热大汗及摄入减少有关。

(六)低效性呼吸形态

这与呼吸道炎症有关。

(七)舒适的改变

此与咽痛、鼻塞等有关。

十二、护理目标

(1)患儿体温降至正常范围(36～37.5 ℃)。

(2)患儿不发生惊厥或惊厥时能被及时发现。

(3)患儿维持于舒适状态无自伤及外伤发生。

(4)患儿呼吸道通畅无误吸及窒息发生。

(5)患儿体温正常，能接受该年龄组的液体入量。

(6)患儿呼吸在正常范围，呼吸道通畅。

(7)患儿感到舒适，不再哭闹。

十三、护理措施

(1)保持室内空气新鲜，每天通风换气 2～4 次，保持室温 18～22 ℃，湿度 50%～60%，空气每天用过氧乙酸或含氯制剂喷雾消毒 2 次。有患儿居住的房间最好用空气消毒机，消毒净化空气。

(2)密切观察体温变化，体温超过 38.5 ℃时给予物理降温，如头部冷敷、腋下及腹股沟处置冰袋，温水或乙醇擦浴。冷盐水灌肠，必要时给予药物降温：对乙酰氨基酚、安乃近、柴胡、肌内注射复方氨林巴比妥。

(3)发热者卧床休息直到退热 1 天以上可适当活动，做好心理护理，提供玩具、画册等有利于减轻焦虑，不安情绪。

(4)防止发生交叉感染，患儿与正常小儿分开，接触者戴口罩，防止继发细菌感染。

(5)保持口腔清洁，每天用生理盐水漱口 1～2 次，婴幼儿可经常喂少量温开水以清洗口腔，防止口腔炎的发生。

(6)保持鼻咽部通畅,鼻腔分泌物和干痂及时清除,鼻孔周围应保持清洁,避免增加鼻腔压力,使炎症经咽管向中耳发展引起中耳炎。鼻腔严重时于清洁鼻腔分泌部后用0.5%麻黄碱液滴鼻,每次1～2滴;对鼻塞而妨碍吸吮的婴幼儿,宜在哺乳前10～15分钟滴鼻,使鼻腔通畅,保持吸吮。

(7)多饮温开水,以加速毒物排泄和降低体温,患儿衣着、被子不宜过多,出汗后及时给患儿用温水擦干汗液,更换衣服。

(8)4小时测体温1次,体温骤升或骤降时要随时测量并记录,如患儿病情加重,体温持续不退,应考虑并发症的可能,需要及时报告医师并及时处理,如病程中出现皮疹,应区别是否为某种传染病的早期征象,以便及时采取措施。

(9)注意观察咽部充血、水肿等情况,咽部不适时给予润喉含片或雾化吸入(雾化吸入药物可用利巴韦林、糜蛋白酶、地塞米松加20～40 mL注射用水2次/天)。

(10)室内安静减少刺激,发生高热惊厥时按惊厥护理常规。

(11)给予易消化和富含维生素的清淡饮食,必要时静脉补充营养和水分。

(12)患儿安置在有氧气、吸痰器的病室内。

(13)平卧、头偏向一侧,注意防止舌咬伤。防止呕吐物误吸,防止舌后倒引起窒息,应托起患儿下颌同时解开衣物及松开腰带,以减轻呼吸道阻力。

(14)密切观察病情变化,防止发生意外,如坠床或摔伤等。

(15)抽搐时上、下牙之间放牙垫,防止舌及口唇咬伤,患儿持续发作时,可按照医嘱给予对症处理。

(16)按医嘱用止痉药物,如地西泮、苯巴比妥等,观察患儿用药后的反应,并记录。

(17)治疗、护理等集中进行,保持安静,减少刺激。

(18)保持呼吸道通畅,以及时吸痰,发绀者给予吸氧,窒息者给人工呼吸,注射呼吸兴奋剂。

(19)高热者给予物理降温或退热剂降温,在严重感染并伴有循环衰竭,抽搐、高热者,可行冬眠疗法,冬眠期间不能搬动患儿或突然竖起,防止直立性休克。

(20)详细记录发作时间,抽动的姿势、次数及特点,因有的患儿抽搐时间相当短暂,虽有几秒钟,抽搐姿势也不同,有的像眨眼一样,有的口角微动,有的肢体像无意乱动一样等,因此需仔细注视才能发现。

(21)密切观察血压、呼吸、脉搏、瞳孔的变化,并做好记录。

十四、健康教育

(1)指导家庭护理。因上呼吸道感染患儿多不住院,要帮助患儿家长掌握上呼吸道感染的护理要点:让患儿多饮水,促进代谢及体内毒素的排泄;饮食要清淡,少食多餐,给高蛋白、高热量、高维生素的流质或半流质饮食;要注意休息,避免剧烈活动,防止咳嗽加重。患儿鼻塞时呼吸不畅可在哺乳及临睡前用0.5%的麻黄碱溶液滴鼻,每次1～2滴,可使鼻腔通畅。但不能用药过频,以免引起心悸等表现。

(2)指导预防并发症的方法,以免引起中耳炎、鼻窦炎,介绍如何观察并发症的早期表现,如高热持续不退而复升,淋巴结肿大,耳痛或外耳道流脓,咳嗽加重、呼吸困难等,应及时与医护人员联系并及时处理。

(3)介绍上呼吸道感染的预防重点,增加营养和体格锻炼,避免受凉;在上呼吸道感染流行季节避免到人多的公共场所;有流行趋势时给易感儿服用板蓝根、金银花、连翘等中药汤剂预防,对反复发生上呼吸道感染的小儿应积极治疗原发病,改善机体健康状况。鼓励母乳喂养,积极防治各种慢性病,如维生素D缺乏性佝偻病、营养不良及贫血等,在集体儿童机构中,有如上呼吸道感染流行趋势,应早期隔离患儿,室内用食醋熏蒸法消毒。

(4)用药指导。指导患儿家长不要给患儿滥服感冒药,如成人速效伤风胶囊及其他市场流行各种感冒药、消炎药、抗病毒药,必须在医师指导下服药,服药时不要与奶粉、糖水同服,两种药物必须间隔半小时以上再服用。

(鲍琳琳)

第八节 急性支气管炎

急性支气管炎是小儿常见的一种呼吸道疾病。本病常继发于上呼吸道感染之后,也常为肺炎的早期表现。也有的是小儿急性传染病如麻疹、百日咳、伤寒、猩红热等疾病的早期症状或并发症。

急性支气管炎,由各种病毒和细菌或二者混合感染所引起。另外,小儿年龄小,体格弱,气温变化冷热不均,公共场所或居室空气污浊,都可诱发本病。

疾病开始时表现为上呼吸道感染症状,发热、流鼻涕、咳嗽,咳嗽逐渐加重并且有痰,起初是白色黏痰,几天后变为黄色脓痰。有的小儿嗓子呼噜呼噜作响,早晚咳嗽较重,经常因咳嗽将食物吐出。还常伴有头痛、食欲缺乏、疲乏无力、睡眠不安、腹泻等症状。

另外,有一种特殊型的支气管炎,称为急性毛细支气管炎也叫哮喘性支气管炎。主要表现为下呼吸道梗阻症状,似支气管哮喘样发作,患儿鼻翼翕动,呈喘憋状呼吸,很快出现呼吸困难,缺氧发绀。这种类型多见于2岁以内虚胖小儿,往往有湿疹或其他过敏史。

一、护理要点

(1)发热时要注意卧床休息,选用物理降温或药物降温。

(2)室内保持空气新鲜,适当通风换气,但避免对流风,以免患儿再次受凉。

(3)须经常协助患儿变换体位,轻轻拍打背部,使痰液易于排出。

二、注意事项

(1)急性支气管炎一般1周左右可治愈。有部分患儿咳嗽的时间要长些,逐渐会减轻、消失,适当地服用止咳剂即可。不过在患病的早期,对于痰多的患儿,不主张用止咳剂,以免影响排痰。痰稠咳重者可服用祛痰药。

(2)也有部分患儿发展为肺炎,就按护理肺炎患儿的方法精心护理。如果急性支气管炎发作时缺氧、发绀,必须住院治疗,若缺氧得不到及时纠正,会发生脑缺氧等并发症。其他最常见的并发症就是心力衰竭。

(3)对于哮喘重的患儿,在使用氨茶碱等缓解支气管痉挛的药物时,应在医师指导下用药,家长不可乱用。中药麻杏石甘汤或小青龙汤加减治疗急性支气管炎有一定效果，也可采取中西医结合治疗。

（鲍琳琳）

第九节　支气管哮喘

一、定义

支气管哮喘简称哮喘，是一种以嗜酸性粒细胞、肥大细胞和 T 细胞等多种细胞参与的气道变应原性慢性炎症性疾病，具有气道高反应性特征。

二、疾病相关知识

（一）流行病学

以 1～6 岁患病较多，大多数在 3 岁以内起病。在青春期前，男孩哮喘的患病率是女孩的 1.5～3 倍，青春期时此种差别消失。

（二）临床表现

反复发作性喘息、呼吸困难、胸闷或咳嗽等症状。

（三）治疗

去除病因、控制发作、预防复发。坚持长期、持续、规范、个体化的治疗原则。

（四）康复

经对症治疗，症状消失，维持正常呼吸功能。

（五）预后

预后较好，病死率为 2～4/10 万，70%～80%年长后症状不再复发，但可能存在不同程度气道炎症和高反应性，30%～60%的患儿可完全治愈。

三、专科评估与观察要点

(1)刺激性干咳、哮鸣音、吸气性呼吸困难。

(2)观察患儿精神状态，有无烦躁不安等症状发生。

(3)呼吸道黏膜、口腔黏膜干燥，评估是否有痰液黏稠不易咳出、皮肤弹性下降、尿量少于正常等情况发生。

四、护理问题

（一）低效性呼吸形态

与支气管痉挛、气道阻力增加有关。

（二）清理呼吸道无效

与呼吸道分泌物黏稠、体弱无力排痰有关。

(三)活动无耐力

与缺氧和辅助呼吸机过度使用有关。

(四)潜在并发症

呼吸衰竭。

(五)焦虑

与哮喘反复发作有关。

五、护理措施

(一)常规护理

(1)保持病室空气清新,温湿度适宜。做好呼吸道隔离,避免有害气体及强光的刺激。

(2)保持患儿安静,给予坐位或半卧位,以利于保持呼吸道通畅。

(3)保证患儿摄入足够的水分,以降低分泌物的黏稠度,防止形成痰栓。

(4)遵医嘱给予氧气吸入,注意吸氧浓度和时间,根据病情,定时进行血气分析,以及时调整氧流量,保持 PaO_2 在 9.3～11.9 kPa(70～90 mmHg)。

(5)给予雾化吸入、胸部叩击或震荡,以利于分泌物的排出,鼓励患儿做有效的咳嗽,对痰液黏稠无力咳出者应及时吸痰。

(6)密切观察病情变化,以及时监测生命体征,注意呼吸困难的表现。记录哮喘发作的时间,注意诱因及避免接触变应原。

(二)专科护理

(1)哮喘发作时应密切观察病情变化,给患儿以坐位或半卧位,背后给予衬垫,使患儿舒适,正确使用定量气雾剂或静脉输入止喘药物,记录哮喘发作及持续时间。

(2)哮喘持续状态时应及时给予氧气吸入,监测生命体征,以及时准确给药,并备好气管插管及呼吸机,随时准备抢救。

六、健康指导

(1)指导呼吸运动,以加强呼吸肌的功能。

(2)指导患儿及家长认识哮喘发作的诱因,室内禁止放置花草或毛毯等,避免接触变应原。

(3)给予营养丰富、易消化、低盐、高维生素、清淡无刺激性食物。避免食用易过敏、刺激性食物,以免诱发哮喘发作。

(4)哮喘发作时应绝对卧床休息,保持患儿安静和舒适,指导家长给予合适的体位。缓解期逐渐增加活动量。

(5)教会家长正确认识哮喘发作的先兆,确认患儿对治疗的依从性,指导患儿及家长正确使用药物和设备,如喷雾剂、峰流速仪、吸入器,以及早用药控制、减轻哮喘症状。指导家长帮助患儿进行缓解期的功能锻炼,多进行户外活动及晒太阳,增强御寒能力,预防呼吸道感染。

(6)建立随访计划,坚持门诊随访。

七、护理结局评价

(1)患儿气道通畅,通气量有改善。

(2)患儿舒适感增强,能得到适宜的休息。

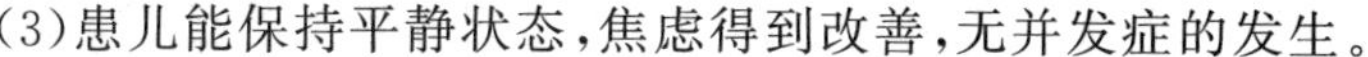

(3)患儿能保持平静状态，焦虑得到改善，无并发症的发生。

八、急危重症观察与处理

哮喘持续状态：①表现，哮喘发作严重，有明显的呼吸困难及吸气三凹征，伴有心功能不全和低氧血症。②处理，应注意严密监测呼吸、心率变化，并注意观察神志状态，遵医嘱立即建立静脉通路，以及时准确给药，随时准备行气管插管和机械通气。

（鲍琳琳）

第十节　肺　　炎

肺炎是指不同病原体或其他因素所致的肺部炎症，以发热、咳嗽、气促、呼吸困难和肺部固定湿啰音为共同临床表现，该病是儿科常见疾病中能威胁生命的疾病之一。据联合国儿童基金会统计，全世界每年约有 350 万＜5 岁儿童死于肺炎，占＜5 岁儿童总病死率的 28%；我国每年＜5 岁儿童因肺炎死亡者约35 万，占全世界儿童肺炎死亡数的 10%。因此积极采取措施，降低小儿肺炎的病死率，是 21 世纪世界儿童生存、保护和发展纲要规定的重要任务。

目前，小儿肺炎的分类尚未统一，常用方法有四种，各种肺炎可单独存在，也可两种同时存在。①病理分类：可分为支气管肺炎、大叶性肺炎、间质性肺炎等。②病因分类：感染性肺炎，如病毒性肺炎、细菌性肺炎、支原体肺炎、衣原体肺炎、真菌性肺炎、原虫性肺炎；非感染性肺炎，如吸入性肺炎、坠积性肺炎等。③病程分类：急性肺炎(病程＜1 个月)，迁延性肺炎(病程 1～3 个月)，慢性肺炎(病程＞3 个月)。④病情分类：轻症肺炎(主要为呼吸系统表现)、重症肺炎(除呼吸系统受累外，其他系统也受累，且全身中毒症状明显)。

临床上若病因明确，则按病因分类，否则按病理分类。

一、病因与发病机制

引起肺炎的主要病原体为病毒和细菌，病毒中最常见的为呼吸道合胞病毒，其次为腺病毒、流感病毒等；细菌中以肺炎链球菌多见，其他有葡萄球菌、链球菌、革兰阴性杆菌等。低出生体质量、营养不良、维生素 D 缺乏性佝偻病、先天性心脏病等患儿易患本病，且病情严重，容易迁延不愈，病死率也较高。

病原体多由呼吸道入侵，也可经血行入肺，引起支气管、肺泡、肺间质炎症，支气管因黏膜水肿而管腔变窄，肺泡壁因充血水肿而增厚，肺泡腔内充满炎症渗出物，影响了通气和气体交换；同时由于小儿呼吸系统的特点，当炎症进一步加重时，可使支气管管腔更加狭窄，甚至阻塞，造成通气和换气功能障碍，导致低氧血症及高碳酸血症。为代偿缺氧，患儿呼吸与心率加快，出现鼻翼翕动和三凹征，严重时可产生呼吸衰竭。由于病原体作用，重症常伴有毒血症，引起不同程度的感染中毒症状。缺氧、二氧化碳潴留及毒血症可导致循环系统、消化系统、神经系统的一系列症状及水、电解质和酸碱平衡紊乱。

(一)循环系统

缺氧使肺小动脉反射性收缩，肺循环压力增高，形成肺动脉高压；同时病原体和毒素侵袭心肌,引起中毒性心肌炎。肺动脉高压和中毒性心肌炎均可诱发心力衰竭。重症患儿常出现微循环障碍、休克甚至弥散性血管内凝血。

(二)中枢神经系统

缺氧和高碳酸血症使脑血管扩张、血流减慢,血管通透性增加,致使颅内压增高。严重缺氧和脑供氧不足使脑细胞无氧代谢增加,造成乳酸堆积、ATP 生成减少和 Na^+-K^+ 泵转运功能障碍,引起脑细胞内水、钠潴留,形成脑水肿。病原体毒素作用亦可引起脑水肿。

(三)消化系统

低氧血症和毒血症可引起胃黏膜糜烂、出血、上皮细胞坏死脱落等应激性反应,导致黏膜屏障功能破坏,使胃肠功能紊乱,严重者可引起中毒性肠麻痹和消化道出血。

(四)水、电解质和酸碱平衡紊乱

重症肺炎可出现混合性酸中毒,因为严重缺氧时体内需氧代谢障碍、酸性代谢产物增加,常可引起代谢性酸中毒;而 CO_2 潴留、H_2CO_3 增加又可导致呼吸性酸中毒。缺氧和 CO_2 潴留还可导致肾小动脉痉挛而引起水钠潴留,重症者可造成稀释性低钠血症。

二、临床表现

(一)支气管肺炎

支气管肺炎为小儿最常见的肺炎。多见于 3 岁以下婴幼儿。

1.轻症

以呼吸系统症状为主,大多起病较急。主要表现为发热、咳嗽和气促。

(1)发热:热型不定,多为不规则热,新生儿或重度营养不良儿可不发热,甚至体温不升。

(2)咳嗽:较频,早期为刺激性干咳,以后有痰,新生儿则表现为口吐白沫。

(3)气促:多发生在发热、咳嗽之后,呼吸频率加快,每分钟可达 40～80 次,可有鼻翼翕动、点头呼吸、三凹征、唇周发绀。肺部可听到较固定的中、细湿啰音,病灶较大者可出现肺实变体征。

2.重症

重症肺炎常有全身中毒症状及循环、神经、消化系统受累的临床表现。

(1)循环系统:常见心肌炎、心力衰竭及微循环障碍。心肌炎表现为面色苍白、心动过速、心音低钝、心律不齐,心电图显示 ST 段下移和 T 波低平、倒置;心力衰竭表现为呼吸突然加快,＞60 次/分;极度烦躁不安,明显发绀,面色发灰;心率增快,＞180 次/分,心音低钝有奔马率;颈静脉曲张,肝脏迅速增大,尿少或无尿,颜面或下肢水肿等。

(2)神经系统:表现为烦躁或嗜睡,脑水肿时出现意识障碍、反复惊厥、前囟膨隆、脑膜刺激征等。

(3)消化系统:常有食欲缺乏、腹胀、呕吐、腹泻等;重症可引起中毒性肠麻痹和消化道出血,表现为严重腹胀、肠鸣音消失、便血等。

若延误诊断或病原体致病力强,可引起脓胸、脓气胸、肺大疱等并发症,多表现为体温持续不退,或退而复升,中毒症状或呼吸困难突然加重。

(二)几种不同病原体所致肺炎的特点

1.呼吸道合胞病毒性肺炎

其由呼吸道合胞病毒感染所致,多见于 2 岁以内婴幼儿,尤以 2～6 个月婴儿多见。常于上呼吸道感染后 2～3 天出现干咳、低至中度发热,喘憋为突出表现,2～3 天后病情逐渐加重,出现呼吸困难和缺氧症状。肺部听诊可闻及大量哮鸣音、呼气性喘鸣，肺基底部可听到细湿啰音。喘憋严重时可合并心力衰竭、呼吸衰竭。临床上有两种类型。

(1)毛细支气管炎：有上述临床表现，但中毒症状不严重，当毛细支气管接近完全阻塞时，呼吸音可明显减低，胸部X线常显示不同程度的梗阻性肺气肿和支气管周围炎，有时可见小点片状阴影或肺不张。

(2)间质性肺炎：全身中毒症状较重，呼吸困难明显，肺部体征出现较早，胸部X线呈线条状或单条状阴影增深，或互相交叉成网状阴影，多伴有小点状致密阴影。

2.腺病毒性肺炎

此为腺病毒引起，在我国以3、7两型为主，11、12型次之。本病多见于6个月至2岁的婴幼儿。起病急骤，呈稽留高热，全身中毒症状明显，咳嗽较剧，可出现喘憋、呼吸困难、发绀等。肺部体征出现较晚，常在发热4～5天后出现湿啰音，以后病变融合而呈现肺实变体征，少数患儿可并发渗出性胸膜炎。胸部X线改变的出现较肺部体征为早，可见大小不等的片状阴影或融合成大病灶，并多见肺气肿，病灶吸收较缓慢，需数周至数月。

3.葡萄球菌肺炎

这主要包括金黄色葡萄球菌及白色葡萄球菌所致的肺炎，多见于新生儿及婴幼儿。临床起病急，病情重，进展迅速；多呈弛张高热，婴儿可呈稽留热；中毒症状明显，面色苍白、咳嗽、呻吟、呼吸困难，皮肤常见一过性猩红热样或荨麻疹样皮疹，有时可找到化脓灶，如疖肿等。肺部体征出现较早，双肺可闻及中、细湿啰音，易并发脓胸、脓气胸等，可合并循环、神经及胃肠功能障碍。胸部X线常见浸润阴影，易变性是其特征。

4.流感嗜血杆菌肺炎

此类肺炎由流感嗜血杆菌引起。近年来，由于广泛使用广谱抗生素和免疫抑制剂，加上院内感染等因素，流感嗜血杆菌感染有上升趋势，多见于<4岁的小儿，常并发于流感病毒或葡萄球菌感染者。临床起病较缓，病情较重，全身中毒症状明显，有发热、痉挛性咳嗽、呼吸困难、鼻翼翕动、三凹征、发绀等。体检肺部有湿啰音或肺实变体征，易并发脓胸、脑膜炎、败血症、心包炎、中耳炎等。胸部X线表现多种多样。

5.肺炎支原体肺炎

本型肺炎由肺炎支原体引起，多见于年长儿，婴幼儿发病率也较高。以刺激性咳嗽为突出表现，有的酷似百日咳样咳嗽，咳出黏稠痰，甚至带血丝；常有发热，热程1～3周。年长儿可伴有咽痛、胸闷、胸痛等症状，肺部体征不明显，常仅有呼吸音粗糙，少数闻及干湿啰音。婴幼儿起病急，呼吸困难、喘憋和双肺哮鸣音较突出。部分患儿出现全身多系统的临床表现，如心肌炎、心包炎、溶血性贫血、脑膜炎等。胸部X线检查可分为4种改变：①肺门阴影增浓。②支气管肺炎改变。③间质性肺炎改变。④均一的实变影。

6.衣原体肺炎

沙眼衣原体肺炎多见于6个月以下的婴儿，可于产时或产后感染，起病缓，先有鼻塞、流涕，后出现气促、频繁咳嗽，有的酷似百日咳样阵咳，但无回声，偶有呼吸暂停或呼气喘鸣，一般无发热。可同时患有结膜炎或有结膜炎病史。胸部X线呈弥漫性间质性改变和过度充气。肺炎衣原体肺炎多见于5岁以上小儿，发病隐匿，体温不高，咳嗽逐渐加重，两肺可闻及干湿啰音。X线显示单侧肺下叶浸润，少数呈广泛单侧或双侧浸润。

三、治疗要点

采取综合措施,积极控制感染,改善肺的通气功能,防止并发症。

(一)控制感染

根据不同病原体选用敏感抗生素积极控制感染,使用原则为早期、联合、足量、足疗程,重症宜静脉给药。

世界卫生组织推荐的 4 种第 1 线抗生素为复方磺胺甲基异噁唑、青霉素、氨苄西林、阿莫西林,其中青霉素为首选药,复方磺胺甲基异噁唑不能用于新生儿。怀疑有金葡菌肺炎者,推荐用氨苄西林、氯霉素、苯唑西林或氯唑西林和庆大霉素。我国卫生健康委员会对轻症肺炎推荐使用头孢氨苄。大环内酯类抗生素如红霉素、交沙霉素、罗红霉、阿奇霉素素等对支原体肺炎、衣原体肺炎等均有效;除阿奇霉素外,用药时间应持续至体温正常后 5～7 天,临床症状基本消失后 3 天。支原体肺炎至少用药 2 周。应用阿奇霉素3～5 天 1 个疗程,根据病情可再重复 1 个疗程,以免复发。葡萄球菌肺炎比较顽固,疗程宜长,一般于体温正常后继续用药 2 周,总疗程 6 周。

病毒感染尚无特效药物,可用利巴韦林、干扰素、聚肌胞、乳清液等,中药治疗有一定疗效。

(二)对症治疗

止咳、止喘、保持呼吸道通畅;纠正低氧血症、水电解质与酸碱平衡紊乱;对于中毒性肠麻痹者,应禁食、胃肠减压,皮下注射新斯的明。对有心力衰竭、感染性休克、脑水肿、呼吸衰竭者,采取相应的治疗措施。

(三)肾上腺皮质激素的应用

若中毒症状明显,或严重喘憋,或伴有脑水肿、中毒性脑病、感染性休克、呼吸衰竭等及胸膜有渗出者,可应用肾上腺皮质激素,常用地塞米松,每天 2～3 次,每次 2～5 mg,疗程 3～5 天。

(四)防治并发症

对并发脓胸、脓气胸者及时抽脓、抽气;对年龄小、中毒症状明显、脓液黏稠经反复穿刺抽脓不畅者,以及有张力气胸者进行胸腔闭式引流。

四、护理措施

(一)改善呼吸功能

(1)保持病室环境舒适,空气流通,温湿度适宜,尽量使患儿安静,以减少氧的消耗。不同病原体肺炎患儿应分室居住,以防交叉感染。

(2)置患儿于有利于肺扩张的体位并经常更换,或抱起患儿,以减少肺部淤血和防止肺不张。

(3)给氧。凡有低氧血症,有呼吸困难、喘憋、口唇发绀、面色灰白等情况立即给氧;婴幼儿可用面罩法给氧,年长儿可用鼻导管法;若出现呼吸衰竭,则使用人工呼吸器。

(4)正确留取标本,以指导临床用药;遵医嘱使用抗生素治疗,以消除肺部炎症,促进气体交换;注意观察治疗效果。

(二)保持呼吸道通畅

(1)及时清除患儿口鼻分泌物,经常协助患儿转换体位,同时轻拍背部,边拍边鼓励患儿咳嗽,以促使肺泡及呼吸道的分泌物借助重力和震动易于排出;病情许可的情况下可进行体位引流。

(2)给予超声雾化吸入,以稀释痰液,利于咳出,必要时予以吸痰。

(3)遵医嘱给予祛痰剂,如复方甘草合剂等;对严重喘憋者,遵医嘱给予支气管解痉剂。

(4)给予易消化、营养丰富的流质、半流质饮食,少食多餐,避免过饱影响呼吸;哺喂时应耐心,防止呛咳引起窒息;重症不能进食者,给予静脉营养。保证液体的摄入量,以湿润呼吸道黏膜,防止分泌物干结,利于痰液排出;同时可以防止发热导致的脱水。

(三)加强体温监测

观察体温变化并警惕高热惊厥的发生,对高热者给予降温措施,保持口腔及皮肤清洁。

(四)密切观察病情

(1)如患儿出现烦躁不安、面色苍白、气喘加剧、心率加速(>160 次/分)、肝脏在短时间内急剧增大等心力衰竭的表现,以及时报告医师,给予氧气吸入并减慢输液速度,遵医嘱给予强心、利尿药物,以增强心肌收缩力,减慢心率,增加心搏出量,减轻体内水钠潴留,从而减轻心脏负荷。

(2)若患儿出现烦躁或嗜睡、惊厥、昏迷、呼吸不规则等,提示颅内压增高,立即报告医师并共同抢救。

(3)患儿腹胀明显伴低钾血症时,以及时补钾;若有中毒性肠麻痹,应禁食,予以胃肠减压,遵医嘱皮下注射新斯的明,以促进肠蠕动,消除腹胀,缓解呼吸困难。

(4)如患儿病情突然加重,出现剧烈咳嗽、烦躁不安、呼吸困难、胸痛、面色发绀、患侧呼吸运动受限等,提示并发脓胸或脓气胸,应及时配合进行胸穿或胸腔闭式引流。

(五)健康教育

向患儿家长讲解疾病的有关知识和护理要点,指导家长合理喂养,加强体格锻炼,以改善小儿呼吸功能;对易患呼吸道感染的患儿,在寒冷季节或气候骤变外出时,应注意保暖,避免着凉;定期健康检查,按时预防接种;对年长儿说明住院和注射等对疾病痊愈的重要性,鼓励患儿克服暂时的痛苦,与医护人员合作;教育患儿咳嗽时用手帕或纸捂嘴,不随地吐痰,防止病原菌污染空气而传染给他人。

(鲍琳琳)

第十一节 腹　泻

一、护理评估

(一)健康史

应详细询问喂养史,是母乳喂养还是人工喂养,喂何种乳品,冲调浓度、喂哺次数及量,添加辅食及断奶情况。并了解当地有无类似疾病的流行。并注意患儿有无不洁饮食史、肠道内外感染、食物过敏史、外出旅游和气候变化史等。询问患儿腹泻开始时间,次数、颜色、性质、量、气味。并是否伴随发热、呕吐、腹胀、腹痛及里急后重等症状。既往有无腹泻史、其他疾病史和长期服用广谱抗生素史等。

(二)身体状况

观察患儿生命体征,有无腹痛、里急后重、大便性状为松散或水样,密切观察患儿生命体征、体质量、出入量、尿量、神志状态、营养状态,皮肤弹性、眼窝凹陷、口舌黏膜干燥、神经反射等脱水表现。并评估脱水的程度和性质，检查肛周皮肤有无发红、破损；了解大便常规、大便致病菌培养等实验室检查结果。

（三）心理社会状况

腹泻是小儿的常见病、多发病，年龄越小、发病率越高，特别是在贫困和卫生条件较差的地区，家长缺乏喂养及卫生知识是导致小儿易患腹泻的重要原因。故应了解患儿家长的心理状况及对疾病的病因、护理知识的认识程度，注意评估患儿家庭的经济状况、聚居条件、卫生习惯、家长的文化程度及家长对病因、护理知识的了解程度，认识疾病流行趋势。

（四）实验室检查

了解大便常规及致病菌培养等化验结果。分析血常规、红细胞计数、血清电解质、血尿素氮、二氧化碳结合力等可了解体内酸碱平衡紊乱性质和程度。

二、护理诊断

（一）体液不足

体液不足与腹泻、呕吐丢失过多和摄入量不足有关。

（二）体温过高

体温过高与肠道感染有关。

（三）有皮肤黏膜完整性受损的危险

有皮肤黏膜完整性受损的危险与腹泻大便次数增多刺激臀部皮肤及尿布使用不当有关。

（四）知识缺乏（家长）

与喂养知识、卫生知识及腹泻患儿护理知识缺乏有关。

（五）营养失调

营养低于机体需要量，呕吐腹泻等消化功能障碍所致。

（六）排便异常腹泻

排便异常腹泻与喂养不当，肠道感染或功能紊乱。

（七）腹泻

腹泻与喂养不当、感染导致胃肠道功能紊乱有关。

（八）有交叉感染的可能

交叉感染与免疫力低下有关。

（九）潜在并发症

1.酸中毒

酸中毒与腹泻丢失碱性物质及热能摄入不足有关。

2.低血钾

低血钾与腹泻、呕吐丢失过多和摄入不足有关。

三、护理目标

(1)患儿腹泻、呕吐、排便次数逐渐减少至正常，大便次数性状颜色恢复正常。

(2)患儿脱水、电解质紊乱纠正，体质量恢复正常，尿量正常，获得足够的液体和电解质。

(3)体温逐渐恢复正常。

(4)住院期间患儿能保持皮肤的完整性，不再有红臀发生。

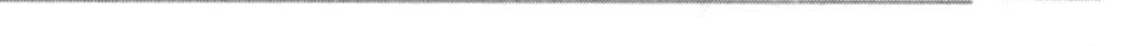

(5)家长能说出婴儿腹泻的病因、预防措施和喂养知识,能协助医护人员护理患儿。

(6)患儿不发生酸中毒,低血钾等并发症。

(7)避免交叉感染的发生。

(8)保证患儿营养的补充将患儿体质量保持不减或有增加。

四、护理措施

新入院的患儿首先要测量体质量,便于了解患儿脱水情况和计液量。以后每周测 1 次,了解患儿恢复和体质量增长情况。

(一)体液不足的护理

1.口服补液疗法的护理

该方法适用于无脱水、轻中度脱水或呕吐不严重的患儿,可采用口服方法,它能补充身体丢失的水分和盐,执行医嘱给口服补液盐时应在 4～6 小时之内少量多次喂,同时可以随意喂水,口服液盐一定用冷开水或温开水溶解。

(1)一般轻度脱水需 50～80 mL/kg,中度脱水需 80～100 mL/kg,于 8～12 小时内将累积损失量补足;脱水纠正后,将余量用等量水稀释按病情需要随时口服。对无脱水患儿,可在家进行口服补液的护理,可将口服补液盐溶液加等量水稀释,每天 50～100 mL/kg,少量频服,以预防脱水(新生儿慎用),有明显腹胀、休克、心功能不全或其他严重并发症者及新生儿不宜口服补液。在口服补液过程中,如呕吐频繁或腹泻、脱水加重,应改为静脉补液。服用口服补液盐溶液期间,应适当增加水分,以防高钠血症。

(2)护理中的注意事项:①向家长说明和示范口服液的配制方法。②向家长示范喂服方法,2 岁以下的患儿 1～2 分钟喂 1 小勺约 5 mL,大一点的患儿可用杯子直接喝,如有呕吐,停 10 分钟后再慢慢喂服(2～3 分钟喂一勺)。③对于在家进行口服补液的患儿,应指导家长病情观察方法。口服补液可直到腹泻停止,并继续喂养。如病情不见好转或加重,应及时到医院就诊。④密切观察病情,如患儿出现眼睑水肿应停止服用口服补液盐液,改用白开水或母乳,水肿消退后再按无脱水的方案服用。4 小时后应重新估计患儿脱水状况,然后选择上述适当的方案继续治疗护理。

2.禁食、静脉补液

该方法适用于中度以上脱水,吐、泻重或腹胀的患儿。在静脉输液前协助医师取静脉血做钾、钠、氯、二氧化碳结合力等项目检查。

(1)第 1 天补液:①输液总量,按医嘱要求安排 24 小时的液体总量(包括累积损失量、继续损失量和生理需要量)。并本着“急需先补、先快后慢、见尿补钾”的原则分批输入。如患儿烦躁不安,应检查原因,必要时可遵医嘱给予适量的镇静药,如氯丙嗪,10%水合氯醛,以防患儿因烦躁不安而影响静脉输液。一般轻度脱水 90～120 mL/kg,中度脱水 120～150 mL/kg,重度脱水 150～180 mL/kg。②溶液种类,根据脱水性质而定,若临床判断脱水困难,可先按等渗脱水处理。对于治疗前 6 小时内无尿的患儿首先要在30 分钟内给输入 2 ∶ 1 液,一定要记录输液后首次排尿时间,见尿后给含钾液体。③输液速度,主要取决于脱水程度和继续损失的量与速度,遵循先快后慢原则。明确每小时的输入量,一般茂菲氏滴管14～15 滴为1 mL,严格执行补液计划,保证输液量的准确,掌握好输液速度和补液原则。注意防止输液速度过速或过缓。注意输液是否通畅,保护好输液肢体,随时观察针头有无滑脱,局部有无红肿渗液及寒战发绀等全身输液反应。对重度脱水有明显周围循环障碍者应先快速扩容；累积损失量(扣除扩容液量)一般在前8～12小时内补完，每小时8～10 mL/kg；后12～16小时补充生理需要量和异常的损失量，每小时约5 mL/kg；若吐泻缓解，可酌情减少补液量或改为口服补液。④对于少数营养不良、新生儿及伴心、肺疾病的患儿应根据病情计算，每批液量一般减少20%，输液速度应在原有基础减慢2～4小时，把累积丢失的液量由8小时延长到10～12小时输完。如有条件最好用输液泵，以便更精确地控制输液速度。

(2)第2天及以后的补液：脱水和电解质紊乱已基本纠正，主要补充生理需要量和继续损失量，可改为口服补液，一般生理需要量为每天60～80 mL/kg，用1/5张含钠液；继续损失量是丢多少补多少，用1/2～1/3张含钠液，将这两部分相加于12～24小时内均匀静脉滴注。

3.准确记录出入量

准确记录出入量，是医师调整患儿输液质和量的重要依据。

(1)大便次数，量(估计)及性质、大便的气味、颜色、有无黏液、脓血等。留大便常规并做培养。

(2)呕吐次数、量、颜色、气味及呕吐与其他症状的关系，体现了患儿病情发展情况。比如呕吐加重但无腹泻；补液后脱水纠正由于呕吐次数增多而效果不满意，这时要及时报告医师，以及早发现肠道外感染或急腹症。

4.严密观察病情，细心做好护理

(1)注意观察生命体征：包括体温、脉搏、血压、呼吸、精神状况。若出现烦躁不安、脉率加快、呼吸加快等，应警惕是否输液速度过快，是否发生心力衰竭和肺水肿等情况。

(2)观察脱水情况：注意患儿的神志、精神、皮肤弹性、有无口渴，皮肤、黏膜干燥程度，眼窝及前囟凹陷程度，机体温度及尿量等临床表现，估计患儿脱水程度，同时要动态观察经过补充液体后脱水症状是否得到改善。如补液合理，一般于补液后3～4小时应该排尿，此时说明血容量恢复，所以应注意观察和记录输液后首次排尿的时间、尿量。补液后24小时皮肤弹性恢复，眼窝凹陷消失，则表明脱水已被纠正。补液后眼睑出现水肿，可能是钠盐过多；补液后尿多而脱水未能纠正，则可能是葡萄糖液补入过多，宜调整溶液中电解质比例。

(3)密切观察代谢性酸中毒的表现：中、重度脱水患多有不同程度的酸中毒，当pH下降、二氧化碳结合力在25%容积以下时，酸中毒表现明显。当患儿出现呼吸深长、精神萎靡、嗜睡，严重者意识不清、口唇樱红、呼吸有丙酮味。应准备碱性液，以及时使用碱性药物纠正，应补充碳酸氢钠或乳酸钠。注意碱性液体有无漏出血管外，以免引起局部组织坏死。

(4)密切观察低血钾表现：常发现于输液后脱水纠正时，当发现患儿尿量异常增多，精神萎靡、全身乏力、不哭或哭声低下、吃奶无力、肌张力低下、反应迟钝、恶心呕吐、腹胀及听诊肠鸣音减弱或消失，呼吸频不规整，心电图显示T波平坦或倒置、U波明显、S-T段下移(或心律失常，提示有低血钾存在，应及时补充钾盐)等临床表现，以及时报告医师，做血生化检查。如是低血钾症，应遵医调整液体中钾的浓度。补充钾时应按照见尿补钾的原则，严格掌握补钾的速度，绝不可静脉推入，以免发生高血钾引起心搏骤停。一般按每天3～4 mmol/kg(相当于氯化钾200～300 mg/kg)补给，缺钾明显者可增至4～6 mmol/kg，轻度脱水时可分次口服，中、重度脱水予静脉滴入。并观察记录好治疗效果。

(5)密切观察有无低钙、低镁、低磷血症：当脱水和酸中毒被纠正时，大多表现有钙、磷缺乏，少数可有镁缺乏。低血钙或低血镁时表现为手足搐搦、惊厥；重症低血磷时出现嗜睡、精神错乱或昏迷，肌肉、心肌收缩无力（营养不良或佝偻病活动期患儿更甚），这时要及时报告医师。静脉缓慢注射10%葡萄糖酸钙或深部肌内注射25%硫酸镁。

(6)低钠血症：低钠血症多见于静脉输液停止后的患儿。这是以为患儿进食后水样便次数再次增多。主要表现为患儿前囟及眼窝凹陷、肢端凉、精神弱、尿少等。要及时报告医师要继续补充丢失液体。

(7)高钠血症：高钠血症出现在按医嘱禁食补液或口服补液后，患儿出现烦躁不安、口渴、尿少、皮肤弹性差，甚至惊厥。这时应报告医师，必要时取血查生化，待结果回报后根据具体情况调整液体的质和量。

(8)泌尿系统感染：患儿腹泻渐好，但仍发热，阵阵哭闹不安，此时要报告医师，根据医嘱留尿常规，并寻找感染病灶。并发泌尿系统感染的患儿多见于女婴，在护理和换尿布时一定要注意女婴儿会阴部的清洁，防止上行性尿路感染。

5.计算液体出入量

24小时液体入量包括口服液体和胃肠道外补液量。液体出量包括尿、大便和不显性失水。呼吸增快时，不显性失水增加4～5倍，体温每升高1℃，不显性失水每小时增加0.5 mL/kg；环境湿度大小可分别减少或增加不显性失水；体力活动增多时，不显性失水增加30%。补液过程中，计算并记录24小时液体出入量，是液体疗法护理工作的重要内容。婴幼儿大小便不易收集，可用“秤尿布法”计算液体排出量。

(二)腹泻的护理

控制腹泻，防止继续失水。

1.调整饮食

根据世界卫生组织的要求对于轻中度脱水的患儿不必禁食，腹泻期间和恢复期适宜的营养对促进恢复、减少体质量下降和生长停滞的程度、缩短腹泻后康复时间、预防营养不良非常重要。故腹泻脱水患儿除严重呕吐者暂禁食4～6小时（不禁水）外，均应继续喂养进食是必要的治疗与护理措施。但因同时存在着消化功能紊乱，故应根据患儿病情适当调整饮食，达到减轻胃肠道负担、恢复消化功能之目的。继续哺母乳喂养；人工喂养出生6个月以内的小儿，牛奶（或羊奶）应加米汤或水稀释，或用发酵奶（酸奶），也可用奶谷类混合物，每天6次，以保证足够的热量。腹泻次数减少后，出生6个月以上的婴儿可用平常已经习惯的饮食，选用稀粥、面条、并加些熟的植物油、蔬菜、肉末等，但需由少到多，随着病情稳定和好转，并逐渐过渡到正常饮食。幼儿应给一些新鲜、味美、碎烂、营养丰富的食物。病毒性肠炎多有双糖酶缺乏，应限制糖量，并暂停乳类喂养，改为豆制代用品或发酵奶，对牛奶和大豆过敏者应该用其他饮食，以减轻腹泻，缩短病程。腹泻停止后，继续给予营养丰富的饮食，并每天加餐1次，共2周，以赶上正常生长。双糖酶缺乏者，不宜用蔗糖，并暂停乳类。对少数严重病例口服营养物质不能耐受者，应加强支持疗法，必要时全静脉营养。

2.控制感染

感染是引起腹泻的重要原因，细菌性肠炎需用抗生素治疗。病毒性肠炎用饮食疗法和支持疗法常可痊愈。严格消毒隔离，防止感染传播，按肠道传染病隔离，护理患儿前后要认真洗手，防止感染，遵医嘱给予抗生素治疗。

3.观察排便情况

注意大便的变化，观察记录大便次数、颜色、性状、气味、量、及时送检，并注意采集黏液脓血部分，进行动态比较，根据大便常规检验结果，调整治疗和输液方案，为输液方案和治疗提供可靠依据。

（三）发热的护理

(1)保持室内安静、空气新鲜、通风良好，保持室温在 18～22 ℃，相对湿度 55%～65%，衣被适度，以免影响机体散热。

(2)让患儿卧床休息限制活动量，利于机体康复和减少并发症的发生。多饮温开水或选择喜欢的饮料，以加快毒素排泄带走热量和降低体温。

(3)密切观察患儿体温变化 4 小时测体温 1 次，体温骤升或骤降时要随时测量并记录降温效果。体温超过 38.5 ℃时给予物理降温：温水擦浴；用 30%～50%的乙醇擦浴；冰枕、冷毛巾敷患儿前额，或冷敷腹股沟、腋下等大血管处；冷盐水灌肠。物理降温后 30 分钟测体温，并记录于体温单上。

(4)按医嘱给予抗感染药及解热药，并观察记录用药效果，药物降温后，密切观察，防止虚脱。

(5)患儿的衣服，出汗后及时擦干汗液，更换衣服，并注意保暖，在严重情况下给予吸氧，以免惊厥抽搐发生。

(6)加强口腔护理，鼓励多漱口，口唇干燥时可涂护唇油。

（四）维持皮肤完整

由于腹泻频繁，大便呈酸性或碱性，含有大量肠液及消化酶，臀部皮肤常处于被大便腐蚀的状态，容易发生肛门周围皮肤糜烂，严重者引起溃疡及感染，要注意每次换尿布大便后须用温水清洗臀部及肛周并吸干，局部皮肤发红处涂以 5%鞣酸软膏或 40%氧化锌油并按摩片刻，促进血液循环。应选用消毒软棉尿布并及时更换。避免使用不透气塑料布或橡皮布，防止尿布皮炎发生。局部有糜烂者可在便后用温水洗净后用灯泡照烤，待烤干局部渗液后，再涂紫草油或 1%甲紫效果更好。

（五）做好床边隔离

护理患儿前后均要认真洗手防止交叉感染。

（六）减轻患儿的恐惧

医护人员的检查、治疗应相对集中进行以减少患儿的哭闹，可根据患儿年龄给予不同玩具，减少其恐惧心理，若患儿哭闹不安影响静脉输液的顺利进行，必要时可根据医嘱适当应用镇静药物。

（七）对症治疗

腹胀明显者用肛管排气或肌内注射新斯的明。呕吐严重者针刺足三里、内关或肌内注射氯丙嗪等。

（八）注意口腔清洁

禁食患儿每天做口腔护理两次。由于长时间应用抗生素可发生鹅口疮。如口腔黏膜有乳白色分泌物附着即为鹅口疮，可涂制霉菌素；若发生溃疡性口炎时可用 3%双氧水洗净口腔后，涂复方甲紫、金霉素鱼肝油。

（九）恢复期患儿护理

(1)新入院患儿分室居住，预防交叉感染。

(2)患儿消化功能恢复时，逐渐增加奶的质和量，细心添加辅食，避免小儿腹泻再次复发。

(十)健康教育

(1)宣传母乳喂养的优点,鼓励母乳喂养,尤其是出生后最初数月及出生后每个夏天更为重要,避免在夏季断奶。按时逐步加辅食,防止过食、偏食及饮食结构突然变动。如乳制品的调剂方法,辅食加方法,断奶时间选择方法,人工喂养儿根据具体情况。选用合适的代乳品。

(2)指导患儿家长配置和使用口服补液盐溶液。

(3)注意饮食卫生,培养良好的卫生习惯;注意食物新鲜、清洁和奶具、食具应定时煮沸消毒,避免肠道内感染。教育儿童养成饭前便后洗手,勤剪指甲的良好习惯。

(4)及时治疗营养不良、维生素 D 缺乏性佝偻病等,加强体格锻炼,适当进行户外活动。防止受凉或过热,营养不良,预防感冒,肺炎及中耳炎等并发症的发生,避免长期滥用广谱抗生素。

(5)气候变化时及时增减衣物,防止受凉或过热,冬天注意保暖,夏天多喝水。尤其应做好腹部的保暖。集体机构中如有腹泻的流行,应积极治疗患儿,做好消毒隔离工作,防止交叉感染。

(鲍琳琳)

第十三章 肿瘤科护理

第一节 颅内肿瘤

一、概述

颅内肿瘤即各种脑肿瘤，是常见的神经系统疾病之一。一般分为原发和继发两大类。原发性颅内肿瘤可发生于脑组织、脑膜、脑神经、垂体、血管残余胚胎组织等；继发性颅内肿瘤由身体其他部位，如肺、子宫、乳腺、消化道、肝脏等的恶性肿瘤转移至脑部，或由邻近器官的恶性肿瘤由颅底侵入颅内。

据统计，就全身肿瘤的发病率而论，颅内肿瘤居第五位(6.31%)，仅低于胃、子宫、乳腺、食管肿瘤。颅内肿瘤可发生于任何年龄，以成人多见，其发病年龄、好发部位与肿瘤类型存在相互关联。少儿多发生在幕下及脑的中线部位，主要为髓母细胞瘤、颅咽管瘤及室管膜瘤；成人以大脑半球胶质瘤为最多见，如星形细胞瘤、胶质母细胞瘤、室管膜瘤等，其次为脑膜瘤、垂体瘤及颅咽管瘤、神经纤维瘤、海绵状血管瘤等；老年人以多形性胶质母细胞瘤、脑膜瘤、转移瘤等居多。

(一)病因

颅内肿瘤和其他肿瘤一样，病因尚不完全清楚，可能与以下几种因素有关。

1.遗传因素

据报道，神经纤维瘤、血管网状细胞瘤和视网膜母细胞瘤等有明显家庭发病倾向，这些肿瘤常在一个家庭中的几代人出现。胚胎原始细胞在颅内残留和异位生长也是颅内肿瘤形成的一个重要原因，如颅咽管瘤、脊索瘤、皮样囊肿、表皮样囊肿及畸胎瘤。

2.电离辐射

目前已经肯定，X线及非离子射线的电离辐射能增加颅内肿瘤发病率。颅脑放射(即使是小剂量)可使脑膜瘤发病率增加10%，胶质瘤发病率增加3%～7%；潜伏期长，可达放射后10年以上。

3.外伤

创伤一直被认为是脑膜瘤或胶质细胞瘤发生的可能因素。文献报道在头颅外伤的局部骨折或瘢痕处出现脑膜瘤的生长。

4.化学因素

亚硝胺类化合物、致瘤病毒、甲基胆蒽、二苯蒽等都能诱发脑瘤。

(二)临床表现

1.一般的症状和体征

脑瘤患者颅内压增高症状占90%以上。

(1)头痛、恶心、呕吐:头痛多位于前额及颞部,开始为阵发性头痛渐进性加重,后期为持续性头痛阵发性加剧,早晨头痛更重,间歇期正常。颅后窝肿瘤可致枕颈部疼痛并向眼眶放射。幼儿因颅缝未闭或颅缝分离可没有头痛只有头昏。呕吐呈喷射性,多伴有恶心,在头痛剧烈时出现。由于延髓呕吐中枢、前庭、迷走神经受到刺激,故幕下肿瘤出现呕吐要比幕上肿瘤较早而且严重。

(2)视神经盘水肿及视力减退:是颅内高压的重要客观体征。颅内压增高到一定时期后可出现视神经盘水肿。它的出现和发展与脑肿瘤的部位、性质、病程缓急有关,如颅后窝肿瘤出现较早且严重,大脑半球肿瘤较颅后窝者出现较晚而相对要轻,而恶性肿瘤一般出现较早,发展迅速并较严重。早期无视力障碍,随着时间的延长,病情的发展,出现视野向心性缩小,晚期视神经继发性萎缩则视力迅速下降,这也是与视神经炎所致的假性视神经盘水肿相区分的要点。

(3)精神及意识障碍及其他症状:可出现头晕、复视、一过性黑、猝倒、意识模糊、精神不安或淡漠等症状,甚至可发生癫痫、昏迷。

(4)生命体征变化:颅内压呈缓慢增高者,生命体征多无变化。中度与重度急性颅内压增高时,常引起呼吸、脉搏减慢,血压升高。

2.局灶性症状和体征

局灶性症状是指脑肿瘤引起的局部神经功能紊乱。主要取决于肿瘤生长的部位,因此可以根据患者特有的症状和体征作出肿瘤的定位诊断。

(1)大脑半球肿瘤的临床症状:肿瘤位于半球的不同部位可产生不同定位症状和体征。①精神症状:常见于额叶肿瘤,多表现为反应迟钝,生活懒散,近期记忆力减退,甚至丧失,严重时丧失自知力及判断力,亦可表现为脾气暴躁,易激动或欣快。②癫痫发作:额叶肿瘤较易出现,其次为颞叶、顶叶肿瘤多见。包括全身大发作和局限性发作,有的病例抽搐前有先兆,如颞叶肿瘤,癫痫发作前常有幻想、眩晕等先兆,顶叶肿瘤发作前可有肢体麻木等异常感觉。

(2)锥体束损害症状:表现为肿瘤对侧半身或单一肢体力弱或瘫痪病理征阳性。

(3)感觉障碍:为顶叶的常见症状,表现为肿瘤对侧肢体的位置觉、两点分辨觉、图形觉、质料觉、失算、失明、左右不分、手指失认,实体觉的障碍。

(4)失语症:见于优势大脑半球肿瘤,分为运动性和感觉性失语。

(5)视野改变:枕叶及颞叶深部肿瘤因累及视辐射,表现为视野缺损,同向性偏盲及闪光、颜色等幻视。

3.蝶鞍区肿瘤的临床症状

早期就出现视力、视野改变及内分泌功能紊乱等症状,颅内压增高症状较少见。

(1)视觉障碍:肿瘤向蝶鞍区上发展压迫视交叉引起视力减退及视野缺损,蝶鞍肿瘤患者常因此原因前来就诊,眼底检查可发现原发性视神经萎缩和不同类型的视野缺损。

(2)内分泌功能紊乱:如性腺功能低下,女性表现为月经期延长或闭经,男性表现为阳痿、性欲减退及发育迟缓。生长激素分泌过盛在发育成熟前可导致巨人症,如相应激素分泌过多,则发育成熟后表现为肢端肥大症。

4.颅后窝肿瘤的临床症状

(1)小脑半球肿瘤:主要表现为患侧肢体协调动作障碍,可出现患侧肌张力减弱或无张力,膝腱反射迟钝,眼球水平震颤,有时也可出现垂直或旋转性震颤。

(2)小脑蚓部肿瘤:主要表现为躯干性和下肢远端的共济失调,行走时步态不稳,步态蹒跚,或左右摇晃如醉汉,站立时向后倾倒。

(3)脑干肿瘤:临床表现为出现交叉性麻痹,如中脑病变,表现为病变侧动眼神经麻痹;脑桥病变,可表现为病变侧眼球外展及面肌麻痹,同侧面部感觉障碍及听觉障碍;延髓病变,可出现同侧舌肌麻痹、咽喉麻痹、舌后 1/3 味觉消失等。

(4)小脑脑桥角肿瘤:表现为耳鸣、眩晕、进行性听力减退、颜面麻木、面肌抽搐、面肌麻痹及声音嘶哑、食水呛咳、病侧共济失调及眼球震颤。

5.松果体区肿瘤临床症状

(1)四叠体受压征:即瞳孔反应障碍、垂直凝视麻痹和耳鸣、耳聋是其特征性体征。

(2)两侧锥体束征:即尿崩症、嗜睡、肥胖、全身发育停顿,男性可见性早熟。

(三)诊断

1.病史与临床检查

这是正确诊断的基础。

(1)需要详细了解发病时间,首发症状和以后症状出现的次序,这些对定位诊断具有重要意义。

(2)临床检查:包括全身与神经系统等方面。神经系统检查注意意识、精神状态、脑神经、运动、感觉和反射的改变。需常规检查眼底,怀疑颅后凹肿瘤,需做前庭功能与听力检查。全身检查按常规进行。

2.辅助检查

原则上应选用对患者痛苦较轻、损伤较少、反应较小、意义较大与操作简便的方法。

(1)X 线检查:神经系统的 X 线检查包括头颅平片、脑脊髓血管造影、脑室、脑池及椎管造影等。脑血管造影可了解颅内肿瘤的供血情况,对血管性肿瘤价值较大。

(2)腰椎穿刺与脑脊液检查:仅作参考,颅内肿瘤常引起一定程度颅内压增高,但压力正常时,不能排除脑瘤。需要注意,已有显著颅内压增高,或疑为脑室内或幕下肿瘤时,腰穿应特别谨慎或禁忌,以免因腰穿特别是不适当的放出脑脊液,打破颅内与椎管内上下压力平衡状态,促使发生脑疝危象。

(3)CT 脑扫描与磁共振扫描:是当前对颅内瘤诊断最有价值的诊断方法。一般可发现直径 3 mm以上的肿瘤。肿瘤 CT 异常密度和 MRI 信号变化、脑室受压和脑组织移位、瘤周脑水肿范围,可反映瘤组织及其继发改变如坏死、出血、囊变和钙化等情况,并确定肿瘤部位、大小、数目、血供和与周围重要结构的解剖关系,结合增强扫描对绝大部分肿瘤作出定性诊断。

(4)放射性核素扫描:目前主要有单光子发射计算机断层显像(SPECT)与正电子发射计算机断层显像(PET)两项技术。PET 可显示肿瘤影像和局部脑细胞功能活力情况。

(5)内分泌检查:对诊断垂体腺瘤很有价值,此外酶的改变、免疫学诊断亦有一定参考价值,但多属非特异性的。

(6)活检:肿瘤定性诊断困难,影响选择治疗方法时,可利用立体定向和神经导航技术取活检行组织学检查确诊,指导治疗。

(四)治疗

颅内肿瘤治疗可通过手术治疗、化疗、放疗、分子靶向治疗及免疫治疗等方法。目前,综合治疗对大部分中枢神经系统肿瘤来讲,是较为合适的治疗方案。

1.手术治疗

原则是凡良性肿瘤应力争全切除以达到治愈的效果;凡恶性肿瘤或位于重要功能区的良性肿瘤,应根据患者情况和技术条件予以大部切除或部分切除,以达到减压的目的。

2.放疗

凡恶性肿瘤或未能全切除而对放射线敏感的良性肿瘤,术后均应进行放疗。目前包括常规放疗、立体定位放射外科治疗及放射性核素内放疗。如肿瘤位于要害部位,无法施行手术切除,而药物治疗效果不好时,可行脑脊液分流术、颞肌下减压术、枕肌下减压术或去骨瓣减压术等姑息性手术。

3.化疗

恶性肿瘤,特别是胶质瘤和转移瘤,术后除放疗外,尚可通过不同途径和方式给予化学药物治疗。但是由于血-脑屏障的存在,颅内肿瘤不同于其他部位的肿瘤,某些化疗药物难以到达颅内肿瘤细胞而起到杀伤作用。故化疗药物应与减弱血-脑屏障的药物联合应用。

4.免疫治疗

颅内肿瘤抗原的免疫原性弱,不易引起强烈的免疫反应,又由于血-脑屏障的存在,抗癌免疫反应不易落实至脑内。这方面有一些试验研究与药物临床试验,如应用免疫核糖核酸治疗胶质瘤取得一定效果,但尚需进一步观察、总结与发展。

5.对症治疗

(1)抗癫痫治疗:幕上脑膜瘤、转移瘤等开颅手术后发生癫痫的概率较高。术前有癫痫史或术后出现癫痫者,应连续服用抗癫痫药,癫痫停止发作6个月后可以缓慢停药。

(2)降低颅内压:对于发生颅内高压的患者,应使用脱水药、糖皮质激素、冬眠疗法等手段减轻脑组织损伤。

颅内肿瘤患者的预后与肿瘤的性质及生长部位有关。良性肿瘤如能彻底摘除可得到根治;恶性肿瘤预后较差,绝大多数肿瘤在经过综合治疗后仍有可能复发。

二、护理

(一)心理护理

面对肿瘤的威胁,患者通常要经过一个对疾病理解并接受治疗的复杂心理适应过程。护士通过为患者提供关于肿瘤和治疗信息,运用交流技巧,给患者以心理支持,可以促进患者对这一紧张状态的调整适应过程。同时,护士一定要在精神上经常地给予其安慰和鼓励,耐心解释治疗的安全性和有效性,以解除患者的焦虑和不安,这种心理上的支持,会使患者情绪稳定、乐观,有助于减轻治疗反应,使治疗顺利完成。

(二)头痛的护理

(1)密切观察患者病情,包括神志、瞳孔、生命体征的变化。对于躁动的患者需加床栏保护。

(2)给予脱水等对症治疗。

(3)环境要安静,室内光线要柔和。

(4)心理护理:多与患者交流,了解思想状况,进行细致的解释和安慰,同时与家属共同体贴关心患者，减轻患者的精神压力，以利患者积极配合治疗。

(5)指导患者卧床休息，可通过看报纸、听轻柔的音乐等方式分散注意力以减轻疼痛。

(6)饮食护理：指导患者进食清淡、宜消化的软食，可食新鲜的蔬菜、水果，保持大便的通畅，若便秘应指导患者勿用力解大便，以免腹压增高引起颅内压增高。

(三)癫痫的护理

(1)应尽量为其创造安静环境，以避免任何不良刺激，如疼痛、紧张、高热、外伤、过度疲劳、强烈的情绪波动(急躁、发怒)等。另外饮酒、食用刺激和油腻食物等也可诱发癫痫发作，应尽量避免其接触。

(2)仔细观察了解癫痫发作的诱因，以及时发现发作前的预兆。当患者出现前驱症状时，预示其可能在数小时或数天内出现癫痫发作，这时要做好患者的心理护理，帮助其稳定情绪，同时与医师联系，在医师指导下调整癫痫药物的剂量和/或种类，预防癫痫发作。

(3)癫痫发作时的护理，以及时移开身边硬物迅速让患者平卧，如来不及上述安排，发现患者有摔倒危险时应迅速扶住患者让其顺势倒下，严防患者忽然倒地摔伤头部或肢体造成骨折。如果癫痫发作时患者的口是张开的，应迅速用缠裹无菌纱布的压舌板或筷子等物品垫在患者嘴巴一侧的上、下牙之间，以防其咬伤舌头。如患者已经咬紧牙关，则使用开口器从臼齿处插入，避免使用坚硬物品，以免其牙齿脱落，阻塞呼吸道。发作时呼吸道的分泌物较多，可造成呼吸道的阻塞或误吸窒息而危及生命，应让其头侧向一方使分泌物流出，同时解开衣领及腰带保持呼吸通畅。通知医师，给予对症处理。

(四)预防跌倒的护理

评估患者易致跌倒的因素，创造良好的病室安全环境，地面保持干净无水迹，走廊整洁、畅通、无障碍物、光线明亮。定时巡视患者，严密观察患者的生命体征及病情变化，使用床栏并合理安排陪护。加强与患者及其家属的交流沟通，关注患者的心理需求。给予必要的生活帮助和护理。对使用床栏的患者，需告知下床前放下床栏，勿翻越。呼叫器、便器等常用物品放在患者易取处；对患者及其家属进行安全宣教。

(五)放疗的护理

(1)做好放疗前的健康宣教：告知患者放疗的相关知识及不良反应，耐心细致地向患者解释，消除患者对放疗的恐惧感。

(2)颅内压增高的观察和护理：当照射剂量达到 1 000～1 500 cGy 时，脑组织由于受到放射线的损伤，细胞膜的通透性发生改变，导致脑水肿而引起颅内压增高。因此，需密切观察患者的意识、瞳孔及血压的变化，如出现剧烈头痛或频繁呕吐，则有脑疝发生的可能，应立即通知医师，做好降压抢救处理。

(3)饮食护理：由于放疗后患者表现食欲差，饮食要保持色、香、味美以刺激食欲。鼓励患者进高蛋白、高维生素、高纤维的饮食，忌食过热、过冷、油煎及过硬食物。

(4)口腔护理：放疗期间保持口腔卫生，积极防治放射性口腔炎。加强口腔护理，每天用软毛牙刷刷牙，每次进食后用清水漱口。放疗期间及放疗后 3 年禁止拔牙，如确须拔牙应加强抗感染治疗，以防放疗后牙床血管萎缩诱发牙槽炎、下颌骨坏死、骨髓炎。

(5)照射野皮肤的护理：放疗中保持照射野部位清洁、干燥，指导患者局部避免搔抓，避免刺激，禁用碘酒、乙醇、胶布，忌用皂类擦洗，夏天外出可戴透气性好的太阳帽或打遮阳伞，防止日光对皮肤的直接照射引起损伤。

(6)观察体温及血常规的变化：体温 38 ℃以上者，报告医师暂停放疗，观察血常规的变化，结合全身情况配合医师做好抗感染治疗。

三、健康教育

(1)注意营养均衡，多吃蔬菜、水果、粗纤维食物及易消化的食物，多饮水，保持大便通畅。

(2)注意休息，避免重体力劳动。

(3)放疗患者出院后一个月内应注意保护照射野皮肤。

(4)定期复查。

（齐月坤）

第二节　食　管　癌

一、疾病概述

(一)概念

食管癌是常见的一种消化道肿瘤。全世界每年约有 30 万人死于食管癌，我国每年死亡达 15 万余人。食管癌的发病率有明显的地域差异，高发地区发病率可高达 150/10 万以上，低发地区则只在 3/10 万左右。国外以中亚、非洲、法国北部和中南美洲为高发区。我国以太行山地区、秦岭东部地区、大别山区、四川北部地区、闽南和广东潮汕地区、苏北地区为高发区。

(二)相关病理生理

临床上将食管分为颈、胸、腹 3 段。胸段食管又分为上、中、下 3 段。胸中段食管癌较多见，下段次之，上段较少。95%以上的食管癌为鳞状上皮细胞癌，贲门部腺癌可向上延伸累及食管下段。

食管癌起源于食管黏膜上皮。癌细胞逐渐增大侵及肌层，并沿食管向上下、全周及管腔内外方向发展，出现不同程度的食管阻塞。晚期癌肿穿透食管壁、侵入纵隔或心包。食管癌主要经淋巴转移，血行转移发生较晚。

(三)病因与诱因

病因至今尚未明确，可能与下列因素有关。

1.亚硝胺及真菌

亚硝胺是公认的化学致癌物，在高发区的粮食和饮水中，其含量显著增高，且与当地食管癌和食管上皮重度增生的患病率呈正相关。各种霉变食物能产生致癌物质，一些真菌能将硝酸盐还原为亚硝酸盐，促进二级胺的形成，使二级胺比发霉前增高 50～100 倍。少数真菌还能合成亚硝胺。

2.遗传因素和基因

食管癌的发病常表现家族聚集现象，河南林县食管癌有阳性家族史者占 60%。在食管癌高发家族中，染色体数量及结构异常者显著增多。

3.营养不良及微量元素缺乏

饮食缺乏动物蛋白、新鲜蔬菜和水果，摄入的维生素 A、维生素 B_1、维生素 B_2、维生素 C 缺乏，是食管癌的危险因素。食物、饮水和土壤内的微量元素，如钼、铜、锰、铁、锌含量较低，亦与食管癌的发生相关。

4.饮食习惯

嗜好吸烟、长期饮烈性酒者食管癌发生率明显升高。进食粗糙食物，进食过热、过快等因素易致食管上皮损伤，增加了对致癌物的敏感性。

5.其他因素

食管慢性炎症、黏膜损伤及慢性刺激亦与食管癌发病有关，如食管腐蚀伤、食管慢性炎症、贲门失弛缓症及胃食管长期反流引起的 Barrett 食管(食管末端黏膜上皮柱状细胞化)等均有癌变的危险。

(四)临床表现

1.早期

早期常无明显症状，但在吞咽粗硬食物时可能有不同程度的不适感觉，包括咽下食物哽噎感，胸骨后烧灼样、针刺样或牵拉摩擦样疼痛。食物通过缓慢，并有停滞感或异物感。可能是局部病灶刺激食管蠕动异常或痉挛，或局部炎症、糜烂、表浅溃疡等所致。哽噎停滞感常通过饮水后缓解消失。症状时轻时重，进展缓慢。

2.中晚期

食管癌典型的症状为进行性吞咽困难。先是难咽干的食物，继而只能进半流质、流质，最后水和唾液也不能咽下。常吐黏液样痰，为下咽的唾液和食管的分泌物。患者逐渐消瘦、脱水、无力。若出现持续胸痛或背部肩胛间区持续性疼痛表示为晚期症状，癌已侵犯食管外组织。当癌肿梗阻所引起的炎症水肿暂时消退，或部分癌肿脱落后，梗阻症状可暂时减轻，常误认为病情好转。若癌肿侵犯喉返神经，可出现声音嘶哑；若压迫颈交感神经节，可产生 Horner 综合征。若侵入气管、支气管，可形成食管、气管或支气管瘘，出现吞咽水或食物时剧烈呛咳，并发生呼吸系统感染。后者有时亦可因食管梗阻致内容物反流入呼吸道而引起。最后出现恶病质状态。若有肝、脑等脏器转移，可出现黄疸、腹水、昏迷等状态。

(五)辅助检查

1.食管吞钡造影检查

食管吞钡造影检查是可疑食管癌患者影像学诊断的首选，采用食管吞钡 X 线双重对比造影检查方法。早期可见如下。

(1)食管黏膜皱襞紊乱、粗糙或有中断现象。

(2)局限性食管壁僵硬，蠕动中断。

(3)局限性小的充盈缺损。

(4)浅在龛影，晚期多为充盈缺损，管腔狭窄或梗阻。

2.内镜及超声内镜检查(EUS)

食管纤维内镜检查可直视肿块部位、形态，并可钳取活组织做病理学检查；超声内镜检查可用于判断肿瘤侵犯深度、食管周围组织及结构有无受累，有无纵隔淋巴结或腹内脏器转移等。

3.放射性核素检查

利用某些亲肿瘤的核素，如 ^{32}P、^{131}I 等检查，对早期食管癌病变的发现有帮助。

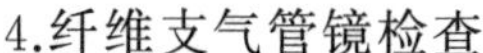

4.纤维支气管镜检查

食管癌外侵常可累及气管、支气管，若肿瘤在隆嵴以上应行气管镜检查。

5.CT、PET/CT 检查

胸、腹 CT 检查能显示食管癌向管腔外扩展的范围及淋巴结转移情况，而 PET/CT 检查则更准确地显示食管癌病变的实际长度，对颈部、上纵隔、腹部淋巴结转移诊断具有较高准确性，在寻找远处转移灶比传统的影像学方法如 CT、EUS 等具有更高的灵敏性。

(六)治疗原则

以手术为主，辅以放疗、化疗等综合治疗。主要治疗方法有内镜治疗、手术、放疗、化疗、免疫及中医中药治疗等。

1.非手术治疗

(1)内镜治疗：食管原位癌可在内镜下行黏膜切除，术后 5 年生存率可达 86%～100%。

(2)放疗：放射和手术综合治疗，可增加手术切除率，也能提高远期生存率。术前放疗后间隔 2～3 周再做手术较为合适。对手术中切除不完全的残留癌组织处做金属标记，一般在手术后 3～6 周开始术后放疗。而单纯放射疗法适用于食管颈段、胸上段食管癌，也可用于有手术禁忌证而病变不长、尚可耐受放疗的患者。

(3)化疗：食管癌对化疗药物敏感性差，与其他方法联合应用，有时可提高疗效。

(4)其他：免疫治疗及中药治疗等亦有一定疗效。

2.手术治疗

手术治疗是治疗食管癌首选方法。对于全身情况和心肺功能良好、无明显远处转移征象者，可采用手术治疗；对估计切除可能性小的较大的鳞癌而全身情况良好的患者，可先做术前放疗，待瘤体缩小后再手术；对晚期食管癌、不能根治或放疗、进食有困难者，可做姑息性减状手术，如食管腔内置管术、食管胃转流吻合术、食管结肠转流吻合术或胃造瘘术等，以达到改善、延长生命的目的。

二、护理评估

(一)一般评估

1.生命体征(T、P、R、BP)

患有食管癌的患者生命体征常无变化。如肿瘤较大压迫气管可引起呼吸急促、心率加快。

2.患者主诉

患者在吞咽食物时，有无哽噎感，胸骨后烧灼样、针刺样或牵拉摩擦样疼痛；有无进行性吞咽困难等症状。

3.相关记录

相关记录包括体重、有无消瘦、饮食习惯改变、吸烟、嗜酒、排便异常情况。有无其他伴随疾病，如糖尿病、冠状动脉粥样硬化性心脏病(冠心病)、高血压、慢性支气管炎等记录。

(二)身体评估

1.局部

了解患者有无吞咽困难、呕吐等；有无疼痛，疼痛的部位和性质，是否因疼痛而影响睡眠。

2.全身

评估患者的营养状况，体重有无减轻，有无消瘦、面部颜色(贫血)、脱水或衰弱；了解患者有无锁骨上淋巴结肿大和肝肿块;有无腹水、胸腔积液等。

(三)心理-社会评估

患者对该疾病的认知程度及主要存在的心理问题,患者家属对患者的关心程度、支持力度、家庭经济承受能力如何等。引导患者正确配合疾病的治疗和护理。

(四)辅助检查阳性结果评估

(1)血液化验检查:食管癌患者若长期进食困难,可引起营养失调低蛋白血症、贫血、维生素、电解质缺乏,但该类患者多有脱水、血液浓缩等现象,血液化验检查常不能正确判断患者的实际营养状况,应注意综合判断、科学分析。

(2)了解食管吞钡造影、内镜及超声内镜检查、CT、PET/CT 等结果,以判断肿瘤的位置、有无扩散或转移。

(五)治疗效果评估

1.非手术治疗评估要点

胸痛、背痛等症状是否改善或加重,吞咽困难是否改善或加重,放、化疗引起的胃纳减退、骨髓造血功能抑制等不良反应有无好转。

2.手术治疗评估要点

术后患者生命体征是否平稳,有无发热、胸闷、呼吸浅快、发绀及肺部痰鸣音等;伤口是否干燥,有无渗液、渗血;各引流管是否通畅,引流量、颜色与性状等;术后有无大出血、感染、肺不张、乳糜胸、吻合口瘘等并发症的发生;患者术后进食情况,有无食物反流现象。

三、主要护理诊断(问题)

(一)营养失调

营养失调与低于机体需要量与进食量减少或不能进食、消耗增加等有关。

(二)体液不足

体液不足与吞咽困难、水分摄入不足有关。

(三)焦虑

焦虑与对癌症的恐惧和担心疾病预后等有关。

(四)知识缺乏

知识缺乏与对疾病的认识不足有关。

(五)潜在并发症

1.肺不张、肺炎

肺不张、肺炎与手术损伤及术后切口疼痛、虚弱致咳痰无力等有关。

2.出血

出血与术中止血不彻底、术后出现活动性出血及患者凝血功能障碍有关。

3.吻合口瘘

吻合口瘘与食管的解剖特点及感染、营养不良、贫血、低蛋白血症等有关。

4.乳糜胸

乳糜胸与伤及胸导管有关。

四、主要护理措施

(一)术前护理

1.心理护理

患者有进行性吞咽困难,日益消瘦,对手术的耐受能力差,对治疗缺乏信心,同时对手术存在着一定程度的恐惧心理。因此,应针对患者的心理状态进行解释、安慰和鼓励,建立充分信赖的护患关系,使患者认识到手术是彻底的治疗方法,使其乐于接受手术。

2.加强营养

尚能进食者,应给予高热量、高蛋白、高维生素的流质或半流质饮食。不能进食者,应静脉补充水分、电解质及热量。低蛋白血症的患者,应输血或血浆蛋白给予纠正。

3.呼吸道准备

术前严格戒烟,指导并教会患者深呼吸、有效咳嗽、排痰。

4.胃肠道准备

(1)注意口腔卫生。

(2)术前安置胃管和十二指肠滴液管。

(3)术前禁食,有食物潴留者,术前晚用等渗盐水冲洗食管,有利于减轻组织水肿,降低术后感染和吻合口漏的发生率。

(4)拟行结肠代食管者,术前需按结肠手术准备护理。

5.术前练习

教会患者深呼吸、有效咳嗽、排痰、床上排便等活动。

(二)术后护理

(1)严密观察生命体征的变化。

(2)保持胃肠减压管通畅:术后24～48小时引流出少量血液,应视为正常,如引出大量血液应立即报告医师处理。胃肠减压管应保留3～5天,以减少吻合口张力,以利愈合。注意胃管连接准确,固定牢靠,防止脱出。

(3)密切观察胸腔引流量及性质:胸腔引流液如发现有异常出血、混浊液、食物残渣或乳糜液排出,则提示胸腔内有活动性出血、食管吻合口漏或乳糜胸,应采取相应措施,明确诊断,予以处理。

(4)观察吻合口漏的症状:食管吻合口漏的临床表现为高热、脉快、呼吸困难、胸部剧痛、不能忍受;患侧呼吸音低,叩诊浊音,白细胞升高甚至发生休克。处理原则:①胸膜腔引流,促使肺膨胀。②选择有效的抗生素抗感染。③补充足够的营养和热量。目前多选用完全胃肠内营养(TEN)经胃造口灌食治疗,效果确切、满意。④严密观察病情变化,积极对症处理。⑤需再次手术者,积极完善术前准备。

(三)休息与活动

适当休息,保证充足的睡眠,进行呼吸功能锻炼,对手术后康复有重要的意义,可指导患者进行深呼吸、腹式呼吸、吹气球及呼吸功能训练仪(三球型)的训练,鼓励患者爬楼梯及进行扩胸运动,以不感到疲劳为宜。

(四)饮食护理

1.术前

大多数食管癌患者因不同程度吞咽困难而出现摄入不足,营养不良,水、电解质失衡,使机体对手术的耐受力下降，故术前应保证患者营养素的摄入。

(1)能进食者，鼓励患者进食高热量、高蛋白、丰富维生素饮食；若患者进食时感食管黏膜有刺痛，可给予清淡无刺激的食物，告知患者不可进食较大、较硬的食物，宜进半流质或水分多的软食。

(2)若患者仅能进食流质而营养状况较差，可给予肠内营养或肠外营养支持。

2.术后饮食

(1)术后早期吻合口处于充血水肿期，需禁饮禁食 3～4 天，禁食期间持续胃肠减压，注意经静脉补充营养。

(2)停止胃肠减压 24 小时后，若无呼吸困难、胸内剧痛、患侧呼吸音减弱及高热等吻合口瘘的症状时，可开始进食。先试饮少量水，术后 5～6 天可进全清流质，每 2 小时 100 mL，每天 6 次。术后 3 周患者若无特殊不适可进普食，但仍应注意少食多餐，细嚼慢咽，进食不宜过多、过快，避免进食生、冷、硬食物(包括质硬的药片和带骨刺的鱼肉类、花生、豆类等)，以防后期吻合口瘘。

(3)食管癌、贲门癌切除术后，胃液可反流至食管，致反酸、呕吐等症状，平卧时加重，嘱患者进食后2 小时内勿平卧，睡眠时将床头抬高。

(4)食管胃吻合术后患者，可由于胃拉入胸腔、肺受压而出现胸闷、进食后呼吸困难，建议患者少食多餐，1～2 个月后，症状多可缓解。

(五)用药护理

严格按医嘱要求用药，注意控制输液速度和用量，必要时使用输液泵输注液体。注意观察有无药物不良反应，发现问题及时处理。

(六)心理护理

食管癌患者往往对进行性加重的吞咽困难、日渐减轻的体重感到焦虑不安；对所患疾病有部分认识，求生的欲望十分强烈，迫切希望能早日手术，恢复进食，但对手术能否彻底切除病灶、今后的生活质量、麻醉和手术意外、术后伤口疼痛及可能出现的术后并发症等表现出日益紧张、恐惧，甚至明显的情绪低落、失眠和食欲下降。

(1)加强与患者及家属的沟通，仔细了解患者及家属对疾病和手术的认知程度，了解患者的心理状况，并根据患者的具体情况，实施耐心的心理疏导。讲解手术和各种治疗与护理的意义、方法、大致过程、配合与注意事项。

(2)营造安静舒适的环境，以促进睡眠。必要时使用安眠、镇静、镇痛类药物，以保证患者充分休息。

(3)争取亲属在心理上、经济上的积极支持和配合，解除患者的后顾之忧。

(七)呼吸道管理

食管癌术后患者易发生呼吸困难、缺氧，并发肺不张、肺炎，甚至呼吸衰竭，主要与下列因素有关：年老的食管癌患者常伴有慢性支气管炎、肺气肿、肺功能低下等；开胸手术破坏了胸廓的完整性；肋间肌和膈肌的切开，使肺的通气泵作用严重受损；术中对肺较长时间的挤压牵拉造成一定的损伤；术后迷走神经功能亢进，引起气管、支气管黏膜腺体分泌增多；食管胃吻合术后，胃拉入胸腔，使肺受压，肺扩张受限；术后切口疼痛、虚弱致咳痰无力，尤其是颈、右胸、上腹三切口患者。护理措施包括以下几点。

(1)加强观察：密切观察呼吸形态、频率和节律，听诊双肺呼吸音是否清晰，有无缺氧征兆。

(2)气管插管者,以及时吸痰,保持气道通畅。

(3)术后第1天每1～2小时鼓励患者深呼吸、吹气球、使用深呼吸训练器,促使肺膨胀。

(4)痰多、咳痰无力的患者若出现呼吸浅快、发绀、呼吸音减弱等痰阻塞现象时,立即行鼻导管深部吸痰,必要时行纤维支气管镜吸痰或气管切开吸痰,气管切开后按气管切开常规护理。

(八)胃肠道护理

1.胃肠减压的护理

(1)术后3～4天内持续胃肠减压,妥善固定胃管,防止脱出。

(2)加强观察:严密观察引流液的量、性状及颜色并准确记录。术后6～12小时可从胃管内抽吸出少量血性液或咖啡色液,以后引流液颜色逐渐变浅。若引流出大量鲜血或血性液,患者出现烦躁、血压下降、脉搏增快、尿量减少等,应考虑吻合口出血,需立即通知医师并配合处理。

(3)保持通畅:经常挤压胃管,避免管腔堵塞。胃管不通畅者,可用少量生理盐水冲洗并及时回抽,避免胃扩张使吻合口张力增加而并发吻合口瘘。胃管脱出后应严密观察病情,不应盲目再插入,以免戳穿吻合口,造成吻合口瘘。待肛门排气、胃肠减压引流量减少后,拔除胃管。

2.结肠代食管(食管重建)术后护理

(1)保持置于结肠襻内的减压管通畅。

(2)注意观察腹部体征,了解有无发生吻合口瘘、腹腔内出血或感染等,发现异常及时通知医师。

(3)若从减压管内吸出大量血性液或呕吐大量咖啡样液伴全身中毒症状,应考虑代食管的结肠襻坏死,需立即通知医师并配合抢救。

(4)结肠代食管后,因结肠逆蠕动,患者常嗅到粪便气味,需向患者解释原因,并指导其注意口腔卫生,一般此情况于半年后可逐步缓解。

3.胃造瘘术后的护理

(1)观察造瘘管周围有无渗液或胃液漏出。由于胃液对皮肤刺激性较大,应及时更换渗湿的敷料,并在瘘口周围涂氧化锌软膏或置凡士林纱布保护皮肤,防止发生皮炎。

(2)妥善固定用于管饲的暂时性的或永久性造瘘,防止脱出或阻塞。

(九)并发症的预防和护理

1.出血

观察并记录引流液的性状、量。若引流量持续2小时都超过4 mL/(kg·h),伴血压下降、脉搏增快、躁动、出冷汗等低血容量表现,应考虑有活动性出血,以及时报告医师,并做好再次开胸的准备。

2.吻合口瘘

吻合口瘘是食管癌手术后极为严重的并发症,多发生在术后5～10天,病死率高达50%。发生吻合口瘘的原因:食管的解剖特点,无浆膜覆盖、肌纤维呈纵形走向,易发生撕裂;食管血液供应呈节段性,易造成吻合口缺血;吻合口张力太大;感染、营养不良、贫血、低蛋白血症等影响吻合口愈合。应积极预防。术后应密切观察患者有无呼吸困难、胸腔积液和全身中毒症状,如高热、寒战;甚至休克等吻合口瘘的临床表现。一旦出现上述症状,立即通知医师并配合处理。包括嘱患者立即禁食;协助行胸腔闭式引流并常规护理;遵医嘱予以抗感染治疗及营养支持;严密观察生命体征,若出现休克症状,积极抗休克治疗;再次手术者,积极配合医师完善术前准备。

3.乳糜胸

食管、贲门癌术后并发乳糜胸是比较严重的并发症，多因伤及胸导管所致，多发生在术后2～10天，少数患者可在2～3周后出现。术后早期由于禁食，乳糜液含脂肪甚少，胸腔闭式引流可为淡血性或淡黄色液，但量较多；恢复进食后，乳糜液漏出量增多，大量积聚在胸腔内，可压迫肺及纵隔并使之向健侧移位。由于乳糜液中95%以上是水，并含有大量脂肪、蛋白质、胆固醇、酶、抗体和电解质，若未及时治疗，可在短时期内造成全身消耗、衰竭而死亡，必须积极预防和及时处理。其主要护理措施包括以下几点。

(1)加强观察：注意患者有无胸闷、气急、心悸，甚至血压下降。

(2)协助处理：若诊断成立，迅速处理，即置胸腔闭式引流，以及时引流胸腔内乳糜液，使肺膨胀。可用负压持续吸引，以利于胸膜形成粘连。

(3)给予肠外营养支持。

(十)健康教育

1.疾病预防

避免接触引起癌变的因素，如减少饮用水中亚硝胺及其他有害物质、防霉去毒；应用维A酸类化合物及维生素等预防药物；积极治疗食管上皮增生；避免过烫、过硬饮食等。

2.饮食指导

根据不同术式，向患者讲解术后进食时间，指导选择合理的饮食及注意事项，预防并发症的发生。

(1)宜少量多餐，由稀到干，逐渐增加食量，并注意进食后的反应。

(2)避免进食刺激性食物与碳酸饮料，避免进食过快、过量及硬质食物；质硬的药片可碾碎后服用，避免进食花生、豆类等，以免导致吻合口瘘。

(3)患者餐后取半卧位，以防止进食后反流、呕吐，利于肺膨胀和引流。

3.活动与休息

保证充足睡眠，劳逸结合，逐渐增加活动量。术后早期不宜下蹲大小便，以免引起直立性低血压或发生意外。

4.加强自我观察

若术后3～4周再次出现吞咽困难，可能为吻合口狭窄，应及时就诊。

定期复查，坚持后续治疗。

五、护理效果评估

通过治疗与护理，患者是否有以下改善。

(1)营养状况改善，体重增加；贫血状况改善。

(2)水、电解质维持平衡，尿量正常，无脱水或电解质紊乱的表现。

(3)焦虑减轻或缓解，睡眠充足。

(4)患者对疾病有正确的认识，能配合治疗和护理。

(5)无并发症发生或发生后得到及时处理。

(齐月坤)

第三节　甲状腺癌

一、概述

甲状腺癌是头颈部肿瘤中常见的恶性肿瘤，是最常见的内分泌恶性肿瘤，占全身肿瘤的1%。发病率按国家或地区而异。甲状腺癌可发生于任何年龄阶段，女性多于男性，男女比例为1∶3，20～40岁为发病高峰期，50岁后明显下降。

(一)病因

发生的原因不明，相关因素如下。

1.电离辐射

电离辐射是唯一一个已经确定的致癌因素。放射线对人体有明显的癌作用，尤其是儿童及青少年，被照射的小儿年龄越小、发生癌的危险度越高。

2.碘摄入异常

摄碘过量或缺碘均可使甲状腺的结构和功能发生改变，高碘或缺碘地区甲状腺癌发病率升高。

3.性别和激素

甲状腺的生长主要受促甲状腺素(TSH)支配，神经垂体释放的TSH是甲状腺癌发生的促进因子。有试验表明，甲状腺乳头状癌组织中女性激素受体含量较高。

4.遗传因素

5%～10%甲状腺髓样癌患者及3.5%～6.25%乳头状癌患者有明显的家族史，推测这类癌的发生可能与染色体遗传因素有关。

5.甲状腺良性病变

如腺瘤样甲状腺肿和功能亢进性甲状腺肿等一些甲状腺增生性疾病偶尔发生癌变。

(二)病理分型

目前原发性甲状腺癌分为分化型甲状腺癌(乳头状癌、滤泡状癌)、髓样癌、未分化癌等。

1.分化型甲状腺癌

(1)乳头状癌：是甲状腺癌中最常见的类型，占甲状腺癌的80%以上。分化良好，恶性程度低，病情发展缓慢、病程长、预后好。一般以颈淋巴结转移最为多，血行转移较少见，血行转移中以肺转移为多见。

(2)滤泡状癌：较乳头状癌少见，世界卫生组织将嗜酸性细胞癌纳入滤泡状癌中。滤泡状癌占甲状腺癌的10.6%～15%，居第二位，发展缓慢、病程长、预后较好，以滤泡状结构为主要组织学特征。患病年龄比乳头状癌患者大。播散途径主要是通过血液转移到肺、骨和肝，淋巴转移相对较少。在分化型甲状腺癌中，其预后不及乳头状癌好，以嗜酸性细胞癌的预后最差。

2.髓样癌

髓样癌较少见，发生在甲状腺滤泡旁细胞，亦称为C细胞的恶性肿瘤。C细胞的特征主要为分泌甲状腺降钙素及多种物质，并产生淀粉样物等。发病主要为散发性，少数为家族性。女性较多,以颈淋巴结转移较为多见。

3.未分化癌

此类甲状腺癌,较少见,约占甲状腺癌的1%,恶性程度较高,发展快,预后极差。以中年以上男性多见。未分化癌生长迅速,往往早期侵犯周围组织,常发生颈淋巴结转移,血行转移亦较多见。

(三)临床表现

1.症状

(1)颈前肿物:早期缺乏特征性临床表现,但95%以上的患者均有颈前肿块,质地硬而固定,表面不平。乳头状癌、滤泡状癌、髓样癌等类型颈前肿物生长缓慢,而未分化癌颈前肿物发展迅速。

(2)周围结构受侵的表现:晚期常压迫喉返神经、气管、食管而产生声音嘶哑、呼吸困难或吞咽困难等症状。

(3)其他脏器转移的表现,以及耳、枕、肩、等处疼痛。

(4)内分泌表现:可伴有腹泻或阵发性高血压,甲状腺髓样癌可出现与内分泌有关的症状,如顽固性腹泻(多为水样便)和阵发性高血压。

2.体征

(1)甲状腺结节:多呈单发,活动受限或固定,质地偏硬且不光滑。

(2)颈淋巴结肿大:乳头状癌、未分化癌、髓样癌等类型颈淋巴结转移率高,多为单侧颈淋巴结肿大。滤泡状癌以血行转移为多见。

(四)辅助检查

1.影像学检查

(1)B超检查:甲状腺B超检查有助于诊断。恶性肿瘤的超声检查可见边界不清,内部回声不均匀,瘤体内常见钙化强回声。

(2)单光子发射计算机断层显像(SPECT)检查:可以明确甲状腺的形态及功能,一般将甲状腺结节分为三种:热结节、温结节、凉(冷)结节,甲状腺癌大多表现为凉(冷)结节。

(3)颈部CT、MRI检查:可提出良、恶性诊断依据。明确显示甲状腺肿瘤的癌肿侵犯范围。

(4)X线检查:颈部正侧位片可观察有无胸骨后扩展、气管受压或钙化等,常规胸片可观察有无转移等。

(5)PET检查:对甲状腺良恶性病变的诊断准确率高。

2.血清学检查

血清学检查包括甲状腺功能检查、血清甲状腺球蛋白(Tg)、血清降钙素等。

3.病理学检查

(1)细胞学检查:细针穿刺细胞学检查是最简便的诊断方法,诊断效果取决于穿刺取材方法及阅片识别细胞的经验。

(2)组织学检查:确诊应由病理组织切片,活检检查来确定。

(五)治疗

以外科手术治疗为主,配合内、外照射治疗、内分泌治疗、化疗等。

1.手术治疗

如确诊为甲状腺癌,应及时行原发肿瘤和颈部转移灶的根治手术。

2.放疗

(1)外放疗：甲状腺癌对放射线的敏感性与甲状腺癌的分化程度成正比，分化越好，敏感性越差；分化越差，敏感性越高。分化型甲状腺癌如甲状腺乳头状癌对放射线的敏感性较差，其邻近组织如甲状软骨、气管软骨、食管及脊髓等，均对放射线耐受性差，照射剂量过大时常造成严重并发症，一般不宜采用外放疗。未分化癌恶性程度高，肿瘤发展迅速，手术切除难以达到根治目的，临床以外放疗为主，放疗通常宜早进行。对于手术后有残余者或手术无法切除者，术后也可辅助放疗。常规放疗照射剂量为大野照射 50 Gy，然后缩野针对残留区加量至 60～70 Gy。如采用 IMRT 可以提高靶区治疗剂量，在保护重要器官的情况下，高危区的单次剂量可提高至2.2～2.25 Gy。

(2)内放疗：分化好的乳头状癌与滤泡状癌具有吸碘功能，特别是两者的转移灶都可能吸收放射性核素^{131}碘(^{131}I)。临床上常采用^{131}I 来治疗分化型甲状腺癌的转移灶，一般需行甲状腺全切或次全切除术后，以增强转移癌对碘的摄取能力后再行^{131}I 治疗。不同组织类型肿瘤吸碘不同，未分化型甲状腺癌几乎不吸碘，其次是髓样癌。

3.化疗

甲状腺癌对化疗敏感性差。分化型甲状腺癌对化疗反应差，化疗主要用于不可手术、摄碘能力差或远处转移的晚期癌，相比而言，未分化癌对化疗则较敏感，多采用联合化疗，常用药物为多柔比星及顺铂、多柔比星(ADM)、环磷酰胺(CTX)，加紫杉类等。

4.内分泌治疗

术后长期服用甲状腺素片可以抑制 TSH 分泌及预防甲状腺功能减退，对预防甲状腺癌复发有一定疗效。对生长缓慢的分化型甲状腺癌疗效较好，对生长迅速的未分化甲状腺癌无明显疗效。

甲状腺癌的预后与病理类型、临床分期、根治程度、性别及年龄有关。年龄＜15 岁或＞45 岁者预后较差，女性好于男性。有学者等报道甲状腺癌的 10 年生存率乳头状癌可达 74%～95%，滤泡状癌为43%～95%。未分化癌预后极差，一般多在数月内死亡，中位生存率仅为 2.5～7.5 个月，2 年生存率仅为 10%。

二、护理

(一)护理措施

1.饮食护理

饮食营养应均衡，宜进食高蛋白、低脂肪、低糖、高维生素无刺激性软食，除各种肉、鱼、蛋、奶外，多吃新鲜蔬菜、水果等。戒烟禁酒，少食多餐。如出现进食时咳嗽、声音嘶哑者，应减少流质饮食，细嚼慢咽，量宜少，并注意防止食物进入气管。忌食肥腻黏滞食物，油炸、烧烤等热性食物和坚硬不易消化食物。

2.保持呼吸道通畅

指导患者做深呼吸及咳嗽运动，有痰液及时咳出。对声嘶患者多给予生活上的照顾及精神安慰。

3.放疗期间的护理

(1)^{131}I 内放疗护理：放射性核素^{131}I 是治疗分化型甲状腺癌转移的有效方法，其疗效依赖于肿瘤能否吸收碘。已有报道，^{131}I 对分化型甲状腺癌肺转移及淋巴结转移治疗效果较好。给药前至少 2 周给予低碘饮食（日摄碘量在 20～30 μg），避免食用含碘高的食物如海带、紫菜、海鱼、海参、山药等，碘盐可先在热油中炸烧使碘挥发后食用，同时鼓励患者多吃新鲜蔬菜、水果、蛋、奶、豆制品及瘦肉。并防止从其他途径进入人体的碘剂，如含碘药物摄入、皮肤碘酒消毒、碘油造影等。患者空腹口服^{131}I 2 小时后方可进食，以免影响药物吸收。口服^{131}I 后应注意以下几点。①2 小时后嘱患者口含维生素 C 含片，或经常咀嚼口香糖，促进唾液分泌，以预防放射性唾液腺炎，并多饮水，以及时排空小便，加速放射性药物的排泄，以减少膀胱和全身照射。②注意休息，加强口腔卫生。避免剧烈运动和精神刺激，并预防感染、加强营养。③建立专用粪便处理室，勿随地吐痰和呕吐物，大小便应该使用专用厕所，便后多冲水，严禁与其他非核素治疗的患者共用卫生间，以免引起放射性污染。建立核素治疗患者专用病房。④服药后勿揉压甲状腺，以免加重病情。⑤2 个月内禁止用碘剂、溴剂，以免影响^{131}I 的重吸收而降低治疗效果。⑥服药后应住^{131}I 治疗专科专用隔离病房或住单间 7～14 天，以减少对周围人群不必要的辐射；指导患者正确处理排泄物和污染物，衣裤、被褥进行放置衰变处理且单独清洗。⑦女性患者 1 年内避免妊娠。^{131}I 治疗后 3～6 个月定期随访，不适随诊，以便及时预测疗效。

(2)放疗时加强口腔护理，嘱患者多饮水，常含话梅或维生素 C，促进唾液分泌，预防或减轻唾液腺的损伤。饭前、饭后及临睡时用复方硼砂溶液漱口。黏膜溃疡者进食感疼痛，可用 2%利多卡因漱口或局部喷洒金因肽。

(3)观察放疗期间的咽喉部情况，对放疗引起的咽部充血、喉头水肿应行雾化吸入，根据病情需要在雾化器内可加入糜蛋白酶、地塞米松、庆大霉素等药物，雾化液现配现用，防止污染。每天 1 次，严重时可行 2～3 次。出现呼吸不畅甚至窒息时，应立即通知医师，并做好气管切开的准备。

(二)健康教育

1.服药指导

甲状腺癌行次全或全切除者，指导患者应遵医嘱终身服用甲状腺素片，勿擅自停药或增减剂量，目的在于抑制 TSH 的分泌，使血中的 TSH 水平下降，使残存的微小癌减缓生长，甚至消失，防止甲状腺功能减退和抑制 TSH 增高。所有的甲状腺癌术后患者服用适量的甲状腺素片可在一定程度上预防肿瘤的复发。

2.功能锻炼

卧床期间鼓励患者床上活动，促进血液循环和切口愈合。头颈部在制动一段时间后，可开始逐步练习活动，促进颈部的功能恢复。颈淋巴结清扫术者，斜方肌可能受到不同程度损伤，因此，切口愈合后应开始肩关节和颈部的功能锻炼，随时注意保持患肢高于健侧，以纠正肩下垂的趋势。特别注意加强双上肢的活动，应至少持续至出院后 3 个月。

3.定期复查

复查时间，第 1 年应为每 1～3 个月复查 1 次。第 2 年可适当延长，每 6～12 个月复查 1 次。5 年以后可每 2～3 年随诊 1 次。指导患者在日常生活中可间断性用双手轻柔触摸双侧颈部及锁骨窝内有无小硬结出现，有无咳嗽、骨痛等异常症状，一旦出现，随时复查及时就医。

(齐月坤)

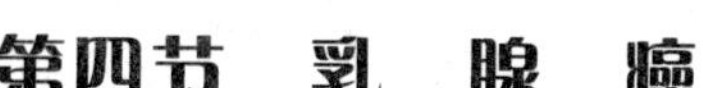

第四节　乳　腺　癌

乳腺癌是女性最常见的恶性肿瘤之一，发病率逐年上升，部分大城市乳腺癌占女性恶性肿瘤的首位。

一、病因

乳腺癌的病因尚未完全明确，研究发现乳腺癌的发病存在一定的规律性，具有高危因素的女性容易患乳腺癌。

(1)激素作用：雌酮及雌二醇对乳腺癌的发病有直接关系。

(2)家族史：一级亲属患有乳腺癌病史者的发病率是普通人群的 2～3 倍。

(3)月经婚育史：月经初潮早、绝经年龄晚、不孕及初次足月产年龄较大者发病率会增高。

(4)乳腺良性疾病：乳腺小叶有上皮增生或不典型增生可能与本病有关。

(5)饮食与营养：营养过剩、肥胖等都会增加发病机会。

(6)环境和生活方式：北美等发达国家发病率约为发展中国家的 4 倍。

二、临床表现

早期乳腺癌往往不具备典型的症状和体征，不易引起重视，常通过体检或乳腺癌筛查发现。以下为乳腺癌的典型体征。

(一)乳腺肿块

80%的乳腺癌患者以乳腺肿块首诊。

(1)早期：肿块多位于乳房外上象限，典型的乳腺癌多为无痛性肿块，质地硬，表面不光滑，与周围分界不清。

(2)晚期：①肿块固定；②卫星结节；③皮肤破溃。

(二)乳头溢液

非妊娠期从乳头流出血液、浆液、乳汁、脓液，或停止哺乳半年以上仍有乳汁流出者。

(三)皮肤改变

皮肤出现“酒窝征”“橘皮样改变”或“皮肤卫星结节”。

(四)乳头、乳晕异常

乳头、乳晕异常表现为乳头皮肤瘙痒、糜烂、破溃、结痂、脱屑、伴灼痛，以致乳头回缩。

(五)腋窝淋巴结肿

初期可出现同侧腋窝淋巴结肿大，肿大的淋巴结质硬、可推动。晚期可在锁骨上和对侧腋窝摸到转移的淋巴结。

三、辅助检查

(一)X 线检查

钼靶 X 线摄片是乳腺癌诊断的常用方法。

(二)超声显像检查

超声显像检查主要用途是鉴别肿块囊性或实性,超声检查对乳腺癌诊断的正确率为80%～85%。

(三)磁共振检查

软组织分辨率高,敏感性高于X线检查。

(四)肿瘤标志物检查

(1)癌胚抗原(CEA)。

(2)铁蛋白。

(3)单克隆抗体:用于乳腺癌诊断的单克隆抗体CA15-3对乳腺癌诊断符合率为33.3%～57%。

(五)活体组织检查

乳腺癌必须确定诊断方可开始治疗,目前检查方法虽然很多,但至今只有活检所得的病理结果方能做唯一确定诊断的依据。

1.针吸活检

其方法简便,快速,安全,可代替部分组织冰冻切片,阳性率较高,在80%～90%,且可用于防癌普查。

2.切取活检

由于本方法易促使癌瘤扩散,一般不主张用此方法,只在晚期癌为确定病理类型时可考虑应用。

3.切除活检

疑为恶性肿块时切除肿块及周围一定范围的组织即为切除活检。

四、处理原则及治疗要点

(一)外科手术治疗

对早期乳腺癌患者,手术治疗是首选。

(二)辅助化疗

乳腺癌术后辅助化疗和内分泌治疗能提高生存率,降低复发率。辅助化疗方案应根据病情和术后病理情况决定,一般用CMF(环磷酰胺＋甲氨蝶呤＋氟尿嘧啶)、CAF(环磷酰胺＋多柔比星＋氟尿嘧啶)、CAP(环磷酰胺＋多柔比星＋顺铂)方案,根据具体情况也可选用NA(长春瑞滨＋表柔比星)、NP(长春瑞滨＋顺铂)、TA(紫杉醇＋多柔比星)或TC(紫杉醇＋环磷酰胺)等方案。

(三)放疗

1.乳腺癌根治术后或改良根治术后辅助放疗

术后病理≥4个淋巴结转移,或原发肿瘤直径＞5 cm,或肿瘤侵犯肌肉者,术后做胸壁和锁骨上区放疗;术后病理检查腋窝淋巴结无转移或有1～3个淋巴结转移者,放疗价值不明确,一般不需要做放疗;腋窝淋巴结未清扫或清扫不彻底的患者,也需放疗。

2.乳腺癌保乳术后放疗

所有保乳手术患者,包括浸润性癌、原位癌早期浸润和原位癌的患者均应术后放疗。但对于年龄≥70岁,$T_1N_0M_0$,且ER(＋)的患者可考虑术后单纯内分泌治疗,不做术后放疗。

(四)内分泌治疗

(1)雌激素受体(ER)(+)和/或孕激素受体(PR)(+)或激素受体不明显者,不论年龄、月经情况、肿瘤大小、腋窝淋巴结有无转移,术后均应给予内分泌治疗。ER(+)和PR(+)者内分泌治疗的疗效好(有效率为60%~70%);(ER)或(PR)1种(+)者,疗效减半;ER(-)、PR(-)者内分泌治疗无效(有效率为8%~10%),预后也差。然而CerbB-2(+)者,其内分泌治疗效果均不佳,且预后差。

(2)常用药物。①抗雌激素药物:他莫昔芬(三苯氧胺)、托瑞米芬(法乐通)。②降低雌激素水平的药物:阿那曲唑(瑞宁得)、来曲唑(氟隆)。③抑制卵巢雌激素合成:诺雷得(戈舍瑞林)。

(五)靶向治疗

靶向治疗适用于癌细胞HER-2高表达者,可应用曲妥珠单抗,单独使用或与化疗药物联合应用均有一定的疗效,可降低复发转移风险。

五、护理评估

(一)健康史

(1)询问与本病相关的病因、诱因或促成因素。

(2)主要评估的一般表现及伴随症状与体征。

(3)了解患者的既往史、家族史。

(二)身体状况

(1)观察患者的生命体征,有无发热。

(2)有无皮肤瘙痒。

(3)有无乏力、盗汗与消瘦等。

(三)心理-社会状况

(1)评估时应注意患者对自己所患疾病的了解程度及其心理承受能力,以往的住院经验,所获得的心理支持。

(2)家庭成员及亲友对疾病的认识,对患者的态度。

(3)家庭应对能力,以及家庭经济情况,有无医疗保障等。

六、护理措施

(一)心理护理

(1)做好患者及家属的思想工作,减轻焦虑。

(2)向患者解释待治疗结束后可以佩戴假乳或乳房重建术来矫正。

(3)向患者解释脱发只是应用化疗药物暂时出现的一个不良反应,化疗后头发会重新生长出来。

(4)指导患者使用温和的洗发液及软梳子,如果脱发严重,可以将头发剃光,然后佩戴假发或者戴帽子。

(5)坚持患肢的功能锻炼,使患肢尽可能地恢复正常功能,减轻患者的水肿,以免影响美观。

(二)肢体功能锻炼的护理

术后24小时内,活动腕关节,练习伸指、握拳、屈腕运动;术后1~3天,进行前臂运动,屈肘伸臂,注意肩关节夹紧;术后4~7天,可进行肘部运动,用患侧手刷牙、吃饭等,用患侧手触摸对侧肩及同侧耳；术后一周，进行摆臂运动，肩关节不能外展；术后 10 天，可进行托肘运动及爬墙运动(每天标记高度，直至患肢高举过头)。功能锻炼一般每天锻炼 3～4 次，每次 20～30 分钟为宜。

(三)饮食护理

指导患者加强营养支持，为患者提供高蛋白，高维生素，高热量，无刺激性，易消化的食物，如瘦肉、蛋、奶、鱼、橘皮、海带、紫菜、山楂、鱼、各种瓜果等，禁服用含有雌激素的保健品。鼓励患者多饮水，每天饮水量≥2 000 mL。

(四)乳腺癌化疗皮肤护理

乳腺癌的化疗方案中大多数都是发泡性药物，化学性静脉炎的发病率很高，静脉保护尤为重要，护士在进行静脉穿刺过程中应选择粗直，弹性良好的血管，有计划的更换使用血管，并在化疗后指导患者局部涂擦多磺酸黏多糖(喜疗妥)以恢复血管的弹性。

(五)乳腺癌放疗皮肤护理

选择宽大柔软的全棉内衣。照射野可用温水和柔软毛巾轻轻蘸洗，禁止用肥皂和沐浴液擦洗或热水浸浴。局部放疗的皮肤禁用碘酒、乙醇等刺激性药物，不可随意涂抹药物和护肤品。局部皮肤避免粗糙毛巾、硬衣领、首饰的摩擦；避免冷热刺激如热敷、冰袋等；外出时，局部放疗的皮肤防止日光照射，如头部放疗的患者外出时要戴帽子，颈部放疗的患者外出时要戴围巾。放射野位于腋下、腹股沟、颈部等多汗、皱褶处时，要保持清洁干燥，并可在室内适当暴露通风。局部皮肤切忌用手指抓挠，勤修剪指甲，勤洗手。护士应严密观察患者静脉滴注化疗药物时的用药反应，如静脉滴注紫杉醇类药物时，用药前遵医嘱应用地塞米松，用药前半小时肌内注射异丙嗪及苯海拉明等抗过敏药物；用药时给予血压监测，注意观察患者的血压变化，如出现过敏症状，应立即停药，遵医嘱给予对症处置。

七、健康教育

(1)向患者讲解肢体水肿的原因，要避免患肢提重物，避免在患肢静脉输液、测血压等。注意术后患肢的功能锻炼，保持血液通畅。穿衣先穿患侧，脱衣先脱健侧。

(2)护士应做好随访工作，定期检查患者功能锻炼的情况，以及时给予指导。

(3)指导患者术后 5 年内避免妊娠，防止乳腺癌复发。

(4)患者在治疗过程中配合医师监测血常规变化，每周化验血常规一次，定期复查。

(5)内分泌治疗的患者应定期复查子宫内膜，预防子宫内膜癌的发生。

八、乳腺癌自查方法

(一)对镜自照法

首先面对镜子，两手叉腰，观察乳房的外形。然后再将双臂高举过头，观察两侧乳房的形状、轮廓有无变化；乳房皮肤有无红肿、皮疹、浅静脉曲张、皮肤皱褶、橘皮样改变等异常；观察乳头是否在同一水平线上，是否有抬高、回缩、凹陷，有无异常分泌物自乳头溢出，乳晕颜色是否有改变。最后，放下两臂，双手叉腰，两肘努力向后，使胸部肌肉绷紧，观察两侧乳房是否等高、对称，乳头、乳晕和皮肤有无异常。

(二)平卧触摸法

首先取仰卧位，右臂高举过头，并在右肩下垫一小枕头，使右侧乳房变平。然后将左手四指

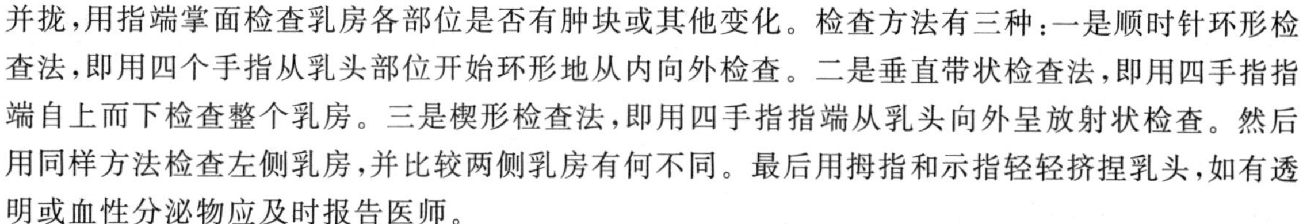

并拢，用指端掌面检查乳房各部位是否有肿块或其他变化。检查方法有三种：一是顺时针环形检查法，即用四个手指从乳头部位开始环形地从内向外检查。二是垂直带状检查法，即用四手指指端自上而下检查整个乳房。三是楔形检查法，即用四手指指端从乳头向外呈放射状检查。然后用同样方法检查左侧乳房，并比较两侧乳房有何不同。最后用拇指和示指轻轻挤捏乳头，如有透明或血性分泌物应及时报告医师。

（三）淋浴检查法

淋浴时，因皮肤湿润更容易发现乳房问题。方法是用一手指指端掌面慢慢滑动，仔细检查乳房的各个部位及腋窝是否有肿块。

（齐月坤）

第五节　肺　　癌

一、概述

肺癌大多数起源于支气管黏膜上皮，因此也称支气管肺癌，是肺部最常见的恶性肿瘤。肺癌的发生与环境的污染及吸烟密切相关，肺部慢性疾病、人体免疫功能低下、遗传因素等对肺癌的发生也有一定影响。根据肺癌的生物学行为及治疗特点，将肺癌分为小细胞肺癌、鳞癌、腺癌、大细胞癌。根据肿瘤的位置分为中心型肺癌及周边型肺癌。肺癌转移途径有直接蔓延、淋巴结转移、血行转移及种植性转移。

二、诊断

（一）症状

肺癌的临床症状根据病变的部位、肿瘤侵犯的范围、是否有转移及肺癌副癌综合征全身表现不同而异，最常见的症状是咳嗽、咯血、气短、胸痛和消瘦，其中以咳嗽和咯血最常见，咳嗽的特征往往为刺激性咳嗽、无痰；咯血以痰中夹血丝或混有粉红色的血性痰液为特征，少数患者咯血可出现整口的鲜血，肺癌在胸腔内扩散侵犯周围结构可引起声音嘶哑、Hornet 综合征、吞咽困难和肩部疼痛。当肺癌侵犯胸膜和心包时可能表现为胸腔积液和心包积液，肿瘤阻塞支气管可引起阻塞性肺炎而发热，上腔静脉综合征往往是肿瘤或转移的淋巴结压迫上腔静脉所致。小细胞肺癌常见的副癌综合征主要表现恶病质、高血钙和肺性骨关节病或非恶病质患者清/球蛋白倒置、高血糖和肌肉分解代谢增加等。

（二）体征

1.一般情况

以消瘦和低热为常见。

2.专科检查

如前所述，肺癌的体征根据其病变的部位、肿瘤侵犯的范围、是否有转移及副癌综合征全身表现不同而异。肿瘤阻塞支气管可致一侧或叶肺不张而使该侧肺呼吸音消失或减弱，肿瘤阻塞支气管可继发肺炎出现发热和肺部啰音，肿瘤侵犯胸膜或心包造成胸腔或心包积液出现相应的体征，肿瘤淋巴转移可出现锁骨上、腋下淋巴结增大。

(三)检查

1.实验室检查

痰涂片检查找癌细胞是肺癌诊断最简单、最经济、最安全的检查，由于肺癌细胞的检出阳性率较低，因此往往需要反复多次的检查，并且标本最好是清晨首次痰液立即检查。肺癌的其他实验室检查往往是非特异性的。

2.特殊检查

(1)X线摄片：可见肺内球形灶，有分叶征、边缘毛刺状，密度不均匀，部分患者见胸膜凹陷征(兔耳征)，厚壁偏心空洞，肺内感染、肺不张等。

(2)CT检查：已成为常规诊断手段，特别是对位于肺尖部、心后区、脊柱旁、纵隔后等隐蔽部位的肿瘤的发现有益。

(3)MRI检查：在于分辨纵隔及肺门血管，显示隐蔽部的淋巴结，但不作为首选。

(4)痰细胞学：痰细胞学检查阳性率可达80%，一般早晨血性痰涂片阳性率高，至少需连查3次以上。

(5)支气管镜检查：可直接观察气管、主支气管、各叶、段管壁及开口处病变，可活检或刷检取分泌物进行病理学诊断，对手术范围及术式的确定有帮助。

(6)其他：①经皮肺穿刺活检，适用于周围型肺内占位性病变的诊断，可引起血胸、气胸等并发症；②对于有胸腔积液者，可经胸穿刺抽液离心检查，寻找癌细胞；③PET对于肺癌鉴别诊断及有无远处转移的判断准确率可达90%，但目前价格较高。

其他诊断方法如放射性核素扫描、淋巴结活检、胸腔镜下活检术等，可根据病情及条件酌情采用。

(四)诊断要点

(1)有咳嗽、咯血、低热和消瘦的病史和长期吸烟史；晚期患者可出现声音嘶哑、胸腔积液及锁骨淋巴结肿大。

(2)影像学检查有肺部肿块并具有恶性肿瘤的影像学特征。

(3)病理学检查发现癌细胞。

(五)鉴别诊断

1.肺结核

(1)肺结核球：易与周围型肺癌混淆。肺结核球多见于青年，一般病程较长，发展缓慢。病变常位于上叶尖后段或下叶背段。在X线片上肿块影密度不均匀，可见到稀疏透光区和钙化点，肺内常另有散在性结核病灶。

(2)血行播散性肺结核：易与弥漫型细支气管肺泡癌混淆。血行播散性肺结核常见于青年，全身毒性症状明显，抗结核药物治疗可改善症状，病灶逐渐吸收。

(3)肺门淋巴结结核：在X线片上肺门肿块影可能误诊为中心型肺癌。肺门淋巴结结核多见于青少年，常有结核感染症状，很少有咯血。

2.肺部炎症

(1)支气管肺炎：早期肺癌产生的阻塞性肺炎，易被误诊为支气管肺炎。支气管肺炎发病较急，感染症状比较明显。X线片上表现为边界模糊的片状或斑点状阴影，密度不均匀，且不局限于一个肺段或肺叶。经抗菌药物治疗后，症状迅速消失。肺部病变吸收也较快。

(2)肺脓肿：肺癌中央部分坏死液化形成癌性空洞时，X线片上表现易与肺脓肿混淆。肺脓肿在急性期有明显感染症状，痰量多，呈脓性，X线片上空洞壁较薄，内壁光滑，常有液平面，脓肿周围的肺组织或胸膜常有炎性变。支气管造影空洞多可充盈，并常伴有支气管扩张。

3.肺部其他肿瘤

(1)肺部良性肿瘤：如错构瘤、纤维瘤、软骨瘤等有时需与周围型肺癌鉴别。一般良性肿瘤病程较长，生长缓慢，临床上大多没有症状。X线片上呈现接近圆形的块影，密度均匀，可以有钙化点，轮廓整齐，多无分叶状。

(2)支气管腺瘤：是一种低度恶性肿瘤。发病年龄比肺癌轻，女性发病率较高。临床表现与肺癌相似，常反复咯血。X线片表现有时也与肺癌相似。经支气管镜检查，诊断未能明确者宜尽早做剖胸探查术。

4.纵隔淋巴肉瘤

纵隔淋巴肉瘤可与中心型肺癌混淆。纵隔淋巴肉瘤生长迅速，临床上常有发热和其他部位浅表淋巴结肿大。在X线片上表现为两侧气管旁和肺门淋巴结肿大。对放射疗法高度敏感，小剂量照射后即可见到肿块影缩小。纵隔镜检查亦有助于明确诊断。

三、治疗

治疗肺癌的方法主要有外科手术治疗、放疗、化疗、中医中药治疗及免疫治疗等。尽管80%的肺癌患者在明确诊断时已失去手术机会，但手术治疗仍然是肺癌最重要和最有效的治疗手段。然而，目前所有的各种治疗肺癌的方法效果均不能令人满意，必须适当地联合应用，进行综合治疗以提高肺癌的治疗效果。具体的治疗方案应根据肺癌的分级和TNM分期、病理细胞学类型、患者的心肺功能和全身情况及其他有关因素等，进行认真详细地综合分析后再做决定。

(一)手术治疗

手术治疗的目的是彻底切除肺部原发癌肿病灶和局部及纵隔淋巴结，并尽可能保留健康的肺组织。

肺切除术的范围决定于病变的部位和大小。对周围型肺癌，一般施行肺叶切除术；对中心型肺癌，一般施行肺叶或一侧全肺切除术。有的病例，癌变位于一个肺叶内，但已侵及局部主支气管或中间支气管，为了保留正常的邻近肺叶，避免行一侧全肺切除术，可以切除病变的肺叶及一段受累的支气管，再吻合支气管上下切端，临床上称为支气管袖状肺叶切除术。如果相伴的肺动脉局部受侵，也可同时做部分切除，端-端吻合，此手术称为支气管袖状肺动脉袖状肺叶切除术。

手术治疗效果：非小细胞肺癌、T_1或$T_2N_0M_0$病例经手术治疗后，约有半数的患者能获得长期生存，有的报道其5年生存率可达70%以上。Ⅱ期及Ⅲ期病例生存率则较低。据统计，我国目前肺癌手术的切除率为85%～97%，术后30天病死率在2%以下，总的5年生存率为30%～40%。

手术禁忌证：①远处转移，如脑、骨、肝等器官转移(即M_1患者)；②心、肺、肝、肾功能不全，全身情况差的患者；③广泛肺门、纵隔淋巴结转移，无法清除者；④严重侵犯周围器官及组织，估计切除困难者；⑤胸外淋巴结转移，如锁骨上(N_3)等，肺切除术应慎重考虑。

(二)放疗

放疗是局部消灭肺癌病灶的一种手段。临床上使用的主要放疗设备有^{60}Co治疗机和加速器等。

在各种类型的肺癌中，小细胞癌对放射疗法敏感性较高，鳞癌次之，腺癌和细支气管肺泡癌最低。通常是将放射疗法、手术与药物疗法综合应用，以提高治愈率。临床上常采用的是手术后放射疗法。对癌肿或肺门转移病灶未能彻底切除的患者，于手术中在残留癌灶区放置小的金属环或金属夹做标记，便于术后放疗时准确定位。一般在术后 1 个月左右患者健康状况改善后开始放射疗法，剂量为 40～60 Gy，疗程约 6 周。为了提高肺癌病灶的切除率，有的病例可手术前进行放疗。

晚期肺癌病例，并有阻塞性肺炎、肺不张、上腔静脉阻塞综合征或骨转移引起剧烈疼痛者及癌肿复发的患者，也可进行姑息性放射疗法，以减轻症状。

放射疗法可引起倦乏、胃纳减退、低热、骨髓造血功能抑制、放射性肺炎、肺纤维化和癌肿坏死液化空洞形成等放射反应和并发症，应给予相应处理。

下列情况一般不宜施行放疗：①健康状况不佳，呈现恶病质者；②高度肺气肿放疗后将引起呼吸功能代偿不全者；③全身或胸膜、肺广泛转移者；④癌变范围广泛，放疗后将引起广泛肺纤维化和呼吸功能代偿不全者；⑤癌性空洞或巨大肿瘤，后者放疗将促进空洞形成。

对于肺癌脑转移患者，若颅内病灶较局限，可采用 γ 刀放疗，有一定的缓解率。

（三）化疗

有些分化程度低的肺癌，特别是小细胞癌，疗效较好。化学疗法作用遍及全身，临床上可以单独应用于晚期肺癌病例，以缓解症状，或与手术、放射等疗法综合应用，以防止癌肿转移复发，提高治愈率。

常用于治疗肺癌的化学药物有环磷酰胺、氟尿嘧啶、丝裂霉素、多柔比星、表柔比星、丙卡巴肼、长春碱、甲氨蝶呤、洛莫司汀、顺铂、卡铂、紫杉醇等。应根据肺癌的类型和患者的全身情况合理选用药物，并根据单纯化疗还是辅助化疗选择给药方法、决定疗程的长短及哪几种药物联合应用、间歇给药等，以提高化疗的疗效。

需要注意的是，目前化学药物对肺癌疗效仍然较低，症状缓解期较短，不良反应较多。临床应用时，要掌握药物的性能和剂量，并密切观察不良反应。出现骨髓造血功能抑制、严重胃肠道反应等情况时要及时调整药物剂量或暂缓给药。

（四）中医中药治疗

按患者临床症状、脉象、舌苔等表现，应用辨证论治法则治疗肺癌，一部分患者的症状得到改善，生存期延长。

（五）免疫治疗

近年来，通过试验研究和临床观察，发现人体的免疫功能状态与癌肿的生长发展有一定关系，从而促使免疫治疗的应用。免疫治疗的具体措施如下。

1.特异性免疫疗法

用经过处理的自体肿瘤细胞或加用佐剂后，皮下接种进行治疗。此外尚可应用各种白细胞介素、肿瘤坏死因子、肿瘤核糖核酸等生物制品。

2.非特异性免疫疗法

用卡介苗、短小棒状杆菌、转移因子、干扰素、胸腺素等生物制品，或左旋咪唑等药物以激发和增强人体免疫功能。

当前肺癌的治疗效果仍不能令人满意。由于治疗对象多属晚期，其远期生存率低，预后较差。因此，必须研究和开展以下几方面的工作，以提高肺癌治疗的总体效果：①积极宣传，普及肺癌知识,提高肺癌诊断的警惕性,研究和探索早期诊断方法,提高早期发现率和诊断率;②进一步研究和开发新的有效药物,改进综合治疗方法;③改进手术技术,进一步提高根治性切除的程度和同时最大范围地保存正常肺组织的技术;④研究和开发分子生物学技术,探索肺癌的基因治疗技术,使之能有效地为临床服务。

四、护理措施

(一)做好心理支持,克服恐惧绝望心理

当患者得知自己患肺癌时,会面临巨大的身心应激,而心理应对结果会对疾病产生明显的积极或消极影响,护士通过多种途径给患者及家属提供心理与社会支持。根据患者的性别、年龄、职业、文化程度、性格等,多与其交谈,耐心倾听患者诉说,尽量解答患者提出的问题和提供有益的信息,帮助患者正确估计所面临的情况,让其了解肺癌的有关知识及将接受的治疗、患者和家属应如何配合、在治疗过程中的注意事项,请治愈患者现身说法,增强对治疗的信心,积极应对癌症的挑战,与疾病做斗争。

(二)保持呼吸道通畅,做好咳嗽、咳痰的护理

分析患者病情,判断引起呼吸困难的原因,根据不同病因,采取不同的护理措施。

(1)如肿瘤转移至胸膜,可产生大量胸腔积液,导致气体交换面积减少,引起呼吸困难,要配合医师及时行胸腔穿刺置管引流术。

(2)若患者肺部感染痰液过多、纤毛功能受损、机体活动减少,或放疗、化疗导致肺纤维化,痰液黏稠,无力咳出而出现呼吸困难,应密切观察咳嗽、咳痰情况,详细记录痰液的色、量、质,正确收集痰标本,以及时送检,为诊断和治疗提供可靠的依据,并采取以下护理措施。①提供整洁、舒适的环境,减少不良刺激,病室内维持适宜的温度(18～20 ℃)和相对湿度(50%～60%),以充分发挥呼吸道的自然防御功能;避免尘埃与烟雾等刺激,对吸烟的患者与其共同制订有效的戒烟计划;注意患者的饮食习惯,保持口腔清洁,避免油腻、辛辣等刺激性食物,一般每天饮水 1 500 mL 以上,可保证呼吸道黏膜的湿润和病变黏膜的修复,利于痰液稀释和排除。②促进有效排痰:指导患者掌握有效咳嗽的正确方法,患者坐位,双脚着地,身体稍前倾,双手环抱一个枕头。进行数次深而缓慢的腹式呼吸,深吸气末屏气,然后缩唇,缓慢地通过口腔尽可能呼气(降低肋弓、使腹部往下沉)。在深吸一口气后屏气 3～5 秒,身体前倾,从胸腔进行 2～3 次短促有力的咳嗽,张口咳出痰液,咳嗽时收缩腹肌,或用自己的手按压上腹部,帮助咳嗽,有效咳出痰液。湿化和雾化疗法,湿化疗法可达到湿化气道、稀释痰液的目的,适用于痰液黏稠和排痰困难者。常用湿化液有蒸馏水、生理盐水、低渗盐水。临床上常在湿化的同时加入药物以雾化方式吸入。可在雾化液中加入痰溶解剂、抗生素、平喘药等,达到祛痰、消炎、止咳、平喘的作用。胸部叩击与胸壁震荡,适用于肺癌晚期长期卧床、体弱、排痰无力者,禁用于肺癌伴肋骨转移、咯血、低血压、肺水肿等患者。操作前让患者了解操作的意义、过程、注意事项,以配合治疗,肺部听诊,明确病变部位。叩击时避开乳房、心脏和骨突出部位及拉链、纽扣部位。患者侧卧,叩击者两手手指并拢,使掌侧呈杯状,以手腕力量,从肺底自下而上、由外向内、迅速而有节律地叩击胸壁,震动气道,每一肺叶叩击1～3 分钟,120～180 次/分,叩击时发出一种空而深的拍击音则表明手法正确。胸壁震荡法时,操作者双手掌重叠置于欲引流的胸壁部位,吸气时手掌随胸廓扩张慢慢抬起,不施加压力,从吸气最高点开始,在整个呼气期手掌紧贴胸壁,施加一定的压力并做轻柔的上下抖动,即快速收缩和松弛手臂和肩膀,震荡胸壁 5～7 次,每一部位重复 6～7 个呼吸周期,震荡法在呼气期进行,且

紧跟叩击后进行。叩击力量以患者不感到疼痛为宜,每次操作时间5～15分钟,应在餐后2小时至餐前30分钟完成,避免治疗中呕吐。操作后做好口腔护理,除去痰液气味,观察痰液情况,复查肺部呼吸音及啰音变化。③机械吸痰:适用于意识不清、痰液黏稠无力咳出、排痰困难者。可经患者的口、鼻腔、气管插管或气管切开处进行负压吸痰,也可配合医师用纤维支气管镜吸出痰液。

(三)咯血或痰中带血患者的护理

应予以耐心解释,消除其紧张情绪,嘱患者轻轻将气管内存留的积血咯出,以保持呼吸道通畅,咯血时不能屏气,以免诱发喉头痉挛,血液引流不畅导致窒息。小量咯血者宜进少量凉或温的流质饮食,多饮水,多食富含纤维素食物,以保持大便通畅,避免排便时腹压增加而咯血加重;密切观察咯血的量、色,大咯血时,护理方法见应急措施。大量咯血不止者,可采用丝线固定双腔球囊漂浮导管经纤支镜气道内置入治疗大咯血的方法;同时做好应用垂体后叶素的护理,静脉滴注速度勿过快,以免引起恶心、便意、心悸、面色苍白等不良反应,监测血压、血氧饱和度;冠心病患者、高血压病患者及孕妇忌用;配血备用,可酌情适量输血。

(四)疼痛的护理

(1)采取各种护理措施减轻疼痛。提供安静的环境,调整舒适的体位,小心搬动患者,避免拖、拉、拽动作,滚动式平缓地给患者变换体位,必要时支撑患者各肢体,指导、协助胸痛患者用手或枕头护住胸部,以减轻深呼吸、咳嗽或变换体位所引起的胸痛;胸腔积液引起的疼痛,可嘱患者患侧卧位,必要时用宽胶布固定胸壁,以减少胸部活动幅度,减轻疼痛;采用按摩、针灸、经皮肤电刺激止痛穴位或局部冷敷等,以降低疼痛的敏感性。

(2)药物止痛,按医嘱用药,根据患者疼痛再发时间,提前按时用药,在应用镇痛药期间,注意预防药物的不良反应,如便秘、恶心、呕吐、镇静和精神紊乱等,嘱患者多进食富含纤维素的蔬菜和水果,缓解和预防便秘。

(3)患者自控镇痛,可自行间歇性给药,做到个体化给药,增加了患者自我照顾和对疼痛的自主控制能力。

(五)饮食支持护理

根据患者的饮食习惯,给予高蛋白、高热量、高维生素、易消化饮食,调配好食物的色、香、味,以刺激食欲,创造清洁舒适、愉快的进餐环境,促进食欲。病情危重者应采取喂食、鼻饲或静脉输入脂肪乳、复方氨基酸和含电解质的液体。对于有大量胸腔积液的患者,应酌情输血、血浆或清蛋白,以减少胸腔积液的产生,补充癌肿或大量抽取胸腔积液等因素所引起的蛋白丢失,增强机体抗病能力。有吞咽困难者应给予流质饮食,进食宜慢,取半卧位以免发生吸入性肺炎或呛咳,甚至窒息。

(六)做好口腔护理

向患者讲解放疗、化疗后口腔唾液腺分泌减少,pH下降,易发生口腔真菌感染和牙周病,使其理解保持口腔卫生的重要性,以便主动配合。患者睡前及三餐后进行口腔护理;戒烟酒,以防刺激黏膜;忌食辛辣及可能引起黏膜创伤的食物,如带刺或碎骨头的食物,用软牙刷刷牙,勿用牙签剔牙,并延期牙科治疗,防止黏膜受损;进食后,用盐水或复方硼砂溶液漱口,控制真菌感染;口唇涂润滑剂,保持黏膜湿润,黏膜口腔溃疡,按医嘱应用表面麻醉药止痛。

(七)化疗药物毒性反应的护理

1.骨髓抑制反应的护理

化疗后机体免疫力下降,发生感染、出血。护士接触患者之前要认真洗手,严格执行无菌操作，避免留置尿管或肛门指检，预防感染；告知患者不可到公共场所或接触感冒患者；在做全身卫生处置时，要特别注意易感染部位，如鼻腔、口腔、肛门、会阴等，各部位使用毛巾要分开，以免交叉感染；监测体温，观察皮肤温度、色泽、气味，早期发现感染征象；当白细胞总数降至 $1\times10^9/L$ 时，做好保护性隔离。对血小板计数 $<50\times10^9/L$ 时，密切观察有无出血倾向，采取预防出血的措施，避免患者外出活动，防止身体受挤压或外伤，保持口腔、鼻腔清洁湿润，勿用手抠鼻痂、牙签剔牙，尽量减少穿刺次数，穿刺后应实施局部较长时间按压，必要时，遵医嘱输血小板控制出血。

2.恶心呕吐的护理

化疗期间如患者出现恶心呕吐，按医嘱给予止吐药，嘱患者深呼吸，勿大动作转动身体，给予高营养清淡易消化的饮食，少食多餐，不催促患者进食，忌食辛辣等刺激性食物，戒烟酒，不要摄入加香料、肉汁和油腻的食物，建议平时咀嚼口香糖或含糖果，加强口腔护理去除口腔异味。对已有呕吐患者灵活掌握进食时间，可在其间歇期进食，多饮清水，多食薄荷类食物及冷食等。

3.静脉血管的保护

在给化疗药时，要选择合适的静脉，给化疗药前，先观察是否有回血，强刺激性药物护士应在床旁监护，或采用静脉留置针及中小静脉插管；观察药物外渗的早期征象，如穿刺部位疼痛、烧灼感、输液速度减慢、无回血、药液外渗，应立即停止输注，应用地塞米松加利多卡因局部封闭，24 小时内给予冷敷，50％硫酸镁湿敷，24 小时后可给予热敷。

4.应用化疗药后的护理

应用化疗药后常出现脱发，影响患者形象，增加其心理压力，护士要告诉患者脱发是暂时的，停药后头发会再生，鼓励其诉说自己的感受，帮助其调整外观的变化，让患者戴假发或帽子、头巾遮挡，改善自我形象，夜间睡眠可佩戴发帽，减轻头发掉在床上而至的心理不适；指导患者头发的护理，如动作轻柔减少头发梳、刷、洗、烫、梳辫子等，可用中性洗发护发素。

五、健康教育

(1)宣传吸烟对健康的危害，提倡不吸烟或戒烟，并注意避免被动吸烟。

(2)对肺癌高危人群要定期进行体检，早期发现肿瘤，早期治疗。

(3)改善工作和生活环境，防止空气污染。

(4)给予患者和家属心理上的支持，使之正确认识肺癌，增强治疗信心，维持生命质量。

(5)督促患者坚持化疗或放疗，告诉患者出现呼吸困难、咯血或疼痛加重时应立即到医院就诊。

(6)指导患者加强营养支持，合理安排休息，适当活动，保持良好精神状态，避免呼吸道感染以调整机体免疫力，增强抗病能力。

(7)对晚期癌肿转移患者，要指导家属对患者临终前的护理，告知患者及家属对症处理的措施，使患者平静地走完人生最后一程。

（齐月坤）

第六节 胃 癌

一、定义

胃癌为起源于胃黏膜上皮的恶性肿瘤。

二、疾病相关知识

(一)流行病学特征

胃癌是最常见的恶性肿瘤之一,患病率仅次于肺癌。病死率高,发病率存在明显的性别差异,男性约为女性的 2 倍,55～70 岁为高发年龄段。

(二)临床表现

1.早期

早期多无症状,部分患者可出现消化不良表现:食欲缺乏、恶心呕吐、食后胃胀、嗳气、反酸等,是一组常见而又缺乏特异性的胃癌早期信号。

2.进展期

(1)消化系统症状:上腹痛,是进展期最早出现的症状,开始有早饱感(指患者虽饥饿,但进食后即感饱胀不适),而后出现隐痛不适,最后疼痛持续不缓解。

(2)全身症状:食欲缺乏、乏力、食欲缺乏呈进行性加重,消瘦、体重呈进行性下降、贫血。

(3)肿瘤转移症状:肺部——咳嗽、呃逆、咯血;胸膜——胸腔积液、呼吸困难;腹膜——腹水、腹部胀满不适;骨骼——全身骨骼痛;胰腺——持续上腹痛,并向背部放射。

早期胃癌和进展期胃癌均可出现上消化道出血,常为黑便。少部分早期胃癌可表现为轻微的上消化道出血症状,即黑便或持续大便隐血阳性。

(三)治疗

1.手术治疗

手术治疗是唯一有可能根治胃癌的方法。

2.化疗

有转移淋巴结癌灶的早期胃癌及全部进展期胃癌均可化疗,以使癌灶局限、消灭残存癌灶及防止复发和转移。

3.支持治疗

应用高能量静脉营养疗法可增强患者的体质;可应用对胃癌有一定作用的生物抑制剂,以提高患者的免疫力。

(四)康复

(1)主动与医师配合并按医嘱用药。

(2)建立病案卡,定期复查。

(五)预后

胃癌的预后直接与诊断时的分期有关,5 年生存率较低,早期胃癌预后佳。

三、专科评估与观察要点

(1)腹痛:观察腹痛的部位、性质、程度变化,判断有无并发症。

(2)营养状况:观察体重、贫血征的变化。

(3)观察止痛药的效果及不良反应。

四、护理问题

(一)疼痛

腹痛与胃癌或其并发症有关。

(二)营养失调

低于机体需要量与摄入量减少及消化吸收障碍有关。

(三)活动无耐力

活动无耐力与疼痛、腹部不适有关。

(四)潜在并发症

消化道出血、穿孔、感染、梗阻。

五、护理措施

(一)疼痛的护理

(1)观察疼痛的部位、性质、是否有严重的恶心、呕吐、吞咽困难、呕血及黑便症状。

(2)遵医嘱使用相应止痛药、化疗药物。注意合理选择静脉,避免药液外渗。评估止痛剂效果。

(二)营养失调的护理

(1)饮食选择:鼓励能进食者尽可能进食易消化,营养丰富的流质或半流质饮食,少量多餐;监测体重,观察营养状况。

(2)建立中心静脉通路,做好相应维护。遵医嘱输注高营养物质,保证营养供给。应用生物抑制剂,以提高患者的免疫力。

(三)活动无耐力的护理

(1)注意休息,给予适量的活动,避免劳累。

(2)评估自理能力,做好基础护理,预防压疮。

(四)潜在并发症的护理

(1)监测生命体征:有无心力衰竭、血压下降、发热等。

(2)观察呕吐物、排泄物的颜色、性质、量,如出现呕咖啡色样物和/或排黑便考虑发生消化道出血;如有腹痛伴腹膜刺激征时考虑发生穿孔;如持续体温升高,应考虑存在感染,应寻找感染的部位及原因。以上情况均应立即通知医师,做相应处理。

(五)用药指导

1.化疗药

应用前应做好血管的评估,必要时给予中心静脉置管,避免药物外渗;注意观察药物的疗效及不良反应。

2.止痛药

严格遵医嘱用药,观察用药后患者腹痛的改善情况。

(六)晚期患者做好生活护理

生活护理包括口腔、足部、会阴的清洁。观察营养状况,消瘦明显者协助更换体位,定时翻身,保持皮肤清洁干燥,预防压疮的发生。

六、健康指导

(1)患者生活规律,保证休息,适量活动,增强抵抗力。

(2)注意个人卫生,防止继发感染。

(3)宣传与胃癌发生的相关因素,指导群众注意饮食卫生,避免或减少可致癌的食物,如熏烤、腌渍、发霉的食物。

(4)防治与胃癌有关的疾病,如萎缩性胃炎、胃溃疡等,可定期做胃镜检查,以便及时发现,高危人群应尽早治疗原发病或定期复查。

七、护理结局评价

(1)症状缓解,患者可以进行居家自我护理。

(2)患者营养状况尚可,未发生营养不良。

(3)无并发症的出现。

(4)患者心理健康,可以接受疾病,愿意配合治疗。

(齐月坤)

第七节　原发性肝癌

原发性肝癌是指由肝细胞或肝内胆管上皮细胞发生的恶性肿瘤,是我国常见的恶性肿瘤之一,病死率较高,在恶性肿瘤死亡排位中占第2位。近年来发病率有上升趋势,肝癌的5年生存率很低,预后凶险。原发性肝癌的发病率有较高的地区分布性,本病多见于中年男性,男女性别之比在肝癌高发区中3∶1～4∶1,低发区则为1∶1～2∶1。高发区的发病年龄高峰为40～49岁。

一、病因及发病机制

病因及发病机制尚不清楚,根据高发区的流行病学调查结果表明,下列因素与肝癌的发病关系密切。

(一)病毒性肝炎

在我国,乙型肝炎是原发性肝癌发生的最重要病因,原发性肝癌患者中1/3曾有慢性肝炎病史。肝癌患者血清中乙型肝炎标志物高达90%以上,近年来丙型肝炎与肝癌关系也逐渐引起关注。

(二)肝硬化

原发性肝癌合并肝硬化者占50%～90%,乙肝病毒持续感染与肝细胞癌有密切关系。其过程可能是乙型肝炎病毒引起肝细胞损害继而发生增生或不典型增生,从而对致癌物质敏感。在多病因参与的发病过程中可能有多种基因发生改变,最后导致癌变。

(三)黄曲霉毒素

在肝癌高发区,尤其南方以玉米为主粮的地方调查提示,肝癌流行可能与黄曲霉毒素对粮食的污染有关,其代谢产物黄曲霉毒素 B_1 有强烈致癌作用。

(四)饮水污染

某些地区的流行病学调查结果发现,饮用池塘水者与饮用井水者的肝癌发病率和病死率有明显差异,可能与池塘水的蓝绿藻产生的微囊藻毒素污染饮用水源有关。

(五)遗传因素

在高发区肝癌有时出现家族聚集现象,尤以共同生活并有血缘关系者的肝癌罹患率高。可能与肝炎病毒垂直传播有关。

(六)其他

饮酒、亚硝胺、农药、某些微量元素含量异常如铜、锌、钼等、肝吸虫等因素也被认为与肝癌有关。吸烟和肝癌的关系还待进一步明确。

二、临床表现

(一)症状

肝癌起病隐匿,早期缺乏典型症状,多在肝病随访中或体检普查中,应用血清甲胎蛋白(AFP)及B超检查偶然发现肝癌,此时患者既无症状,体格检查亦缺乏肿瘤本身的体征,此期称为亚临床肝癌。一旦出现症状而来就诊者其病程大多已进入中晚期。不同阶段的肝癌,其临床表现有明显差异。

1.肝区疼痛

肝区疼痛最常见,半数以上患者呈间歇性或持续性的钝痛或胀痛,是由于肿块生长迅速、使肝包膜绷紧牵拉所致。当肿瘤侵犯膈肌时,疼痛可向右肩或右背部放射。向右后生长的肿瘤可致右腰疼痛。突然出现剧烈腹痛和腹膜刺激征提示癌结节包膜下出血或向腹腔破溃。

2.消化道症状

食欲缺乏、恶心、呕吐、腹泻、消化不良等,缺乏特异性。

3.全身症状

低热,发热与癌肿坏死物质吸收有关。此外还有乏力、消瘦、贫血、全身衰弱等,少数患者晚期呈恶病质。这是由于癌症所致的能量消耗和代谢障碍所致。

4.转移灶症状

如肺转移可出现咳嗽、咯血;胸膜转移可引起胸痛和血性胸腔积液;癌栓栓塞肺动脉,引起肺梗死,可突然出现严重呼吸困难和胸痛;癌栓栓塞下肢静脉,可出现下肢严重水肿;骨转移和脊柱转移,可引起局部压痛或神经受压症状;颅内转移可出现相应的神经定位症状和体征。

5.伴癌综合征

癌肿本身代谢异常,癌组织对机体发生影响而引起的内分泌或代谢异常的一组综合征称为伴癌综合征。如自发性低血糖症、红细胞增多症,其他罕见的有高脂血症、高钙血症、类癌综合征等。

(二)体征

1.肝大

进行性肝大是常见的特征性体征之一。肝质地坚硬,表面及边缘不光滑,有大小不等结节,伴不同程度的压痛。如癌肿突出于右肋弓下或剑突下,上腹可出现局部隆起或饱满。

2.脾大

脾大多见于合并肝硬化门静脉高压患者。因门静脉或脾静脉有癌栓或癌肿压迫门静脉引起。

3.腹水

腹水因合并肝硬化门静脉高压、门静脉或肝静脉癌栓所致。当癌肿表面破溃时可引起血性腹水。

4.黄疸

当癌肿浸润、破坏肝细胞时,可引起肝细胞性黄疸;当癌肿侵犯肝内胆管或压迫胆管时,可出现阻塞性黄疸。

5.转移灶相应体征

锁骨上淋巴结肿大、胸腔积液的体征,截瘫、偏瘫等。

(三)并发症

肝性脑病;上消化道出血;肝癌结节破裂出血;血性胸腹水;继发感染。上述并发症可由肝癌本身或并存的肝硬化引起,常为致死的原因。

三、辅助检查

(一)血清甲胎蛋白(AFP)测定

AFP 是目前诊断肝细胞肝癌最特异性的标志物,是体检普查的项目之一。肝癌患者 AFP 阳性率 70%~90%,诊断标准为:①AFP>500 μg/L 持续 4 周;②AFP 在>200 μg/L 的中等水平持续8 周;③AFP由低浓度升高后不下降。

(二)影像学检查

(1)超声显像是目前肝癌筛查的首选检查之一,有助于了解占位性病变的血供。

(2)CT 在反映肝癌的大小、形态、部位、数目等方面有突出的优点,被认为是补充超声显像检查的非侵入性诊断的首选方法。

(3)肝动脉造影是肝癌诊断的重要补充方法,对直径 2 cm 以下的小肝癌的诊断较有价值。

(4)MRI 优点是除显示如 CT 那样的横截面外,还能显示矢状位、冠状位及任意切面。

(三)肝组织活检或细胞学检查

在超声或 CT 引导下活检或细针穿刺行组织学或细胞学检查,是目前确诊直径 2 cm 以下小肝癌的有效方法。缺点是易引起近边缘的肝癌破裂,有促进转移的危险。在非侵入性操作未能确诊时考虑使用。

四、诊断要点

有慢性肝炎病史,原因不明的肝区不适或疼痛,或原有肝病症状加重伴有全身不适、明显的食欲缺乏和消瘦、乏力、发热;肝进行性肿大、压痛、质地坚硬、表面和边缘不光滑。对高危人群血

清 AFP 的检测及影像学检查。对既无症状也无体征的亚临床肝癌的诊断主要靠血清 AFP 的检测联合影像学检查。

五、治疗要点

早期治疗是改善肝癌预后的最主要的手段，而治疗方案的选择取决于肝癌的临床分期及患者的体质。

（一）手术治疗

首选的治疗方法，是影响肝癌预后的最主要因素，是提高生存率的关键。

（二）局部治疗

1.经导管动脉化疗栓塞

经导管动脉化疗栓塞为原发性肝癌非手术的首选方案，效果较好，应反复多次治疗。机制为先栓塞肿瘤远端血供，再栓塞肿瘤近端肝动脉，使肿瘤难以建立侧支循环，最终引起病灶缺血性坏死，并在动脉内灌注化疗药物。常用栓塞剂有吸收性明胶海绵和碘化油。

2.无水乙醇注射疗法（PEI）

PEI 是肿瘤直径＜3 cm，结节数在 3 个以内，伴肝硬化不能手术患者的首选治疗方法。在 B 超引导下经皮肝穿刺入肿瘤内注入无水乙醇，促使肿瘤细胞脱水变性、凝固坏死。

3.物理疗法

局部高温疗法，如微波组织凝固技术、射频消融、高功率聚焦超声治疗、激光等。

（三）其他治疗方法

1.放疗

放疗在肝癌治疗中仍有一定地位。适用于肿瘤较局限，但不能手术者，常与其他治疗方法组成综合治疗。

2.化疗

化疗常用多柔比星及其衍生物、顺铂（CDDP）、氟尿嘧啶、丝裂霉素 C 和甲氨蝶呤（MTX）等。主张联合用药，单一用药疗效较差。

3.生物治疗

生物治疗常用干扰素、白细胞介素、LAK 细胞、TIL 细胞等，作为辅助治疗之一。

4.中医中药治疗

中医中药治疗用于晚期肝癌患者和肝功能严重失代偿无法耐受其他治疗者，可作为辅助治疗之一。

5.综合治疗

根据患者的具体情况，选择一种或多种治疗方法联合使用，为中晚期患者的主要治疗方法。

六、常用护理诊断

（1）疼痛（肝区痛）：与肿瘤迅速增大、牵拉肝包膜有关。

（2）预感性悲哀：与获知疾病预后有关。

（3）营养失调（低于机体需要量）：与肝功能严重损害、摄入量不足有关。

七、护理措施

(一)一般护理

1.休息与体位

给患者创造安静舒适的休息环境,减少各种不良刺激。协助并指导患者取舒适卧位。为患者创造安静、舒适环境,提高患者对疼痛的耐受性。

2.饮食护理

鼓励进食,给予高蛋白、适量热量、高维生素、易消化饮食,如出现肝性昏迷,禁食蛋白质。伴腹水患者,限制水钠摄入。如出现恶心、呕吐现象,做好口腔护理。在化疗过程中患者往往胃肠道反应明显,可根据其口味适当调整饮食。

3.皮肤护理

晚期肝癌患者极度消瘦,严重营养不良,因为疼痛影响,常拒绝体位变动。因此要加强翻身,皮肤按摩,如出现压疮,做好相应处理。

(二)病情观察

监测生命体征,观察有无肝区疼痛、发热、腹水、黄疸、呕血、便血、24 小时尿量等,以及实验室各项血液生化和免疫学指标。观察有无转移征象。

(三)疼痛护理

晚期癌症患者大部分有中度至重度的疼痛,多为顽固性的剧痛,严重影响生存质量。通过询问病史、观察或运用评估工具来判断疼痛的部位、性质、程度。

1.三阶梯疗法

目前临床普遍推行 WTO 推荐的三阶梯疗法,其原则为:①按阶梯给药,依药效的强弱顺序递增使用;②无创性给药,可选择口服给药,直肠栓剂或透皮贴剂给药等方式;③按时给药,而不是按需给药;④剂量个体化。按此疗法多数患者能满意止痛。

(1)第一阶梯:轻度癌痛,可用非阿片类镇痛药,如阿司匹林等。

(2)第二阶梯:中度癌痛及第一阶梯治疗效果不理想时,可选用弱阿片类药,如可卡因。

(3)第三阶梯:重度癌痛及第二阶梯治疗效果不理想者,选用强阿片类药,如吗啡。多采用口服缓释或控释剂型。癌痛的治疗中提倡联合用药的方法,加用一些辅助药以协同主药的疗效,减少其用量与不良反应,常用辅助药物:①弱安定药,如地西泮和艾司唑仑等;②强安定药,如氯丙嗪和氟哌利多等;③抗抑郁药,如阿米替林。

向患者说明接受治疗的效果及帮助患者正确用药,对于已掌握的规律性疼痛,在疼痛发生前使用镇痛药。疼痛减轻或停止时应及时停药。观察止痛疗效及不良反应。

2.其他方法

(1)放松止痛法:通过全身松弛可以阻断或减轻疼痛反应。

(2)心理暗示疗法:可结合各种癌症的治疗方法,暗示患者进行自身调节,告诉患者配合治疗就一定能战胜疾病。

(3)物理止痛法:可通过刺激疼痛周围皮肤或相对应的健侧达到止痛目的。

(4)转移止痛法:让患者取舒适体位,通过回忆、冥想、听音乐、看书报等方法转移注意力,减轻疼痛反应。

(四)肝动脉栓塞化疗护理

肝动脉栓塞化疗护理是肝癌非手术治疗的首选方法，已在临床上广泛应用，是一种创伤性的非手术治疗。

1.术前护理

(1)向患者和家属解释治疗的必要性、方法、效果。

(2)评估患者的身体状况，必要时先给予支持治疗。

(3)做好各种检查，如血常规、出凝血时间、肝肾功能、心电图、影像学检查等；检查股动脉和足背动脉搏动的强度。

(4)做好碘过敏试验和普鲁卡因过敏试验，如碘过敏试验阳性可用非离子型造影剂。

(5)术前 6 小时禁食禁饮。

(6)术前 0.5 小时可给予镇静药，并测量血压。

2.术中护理

(1)准备好各种抢救用品和药物。

(2)护士应尽量陪伴在患者的身边，安慰及观察患者。

(3)注射造影剂时，应严格控制注射速度，注射完毕后应密切观察患者有无恶心、心悸、胸闷、皮疹等过敏症状，观察血压的变化。

(4)注射化疗药物后应观察患者有无恶心、呕吐，一旦出现应帮助患者头偏向一侧，备污物盘，指导患者做深呼吸，如使用的化疗药物胃肠道反应很明显，可在注入化疗药物前给予止吐药。

(5)观察患者有无腹痛，如出现轻微腹痛，可向患者解释腹痛的原因，安慰患者，转移注意力；如疼痛较剧，患者不能耐受，可给予止痛药。

3.术后护理

(1)预防穿刺部位出血：拔管后应压迫股动脉穿刺点 15 分钟，绷带包扎后，用沙袋(1～2 kg)压迫6～8 小时；保持穿刺侧肢体平伸 24 小时；术后 8 小时内，应每隔 1 小时观察穿刺部位有无出血和渗血，保持敷料的清洁干燥；一旦发现出血，应立即压迫止血，重新包扎，沙袋压迫；如为穿刺点大血肿，可用无菌注射器抽吸，24 小时后可热敷，促进其吸收。

(2)观察有无血栓形成：应检查两侧足背动脉的搏动是否对称，患者有无肢体麻木、胀痛、皮肤温度降低等，出现上述症状与体征，应立即报告医师及时采取溶栓措施。

(3)观察有无栓塞后综合征：发热、恶心、呕吐、腹痛。如体温超过 39 ℃，可物理降温，必要时用退热药。术中或术后用止吐药，可有效地预防和减轻恶心、呕吐的症状，鼓励患者进食，尽可能满足患者对食物的要求。腹痛是因肿瘤组织坏死、局部组织水肿而引起的，可逐渐缓解，如疼痛剧烈，可使用药物止痛。

(4)密切观察化疗后反应，以及时检查肝、肾功能和血常规，以及时治疗和抢救。补充足够的液体，鼓励患者多饮水、多排尿，必要时应用利尿剂。

(五)心理护理

肝癌患者的 5 个阶段的心理反应往往比其他癌症患者更为明显。要充分认识患者的心理反应，对部分出现过激行为，如绝望甚至自杀的患者，要给予正确的心理疏导；同时建立良好的护患关系，减轻患者恐惧。对于晚期患者，特别要维护其尊严，并做好临终护理。

(六)健康教育

1.疾病知识指导

原发性肝癌应以预防为主。临床证明,肝炎-肝硬化-肝癌的关系密切。因此,患病毒性肝炎的患者应及时正确治疗,防止转变为肝硬化,非乙型肝炎病毒携带者应注射乙型肝炎疫苗。加强锻炼,增强体质,注意保暖。

2.生活指导

禁食含有黄曲霉素的霉变食物,特别是发霉的花生和玉米,禁饮酒。肝癌伴有肝硬化者,特别是伴食管-胃底静脉曲张的患者,应避免粗糙饮食。

3.用药指导

在化疗过程中,应向患者做好解释工作,消除紧张心理,并介绍药物性质、毒副作用,使患者心中有数。①药物反应较重者,宜安排在睡前或饭后用药,以免影响进食。呕吐严重者应少食多餐,辅以针刺足三里、合谷、曲池等穴,对减轻胃肠道反应有一定作用。②注意防止皮肤破损,观察皮肤有无瘀斑、出血点,有无牙龈出血、鼻出血、血尿及便血等症状。③鼓励患者多饮水或强迫排尿,使尿液稀释。遵医嘱适量地服用碳酸氢钠以碱化尿液。④常选用1∶5 000高锰酸钾溶液坐浴,预防会阴部感染。

4.自我监测指导

出现右上腹不适、疼痛或包块者应尽早到医院检查。肝癌的疗效取决于早发现、早治疗,一旦确诊应尽早治疗,以手术为主的综合治疗可明显延长患者生命。观察肿瘤有无并发症和有无远处转移的表现,应警惕肝癌结节破裂、肝性脑病、消化道出血和感染等。手术后的癌肿患者应观察有无复发,定期复诊。化疗患者应定期检查肝肾功能、心电图、血常规、血浆药物浓度等,以及时了解脏器功能和有无药物蓄积。

(齐月坤)

第十四章　中医科护理

第一节　中医一般护理

中医一般护理涉及患者日常生活的各个方面，直接影响着疾病的治疗效果和预后，做好一般护理，在疾病的治疗和康复过程中有着重要的意义。一般护理包括病情观察、生活起居护理、情志护理、饮食调护、用药护理等方面。

一、病情观察

中医护理学的基本特点是整体观念和辨证施护。密切观察病情，收集有关病史、症状和体征，进行分析、综合，辨清疾病的原因、性质、部位及邪正关系，概括判断为某种性质的证；根据辨证的结果，才能确立相应的治疗和护理方法。

（一）内外详察

人体是一个有机的整体，在疾病状态下，局部的病变可以影响全身，精神的刺激可以导致气机的变化。在观察病情时，必须从整体上进行多方面的考察，对病情进行详细的询问及检查，广泛而详细地收集临床资料，才能为护理提供客观依据。这是一种从局部到整体、从现象到本质的辨证思维方法。

（二）四诊合参

望、闻、问、切四诊是中医收集病情资料的基本方法，每一种方法都各有特点，同时也存在一定的局限性。所以观察病情时必须四诊合参，才能对病证作出正确的判断，从而制订正确的护理措施。

（三）病证结合

“病”和“证”不是同一个概念。辨病是对疾病的认识，有利于从疾病的全过程和体征上认识疾病；辨证则是对疾病的进一步深化，重在从疾病当前的表现中明确病变的部位和性质。只有将二者有机结合，才能准确认识疾病的发展规律，为正确的护理指明方向。“病证结合”是中医临床的自然选择。

（四）甄别真假

由于病情的发展、病机的变化、邪正消长的差异、机体的表现不同或处于不同的发展阶段，护理时应密切观察病情变化，具体问题具体分析，运用不同的方法进行护理。一般情况下，疾病的临床表现与其本质属性是一致的，但有的疾病却出现某些和本质相矛盾，甚至相反的临床症状，即在证候上出现假象，临床护理时应细加甄别，勿犯虚虚实实之弊。

二、生活起居护理

生活起居护理是指针对患者的病情给予特殊的环境安排和生活照料。

(一)顺应自然

1.顺应四时

春、夏、秋、冬四季交替变化，人体的生理活动也会随之变化。春季阳气生发，应早起健身以舒发气机，吸取新鲜空气；但初春天气寒暖不一，应防止风寒侵袭，随时增减衣服。夏季阳气旺盛，应晚卧早起，保持心境平和；但由于暑湿较重，白天当避暑，夜晚不贪凉。秋天万物成熟，人体阳气逐渐内收，阴气渐长，应注意收敛精气；由于燥气较甚，昼夜温差悬殊，还要注意冷暖适宜，保养阴津。冬季阴寒极盛，阳气闭藏，应注意养精固阳，防寒保暖。

2.调适昼夜

人体的阳气随着昼夜晨昏的变化，呈现朝生夕衰的规律。患者机体阴阳失去平衡，自身调节能力随之减弱，对于昼夜晨昏的变化，也会出现较为敏感的反应，从而出现“昼安”“夜甚”的现象。特别对一些危重的患者应加强夜间观察，防止出现意外的情况。

3.平衡阴阳

人体患病的根本原因，则是阴阳失去了平衡。因此，护理疾病，首要的是调理阴阳，应根据机体阴阳偏盛偏衰的具体情况去制订护理措施，从日常起居、生活习惯、居处环境等各方面贯彻平衡阴阳的思想，以使人体达到“阴平阳秘，精神乃治”的境地。

(二)适宜环境

1.病室环境

病室应安静、整洁、舒适，使患者身心愉快。如心脏疾病患者，常可因突闻巨响而引起心痛发作；失眠患者稍有声响就难以入眠或易醒等。因此，病室的陈设要简单、适用，保持地面、床、椅子等生活用品的清洁卫生；出入病室人员应做到“四轻”，即说话轻、走路轻、关门轻、操作轻。

2.病室通风

保持空气清新是病室应有的基本条件之一，室内应经常通风。通风应根据季节和室内的空气状况，决定每天通风的次数和每次持续的时间，一般每天应通风 1～2 次，每次 30 分钟左右。通风时应注意勿使患者直接当风。

3.病室温度、湿度

病室温度一般以 18～20 ℃为宜，阳虚和寒证患者多畏寒肢冷，室温宜稍高；阴虚及热证患者多燥热喜凉，室温可稍低。病室的相对湿度以 50%～60%为宜。阳虚证和燥证患者，湿度可适当偏高；阴虚证和湿证患者，湿度宜偏低。

4.病室光线

一般病室要求光线充足，以使患者感到舒适愉快。但应根据病情不同宜适当调节，如感受风寒、风湿、阳虚及里寒证患者，室内光线宜充足；感受暑热之邪的热证、阴虚证、肝阳上亢、肝风内动的患者，室内光线宜稍暗；长期卧床的患者，床位尽量安排到靠近窗户的位置，以得到更多的阳光，有利于患者早期康复。

(三)生活规律

起居有常即日常生活有一定规律并合乎人体的生理功能活动。

1.作息合理

作息时间的制订应因时、因地、因人、因病情而不同。一般应遵循“春夏养阳，秋冬养阴”的原则。具体言之，春季宜晚睡早起，以应生发之气；夏季宜晚睡早起，以应长养之气；秋季宜早睡早起，以应收敛之气；冬季宜早睡晚起，以应潜藏之气。常言道“日出而作，日入而息”，在护理患者时，要督促其按时起居，养成有规律的睡眠习惯。

2.睡眠充足

充足的休息和睡眠，可促进患者身体康复，每天睡眠时间一般不少于8小时，故有“服药千朝，不如独眠一宿”之说。睡眠时间过长会导致精神倦怠，气血郁滞；睡眠时间过短则易使正气耗伤。更要避免以夜作昼，阴阳颠倒。

3.劳逸适度

在病情允许的情况下，凡能下地活动的患者，每天都要保持适度的活动，以促进气血流畅，增强抵御外邪的能力，有利于机体功能的恢复。患者的活动要遵循相因、相宜的原则，根据不同的病证、病期、体质、个人爱好及客观环境等进行安排。活动场地以空气清新为好，应避免剧烈运动。

三、情志护理

七情六欲，人皆有之，情志活动属于人类正常生理现象，是机体对外界刺激和体内刺激的保护性反应，有益于身心健康。

情志护理是指在护理工作中，注意观察、了解患者的情志变化，观察其心理状态，减少或消除不良情绪的影响，使患者处于治疗中的最佳心理状态，以利于身体的康复。

(一)关心体贴

患者的情志状态和行为不同于正常人，常常会产生各种心理反应，如依赖性增强，猜疑心加重，主观感觉异常，情绪容易激动或不稳定，表现为寂寞、苦闷、忧愁、悲哀、焦虑等。护理人员应善于体察患者的疾苦，态度要和蔼，语言要亲切，动作要轻盈，衣着要整洁，使患者从思想上产生安全感，从而以乐观的情绪、良好的精神状态面对自己的病情，增强战胜疾病的信心。

(二)因人制宜

患者的体质有强弱之异，性格有刚柔之别，年龄有长幼之殊，性别有男女之分，同时家庭背景、生活阅历、文化程度、所从事的职业和所患疾病等都有不同，面对同样的情志刺激，会有不同的情绪反应。

1.体质差异

患者的体质有阴阳禀赋之不同，对情志刺激反应也各有不同，阳质多恼怒，阴质多忧愁；体质瘦弱之人，多郁而寡欢，而体质强悍之人，则感情易于暴发。

2.性格差异

一般而言，性格开朗乐观之人，心胸宽广，遇事心气平静而自安，故不易生病，病后也易于康复；性格抑郁之人，心胸狭窄，感情脆弱，情绪易于波动，易酿成疾病，病情缠绵。

3.年龄差异

儿童脏腑娇嫩，形气未充，易为惊、恐致病；成年人血气方刚，又处在各种复杂的环境中，易为怒、思致病；老年人，常有孤独感，易为忧郁、悲伤、思虑致病。

4.性格差异

男性属阳，以气为主，感情粗犷，刚强豪放，易为狂喜大怒而致病；女性属阴，以血为先，感情细腻而脆弱，一般比男性更易为情志所患，多易因忧郁、悲哀而致病。

(三)清静养神

七情六欲是人之常情，然喜、怒、忧、思、悲、恐、惊七情过激，均可引起人体气血紊乱，导致疾病的发生或加重。因此，精神调摄非常重要，要采取多种措施，保持患者情绪稳定，以及时提醒探视者不要给患者不必要的精神刺激，危重患者尽量谢绝探视。

(四)移情易性

针对不同患者，应分别施予不同的情志护理方法。如情志相胜法、以情制情法、发泄解郁法、移情疗法、暗示疗法、释疑疗法等，以消除患者对疾病的疑惑，解除或减轻患者的不良情绪，转移其对疾病的注意力，给予其合理的宣泄渠道，促进机体的康复。

(五)怡情畅志

保持乐观愉快的情绪能使人体气血调和，脏腑功能正常，有益于健康。对于患者而言，不管其病情如何，乐观的心情均可以促使病情的好转，所以，医护人员要从言语、行为等各个方面，给予患者全方位的关心，使其能保持乐观的情绪和愉悦的心情。

四、饮食调护

利用饮食调护配合治疗，是中医护理的一大特色。在疾病治疗过程中，饮食调护得当，可以缩短疗程，提高疗效，有的食物还具有直接治疗疾病的作用。

(一)饮食宜忌

一般来讲，患病期间宜食清淡、易消化、营养丰富的食品，忌食生冷、油腻、辛辣等食物；具体而言应根据患者的证型进行合理的饮食指导。如寒证患者宜食温热性食物，忌食寒凉和生冷之品；热证患者宜食寒凉及平性食物，忌食辛辣、温燥之品；虚证患者饮食宜清淡而营养，忌食滋腻、硬固之品；实证患者饮食宜疏利、消导，忌食补益之品。

(二)辨证施食

1.因人、因病施食

饮食调护应根据不同的年龄、体质、个性等方面的差异，分别予以不同的调摄。体胖者多痰湿，饮食宜清淡，宜多食健脾除湿、润肠通便的食物；体瘦者多阴虚内热，宜食滋阴生津的食物；妊娠期妇女，宜食性味甘平、甘凉的补益之品，即所谓“产前宜凉”；哺乳期宜食富有营养、易消化、温补而不腻之物，即所谓“产后宜温”；小儿身体娇嫩，为稚阴稚阳之体，宜食性味平和，易于消化，又能健脾开胃的食物，而且食物宜品种多样，粗细结合，荤素搭配；老年人脾胃功能虚弱，运化无力，气血容易亏损，宜食清淡、熟软之物。

2.因时、因地施食

由于春、夏、秋、冬四时气候的变化对人体的生理、病理有很大影响，因此，应当在不同的季节合理选择调配不同的饮食。如春季应适当食用辛温升散的食品；夏季应进食清淡、解暑、生津之品；秋季饮食应以滋阴润肺为主，可适当食用一些柔润食物，以益胃生津；冬季宜食用具有滋阴补阳作用且热量较高的食物，而且宜热饮热食，以保护阳气。此外，饮食调护还应注意地理位置的差异，如南北不仅温差较大，生活习惯也不相同，应灵活调配饮食。

（三）调配食物

1.荤素搭配

各种食物中所含的营养成分各有不同，只有做到食物的合理搭配，才能使人体得到均衡的营养，满足各种生理活动的需要。《素问·脏气法时论》中指出："五谷为养，五果为助，五畜为益，五菜为充，气味合而服之，以补精益气"，就说明了饮食护理和全面概括了谷类、肉类、蔬菜、果品等饮食物在体内补益精气的作用。

2.饮食调和

饮食调和包括五味调和、寒热调和。饮食是否调和，对于人的身体健康至关重要。

（1）谨和五味：五味调和是中国传统饮食的最高法则。《吕氏春秋》记载："调合之事，必以甘、酸、苦、辛、咸。"五行学说认为五味与五脏有密切的关系，即酸入肝，苦入心，甘入脾，辛入肺，咸入肾。五脏可因饮食五味的太过或不及而受到影响，五味调和适当，机体就会得到充分的营养；反之，如果长期偏食，就会引起机体阴阳平衡失调而导致疾病。如过食酸味的食物，可致肝木旺盛乘脾土，而见皮肉变皱、变厚，口唇肥厚等。另一方面饮食不当则会加重病情，如根据五行相克理论，肝病忌食辛味食物，否则会使肝气更盛，病必加剧。

（2）寒热调和：食物有寒热温凉之异，若过分偏嗜寒或热，会导致人体阴阳的失调，发生某些病变。如过食生冷、寒凉之物，可以损伤脾胃阳气，使寒湿内生，发生腹痛、泄泻等症；多食煎炸、温热之物，可以耗伤脾胃阴液，使肠胃积热，发生口渴、口臭、嘈杂易饥、便秘等症。因此，饮食须注意寒热调和，不可凭自己的喜恶而偏嗜。

（四）饮食有节

《黄帝内经》有"饮食有节，度百岁乃去"，而"饮食自倍，脾胃乃伤"之记载。饮食有节包括定时和定量：定时是指进食要有相对固定的时间，有规律的定时进食，可以保证消化、吸收功能有节奏地进行，脾胃可协调配合，纳运正常。定量是指进食宜饥饱适中恰到好处，不可忍饥不食，更不可暴饮暴食。过饥则机体营养来源不足，无以保证营养供给，使机体逐渐衰弱，影响健康；过饱则会加重胃肠负担，使食物停滞于胃肠，不能及时消化，影响营养的吸收和输布。

（五）饮食卫生

新鲜清洁的食物，可以补充机体所需要的营养，而腐烂变质的食物易使人出现腹痛、泄泻、呕吐等中毒症状，严重者可出现昏迷或死亡。大部分食物需经过烹调加热后方可食用，其目的在于使食物更容易被机体消化吸收，同时，食物在加热过程中，通过清洁、消毒，可去除一些致病因素。

（六）饮食有方

1.进食宜缓

进食时应该从容和缓，细嚼慢咽，这样既有利于各种消化液的分泌，又能稳定情绪。

2.进食宜专致

进食时，应尽量将头脑中的各种琐事抛开，把注意力集中到饮食上来，这样有利于消化吸收。

3.进食宜乐

进食前后应保持良好的环境和愉快的心情。进食的环境宜宁静整洁，进食的气氛宜轻松愉快，进食时可适当配以轻松舒缓的音乐。

五、用药护理

药物治疗是中医治疗疾病最常用的手段，护理人员除了要具备中药的基本知识外，更要正确地掌握给药时间和用药方法。

(一)用药原则

1.遵医嘱用药

药物不同,剂型不同,用药的途径、方法和时间也各有不同,用药时应严格遵医嘱。

2.执行查对制度

用药时查对的内容包括患者姓名、住院号、病名、药物种类和剂型、给药途径、煎煮方法、给药时间及饮食宜忌等,对于药性峻烈甚至有毒的药物,尤其要加以注意。

3.正确安全用药

用药是否正确,不仅关系到药物疗效,还可能出现不良反应。用药时要特别注意了解患者有无药物过敏史及配伍禁忌,用药后要密切观察患者的用药反应,一旦发现不良反应,应立即停药,报告医师,配合抢救。

(二)药物的用法及护理

1.解表类药物的用药护理

服药时宜热服,服药后即加盖衣被休息,并啜热饮,以助药力。发汗应以遍身微汗为宜,即汗出邪去为度,不可发汗太过。汗出过多时,应及时用干毛巾或热毛巾擦干,注意避风寒。如果出现大汗不止,易致伤阴耗阳,应及时报告医师,采取相应措施。

2.泻下类药的用药护理

服用寒下剂,不能同时服用辛燥及滋补药;逐水剂有恶寒表证或正气虚者忌服;润下剂宜在饭前空腹或睡前服用;攻下剂苦寒、易伤胃气,应以邪去为度,得效即止,慎勿过剂。用药期间,应密切观察生命体征及病情变化,注意排泄物的色、量、质等,如果泻下太过,出现虚脱,应及时报告医师,配合抢救。

3.温里类药的用药护理

使用温里药时,要因人、因时、因地制宜。若素体火旺之人,或属阴虚失血之体,或夏天炎暑之季,或南方温热之域,剂量一般宜轻,且中病即止;若冬季气候寒冷或素体阳虚之人,剂量可适当增加。温中祛寒药适用于久病虚证,由于药力缓,见效时间长,应嘱咐患者坚持服药。温经散寒药适用于寒邪凝滞经脉之证,服药后,应注意保暖,尤以四肢及腹部切忌受凉。回阳救逆药适用于阳气衰微,阴寒内盛而致的四肢厥逆、阳气将亡之危证。

4.清热类药的用药护理

宜饭后服药,服药后应注意休息,调畅情志,以助药力顺达。清热类药多属苦寒,易伤阳气,故服药期间,应注意观察病情变化,热清邪除后宜停药,以免久服损伤脾胃。饮食宜清淡,忌食黏腻厚味之品。脾胃虚寒者及孕妇禁用或慎用。

5.消导类药的用药护理

消食剂不可与补益药及收敛药同服,以免降低药效。服药期间,观察大便次数和形状,若泻下如注或出现伤津脱液,应立即报告医师。服药期间,饮食宜清淡,勿过饱,鼓励适当运动,有助于脾的升清和胃的降浊。

6.补益类药的用药护理

补益药宜饭前空腹服用,以利药物吸收。服药期间,应注意观察精神、面色、体重等变化,随时增减药量。由于补益药见效缓慢,故应做好心理护理,鼓励患者坚持用药,同时要注意饮食调护,忌食白萝卜和纤维素含量多的食物。

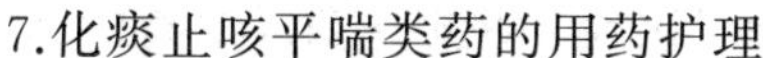

7.化痰止咳平喘类药的用药护理

温肺化痰类药物大多有毒，服用剂量不可过大；祛痰药物为行消之品，宜饭后服用，中病即止；平喘药宜在哮喘发作前或发作时服用；治疗咽喉疾病宜少量多次频服，缓缓咽下。用药期间注意观察病情变化，指导患者进行适度的户外活动，呼吸新鲜空气，使肺气通达。忌食生冷、辛辣、肥腻及过咸、过甜等助湿生痰之品，严禁烟酒。

8.安神类药的用药护理

安神类药宜在睡前半小时服用，病室应保持安静，做好情志护理，尤其是睡前要消除紧张和激动的情绪。

（吕　飞）

第二节　中医传统疗法护理

一、针灸法及护理

（一）针刺法及护理

针刺法是根据中医经络学说，应用各种针具刺激人体某些穴位，以达到疏通经络、行气活血、扶正祛邪、调整阴阳作用的一种治疗方法。毫针是最为常用的针刺工具，多由不锈钢制成，有长、短、粗、细不同的多种规格，由针尖、针身、针根、针柄和针尾五部分构成。

1.适应证

针刺法在临床上应用极为广泛，可用于内、外、妇、儿、骨、五官诸科多种病证。在减肥、美容、戒毒等方面也有所应用。

2.针刺前准备

（1）选择针具：根据针刺部位选择针具。如针刺部位肌肉丰厚且须深刺，则选较长而粗的针具；针刺部位肌肉较薄且须浅刺者，则选择较短而细的针具。针刺前检查针柄是否松动、针身是否有锈蚀及弯曲，针尖是否有钩，如有应弃之不用。

（2）选择体位：针刺体位以患者舒适，便于腧穴的定位及医者操作为佳。常用体位有仰卧位、侧卧位、俯卧位、仰靠坐位、俯伏坐位、侧伏坐位。

（3）消毒：包括针具（目前临床上多采用一次性无菌针灸针）、施术者手指及施术部位（腧穴）皮肤的消毒。针具可采用高压蒸汽、煮沸或75％乙醇浸泡30分钟以上消毒；腧穴部位皮肤可用75％乙醇棉球擦拭消毒；施术者手指可先用水洗净，然后用75％乙醇棉球擦拭消毒。

3.针刺方法

（1）进针方法：是施术者使针尖快速刺破皮肤，并将针身刺达所需治疗部位的基本方法。可单手进针，亦可双手配合进针。常用进针方法有指切进针法、夹持进针法、提捏进针法和舒张进针法。

（2）角度和深度。①针刺角度：是指针身与针刺部位皮肤之间的夹角。常用角度有3种（图14-1）：直刺，针身与皮肤呈90°刺入，适用于大多数腧穴；斜刺，针身与皮肤呈45°刺入，适用于腧穴内有重要脏器或皮肤浅薄处的腧穴，如胸背部及面部；平刺，又称沿皮刺、横刺，针身与皮肤呈 15°刺入，适用于皮肤极其浅薄处的腧穴，如头部。②针刺深度：是指针身刺入皮肉的深浅，要求产生针感又不伤及重要脏器。针刺深度可根据腧穴所在部位肌肉的丰满程度，以及患者体质、病情而决定。如年老体弱、小儿、形体瘦小者及头面部、背部等宜浅刺。

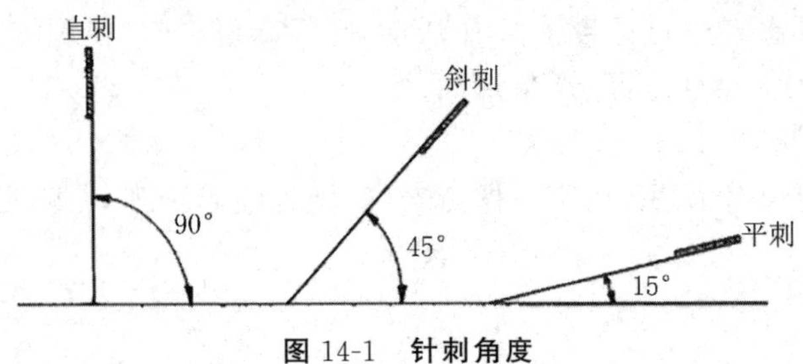

图 14-1　针刺角度

(3)行针与得气：行针，又称为运针，是术者为使患者产生针刺感应所施行的手法。得气，又称为针刺感应，是患者在针刺部位感到酸、麻、胀、重等感觉，医者也可感觉到针下有沉紧感。行针的基本手法有提插法和捻转法两种，常用的辅助手法有弹柄法、刮柄法、摇柄法、震颤法等。

(4)针刺补泻：凡是能鼓舞人体正气，使低下的功能恢复旺盛的针刺手法称补法；凡是能疏泄病邪，使亢进的功能恢复正常的针刺手法称泻法。主要的针刺补泻手法有提插补泻法、捻转补泻法、徐疾补泻法、开合补泻法、迎随补泻法、呼吸补泻法和平补平泻法等。

(5)留针与出针。①留针：将针刺入腧穴并行针后，将针留置在穴内一定时间，目的是为了增强针刺作用和便于行针。留针时间一般为 15～30 分钟。留针时间长短可根据病情来调整，如慢性病、疼痛、肌肉痉挛可适当延长留针时间。②出针：是指针刺施术过程结束后拔针的过程。出针时以左手持消毒干棉球按压在腧穴的皮肤上，右手持针轻微捻转，缓慢提至皮下，然后将针拔出，左手按压针孔，防止出血，并检查针数，防止遗漏。

4.针刺意外情况及护理

(1)晕针：是指在针刺过程中患者突然出现面色苍白、汗出肢冷、心慌、恶心欲吐、脉沉细或神志昏迷、二便失禁、脉微欲绝等。多与精神紧张、手法刺激强度过大、患者体质虚弱等有关。发生晕针应立即停止针刺，将针全部拔出，使患者平卧，头部稍低，松解衣带并注意保暖，轻者静卧片刻，饮适量温开水或糖水，重者指掐水沟、合谷、十宣、内关等穴。若仍昏迷不醒，配合其他急救措施。

(2)滞针：是指进针后针下异常紧涩，出现提插、捻转及出针困难的现象。多因患者精神紧张，或行针时单向连续捻转所致。若因患者精神紧张所致，可设法消除其紧张状态，使局部肌肉放松，再行出针，如仍未缓解，可在滞针腧穴附近再刺一针。若因行针时单向连续捻转所致，则须反向捻转再行出针。

(3)弯针：是指针身弯曲，针柄改变了进针时刺入的方向，提插捻转及出针均感困难。多因进针时手法过猛，针下碰到坚硬组织；或留针时患者体位改变；或针柄受到外力压迫与撞击；或滞针没有及时处理。弯针发生后一般可根据弯针的方向缓慢将针顺势退出。如因患者体位改变所致，让患者慢慢恢复体位，再将针慢慢拔出。

(4)折针：是指行针时或出针后发现针身折断，残端留在患者体内，多因针具质量欠佳，针具有剥蚀损坏，强力提插捻转，或患者体位移动，弯针滞针未能及时处理或处理不当导致。发现折针后，嘱患者不要移动体位，如残端部分针身露于体外，可立即用手指或镊子将其取出；如残端与皮肤相平，可按压针孔两旁，使残端暴露于体外，再用镊子取出；如残端完全陷入皮内，采用外科手术取出。

(5)血肿:是指出针后针刺部位肿胀疼痛,皮肤呈青紫色。多因针尖刺破血管,出针时没有及时按压针孔所致。轻度血肿一般不必处理;若局部疼痛较剧,明显肿胀者,先行冷敷或加压处理,止血后过一段时间再行局部热敷或按摩。

(6)气胸:是针刺胸、背、腋、胁、缺盆等部位的腧穴时,刺入过深伤及肺脏,气体积聚于胸腔所致。发生气胸,应立即出针,令患者卧床休息,一般轻度气胸能自行吸收;密切观察,必要时给予吸氧镇痛、止咳等处理,防止因咳嗽扩大创口,加重漏气和感染;闭合性气胸需进行胸腔减压;重度气胸,在积极治疗下肺仍不能复张,慢性气胸或有支气管胸膜瘘者可考虑手术治疗。

5.针刺法的护理及注意事项

(1)患者处于过饥、过饱、过疲、醉酒、精神高度紧张等状态时不宜针刺。

(2)皮肤有感染、溃疡、破损、瘢痕的部位不宜针刺;肿瘤局部不宜针刺;有出血性疾病的不宜针刺;妇女在妊娠期,合谷、三阴交、昆仑、至阴及腹部、腰骶部腧穴均不宜针刺。

(3)婴幼儿及不能配合者,一般针刺不留针;婴幼儿囟门未闭合之时,囟门及附近腧穴不宜针刺。

(4)出针后要清点毫针数量,避免有毫针遗留在患者体内而没有拔出。

(二)灸法及护理

灸法是用艾绒或其他药物点燃后,在体表腧穴上进行熏、熨、烧、灼,借灸火的温和热力及药物的作用,通过腧穴、经络的传导作用,温通经脉、调和气血、散寒祛湿、消肿散结、扶正祛邪、回阳救逆,以达到防治疾病、康复保健的目的。

1.适应证

灸法适用范围很广,凡慢性病、风寒湿痹、麻木痿软、阳气虚弱、久泻久痢等皆可灸。总的原则是阴、寒、里、虚证多用。

2.操作方法

(1)艾条灸。①温和灸:将艾条的一端点燃后,对准施灸部位,距离皮肤 2～3 cm 处进行熏烤,以患者施灸部位有温热感而无灼痛为宜,以皮肤稍有红晕为度。②回旋灸:将艾条的一端点燃后,对准施灸部位,距离皮肤 2～3 cm 处进行反复缓慢地前后、左右或环形移动熏烤,以患者施灸部位有温热感而无灼痛为宜,以皮肤稍有红晕为度。③雀啄灸:将艾条的一端点燃后,对准施灸部位,进行缓慢的上下移动熏烤,如同鸟雀啄食一般,一上一下反复的不停移动,以皮肤稍有红晕为度。

(2)艾炷灸:是用纯净的艾绒捏成上尖底平的宝塔形状,小可如麦粒、大可如红枣在施术部位施灸的一种方法。①直接灸:将艾炷直接放置在施灸部位的皮肤上点燃施灸。可分为瘢痕灸和无瘢痕灸两种。瘢痕灸即化脓灸,施灸前用大蒜汁涂覆施灸部位,再将艾炷置于其上,点燃施灸。每壮艾炷必须燃尽,除去灰烬后易炷再灸。一般灸 5～7 壮,灸中患者若感觉灼痛,可用手在施灸部位周围轻轻按摩或拍打,以减轻疼痛。灸后 1 周左右施灸部位化脓形成灸疮,结痂脱落后留下瘢痕。无瘢痕灸是将艾炷放在施灸部位上点燃,待其烧到 2/3 左右,或患者感觉到微有灼痛时,将剩下的艾炷搬走,易炷再灸,连续灸 3～7 壮,以局部皮肤产生红晕,不起水疱为度。②间接灸:又称为隔物灸,施灸时艾炷与施灸部位皮肤之间用其他药物间隔,使艾炷不与皮肤之间发生直接接触。间接灸火力温和,具有艾灸和间隔药物的双重作用。根据间隔物的不同,可分为隔姜灸、隔蒜灸、隔盐灸和隔附子饼灸。

(3)温灸器灸:又称灸疗器灸,用金属或胶木加工制成,在施灸时将点燃的艾绒、艾条放入温灸器内,置于施术部位熏烤施灸。此法较艾条灸及艾炷灸更为方便。

(4)温针灸:先按针刺操作规范将针刺入腧穴,行针得气后,再将一小节艾条绑在针柄上,然后点燃,毫针可将艾灸产生的温度通过针身传至针刺部位深处。

3.灸法的护理及注意事项

(1)做好施灸准备工作:施灸前应准备好施灸用具,摆好患者舒适同时有利于施灸的体位,暴露施灸部位皮肤。

(2)注意施灸安全,防止燃烧的艾绒及产生的艾灰脱落烫伤患者。无瘢痕灸及间接灸时注意观察艾炷燃烧情况及患者反应,以及时更换或撤除艾炷,避免患者皮肤被烫伤。施灸后应立即熄灭艾火。

(3)颜面五官、浅表大血管不宜瘢痕灸,有毛发处,孕妇的腹部和腰骶部也不宜施灸。

(4)施灸次序:一般是先灸上部、背部,后灸下部、腹部,先灸头身,后灸四肢。

二、推拿法及护理

推拿又称按摩、按跷、跷引。它是以中医理论为指导,应用不同的手法在人体的一定部位或经络腧穴上,利用机械力的作用,刺激局部,以疏通经脉、调和气血、消瘀止痛,理筋整复、改善脏腑功能,从而达到防治疾病的一种治疗方法。

(一)适应证

推拿疗法适应证极广,应用于肌肤、经脉、骨骼、关节疾病及痹、痿、瘫、疼痛诸证,对许多内科、外科、妇科、儿科、骨科疾病具有独特的疗效。

(二)常用推拿手法

1.推法

用指、掌或肘部紧贴于施术部位,运用适当的压力,做单方向直线推动(图 14-2)。可分为指推法、掌推法和肘推法。该手法具有疏通经络、理筋活血、消肿止痛、开郁散结作用,可用于肩背痛、腰腿痛、胸胁胀痛及肢体麻木等。

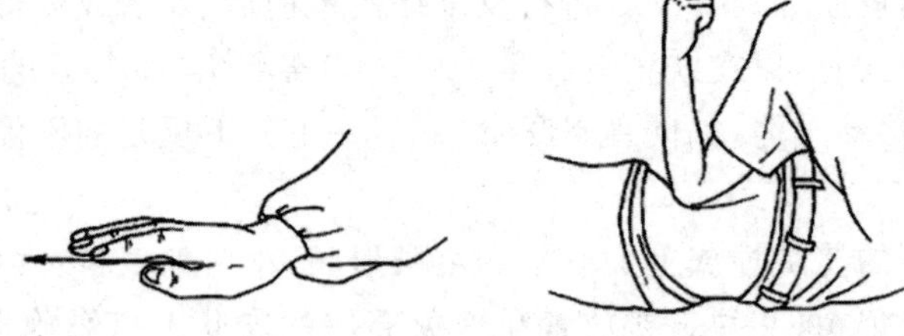

图 14-2 推法

2.摩法

用手掌掌面或示指、中指、无名指的指面附着于施术部位上,做主动环形有节律的抚摩运动(图 14-3)。可分为指摩法和掌摩法。该手法具有理气和中、消积导滞、调节胃肠蠕动、祛瘀消肿等作用。常用于胸腹部疾病,如胸胁胀满、脘腹胀痛、泄泻、便秘、胃肠功能紊乱等。

3.搓法

用双手掌面对置地夹住一定部位,相对用力快速搓揉的同时上下往返移动。该手法具有舒筋通络、调和气血、理气开郁等作用,适用于肩、腰及四肢的肌肉疼痛及胸胁胀满等。

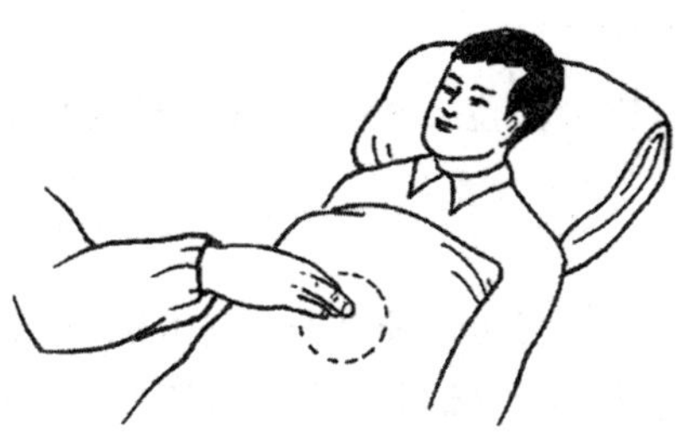

图 14-3　摩法

4.揉法

用手指指腹、掌根、鱼际或肘尖附着于施术部位，带动施术部位的皮肤肌肉做轻柔缓和的环转运动。可分为指揉法、掌揉法、大鱼际揉法和肘揉法。该手法具有祛风散寒、活血通络、宽胸理气、消肿止痛、消积导滞的作用。适用于全身各部。

5.拿法

用拇指和其他手指相对用力，在施术部位上进行节律性的一紧一松的拿捏(图 14-4)。可分为三指拿法、四指拿法和五指拿法。该手法具有行气活血、祛风散寒、解痉止痛作用，可用于项、肩、四肢部。

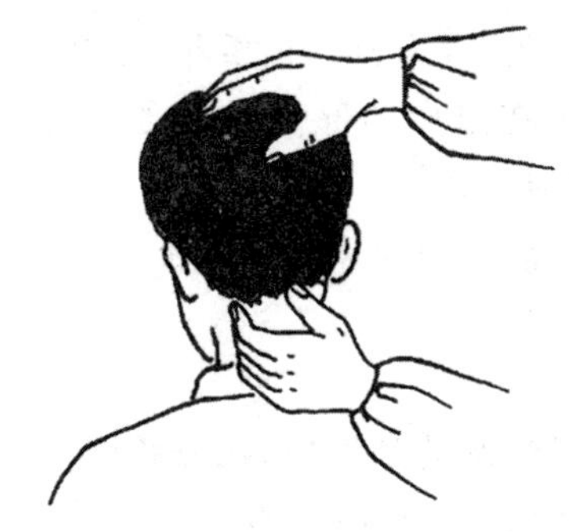

图 14-4　拿法

6.按法

用拇指、手掌，或肘尖按压在施术部位上，逐渐用力，按而留之。可分为指按法、掌按法和肘按法(图 14-5)。该手法具有通经活络、散寒止痛、解郁破结的作用，用于全身各部。

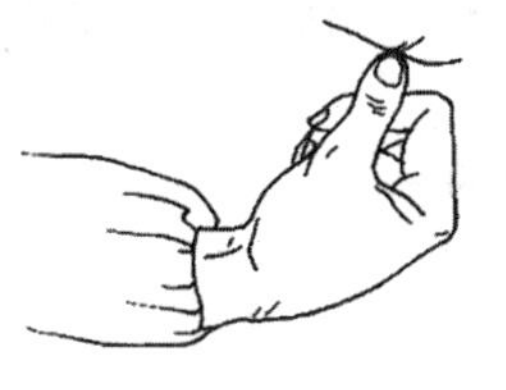
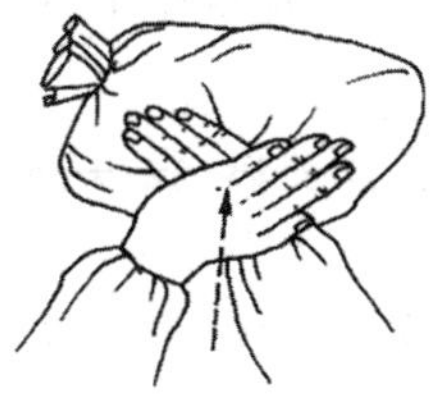

图 14-5　按法

7.抖法

用单手或双手握住患者肢体远端，微用力做连续的小幅度高频率的上下颤动。可分为抖上肢、抖下肢和抖腰。该手法具有舒筋活络、调和气血、滑利关节、缓解疲劳的作用，多用于四肢部疾病。

8.拍法

用虚掌平稳而有节奏地拍打施术部位。该手法具有行气活血、缓急止痛的作用。可用于腰背及下肢部疾病。

9.击法

用拳、掌、指及桑枝棒击打体表。可分为拳击法、掌击法、指尖击法和棒击法,其中拳击法可分为拳眼击法、拳心击法、拳背击法;掌击法可分为掌根击法、侧掌击法、合掌击法。该手法具有舒筋活络、解痉止痛、行气活血的作用,可用于头顶、肩背、腰臀及四肢部。

10.摇法

固定关节两端,使关节做被动环转运动。根据施术部位的不同,可分为摇颈、摇肩、摇肘、摇腕、摇腰、摇髋、摇膝、摇踝等。该手法具有舒筋活血、滑利关节、松解粘连、缓解疼痛的作用。可用于颈腰及四肢关节等处疾病。

(三)推拿法护理及注意事项

(1)不可在患者过饱、过饥、醉酒、过疲、情绪过激等状态下施推拿治疗。

(2)除特殊原因或特定手法外,推拿操作时一般用治疗巾将患者被操作部位覆盖后再行操作,治疗师不直接接触患者皮肤。婴幼儿或皮肤娇嫩者接受推拿治疗时可将被操作部位处皮肤涂适量滑石粉。

(3)推拿操作时手法要达到“持久、有力、均匀、柔和、深透”等要求。

(4)皮肤损伤或感染的部位、正在出血的部位或出血性疾病、骨折移位或关节脱位、肿瘤局部、妇女月经期或妊娠期等均不宜推拿。

(5)操作完一个患者后应洗手,治疗巾及床单要经常换洗,以免交叉感染。

三、刮痧法及护理

刮痧法是用边缘钝滑的硬物或专制的刮痧板,在患者体表一定部位反复刮动,使局部出现痧斑或痧痕,以达到解表驱邪、疏通经络、行气止痛、开窍醒神等目的的一种中医传统外治法。刮痧使用的工具很多,如瓷调羹、木梳背、硬币、铜钱、瓷碗口、纽扣等,也有特制的檀香或沉香木刮痧板、水牛角刮痧板。

(一)适应证

1.外感疾病

中暑发热、头昏、胸闷,以及夏秋季节的伤暑、伤湿、伤食等出现呕吐、腹痛、腹泻等症。

2.儿科病证

营养不良、食欲减退、感冒发热、腹泻、遗尿等症。

3.保健

预防疾病、强身健体、减肥养颜、消斑祛痘、延缓衰老。

(二)操作方法

1.基本方法

对刮痧部位常规消毒后,术者手持刮痧工具蘸润滑剂(清水或植物油),从上到下、由内而外的刮动,刮至有干涩感时,蘸润滑剂再刮,直至皮下出现红色或紫红色痧斑或痧痕为止。一般刮20分钟,或以患者能耐受为度。

(1)平刮:使用刮痧板的平边着力于皮肤上,按一定的方向进行较大面积的平行刮摩。

(2)竖刮:使用刮痧板的平边着力于皮肤上,按竖直上下进行较大面积的平行刮摩。

(3)斜刮:用刮痧板的平边着力于皮肤上,进行斜向刮摩,主要用于某些不能平刮和竖刮的部位。

(4)角刮:使用刮痧板的边角着力于皮肤上,进行较小面积如骨缝、凹陷等部位的刮摩。

2.辅助方法

刮痧治疗时配合扯痧、挤痧、放痧等手法。

(1)扯痧法:施术者用拇指和示指用力提扯施术部位的皮肤,直至扯出痧点。

(2)挤痧法:施术者双手拇、示指相对,用力挤压施术部位皮肤,直至出现一块块或一小排紫红痧斑为止。如前额部挤痧,治疗头昏。

(3)拧痧法:又称揪痧法,民间称“揪疙瘩”,施术者示、中二指屈曲,用示、中二指的第2节夹住施术部位皮肤,用力提拧,然后松开,一夹一放,每个部位如此反复6～7次。如咽喉肿痛可用拧痧法提拧颈部两侧,前头痛可提拧印堂穴。

(4)拍痧法:用虚掌或刮痧板拍打施术部位,直至出现痧痕或痧斑。

(5)放痧法:施术者用三棱针等工具刺破患者体表的一定部位,放出少量血液。常用放痧部位有委中穴、曲泽穴、十宣穴。

(三)常用刮痧部位

(1)背部:第7颈椎以下至第5腰椎以上区域。

(2)头部:印堂穴、太阳穴。

(3)颈项部:项部、双肩。

(4)胸部:取第2、3、4肋间,从胸骨向外侧刮。乳房禁刮。

(5)四肢:曲泽穴、委中穴。

(四)刮痧法护理及注意事项

(1)刮痧顺序:一般是先头颈部、背部,再胸腹部,最后四肢。

(2)刮痧方向:一般为单向,不可在同一部位来回刮动,刮完一处或一线后再换位置。

(3)不宜刮痧部位:局部皮肤有破溃、感染、过敏、水肿的部位不宜刮痧。

(4)刮痧过程中注意保暖,避免患者受凉;刮痧之后不可立即冲凉;使用过的刮痧工具应清洁、消毒备用。

(5)刮痧时刮拭面尽量拉长,用力要均匀适中,以患者耐受为度。如果患者出现胸闷不适、面色苍白、冷汗不止,或神志不清等症状时,应立即停刮并及时对症处理。

四、拔罐法及护理

拔罐法是以罐为工具,利用燃烧、抽气等形式排出罐内空气,形成负压,使之吸附于施术部位,造成局部皮肤充血、淤血现象,以调节机体功能,达到防治疾病目的的一种传统疗法。罐的种类很多,目前较常用的主要有玻璃罐、竹罐和抽气罐。

(一)适应证

拔罐法具有温通经络、祛湿逐寒、行气活血及消肿止痛的作用,故可用于风寒湿痹、腰背酸痛、关节疼痛、脘腹胀满、腹痛腹泻、咳嗽气喘及痈肿疮毒等多种疾病。

(二)操作方法

1.拔罐方式

(1)火罐法:是利用燃烧消耗罐中部分氧气,并使罐内气体受热而膨胀而致部分气体排出罐外,依靠罐内负压将罐吸附于施术部位。常用的有以下几种方法。①闪火法:将燃烧棒(用镊子或止血钳等夹住乙醇棉球)点燃后,在罐内壁中上部稍做停留后,将燃烧棒退出并迅速将罐轻扣在施术部位上。此法是最为常用的拔罐方法,比较安全,不受体位限制,缺点是吸附力不强。②投火法:将纸片或乙醇棉球点燃后投入罐内,然后迅速将罐轻扣在施术部位上。此法多用于侧面横拔。

(2)抽气法:将抽气罐置于需拔罐部位,用抽气筒将罐内空气抽出,即可吸住。此法适用全身多处,使用方便简单,缺点是没有火罐法的温热刺激作用。

2.拔罐方法

(1)闪罐法:多用闪火法将罐拔上后立即取下再拔,如此反复吸拔多次,至皮肤潮红为度。适用于肌肉比较松弛、吸拔不紧或留罐有困难,以及局部皮肤麻木或功能减退的患者。

(2)留罐法:又称坐罐法,指拔罐后留置10～15分钟。

(3)走罐法:又称推罐法,先在罐口或皮肤上涂上少许润滑剂,将罐吸拔好后,以手握住罐底,稍倾斜(推动方向前边略提起),慢慢在皮肤表面上下,或左右,或循经来回推拉移动数次,以致皮肤潮红为度。适用于面积较大、肌肉丰厚的部位,多选用平滑厚实、口径较大的罐。

(4)摇罐法:将罐吸附于施术部位后,将其左右或前后摇动。

(5)提罐法:将罐吸附于施术部位后,将其轻轻提拉。

(6)针罐法:在针刺留针时以针刺处为中心,拔上火罐。

(7)刺血拔罐法:先用三棱针或其他工具,刺破小血管,然后拔以火罐,以此加强刺血法的疗效,多用于治疗各种急、慢性软组织损伤、痤疮、丹毒、坐骨神经痛等。

3.起罐

起罐又称取罐、脱罐。抽气罐可直接将顶部的进气阀拉起,待空气进入后罐即脱落。其他罐具则需一手握罐,另一手将罐口边缘的皮肤轻轻按下,待空气进入后罐即脱落。

(三)拔罐法护理及注意事项

(1)选罐:拔罐时要选择适当体位和肌肉丰满的部位,要根据吸拔部位的面积大小而选择大小适宜的罐。

(2)防止灼伤:拔罐时应注意防止灼伤患者皮肤,一旦出现应及时处理。

(3)防止拔罐意外:在拔罐过程中患者如出现胸闷、心慌、面色苍白、冷汗不止或神志不清等症状时,多为发生晕罐现象,应立即停止拔罐,并对症处理,护理方法参照晕针。

(4)拔罐时中注意保暖,留罐期间给患者盖好衣被,拔罐后不宜马上洗凉水澡。

(5)凡使用过的罐具,均应消毒处理后备用。

(6)拔罐禁忌:皮肤有过敏、溃疡、水肿、大血管分布部位不宜拔罐,高热抽搐者、有自发性出血倾向者,孕妇的腹部、腰骶部均不宜拔罐。

(吕　飞)

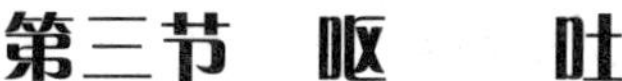

第三节　呕　　吐

一、概述

凡由于胃失和降，气逆于上，迫使胃中之物从口中吐出的一种病证，称为呕吐。多由于外感六淫，内伤饮食，情志不调，禀赋不足等影响于胃，使胃失和降，胃气上逆所致。急性胃炎、胃黏膜脱垂症、神经性呕吐、幽门痉挛、不完全性幽门梗阻、胆囊炎、胰腺炎等出现呕吐时可参照本病护理。

二、辨证论治

(一)外邪犯胃

突然呕吐，胸脘满闷，发热恶寒，头身疼痛。舌苔白腻，脉濡缓。治以疏邪解表，化浊和中。

(二)饮食停滞

呕吐酸腐，脘腹胀满，嗳气厌食，大便或溏或结。舌苔厚腻，脉滑实。治以消食化滞，和胃降逆。

(三)痰饮内停

呕吐清水痰涎，脘闷不食，头眩心悸。舌苔白腻，脉滑。治以温中化饮，和胃降逆。

(四)肝气犯胃

呕吐吞酸，嗳气频作，胸胁胀痛。舌红苔薄腻，脉弦。治以疏肝理气，和胃降逆。

(五)脾胃虚寒

呕吐反复迁延不愈，劳累或饮食不慎即发，伴神疲倦怠，胃脘隐痛，喜暖喜按。舌淡或胖苔薄白，脉弱。治以温中散寒，和胃降逆。

(六)胃阴不足

时时干呕恶心，呕吐少量食物黏液，饥不欲食，咽干口燥，大便干结。舌红少津，脉细数。治以滋阴养胃，降逆止呕。

三、病情观察要点

(一)呕吐

观察呕吐的虚实，呕吐物的性状与气味，呕吐时间等。

1.呕吐的虚实

发病急骤，病程较短，呕吐量多，呕吐物酸腐臭秽，多为实证；起病缓慢，病程较长，呕而无力，呕吐量不多，呕吐物酸臭不甚，伴精神萎靡，倦怠乏力多为虚证。

2.呕吐物的性状

酸腐难闻，多为食积内腐；黄水味苦，多为胆热犯胃；酸水绿水，多为肝气犯胃；痰浊涎沫，多为痰饮中阻；泛吐清水，多为胃中虚寒。

3.呕吐的时间

大怒、紧张或忧郁后呕吐,多为肝气犯胃;暴饮暴食后发病,多为食滞内停;突然发生的呕吐伴有外感表证者,多为外邪犯胃;晨起呕吐在育龄女性,多为早孕;服药后呕吐,则要考虑药物反应。

(二)伴随症状

如出现下述症状,以及时报告医师,配合抢救。

(1)呕吐剧烈,量多,伴见皮肤干燥,眼眶下陷,舌质光红。

(2)呕吐频繁,不断加重或呕吐物腥臭,伴腹胀痛、拒按、无大便及矢气。

(3)呕吐物中带有咖啡样物质或鲜血。

(4)呕吐频作,头昏头痛,烦躁不安,嗜睡、呼吸深大。

(5)呕吐呈喷射状,伴剧烈头痛、颈项强直,神志不清。

四、症状护理要点

(一)呕吐

(1)虚寒性呕吐:胃脘部要保暖,热敷或可遵医嘱隔姜灸中脘,或按摩胃脘部。

(2)寒邪犯胃呕吐时,可用鲜生姜煎汤加红糖适量热服。

(3)食滞欲吐者,可先饮温盐水,然后用压舌板探吐。

(4)呕吐后用温热水漱口,保持口腔清洁。

(5)呕吐频繁者可耳穴埋籽:取脾、胃、交感等穴;亦可指压内关、合谷、足三里等穴。

(6)穴位贴敷:取穴足三里、中脘、涌泉、内关、神阙等穴位。

(7)昏迷呕吐者,应予侧卧位,防止呕吐物进入呼吸道而引起窒息。

(二)胸胁胀痛

稳定患者情绪,可推拿按揉肝俞、脾俞、阳陵泉等穴。

(三)不思饮食

可自上而下按揉胃脘部,点按上脘、中脘、天枢、气海等穴。

(四)咽干口燥

可用麦冬、玉竹或西洋参代茶饮。

(五)恶寒发热

做好发热护理,根据医嘱采取退热之法,注意观察生命体征的变化。

五、饮食护理要点

饮食应清淡开胃易消化,禁食辛辣、煎炸、肥甘、生冷、油腻的食物。宜少食多餐。

(一)肝气犯胃

宜食陈皮、萝卜、山药、柑橘等理气降气之品,禁食柿子南瓜、马铃薯等产气的食物。

食疗方:香橙汤(香橙、姜、炙甘草)。

(二)饮食停滞

宜食山楂、米醋等消食化滞,和胃降逆之品。

食疗方:山楂麦芽饮,炒莱菔子粥,山楂粥等。

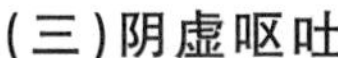

(三)阴虚呕吐

宜食木耳、鸡蛋、鲜藕、乳制品等益胃生津之品。

食疗方:雪梨汁、荸荠汁、藕汁、西洋参泡水、银耳粥等。

(四)脾胃虚寒

宜食鸡蛋、牛奶、姜、熟藕、山药、红糖等温中健脾之品。

食疗方:姜丝红糖水,紫菜鸡蛋汤。

(五)痰饮内停

宜食温化痰饮,和胃降逆之品,如姜、薏苡仁、山药、红豆等。

食疗方:山药红豆粥。

六、中药使用护理要点

(一)口服中药

口服中药时,应与西药间隔 30 分钟左右。

1.中药汤剂

(1)取坐位服药,少量频服,每次 20～40 mL,忌大口多量服药。

(2)外邪犯胃、脾胃虚寒者宜饭后热服;饮食停滞、痰饮内停者宜饭后温服;肝气犯胃者宜饭前稍凉服。

2.中成药

(1)舒肝丸(片、颗粒):不应与西药甲氧氯普安合用。

(2)沉香化气丸:不宜与麦迪霉素合用。

(3)藿香正气散,保和丸,山楂丸:应在饭后服用。

(二)外用中药

观察局部皮肤有无不良反应。

遵医嘱选穴,穴位贴敷时注意按时更换。

七、情志护理要点

(1)护士应多与患者交谈,了解患者的心理状态,建立友好平等的护患关系。关怀、同情患者,减轻其紧张、烦躁及怕他人嫌弃的心理压力。

(2)教会患者进行自我舒缓情绪的方法,如音乐疗法、宣泄法、转移法等。

(3)鼓励患者多参与娱乐活动,如下棋、读报、看电视、听广播等。

(4)对精神性呕吐患者应消除一切不良因素刺激,必要时可用暗示方法解除患者不良的心理因素。

八、健康宣教

(一)用药

遵医嘱服药,中药汤剂应少量频服。

(二)饮食

饮食应清淡开胃易消化,禁食辛辣、煎炸、肥甘、生冷、油腻的食物。注意饮食卫生,规律进食,少食多餐,逐渐增加食量,不暴饮暴食。

(三)运动

加强身体锻炼,提高身体素质。每天饭前、饭后可用手掌顺时针方向按摩胃脘部 10 分钟。

(四)生活起居

养成良好的生活习惯,注意冷暖,特别注意胃部保暖,以减少或避免六淫之邪或秽浊之邪的侵袭。平日可于饭前饭后按摩内关、足三里等穴,每次 5～10 分钟。

(五)情志

调摄精神,保持心情舒畅,避免精神刺激,防止因情志因素引起呕吐。

(六)定期复查

遵医嘱定时复诊,若出现呕吐频繁,或伴腹胀腹痛无排便,或呕吐带血时需及时就医。

(吕　飞)

第四节　胃　　痛

一、概述

凡由于脾胃受损,气血不调所引起胃脘部疼痛,称为胃痛,又称胃脘痛。胃痛的发生常由寒邪客胃、饮食伤胃、肝气犯胃和脾胃虚弱所致。急慢性胃炎、胃与十二指肠溃疡等可参照本病护理。

二、辨证论治

(一)胃气壅滞

胃脘胀痛,食后加重,嗳气,纳呆,嗳腐。舌淡苔白厚腻,脉滑。治以理气和胃止痛。

(二)肝胃气滞

胃脘胀痛,连及两胁,攻撑走窜,每因情志不遂而加重,喜太息,不思饮食。苔薄白,脉滑。治以疏肝和胃,理气止痛。

(三)肝胃郁热

胃脘灼痛,痛势急迫,烦躁易怒,嘈杂泛酸,口干口苦,渴喜凉饮。舌红苔黄,脉滑数。治以清肝泄热,和胃止痛。

(四)胃阴不足

胃脘隐痛,或隐隐灼痛。嘈杂似饥,饥不欲食,口干不思饮,咽干唇燥,大便干结。舌质嫩红少苔,脉细数。治以滋阴益胃,和中止痛。

(五)脾胃虚寒

胃脘隐痛,遇寒或饥时痛剧,得温熨或进食则缓,喜暖喜按。面色不华,神疲肢怠,四末不温,食少便溏。舌淡苔薄白,脉沉细无力。治以温中健脾。

三、病情观察要点

(一)疼痛

观察疼痛诱发与缓解因素、疼痛性质、发作时间等。

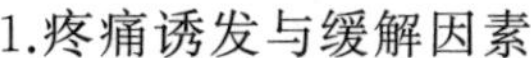

1.疼痛诱发与缓解因素

遇寒则痛，饥饿时发作，喜温喜按者多为虚寒，或寒邪客胃；饭后疼痛，遇热加重，恶热拒按者多为实热证。情志不畅，肝火内盛者多为实证，或本虚标实。

2.疼痛性质

钝痛主要为感受寒邪，或饮食不节；胀痛多为肝气郁结肝气犯胃，肝胃不和；灼痛多为湿热中阻，脾郁胃热；剧痛难忍，一般方法难以缓解，应考虑外科急腹症。

（二）伴随症状

（1）伴随反复呕吐不消化食物，吐后疼痛缓解，多为饮食失调。

（2）伴随大便溏泄，口淡纳呆，多为脾虚。

（3）伴随烦躁易怒，口干口苦，多为肝气郁滞，肝胆湿热。

（4）伴随呕吐咖啡样物、解黑便甚至血便者，多为消化道出血，应加强护理。

（5）如疼痛突然加剧，同时伴有面色苍白、冷汗时出，烦躁不安、血压下降，要立即通知医师给予紧急处理。

四、症状护理要点

（一）食滞胃痛

可禁食6～12小时，缓解后渐给全流食或半流食。必要时用探吐法催吐。

（二）脾胃虚寒性胃痛

可热敷胃脘部，或艾灸中脘、神阙、足三里等穴，以温中止痛。也可行耳穴埋籽：主穴取胃、脾、肝、三焦、腹，配以神门、膈、贲门等穴。

（三）气滞胃痛

可指压按摩，取穴：中脘，内关，足三里等穴，或用热水袋进行热敷。

（四）大便溏

大便溏，次数增加，应加强肛周皮肤护理，每次便后用温水清洗，并予紫草油外涂肛周。

（五）伴有呕吐

吐后予淡盐水或黄花漱口液漱口。神志不清伴呕吐时，立即采取抢救措施：患者去枕平卧，头偏向一侧，以及时清除排出物，保持气道通畅。

五、饮食护理要点

饮食应遵照“定时、定量、定性”的原则，应清淡易消化，避免暴饮暴食、饥饱失常、寒热不调。忌食烟酒、辛辣油炸甜滑、大甘大酸、霉烂变质、生冷坚硬之品。

（一）胃气壅滞

宜食行气化滞消食之品，如萝卜、山楂、燕麦等，可饮大麦茶，焦三仙煎水代茶饮。

食疗方：小米粥、山楂粥等。

（二）肝胃气滞

宜食行气解郁之品，如萝卜、柑橘等。悲伤郁怒时暂不进食。

食疗方：玫瑰薏仁粥。

（三）肝胃郁热

宜食清肝泄热之品，如菊花晶、绿豆汤、荷叶粥等。注意食后不可即怒，怒后不可即食。

食疗方：包菜汁(鲜包心菜、白糖)、豆胆粉(新鲜猪苦胆、黄豆)。

(四)胃阴亏虚

宜食益胃生津之品，如西瓜、梨、甘蔗、莲藕等。多饮水或果汁，可用石斛，麦冬煎汤代茶饮。胃酸缺乏，可饭后吃山楂、话梅、乌梅汤等酸甘助阴。大便干结者，可食蜂蜜、白木耳以养胃润肠通便。

食疗方：四汁蜂蜜饮(芜青叶、胡萝卜、芹菜、苹果、蜂蜜)。

(五)脾胃虚寒

宜食温中健脾之品，如牛奶、鸡蛋、黄鱼、鳗鱼、龙眼、大枣(去皮)等。

食疗方：吴茱萸粥(吴茱萸、粳米适量、生姜、葱白少许)。

六、中药使用护理要点

口服中药时，应与西药间隔 30 分钟左右。

(1)脾胃虚寒者中药宜热服；肝胃郁热者中药宜凉服；开胃健脾和制酸的中药宜饭前服；消食导泻和有刺激的中药宜餐后服用或同时进食少许；呕吐的患者可少量分次服用，或服用前用生姜涂舌面以减少呕吐。

(2)六味安消胶囊：注意排便情况。

(3)附子理中丸：药后如有血压增高、头痛、心悸等症状，应立即停药。

七、情志护理要点

(1)忧思恼怒、恐惧紧张等不良情志是诱发和加重本病的重要原因。病程较长，反复发作者，容易产生悲观、焦躁的情绪，因此注意观察患者，指导患者避免精神刺激或情绪激动，保持稳定情绪，树立战胜疾病的信心。常用的控制和调节情绪的方法有以情制情法、移情法、升华超脱法、暗示法、开导法、节制法、疏泄法等。

(2)建立良好的护患关系，并争取家属亲友的密切配合。

(3)加强护理宣教、创造优美舒适的休养环境，合理安排患者的生活。

八、健康宣教

(一)用药

严格遵医嘱服药。服药期间，注意饮食宜清淡，忌生冷、辛辣及油腻食物，并保持心情舒畅。慎用对胃肠有刺激的药物，如阿司匹林、红霉素、皮质激素等，以免诱发胃脘痛及出血。

(二)饮食

宜定时定量、少食多餐、以软烂为宜，胃酸多者，不宜食酸性食品。切勿饥饱不一，冷热不均，暴饮暴食。忌烟、酒、浓茶、咖啡等刺激性食物。

(三)运动

加强锻炼，可参加适量的健身运动。

(四)生活起居

起居有节，保证充足睡眠，根据气候变化，适量增减衣被。注意胃脘部保暖，防止受凉而诱发胃脘痛。可采用指压止痛的方法减轻身体痛苦和精神压力。

(五)情志

保持心情舒畅,克制情绪波动。

(六)定期复诊

遵医嘱定期复查,如出现疼痛、呕吐、反酸等症状时,以及时就医。

(吕　飞)

第五节　便　　秘

一、概述

便秘是指粪便在肠内滞留过久,秘结不通,排便周期延长;或周期不长但粪质干结,排出艰难;或粪质不硬,虽有便意,但便而不畅的病证。多由于饮食不节、情志失调、外邪犯胃、禀赋不足所致。各种疾病引起的便秘均可参照本病护理。

二、辨证论治

便秘的证治分为实秘和虚秘两类,实秘辨证分为肠胃积热,气机郁滞 2 型。虚秘的辨证分为脾气虚弱、脾肾阳虚、阴虚肠燥 3 型。

(一)肠胃积热

大便干结,腹胀满,按之痛,口干口臭。舌红苔黄燥,脉滑实。治以清热润肠通便。

(二)气机郁滞

大便干结,欲便不出,或便而不爽,少腹作胀。苔白,脉弦细。治以理气导滞,降逆通便。

(三)脾虚气弱

便干如栗,临厕无力努挣,挣则汗出气短,面色无华。舌淡苔白,脉弱。治以补脾益气,润肠通便。

(四)脾肾阳虚

大便秘结,面色㿠白,时眩晕心悸,小便清长,畏寒肢冷。舌淡体胖大,苔白,脉沉迟。治以温补脾肾,润肠通便。

(五)阴虚肠燥

大便干结,努挣难下,口干少津,纳呆。舌红少苔,脉细数。治以滋阴生津,养血润燥。

三、病情观察要点

(一)排便情况

(1)排便间隔时间,大便性状,大便量,有无排便困难等情况。

(2)伴随症状:有无腹痛、腹胀、头晕、心悸、汗出,有无便后出血,腹部有无硬块,年老体弱伴有其他疾病的患者,要防止出现疝气、虚脱,甚至诱发中风、胸痹心痛等。

(二)便秘的诱发因素

(1)饮食中缺乏纤维素或饮水量不足。

(2)食欲下降或进食量少。

(3)长期卧床，腹部手术及妊娠。

(4)生活环境改变，精神紧张，滥用药物等。

(5)各种原因引起便秘的肠道疾病，如肠梗阻、肿瘤、痔疮等。

四、症状护理要点

(一)大便秘结

(1)实秘者，可推按中脘、天枢、大横、大肠俞等穴位；胃肠实热者可按揉足三里穴；气机郁滞者可按揉中府、云门、肝俞等穴。多日秘结不通，可遵医嘱给缓泻剂，如番泻叶沸水浸泡代茶饮，或用开塞露等通便，必要时遵医嘱给予药物灌肠。

(2)虚秘者，注意防寒保暖，可予热敷、热熨下腹部及腰骶部。或遵医嘱艾灸，取穴：大肠俞、天枢、支沟等。

(3)培养定时排便的习惯，即使无便意，也应坚持每天晨间或早餐后蹲厕。

(4)指导患者顺结肠方向按摩下腹部，每天 1～3 次，每次 10～20 分钟。根据病情增加运动量。

(5)采取最佳的排便姿势，气血虚弱或年老虚羸的患者，排便最好在床上或采用坐式为宜，勿临厕久蹲，用力努挣，防止虚脱。

(6)耳穴埋籽。主穴：脾、胃、大肠、直肠下段、便秘点；配穴：内分泌、交感、肺、肾等。

(二)皮肤护理

便后用软纸擦拭，温水清洗；肛肠疾病引起的便秘，便后可遵医嘱中药熏洗。

五、饮食护理要点

饮食宜清淡易消化，多食富含纤维的粗粮及绿色新鲜蔬菜、水果。禁食辛辣刺激，肥甘厚味，生冷煎炸之品，忌饮酒无度。可每天晨起用温开水冲服蜂蜜 1 杯。

(一)肠胃积热

宜食白菜、油菜、梨、藕、甘蔗、山楂、香蕉等清热通便之品。

食疗方：白萝卜蜂蜜汁。

(二)气机郁滞

宜食柑橘、萝卜、佛手、荔枝等调气之品，可饮蜂蜜柚子茶、玫瑰花茶。

食疗方：香槟粥(木香、槟榔、粳米、冰糖)。

(三)脾气虚弱

宜食山药、白薯、白扁豆粥等健脾益气之品。

食疗方：黄芪苏麻粥(黄芪、苏子、火麻仁、粳米)。

(四)阴虚肠燥

宜食黑芝麻、阿胶、核桃仁等滋阴润燥之品，可研粉以蜂蜜水调服。

食疗方：枸杞子粥、山药粥。

(五)脾肾阳虚

宜食牛肉、羊肉、狗肉、洋葱、韭菜等温性之品，忌生冷瓜果，烹调时加葱、姜等调味。

食疗方：杏仁当归炖猪肺。

六、中药使用护理要点

(一)口服中药

口服中药时,应与西药间隔 30 分钟左右。

1.中药汤剂

(1)脾虚气弱,阴虚肠燥、脾肾阳虚者,汤药可温服,于清晨或睡前服用效果佳。

(2)肠道实热者,汤药宜偏凉服用,清晨空腹服用效果更佳。

2.中成药

(1)麻仁润肠丸:含鞣质,不宜与抗生素、生物碱、洋地黄类、亚铁盐、维生素 B_1 等同用,孕妇忌服,月经期慎用。

(2)牛黄解毒片(丸、胶囊、软胶囊):性质寒凉,不宜与强心苷类、磺胺类、氨基糖苷类、四环素类等多种药物合用。

(3)三黄片(胶囊):不宜与治疗贫血的铁剂、含金属离子的制剂、维生素 B_1、多酶片等合用,孕妇忌服。

(二)外用中药

观察局部皮肤有无不良反应。

敷脐:外用中药装入布袋置于神阙穴,盖布后热熨,1～2 次/天,每次 30 分钟。

七、健康宣教

(一)用药

遵医嘱服药,切忌滥用泻药。

(二)饮食

清淡易消化,多食富含纤维的粗粮,以及绿色新鲜蔬菜、水果。多饮水,不饮浓茶。禁食辛辣刺激,肥甘厚味,生冷煎炸之品,禁忌饮酒无度。

(三)运动

适当运动,避免少动、久坐、久卧。可根据具体情况选用太极拳、五禽戏、气功、八段锦、慢跑、快走等方法。其中腰腹部的锻炼对便秘患者更适合。

(四)生活起居

每天按揉腹部,养成良好的排便习惯,定时如厕,即使无便意,也应定时蹲厕,但勿久蹲,不应超过 3 分钟;勿如厕时看书报;排便时勿过度屏气。

(五)情志

调畅情志,戒忧思恼怒,保持情绪舒畅,克服排便困难的心理压力。

(六)定期复诊

遵医嘱定时复查,若出现腹胀、腹痛,或大便带血、肛门有物脱出时及时就医。

(吕　飞)

第六节 泄　泻

一、概述

泄泻是指排便增多、粪质稀薄或完谷不化，甚至泻出如水而言。古时以大便溏薄而势缓者为泄，大便清稀如水而直下者为泻，现在统称为泄泻。多由脾胃运化功能失职，湿邪内盛所致。急慢性肠炎、肠结核、肠功能紊乱等可参照本病护理。

二、辨证论治

(一)寒湿泄泻

泄下清稀，甚如水样，腹痛肠鸣，脘闷食少，或兼有恶寒发热，鼻塞头痛，肢体酸痛。苔薄白或白腻，脉濡缓。治以芳香化湿，疏表散寒。

(二)湿热泄泻

腹痛即泻，泻下急迫，势如水注，或泻而不爽，粪色黄褐而臭，肛门灼热，烦热口渴。舌红苔黄腻，脉濡数或滑数。治以清热利湿。

(三)食滞肠胃

腹痛肠鸣，泻后痛减，泻下粪便，臭如败卵，夹有不消化之物，脘腹胀满，嗳腐酸臭。苔垢浊或厚腻，脉滑。治以消食导滞。

(四)脾胃虚弱

大便时溏时泄，反复发作。稍有饮食不慎，大便次数即增多，夹见水谷不化，饮食减少，脘腹胀闷不舒。舌淡苔白，脉细弱。治以健脾益胃。

(五)肾阳虚衰

每于黎明之前脐腹作痛，继则肠鸣即泻，完谷不化，泻后则安，形寒肢冷，腹部喜暖，腰膝酸软。舌淡胖苔白，脉沉弱。治以温肾健脾，固涩止泻。

三、病情观察要点

(一)腹泻伴腹痛

观察大便的次数、量、颜色、性状、排便时间、气味及疼痛的性质。

(二)生命体征

观察体温、脉搏、舌象、口渴、饮水、尿量和皮肤弹性的变化。

(三)局部皮肤

观察肛周皮肤有无瘙痒、淹红或破溃等情况。

(四)伴随症状

出现下列症状应及时通知医师给予处理。

(1)眼窝凹陷，口干舌燥，皮肤干枯无弹性，腹胀无力。

(2)呼吸深长，烦躁不安，精神恍惚，四肢厥冷，尿少或无，脉促微弱。

四、症状护理要点

(一)腹泻

(1)急性泄泻,腹泻次数较多或伴发热时应卧床休息。

(2)肾虚泄泻,可遵医嘱给予艾灸。取穴:中脘、神阙、足三里、天枢穴,神阙穴用隔姜灸 10～15 壮,其余穴灸 10～15 分钟。也可用小茴香或食盐炒热布包敷肚脐。

(3)寒湿泄泻,可腹部热敷,艾灸神阙、关元足、三里等穴,以止痛消胀缓泻。

(4)耳穴埋籽,主穴:肺、脾、皮质下。配穴:大肠、肾、小肠、胃、三焦等。

(二)疼痛

(1)寒湿困脾,腹中冷痛者可予腹部热敷,并可做腹部顺时针方向按摩。

(2)肠道湿热,肛门灼热疼痛者,可遵医嘱中药熏洗。擦干后可涂抹黄连膏。

(3)一般虚证腹痛不重,常有慢性持续性腹中隐隐不舒,可鼓励患者下床活动,适当锻炼,以通调脏腑,增强体质。

(三)肛周护理

(1)每次便后软纸擦肛门,温水清洗,外敷松花粉,防止发生肛周湿疹。

(2)慢性腹泻者,教会患者做提肛运动。如见脱肛,可用软纸或纱布轻轻托上。

(3)肛门因便次多而糜烂、出血时,应予以清洗后外涂紫草油或护臀膏。

五、饮食护理要点

饮食以清淡、易消化、少渣及营养丰富的流质或半流质为宜。忌食油腻、生冷、辛辣等刺激性饮食。

(一)寒湿泄泻

宜食炒米粉、姜、红糖等温热利湿之品。

食疗方:茯苓粥、桂心粥。

(二)湿热泄泻

宜食西瓜、苹果、茶等防暑祛湿之品。

食疗方:马齿苋粥。

(三)食滞肠胃

可饮酸梅汤、萝卜汤、麦芽汤等消食化滞之品。泄泻较重者,应控制饮食或暂禁食。

食疗方:山楂萝卜粥。

(四)脾胃虚弱

可食豆制品、鲫鱼、黄鱼、鸡、鸡蛋等健脾益气、补益气血之品。定时定量,少食多餐。

食疗方:黄芪粥,或以山药、扁豆、大枣、薏苡仁等做羹食用。

(五)肾阳虚衰

宜食山药、胡桃、狗肉及动物肾脏等补中益气,温补肾阳之品。

食疗方:芡实粥(芡实、干姜、粳米),莲子核桃羹(莲子、核桃仁、白糖)。

六、中药使用护理要点

(一)口服中药

口服中药时,应与西药间隔 30 分钟左右。

1.中药汤剂

寒湿泄泻者宜饭前热服;湿热泄泻者宜饭前凉服;食滞肠胃者宜饭后服;脾胃虚弱、肾阳虚衰者宜空腹热服。

2.中成药

服药期间,禁食辛辣、生冷、煎炸、油腻之品。

(1)启脾丸、参苓白术散:不宜与感冒药一同服用,不宜喝茶和吃萝卜,以免影响药效。

(2)附子理中丸:孕妇慎用。

(3)保和丸:不宜与磺胺类药物等抗生素、碳酸氢钠、氨茶碱、复方氢氧化铝同服。

(4)小檗碱:不宜与活性炭同服。

(5)六合定中丸:不宜与麦迪霉素合用,否则会降低疗效。

(6)清热解毒药:不宜与乳酶生同服。

(二)外用中药

观察局部皮肤有无不良反应。

1.熏洗药液

熏蒸温度 50~70 ℃,每次 10 分钟,药液不可过烫;洗浴温度 40 ℃以下,药液洗 10 分钟,1~2 次/天,熏洗过程中如有变态反应、破溃等,应及时停药,并报告医师。

2.外用膏剂

注意观察局部皮肤,如出现红、肿、热、痒、脱屑等过敏现象,应通知医师给予对症处理。

七、健康宣教

(一)用药

遵医嘱服药。

(二)饮食

忌食油腻、油炸、生冷、辛辣、甜腻之品及含碳酸等的产气饮料。烹调方法以蒸、煮、炖为宜。

(三)运动

适当进行体育锻炼,增强体质。

(四)生活起居

起居有节,顺应四时气候变化,防止外感风寒暑湿之邪。脾胃虚寒者,注意腹部保暖。

(五)情志

调摄精神,保持情绪安定,力戒嗔怒。

(六)定期复诊

遵医嘱定期复查,如出现大便次数增多,不成形或呈稀水样时,应及时就医。

(吕　飞)

第七节　痢　　疾

一、概述

痢疾是以腹痛，里急后重，大便次数增多，痢下赤白脓血为主症的病证。痢疾是夏秋季常见的肠道传染病。病因有外感时疫邪毒和内伤饮食两方面。细菌性痢疾、阿米巴痢疾，及溃疡性结肠炎、放射性结肠炎、细菌性食物中毒等出现类似本节所述症状者，可参照本病护理。

二、辨证论治

(一)湿热痢

腹痛，里急后重，下痢赤白脓血，赤多白少或纯下赤冻，肛门灼热，小便短赤，或发热恶寒，头痛身楚，口渴发热。舌红苔黄腻，脉滑数。治以清热解毒，调气行血。

(二)疫毒痢

起病急骤，壮热，恶呕便频，痢下鲜紫脓血，腹痛剧烈，口渴，头痛，后重感特著，甚者神昏惊厥。舌红绛苔黄燥，脉滑数或微欲绝。治以清热凉血解毒。

(三)寒湿痢

腹痛拘急，痢下赤白黏冻，白多赤少，里急后重，脘闷，口淡，饮食乏味，头身困重。舌淡苔白腻，脉濡缓。治以温中燥湿，调气和血。

(四)阴虚痢

下痢赤白，日久不愈，或下鲜血，脐下灼痛，虚坐努责，食少，心烦，口干口渴。舌红绛少津少苔，脉细数。治以养阴清肠化湿。

(五)虚寒痢

下痢稀薄，带有白冻，甚则滑脱不禁，腹部隐痛，排便不爽，喜按喜温，久痢不愈，食少神疲，四肢不温。舌淡苔白滑，脉沉细而弱。治以温补脾肾，收涩固脱。

(六)休息痢

下痢时发时止，常因饮食不当、受凉、劳累而发，发时便频，夹有赤白黏冻，腹胀食少，倦怠嗜卧。舌淡苔腻，脉濡软虚数。治以温中清肠，调气化滞。

三、病情观察要点

(一)腹痛、里急后重

观察发作的时间、性质、部位、程度、与体位的关系、缓解的方法及伴随症状。

(1)新病年少，形体壮实，腹痛拒按，里急后重便后减轻者多为实证；久病年长，形体虚弱，腹痛绵绵，痛而喜按，里急后重便后不减或虚坐努责者为虚证。

(2)湿热痢腹痛阵作；疫毒痢腹痛剧烈；寒湿痢腹部胀痛；阴虚痢为脐腹灼痛，或虚坐努责；虚寒痢常为腹部隐痛，腹痛绵绵。

(二)肛门灼痛

与湿热下注、肛周炎症、分泌物刺激有关。

(三)大便次数及性状改变

注意观察大便与腹痛的关系,大便的次数、性质、量、气味、颜色、有无脓血黏冻。

(1)痢下白冻或白多赤少者,多为湿重于热,邪在气分,其病清浅;若纯白冻清稀者,为寒湿伤于气分;白而滑脱者属虚寒。

(2)痢下赤冻,或赤多白少,多为热重于湿,热伤血分,其病较深;若痢下纯鲜血者,为热毒炽盛,迫血妄行。

(3)痢下赤白相杂,多为湿热夹滞。

(4)痢下色黄而深,其气臭秽者为热;色黄而浅,不甚臭秽者为寒。

(5)痢下紫黑色、黯褐色者为血瘀;痢下色紫黯而便质清稀为阳虚。

(6)痢下焦黑,浓厚臭秽者为火。

(7)痢下五色相杂为湿热疫毒。

(四)发热

观察发热程度及伴随症状。

(1)湿热痢若兼有表证则恶寒发热,头痛身楚,热盛灼津则口渴。

(2)疫毒痢热因毒发,故壮热。热盛伤津则口渴,热扰心神则烦躁,热扰于上则头痛。热入营分,高热神昏谵语者,为热毒内闭。

四、症状护理要点

(一)腹痛、里急后重

(1)腹痛时,可指压内关或合谷等穴位。

(2)疫毒痢者,腹痛剧烈,痢下次多,应暂禁食,遵医嘱静脉补液或按揉天枢、气海、关元、大肠俞等穴。

(3)寒湿痢者,腹部冷痛,注意保暖,给予热敷,或用白芥子、生姜各 10 g 共捣烂成膏敷脐部。

(4)虚寒痢者,腹痛绵绵,注意四肢保暖,可给予艾灸天枢、神阙等穴,或食用生姜、生蒜,以温中散寒。

(5)患者里急后重时,嘱患者排便不宜过度用力或久蹲,以免脱肛。

(二)肛门灼痛

(1)保持肛周皮肤清洁,便后用软纸擦肛门并且用温水清洗,如肛门周围有糜烂溃破,可遵医嘱外涂油膏治疗。

(2)肛门灼热、水肿时,可遵医嘱予以中药熏洗。

(3)有脱肛者,清洁后用消毒纱布涂上红油膏或黄连软膏轻轻还纳。

(三)发热

(1)正确记录体温、脉搏呼吸、汗出情况。

(2)保持皮肤清洁,汗出后用毛巾擦拭,并及时更换湿衣被,保持床铺清洁干燥。

(3)协助高热患者做好口腔护理,饭前饭后用银花甘草液、氯己定、生理盐水等漱口,口唇干裂可涂保湿唇膏或油剂。

(4)保证足够液体量,鼓励患者多饮温开水、淡糖盐水,可用麦冬、清竹叶、灯芯草等泡水代茶饮或遵医嘱静脉补液。

(5)高热无汗时,可遵医嘱行物理降温或给予中西药退热,或给予背部刮痧以辅助治疗。观察退热情况,防止抽搐、神昏等险证。

五、饮食护理要点

饮食以清淡、细软、少渣、易消化的流质或半流质为主,鼓励患者多饮温开水或淡盐水,每天总液量为 3 000 mL 左右。不宜饮用牛奶,忌食生冷、辛辣、油腻、硬固、煎炸之品,忌豆类、薯类等产气食品。

(一)湿热痢

宜食清热解毒之品,如铁苋菜、地锦草、马齿苋、西瓜、苹果等。

食疗方:蒜泥马齿苋、薏米粥、陈茗粥(陈茶叶、大米)。

(二)疫毒痢

宜食清热凉血解毒之品,如鲜芦根煎汤代茶饮,痢下次多,应暂禁食。

食疗方:鲫鱼汤。

(三)寒湿痢

宜食温中燥湿,调气和血之品,如粳米、鲈鱼、大枣等。

食疗方:薏米莲子粥、大蒜炖肚条、肉桂粥。

(四)阴虚痢

宜食养阴清肠化湿之品,如黑木耳、茯苓、枸杞子、桑椹、龙眼肉、薏苡仁、莲子及大枣等。

食疗方:绿茶蜜饮、绿豆汤、石榴皮煮粥(石榴皮、粳米)。

(五)虚寒痢

宜食温补脾肾,收涩固脱之品,如山药、莲子、胡桃肉、白扁豆、薏苡仁、生姜、生蒜等。

食疗方:姜汤、桃花粥、豆蔻粥(肉豆蔻、生姜、粳米)。

(六)休息痢

宜食温中清肠,调气化滞之品,如粳米、南瓜、香菇、黄花菜等。

食疗方:参枣米饭、山药饼。

六、中药使用护理要点

(一)口服中药

口服中药时,应与西药间隔 30 分钟左右。

1.中药汤剂

宜饭前服用。若有恶心,服用前可以在舌上滴少许生姜汁。

2.香连浓缩丸(片)

不宜与阿托品、咖啡因等同用,否则会增加生物碱的毒性;忌油腻、生冷之品,禁烟、酒。

3.葛根芩连微丸(胶囊)

泄泻腹部凉痛者忌服。

4.芩连片

泄泻腹部凉痛者忌服。不宜与乳酶生、丽珠肠乐同服。

(二)中药注射剂

中药注射剂应单独使用,与西药注射剂合用时须前后用生理盐水作为间隔液。

穿心莲注射剂:不宜与氟罗沙星、左氧氟沙星、乳酸环丙沙星、妥布霉素、红霉素、阿米卡星、维生素 B_6 等同用。

(三)外用中药

观察局部皮肤有无不良反应。

1.保留灌肠

给药前排空二便,取右侧卧位,臀部抬高 10 cm,液面距肛门不超过 30 cm,肛管插入 15 cm 左右,药液温度 39～41 ℃,量 50～100 mL,徐徐灌入,灌完后取平卧位,再取左侧卧位,保留 60 mm以上,保留至次晨疗效更佳。

2.中药贴敷

神阙穴,1 次/天,每次贴敷 3～4 小时。注意观察局部皮肤有无发红、瘙痒,或水疱等症状,并及时通知医师。告知患者切忌搔抓,以防止感染。

七、健康宣教

(一)用药

慢性患者应坚持治疗,在医师指导下合理用药。

(二)饮食

不宜过食生冷,不吃变质食物。在痢疾流行季节可以适量食用生蒜瓣,或用马齿苋、绿豆煎汤饮用以预防感染。

(三)运动

宜卧床静养,不可过度活动。指导久病体虚的患者循序渐进地锻炼身体,增强抗病能力和促进康复。

(四)生活起居

注意个人卫生,养成饭前、便后洗手习惯,预防疾病发生和传播。加强水饮食卫生管理,避免外出用餐,防止病从口入。久病初愈,正气虚弱,注意生活起居有节,劳逸结合。

(五)情志

开展多种形式的文娱活动,以丰富生活内容,怡情悦志。

(六)定期复诊

遵医嘱定期复诊,若出现大便次数及性状的改变、腹痛、里急后重等症状时,应及时就医。

(吕　飞)

参考文献

[1] 刘爱杰，张芙蓉，景莉，等.实用常见疾病护理[M].青岛：中国海洋大学出版社，2021.

[2] 李庆印，张辰.心血管病护理手册[M].北京：人民卫生出版社，2022.

[3] 万霞.现代专科护理及护理实践[M].开封：河南大学出版社，2020.

[4] 王婷，王美灵，董红岩，等.实用临床护理技术与护理管理[M].北京：科学技术文献出版社，2020.

[5] 蔡华娟，马小琴.护理基本技能[M].杭州：浙江大学出版社，2020.

[6] 林杰.新编实用临床护理学[M].青岛：中国海洋大学出版社，2019.

[7] 程娟.临床专科护理理论与实践[M].开封：河南大学出版社，2020.

[8] 时元梅，巩晓雪，孔晓梅.基础护理学[M].汕头：汕头大学出版社，2019.

[9] 姜雪.基础护理技术操作[M].西安：西北大学出版社，2021.

[10] 张书霞.临床护理常规与护理管理[M].天津：天津科学技术出版社，2020.

[11] 李玫.精编护理学基础与临床[M].长春：吉林科学技术出版社，2019.

[12] 任潇勤.临床实用护理技术与常见病护理[M].昆明：云南科技出版社，2020.

[13] 王小萍.精编护理学基础与临床[M].长春：吉林科学技术出版社，2019.

[14] 尹玉梅.实用临床常见疾病护理常规[M].青岛：中国海洋大学出版社，2020.

[15] 张苹蓉，卢东英.护理基本技能[M].西安：陕西科学技术出版社，2020.

[16] 靳蓉晖，石丽，张艳.实用护理学[M].长春：吉林科学技术出版社，2019.

[17] 吴欣娟.临床护理常规[M].北京：中国医药科技出版社，2020.

[18] 赵安芝.新编临床护理理论与实践[M].北京：中国纺织出版社，2020.

[19] 谭燕青.实用临床内科护理学[M].长春：吉林科学技术出版社，2019.

[20] 窦超.临床护理规范与护理管理[M].北京：科学技术文献出版社，2020.

[21] 初钰华，刘慧松，徐振彦.妇产科护理[M].济南：山东人民出版社有限公司，2021.

[22] 曾广会.临床疾病护理与护理管理[M].北京：科学技术文献出版社，2020.

[23] 李鑫，李春芳，张书丽.护理学[M].南昌：江西科学技术出版社，2019.

[24] 高正春.护理综合技术[M].武汉：华中科学技术大学出版社，2021.

[25] 于翠翠.实用护理学基础与各科护理实践[M].北京：中国纺织出版社，2022.

[26] 孙丽博.现代临床护理精要[M].北京：中国纺织出版社，2020.

[27] 陈荣珠,朱荣荣.妇产科手术护理常规[M].合肥:中国科学技术大学出版社,2020.
[28] 姜鸿.现代外科常见病临床护理学[M].汕头:汕头大学出版社,2019.
[29] 韩清霞,杜永秀,桑俞.临床护理学精要[M].天津:天津科学技术出版社,2018.
[30] 王丽.护理学[M].长春:吉林大学出版社,2019.
[31] 徐翠霞.实用临床护理学[M].天津:天津科学技术出版社,2019.
[32] 王艳.常见病护理实践与操作常规[M].长春:吉林科学技术出版社,2020.
[33] 孔幕贤,徐妍.当代临床护理学[M].汕头:汕头大学出版社,2019.
[34] 周香凤,叶茂,黄珊珊.护理学导论[M].北京:中国协和医科大学出版社,2019.
[35] 王林霞.临床常见病的防治与护理[M].北京:中国纺织出版社,2020.
[36] 张双,孔洁.产科护理纠纷的防范措施[J].世界最新医学信息文摘,2021,21(39):137-138.
[37] 吴灿.外科临床护理不良事件分析及对策[J].世界最新医学信息文摘,2021,21(30):172-173.
[38] 韩潇.普外科护理不安全因素分析及干预对策探讨[J].世界最新医学信息文摘,2021,21(39):141-142.
[39] 王思婷,秦明芳,韦丽华.内科护理学临床带教的德育渗透[J].当代医学,2020,26(12):173-175.
[40] 吴灿.外科临床护理不良事件分析及对策[J].世界最新医学信息文摘,2021,21(30):172-173.